“十二五”普通高等教育本科国家级规划教材
“十三五”高等医学院校本科规划教材

供基础、临床、护理、预防、口腔、中医、药学、医学技术类等专业用

组织学与胚胎学

Histology and Embryology

（第4版）

主　编　唐军民　张　雷

副主编　刘　皓　景　雅　周德山　高俊玲　苏衍萍　吴春云　孙丽慧　贾书花

编　委（按姓名汉语拼音排序）

曹　博（哈尔滨医科大学）
常　青（宁夏医科大学）
陈　炜（河北医科大学）
崔慧林（山西医科大学）
邓香群（邵阳学院医学院）
丁晓慧（沈阳医学院）
高俊玲（华北理工大学基础医学院）
郭泽云（昆明医科大学）
黑常春（宁夏医科大学）
洪　艳（贵州医科大学）
贾书花（长治医学院）
景　雅（山西医科大学）
李　冉（华北理工大学基础医学院）
李银生（新乡医学院）
梁　玉（天津医科大学）
刘　皓（天津医科大学）
刘慧雯（哈尔滨医科大学）
马红梅（哈尔滨医科大学大庆校区）
马　伟（首都医科大学）
任君旭（河北北方学院基础医学院）
任明姬（内蒙古医科大学）
邵素霞（河北医科大学）
苏衍萍（泰山医学院）
孙丽慧（齐齐哈尔医学院）
孙美群（蚌埠医学院）
唐军民（北京大学医学部）
王春艳（承德医学院）
王志勇（河北北方学院基础医学院）
吴春云（昆明医科大学）
吴　岩（内蒙古医科大学）
肖楚丽（邵阳学院医学院）
徐　健（北京大学医学部）
杨艳萍（山西医科大学）
余　鸿（西南医科大学）
战　军（北京大学医学部）
张宏权（北京大学医学部）
张　雷（河北医科大学）
张先钧（青海大学医学院）
张旭东（长治医学院）
周德山（首都医科大学）
朱　梅（牡丹江医学院）

北京大学医学出版社

ZUZHIXUE YU PEITAIXUE

图书在版编目（CIP）数据

组织学与胚胎学 / 唐军民，张雷主编．—4 版．—
北京：北京大学医学出版社，2018. 6（2023. 2 重印）
ISBN 978-7-5659-1798-1

Ⅰ．①组…　Ⅱ．①唐…②张…　Ⅲ．①人体组织学
②人体胚胎学　Ⅳ．① R32

中国版本图书馆 CIP 数据核字（2018）第 096866 号

组织学与胚胎学（第 4 版）

主　　编：唐军民　张　雷
出版发行：北京大学医学出版社
地　　址：（100191）北京市海淀区学院路 38 号　北京大学医学部院内
电　　话：发行部 010-82802230；图书邮购 010-82802495
网　　址：http：//www.pumpress.com.cn
E-mail：booksale@bjmu.edu.cn
印　　刷：北京金康利印刷有限公司
经　　销：新华书店
责任编辑：赵　欣　　**责任校对**：金彤文　　**责任印制**：李　啸
开　　本：850 mm × 1168 mm　1/16　**印张**：24.25　**字数**：674 千字
版　　次：2018 年 6 月第 4 版　2023 年 2 月第 7 次印刷
书　　号：ISBN 978-7-5659-1798-1
定　　价：88.00 元

修订说明

国务院办公厅颁布《关于深化医教协同进一步推进医学教育改革与发展的意见》、以"5+3"为主体的临床医学人才培养体系改革、教育部本科临床医学专业认证等一系列重要举措，对新时期高等医学教育人才培养提出了新的要求，也为教材建设指明了方向。

北京大学医学出版社出版的临床医学专业本科教材，从2001年开始，历经3轮修订、17年的锤炼，各轮次教材都高比例入选了教育部"十五""十一五""十二五"国家级规划教材。为了顺应医教协同和医学教育改革与发展的要求，北京大学医学出版社在教育部、国家卫生健康委员会和中国高等教育学会医学教育专业委员会指导下，经过前期的广泛调研、综合论证，启动了第4轮教材的修订再版。

本轮教材基于学科制课程体系，在院校申报和作者遴选、编写指导思想、临床能力培养、教材体系架构、知识内容更新、数字资源建设等方面做了优化和创新。共启动46种教材，其中包含新增的《基础医学概论》《临床医学概论》《诊断学》《医患沟通艺术》4种。《基础医学概论》和《临床医学概论》虽然主要用于非临床医学类专业学生的学习，但须依托于临床医学的优秀师资才能高质量完成，故一并纳入本轮教材中。《诊断学》与《物理诊断学》《实验诊断学》教材并存，以满足不同院校课程设置差异。第4轮教材修订的主要特点如下：

1．为更好地服务于全国高等院校的医学教育改革，对参与院校和作者的遴选精益求精。教材建设的骨干院校结合了研究型与教学型院校，并注重不同地区的院校代表性；由各学科的委员会主任委员或理事长和知名专家等担纲主编，由教学经验丰富的专家教授担任编委，为教材内容的权威性、院校普适性奠定了坚实基础。

2．以"符合人才培养需求、体现教育改革成果、教材形式新颖创新"为指导思想，以深化岗位胜任力培养为导向，坚持"三基、五性、三特定"原则，密切结合国家执业医师资格考试、全国硕士研究生入学考试大纲。

3．部分教材加入了联系临床的基础科学案例、临床实践应用案例，使教材更贴近基于案例的学习、以问题为导向的学习等启发式和研讨式教学模式，着力提升医学生的临床思维能力和解决临床实际问题的能力；适当加入知识拓展，引导学生自学。

4．为体现教育信息化对医学教育的促进作用，将纸质教材与二维码技术、网络教学平台相结合，教材与微课、案例、习题、知识拓展、图片、临床影像资料等融为一体，实现了以纸质教材为核心、配套数字教学资源的融媒体教材建设。

在本轮教材修订编写时，各院校对教材建设提出了很好的修订建议，为第4轮教材建设的顶层设计和编写理念提供了详实可信的数据储备。第3轮教材的部分主编由于年事已高，此次不再担任主编，但他们对改版工作提出了很多宝贵的意见。前3轮教材的作者为本轮教材的日臻完善打下了坚实的基础。对他们的贡献，我们一并表示衷心的感谢。

尽管本轮教材的编委都是多年工作在教学一线的教师，但囿于现有水平，书中难免有不当之处。欢迎广大师生多提宝贵意见，反馈使用信息，以臻完善教材的内容，提高教材的质量。

“十三五”高等医学院校
本科规划教材评审委员会

序

国务院办公厅《关于深化医教协同进一步推进医学教育改革与发展的意见》(以下简称《意见》)指出，医教协同推进医学教育改革与发展，加强医学人才培养，是提高医疗卫生服务水平的基础工程，是深化医药卫生体制改革的重要任务，是推进健康中国建设的重要保障。《意见》明确要求加快构建标准化、规范化医学人才培养体系，全面提升人才培养质量。要求夯实5年制临床医学教育的基础地位，推动基础与临床融合、临床与预防融合，提升医学生解决临床实际问题的能力，推进信息技术与医学教育融合。从国家高度就推动医学教育改革发展作出了部署、明确了方向。

高质量的医学教材是满足医学教育改革、培养优秀医学人才的核心要素，与医学教育改革相辅相成。北京大学医学出版社出版的临床医学专业本科教材，立足于岗位胜任力的培养，促进自主学习能力建设，成为临床医学专业本科教学的精品教材，为全国高等医学院校教育教学与人才培养工作发挥了重要作用。

在医教协同的大背景下，北京大学医学出版社启动了第4轮教材的修订再版工作。全国医学院校一大批活跃在教学一线的专家教授，以无私奉献的敬业精神和严谨治学的科学态度，积极参与到本轮教材的修订和建设工作当中。相信在全国高等医学院校的大力支持下，有广大专家教授的热情奉献，新一轮教材的出版将为我国高等医学院校人才培养质量的提高和医学教育改革的发展发挥积极的推动作用。

柯楊　詹启敏

前　言

组织学、胚胎学是相关的两门学科，我国的医学教育习惯性地将它们列为一门课程——组织学与胚胎学。组织学与胚胎学是研究人体微细结构及其发生、发展的科学，是基础医学的主干学科之一，也是学习生命科学的必修课程。近几十年，随着细胞生物学和分子生物学的兴起，组织化学、免疫组织化学、原位杂交、电子显微镜、激光共聚焦扫描显微镜、冷冻电镜技术等新方法和新技术的应用，对机体的发育及其结构和功能变化的认识日益深刻，同时也大力推动了组织学与胚胎学学科的发展。

《组织学与胚胎学》（第 4 版）是由唐军民、张雷主编，北京大学医学部、河北医科大学、首都医科大学、天津医科大学、山西医科大学、昆明医科大学、华北理工大学基础医学院、哈尔滨医科大学、内蒙古医科大学、贵州医科大学、宁夏医科大学、西南医科大学、长治医学院、哈尔滨医科大学大庆校区、河北北方学院基础医学院、青海大学医学院、齐齐哈尔医学院、牡丹江医学院、沈阳医学院、邵阳学院医学院、承德医学院、泰山医学院、新乡医学院、蚌埠医学院共 24 所单位 41 名教师联合编写的“十二五”普通高等教育本科国家级规划教材。该教材既反映出了组织学与胚胎学的学科发展特点，又体现出 24 所参编单位教学改革的成果和教学科研水平。同时组织了 24 所院校的教师对该教材的重点、难点，统一录制了每节 6 ～ 10 分钟的微课。

本教材是在唐军民和张雷主编的《组织学与胚胎学》（第 3 版）基础上，根据近年来组织学与胚胎学的学科新进展、五年制本科教学大纲以及教师和学生使用该教材的体会等编写而成的。

为了更好地适应教学改革，增强教材的实用性以及与国际教材接轨，本教材在原有基础上进行了认真的修改，使语言表达更加简练、逻辑性更强。同时，本教材适当地增加了细胞、组织的光镜像、电镜像及模式图或示意图，并全部采用彩色印刷。本教材共含 489 幅彩图，其中模式图或示意图 299 幅，细胞、组织、器官的光镜照片 156 幅，电镜照片 34 幅，图文并茂，简洁易懂。本教材图片部分取自唐军民等主编、北京大学医学出版社出版的《组织学与胚胎学彩色图谱》（实习用书）中的组织学标本照片。另外，教材中尚有许多主编及主编单位提供的图像，在此不再一一列出。同时，本教材也进行了如下修订：①将原教材中的部分知识扩展内容以二维码的形式展示在各章相关位置，便于学生用手机进行学习；②将教学内容的重点、难点制作成微课，便于学生更加深入地理解和掌握所学的专业知识；③在本教材中适当增加了一些图像，并对原教材中的个别图像进行了更改和替换。

在本教材的编写过程中，美国的 Michael W. Davidson 教授和中日友好医院的潘琳主任实验师提供了 3t3 细胞系激光共聚焦扫描显微镜图像和胰岛免疫组织化学图像；毕振伍和董芳为标本图像的拍摄、模式图或示意图的绘制等工作做出了很大的贡献；美国加州大学医学院病理学家 Robert Pitas 教授和 Gladstone 研究所纪中生博士在百忙之中对英文 Summary 进行了审阅、修改；河北北方学院基础医学院、贵州医科大学的各级领导及教师也给予了大力的支持和帮助；上海于泽生物科技有限公司、山东易创电子有限公司对于本教材的再版给予了帮助，在此一并谨表谢意。

由于编者的水平有限，教材中的不足之处或错误在所难免，恳请各位同道及同学批评指正。

衷心感谢北京大学医学出版社对该教材的出版给予的大力协助。

唐军民　张　雷

二维码资源索引

目　录

第1章 绪论

一、组织学与胚胎学的研究内容和意义

（一）组织学的研究内容

组织学（histology）是研究正常机体微细结构及其相关功能的科学，包括细胞、基本组织及器官和系统3个部分。

1．细胞 细胞（cell）是一切生物体结构和功能的基本单位。一个成年人约有 1×10^{15} 个细胞、200余种。细胞形态多样，呈球形、方形、柱形、杯形、梭形、扁平形、多突起形等。光镜下所观察的细胞结构，称为光镜结构，所得图像为光镜像。细胞由细胞膜、细胞核和细胞质构成，细胞质中含有多种细胞器。在电镜下进一步观察细胞的微细结构，称为亚细胞结构或超微结构（ultrastructure）或电镜结构，所得图像为电镜像。不同功能的细胞具有其相应的超微结构特征，即结构特征是相应功能状态的反映。

2．组织 组织（tissue）由形态相似、功能相近的细胞及细胞外基质构成。细胞外基质位于细胞之间，由细胞产生，构成细胞生活的微环境。人体组织可归纳为4大基本类型，即上皮组织、结缔组织、肌组织和神经组织。每种组织都具有各自的结构和功能特点。

3．器官和系统 4大基本组织进行有机的组合形成器官（organ），多个器官协调配合完成一定的功能，形成系统（system）。人体由多个器官、系统组成，各有其形态结构，执行特定功能。例如，消化系统由一系列管腔性器官和实质性器官组成，包括食管、胃、肠、肝、胰等，每一个器官均由基本组织构成。整个消化系统的功能是摄取、消化食物，吸收营养，去其糟粕。神经系统、内分泌系统和免疫系统调控和整合各系统的活动，以保持机体的完整和统一。

（二）人体胚胎学的研究内容

人体胚胎学（human embryology）是研究人个体发生及发育规律的科学，包括发生过程、发育机制和先天畸形等。人体胚胎学着重研究人体在母体子宫内的发育，始于精卵结合，历经38周（266天），由受精卵演化发育为结构复杂的胎儿，最后得以分娩。胎儿诞生后，机体的生长发育仍在继续。因此，从广义的角度讲，研究人体发生发育的科学即人体发育学（development of human）。

机体的微细结构及其功能是在个体发生发育过程中逐渐形成和完善的。从机体的发生发育过程和规律的视角，更能深刻理解机体的微细结构和功能。因此，组织学、胚胎学可以是独立的两门学科，也有的将两者有机结合编写成人体发育和功能组织学，例如成令忠教授等主编的《组织胚胎学——人体发育和功能组织学》就是一个很好的先例。

（三）组织学与胚胎学在医学中的地位

人们对疾病发生发展规律的认识，是从掌握人体正常结构入手的，在宏观水平研究机体的

外形和内部结构，称为解剖学。利用显微镜在微观水平研究机体的微细结构，称为组织学或显微解剖学。因而，组织学以解剖学为基础。同时，组织学又是病理学的基础。倘若不了解人体正常微细结构，就不可能识别细胞、组织的病理形态变化。组织学与生理学、生物化学等学科的关系也很密切。目前，对人体微细结构的研究已从组织细胞水平、亚细胞水平提高到分子水平，乃至基因水平，更有利于深入理解正常机体的生理、生化代谢过程以及疾病的发生机制。

人体胚胎学为妇产科学、男性学、生殖工程学、儿科学、计划生育和人类优生学等学科提供了必要的基础知识，特别是与目前胚胎干细胞、组织工程的研究关系密切。对干细胞的深入研究，也给胚胎学的发展带来了新机遇，使胚胎学的许多概念得到了更新和补充。干细胞和组织工程研究的新成果，将使人类对疾病的认识和治疗获得飞速发展。

二、组织学与胚胎学的常用研究方法

组织学伴随着显微镜的发明而建立，显微镜的改进升级和标本制备技术的进步推动着组织学和胚胎学的不断发展。显微镜的放大率（magnification）与其分辨率（resolving power）有关。在一定的距离内，人眼所能分辨的两点之间最小的距离，称为分辨率。通常，人裸眼的分辨率仅为0.2mm，而光学显微镜的分辨率约为0.2μm，可使物体放大几十倍至1000倍，能观察到细胞水平的光镜结构。普通透射电子显微镜的分辨率则提高到0.2nm，放大率为几千倍到几万倍，能观察到亚细胞水平的超微结构。

用光学显微镜与电子显微镜观察标本时，常用的长度计量单位及其之间的换算为：

1μm（微米）= 10^{-3}mm（毫米）

1nm（纳米）= 10^{-3}μm（微米）

1pm（皮米）= 10^{-3}nm（纳米）

另外，样品制备技术的不断进步和完善，与观察手段相得益彰，为深化研究工作创造了良好的条件。可以预言，随着技术进步、新方法的不断涌现，必将有力地推动组织学与胚胎学进一步的发展。下面仅就常用的显微镜和样品制备技术作简要介绍。

（一）光学显微镜术

1. 普通组织标本的制备技术 普通光镜用透射光观察标本，如果把组织材料直接置于显微镜下，由于厚度大，光线不能透过，而且绝大多数组织都是无色的，难以进行观察。须将组织材料制备为薄的组织切片，再经染色等步骤，才能在显微镜下观察。组织处理的主要步骤如下：

（1）取材和固定：将新鲜组织约5mm^{3}无损伤取下，立即投入固定液中进行固定（fixation）。固定的目的是防止组织离体后由于酶的作用而产生细胞自溶；同时防止由于细菌的作用产生组织腐败，并尽可能保存细胞生活状态下的结构、化学特性和生物活性等。固定液的种类很多，最常用的是甲醛溶液。

（2）包埋和切片：为便于将组织块切割为薄的组织切片，需将固定的组织块逐步过渡到包埋剂中，进行包埋（embedding）。最常用的是石蜡包埋，对于大的组织块，如眼球、大脑等也可用火棉胶包埋。固定之后的标本，经过浓度递增的乙醇脱水、二甲苯透明、石蜡充分浸透，最终以石蜡充填组织中水分的位置，并将整个组织块包埋在石蜡块内。用切片机（microtome）把石蜡组织块切成5 ~ 7μm的薄片，裱贴在载玻片上，干燥后准备染色。

此外，还可将未经固定的新鲜组织块迅速冷冻，再用冷冻切片机（cryostat microtome）进行切片，称为冷冻切片技术。该技术能较好地保存组织的化学成分和酶活性，并且方法简便快速，适用于酶的显示和临床病理快速诊断。如果是液状的组织，如血液、骨髓、胸腔积液、腹水或分泌物等，可以直接涂于载玻片上，制成涂片标本。疏松结缔组织、肠系膜等制成铺片标本。牙或骨等坚硬组织需制成磨片标本。

(3) 染色：在普通光学显微镜下，只有当可见光通过标本后发生波长或振幅改变时，才能观察到结构细节。一般生物样品多无色透明，所以需要对组织切片进行染色（staining）。最常用的是苏木精（hematoxylin）和伊红（eosin）染色法，简称为HE染色。苏木精为蓝色的碱性染料，能将组织或细胞内的酸性物质，如细胞核染为紫蓝色。伊红为红色的酸性染料，能将组织或细胞内的碱性物质，如细胞质染为粉红色。组织细胞成分易于被碱性染料或酸性染料着色的性质分别称为嗜碱性（basophilia）和嗜酸性（acidophilia）；若与两种染料的亲和力均较差，着色很浅，则称为中性（neutrophilia）（图1-1）。

银染法也较常用。将组织切片浸于硝酸银中，有的组织成分能够直接把硝酸银还原，使银颗粒附于其上，呈棕黑色或棕黄色，组织的这种染色特点称为亲银性（argentaffin）；有的组织成分本身对硝酸银无直接还原能力，需要加入还原剂，使银盐还原沉淀显色，称为嗜银性（argyrophilia）（图1-2）。

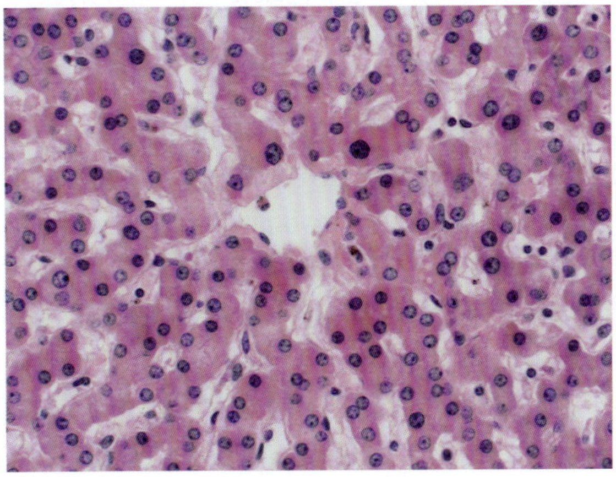

图1-1 猪肝切面光镜像，HE染色

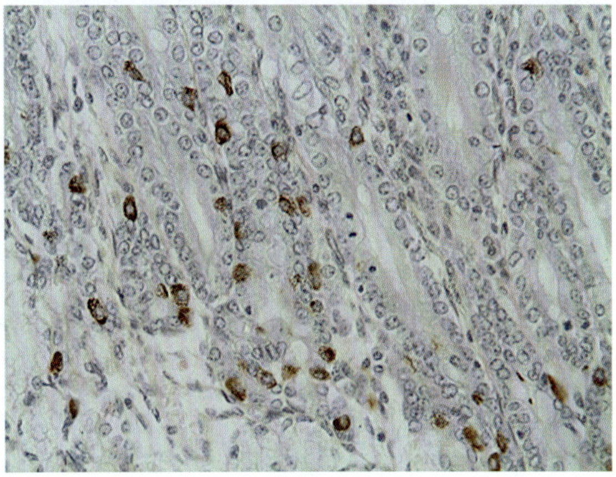

图1-2 豚鼠小肠嗜银细胞光镜像，银染色

异染性是一种有趣的染色现象，例如，当用蓝色的碱性染料甲苯胺蓝进行染色时，肥大细胞内的嗜碱性颗粒被染为紫红色，而非染成蓝色，这种改变染料自身颜色的现象称为异染性（metachromasia）。其原理可能是该染料在溶液中呈单体状态时显蓝色，当它与多阴离子的高分子物质结合后，染料分子聚合成多聚体时则呈现红色。

(4) 脱水和封片：染色后的标本经过从低到高梯度浓度乙醇脱去组织中的水分，经二甲苯透明，用树胶将组织封存于载玻片和盖玻片之间，以便较长期保存。

2. 普通光学显微镜 普通光学显微镜（conventional light microscope，CLM）简称为光镜，是最常用、最基本的观察工具。它以普通光线为光源，以玻璃透镜进行聚焦、放大成像，使用透射光观察标本。组织标本一般需要切成5～7μm的薄片，用染料染色以增加颜色反差，构成彩色图像显示细胞、组织结构。除了普通光学显微镜外，还有其他特殊光学显微镜，也广泛应用于科学研究，如荧光显微镜、偏振光显微镜、微分干涉差显微镜、相差显微镜等。它们的差别只是光源的变化、相位的变化等，但都是基于光和组织内容的相互作用，空气为介质，其分辨率和放大率都是基于光的特征，最高放大率受到限制，最大为1000倍。

3. 荧光显微镜 荧光显微镜（fluorescence microscope）采用波长较短的紫外光或蓝紫光作为光源，又称为激发光。标本中某些特殊分子吸收激发光之后，发出在荧光显微镜下可观察到的、波长较长的荧光。呈现荧光处，即代表某种成分所在。这些成分若是组织、细胞的固有成分，则称为原发荧光；若是与荧光染料结合的成分，则称为继发荧光。例如，维生素A本身所产生的绿色荧光即为原发荧光；而DNA与荧光染料吖啶橙结合后发出的黄绿色荧光则为继发荧光，RNA发出的继发荧光呈橘红色。若以荧光染料（如异硫氰酸、罗丹明等）标记抗体，检测组织中相应抗原的存在与分布，则称为免疫荧光技术，特异性更高。

4．激光共聚焦扫描显微镜 激光共聚焦扫描显微镜（confocal laser scanning microscope，CLSM）是20世纪80年代研制成功的。它是以激光为光源，在传统光学显微镜基础上采用共轭聚焦原理和装置，并利用计算机对所观察分析的对象进行数字图像处理的一套观察和分析系统。CLSM主要解决了生物样品结构相互重叠影响观察的问题。CLSM可对细胞或组织切片（包括活细胞或组织）进行连续扫描，获得各个层面的结构图像，并进行三维重建。由于具备多个通道，可对组织、细胞进行多重荧光染色或标记，能分别获得单染色图像、多重染色图像以及透射光图像，并将它们共同定位于一个图像（图1-3）。另外，CLSM可检测活细胞内pH、离子浓度、膜电位、自由基、荧光漂白恢复等，进行笼锁解笼锁的测量、荧光能量共振转移的测量等。

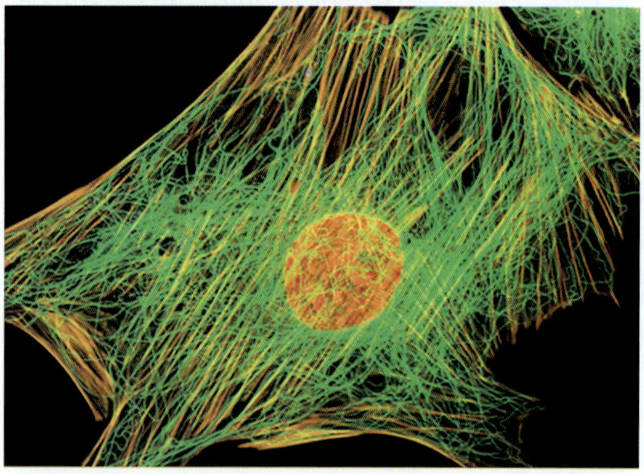

图1-3 3t3细胞系激光共聚焦扫描显微镜像
（Michael W. Davidson 提供）

5．双光子激光扫描显微镜 双光子激光扫描显微镜（two-photon laser scanning microscope）是结合了激光扫描显微镜技术和双光子激发技术基础上的新的实验技术。它具有长波长激发深度大，焦平面外激发几乎无荧光，无须针孔阻挡，采集效率高，低细胞损伤，以及可用于活细胞长时间三维成像的特点。它为原位观察生物活体提供了最佳方法，可以在不破碎细胞的前提下显示基因在生物体内的表达。它可用微型激光“光刀”对黏附细胞进行筛选、分离、克隆，以及对各种细胞和染色体进行切割；可进行膜流动性、膜电位变化的检测，可用于高分子物质的扩散、膜通透性、受体的移动变化、细胞骨架、基因定位、原位杂交、细胞间通信的研究；可对细胞内的DNA损伤和修复、酶活性进行检测。

（二）电子显微镜术

1．透射电子显微镜术 透射电子显微镜（transmission electron microscope，TEM）以电子束为光源，以电磁场作为透镜（电磁透镜），电子束在电磁场的作用下偏转，产生聚焦或放大，放大的图像成像于荧光屏，可照相记录。

TEM标本的制备需经过取材、固定、脱水、包埋、切片、电子染色等步骤。与普通组织标本制备技术比较，有以下特点：取材时组织块更小，一般为$1mm^3$；固定液通常使用戊二醛、四氧化锇双重固定；树脂包埋；用超薄切片机切成厚度为50～80nm的超薄切片；将超薄切片捞载于铜网上；使用重金属盐醋酸铀、枸橼酸铅进行电子染色。电镜下观察时，由于标本中不同成分与重金属盐结合程度的差异，因而对电子的吸收与散射程度不同，所以在荧光屏上呈现出图像的明暗反差。被重金属盐染色多的部位，电子束照射时，产生电子吸收或电子散射，而透过标本的电子数量少，在荧光屏上成像显得暗，称为电子密度高（electron density）；反之，在荧光屏上成像显得亮，称为电子密度低（electron lucent）或电子透明（图1-4）。电镜下所观察到的结构称为电镜结构（electron microscopic structure）或超微结构，代表亚细胞水平。电子染色与染料染色不同，不产生颜色差别，只产生明暗反差，所以迄今电镜下仍然是黑白世界，我们有时看到的彩色像实际上是电脑加工后的伪彩色。

2．冷冻电子显微镜技术 冷冻电子显微镜技术（cryo-electron microscopy，cryo-EM）简称为冷冻电镜，是指应用冷冻固定技术制备样品（样品冷冻），在低温下使用透射电子显微镜观察实验样品（冷冻成像），应用图形拟合程序获取生物分子的三维原子构象的新技术（三维重构）综合技术运用的最新科技成果。作为一项具有革命性的突破技术，冷冻电镜技术是可与测序技术、质谱技术相提并论的第三大技术。未来，冷冻电子显微镜技术将更广泛地应用于细胞组织的超微结构解析，对解开生命活动的规律和机制等奥秘产生更大影响。因发明用于生物分子的高分辨率结构测定的cryo-EM，瑞士洛桑大学Jacques Dubochet、美国哥伦比亚大学Joachim Frank和英国剑桥大学Richard Henderson获得2017年度诺贝尔化学奖，他们的工作使得人们对生命分子的研究进入原子水平的新时代。

冷冻电镜技术简介

3．扫描电子显微镜术 扫描电子显微镜（scanning electron microscope，SEM）主要用于观察组织细胞的表面形貌（图1-5）。SEM发射的电子经聚焦后形成极细的电子束，称为电子探针。后者在样品表面逐级扫描，扫描到样品表面的电子，为入射电子，由于它的撞击，样品表面发出二次电子。各扫描点二次电子的产量与样品表面的形貌有关。收集二次电子信号并放大，最后在荧光屏上可转变为图像。图像是明暗反差的三维立体图像。

扫描电镜的标本不需要制成超薄切片，标本经过固定、脱水干燥，表面喷镀金属膜，即可观察。样品表面喷镀处理可增加表面二次电子信号发射率，并可增加样品表面导电性，使图像质量提高。

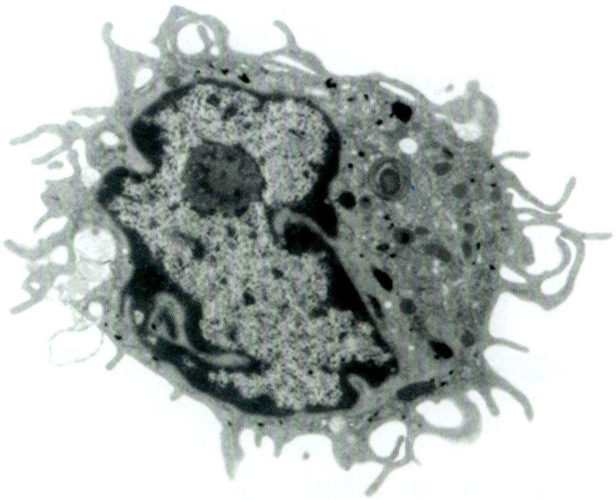

图1-4 纯化的小鼠淋巴结树突状细胞透射电镜像

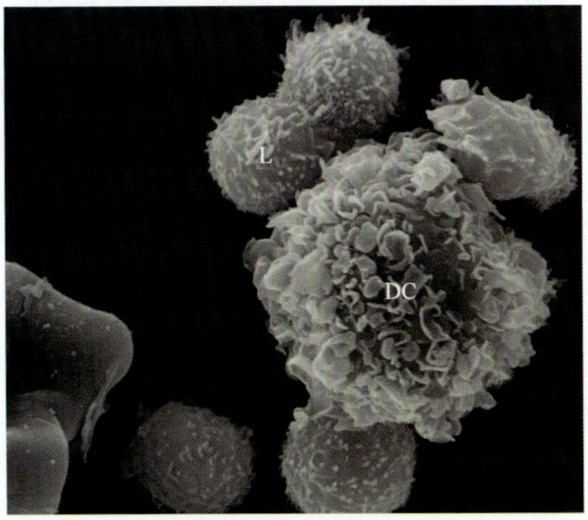

图1-5 体外培养的人树突状细胞（DC）和淋巴细胞（L）扫描电镜像

（三）组织化学与细胞化学技术

组织化学（histochemistry）与细胞化学（cytochemistry）是介于组织学与生物化学间的边缘科学。其基本原理是利用某些化学试剂与组织细胞样品中的某种物质发生化学反应，反应终产物在组织的原位形成可见的有色沉淀物，从而间接证明某种组织细胞成分的存在。用组织化学方法可以定性、定位、间接定量显示组织内糖类、脂质、蛋白质和酶、核酸等物质。例如，过碘酸希夫反应（periodic acid Schiff reaction，PAS）可显示多糖和糖蛋白的组织化学反应，糖被强氧化剂过碘酸氧化后，形成多醛，后者再与无色的品红硫醛复合物（即希夫试剂）反应，形成的终产物为紫红色沉淀（图1-6）。

倘若组织化学反应终产物的细小沉淀具有吸收或散射电子的能力，则可在超微结构水平上观察到某种化学成分的存在，称此为电镜细胞化学技术（electron microscope cytochemistry）。

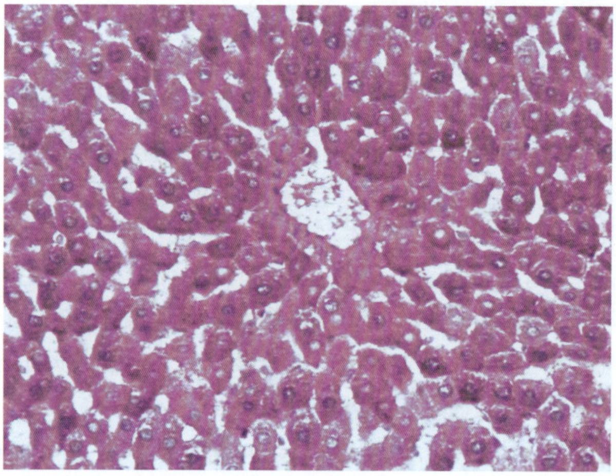

图 1-6 大鼠肝糖原光镜像，组织化学 PAS 法

（四）免疫组织化学或免疫细胞化学技术

免疫组织化学（immunohistochemistry）、免疫细胞化学（immunocytochemistry）是以抗原 - 抗体结合反应为基础，在显微镜下查知组织或细胞内多肽、蛋白质等抗原性物质的技术。它的优点是特异性强、敏感度高。显微镜下抗原 - 抗体反应不可直视，但若用标记物将抗体进行标记，再用标记的抗体与抗原进行反应，那么标记物显色之处即代表抗原的所在（图 1-7）。常用的标记物有辣根过氧化物酶、碱性磷酸酶等。如果用胶体金、铁蛋白等作为标记物，在透射电镜下观察免疫细胞化学染色标本，称为免疫电镜术（immunoelectron microscopy）。

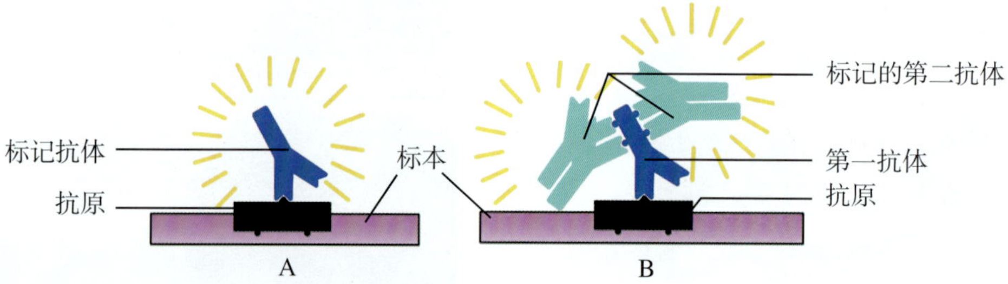

图 1-7 免疫组织化学直接法（A）与间接法（B）示意图

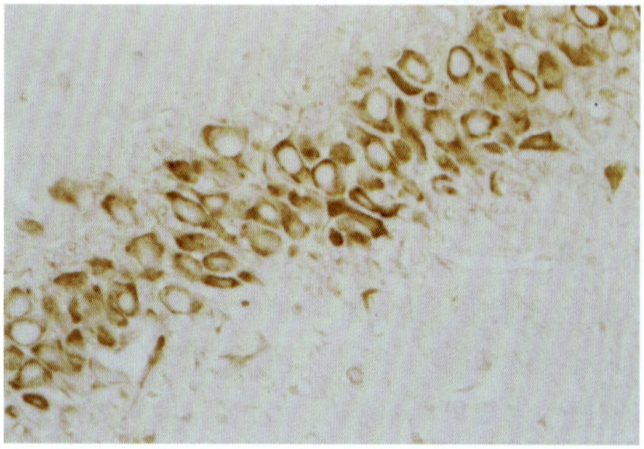

图 1-8 免疫组织化学 SP 法显示大鼠海马神经元

如果以荧光素为标记物，则可在荧光显微镜下进行观察，称为免疫荧光法（immunofluorescence method）。标记抗体与被检抗原的结合方式有两种：直接法和间接法。以标记的第一抗体（简称为一抗）直接与抗原结合的方法为直接法。如果将一抗再次作为抗原免疫另外一种动物，产生出第二抗体（简称为二抗），将二抗进行标记，先后以一抗和标记的二抗处理标本，最终形成抗原 + 一抗 + 标记二抗复合物。显然，间接法较直接法的敏感度更高（图 1-7，图 1-8）。

（五）原位杂交技术

原位杂交（in situ hybridization）技术，即核酸分子杂交组织化学技术。基本原理是根据DNA或RNA核苷酸碱基互补规律，应用已知的被标记碱基序列（核酸探针）与细胞内待检测的mRNA或DNA片段（基因）进行杂交，通过标记物的显示，在显微镜下观察待测基因的定位分布，并可以通过图像分析技术进行定量，进而反映出该基因的表达与细胞功能的联系，具有很高的特异性和敏感性。常用的标记物有两类，一是放射性核素，如 ^{35}S、^{32}P、^{3}H，经放射自显影术处理后观察；二是非放射性试剂，如碱性磷酸酶、地高辛等，经免疫组织化学处理后观察。免疫组织化学是在翻译水平检测基因的表达产物蛋白质或多肽的定性和定位，原位杂交技术是在转录水平检测mRNA或DNA片段的有无和活性。

（六）组织或细胞培养技术

组织培养（tissue culture）、细胞培养（cell culture）是将活的组织或细胞在体外适宜条件下进行培养的技术。细胞在体外生长，需要与体内基本相同的条件（温度、湿度、营养、pH、合理的氧气与二氧化碳比例等）。对培养的细胞可进行形态学观察、功能测试和基因修饰等，也可对培养细胞施加一定的实验因素，观察其对细胞形态、功能、行为等的影响（图1-9）。体外培养下的各因素易于控制，便于对所得结果进行分析。组织培养技术在生物医学领域有着广泛应用，已经成为细胞学、病理学、微生物学、免疫学、肿瘤学、分子生物学等不可缺少的研究手段，为医学发展做出了很大贡献。

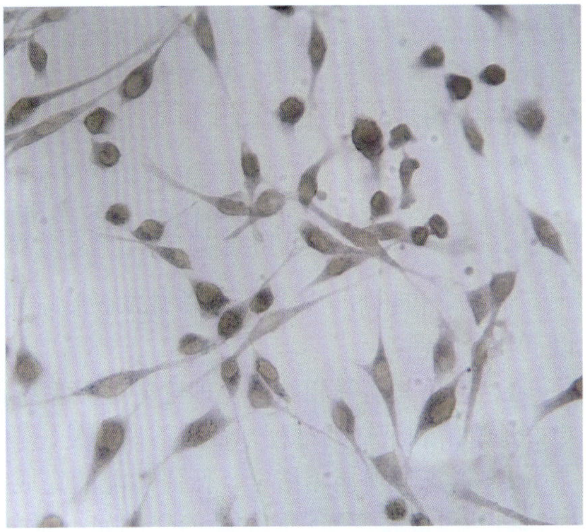

图1-9　体外培养的神经干细胞光镜像

（七）组织工程

组织工程（tissue engineering）是指应用生命科学与工程学的原理与技术，在正确认识哺乳动物的正常和病理两种状态下的组织结构与功能关系的基础上，以分子生物学、细胞生物学、生物工程学和临床医学为基础，设计、构造、改良、培育和保养活组织，用以修复或重建组织器官的结构，维持或改善组织器官的功能的一门新兴的边缘科学。组织工程的研究内容主要包括种子细胞、生物材料支架（biomaterial scaffold）或细胞外基质微环境、组织器官三维构建及移植应用4个方面，并与生物活性因子和生物反应器密切相关。

理想种子细胞的标准是：①来源广，数量充足；②容易培养，黏附力大，增殖力强，可大量扩增；③遗传背景稳定，具备特定的生物学功能；④纯度高，具备特定功能的细胞占主导；⑤免疫排斥反应极小或无免疫排斥反应；⑥分子结构和功能与再生组织的正常细胞相似；⑦临床上易取得，供体损伤小，具有实用性。满足这些条件，是种子细胞能够再生特定组织或修复特定组织缺损的重要保证。

种子细胞的种类：用于组织工程的种子细胞包括干细胞及其他一些细胞，但干细胞是最重要的组织工程种子细胞。

干细胞（stem cell）是指未分化的、具有增殖和自我更新能力以及分化潜能的细胞群体。根据分化潜能的不同，干细胞可分为全能干细胞（totipotent stem cell）、多潜能干细胞

(pluripotent stem cell)、多能干细胞（multipotential stem cell）和单能干细胞（unimportant stem cell）。根据来源不同，干细胞可分为胚胎干细胞（embryonic stem cell，ESC）和成体干细胞(adult stem cell)。

成体干细胞由于不存在伦理争议及发育分化条件相对简单等优势，是最具有临床应用价值的组织工程种子细胞。

（八）图像分析术

高级多维图像分析系统由多个图像分析与合成模块所组成，可利用相关设备采集的超分辨率图像信息进行测试、整合、分析：①在二维、三维和四维水平定性和定量分析细胞间的微观相互关系。②分析细胞器、分子成分静态和动态时的分布及相互关系。③检测细胞的结构和功能。④检测细胞通信。⑤捕捉观察对象的瞬间变化，对追踪需要关联连贯时间点的对象，将其整合成一个单独的移动对象；构筑令人震撼的三维到四维图像；在三维和四维图像中，分离并定量共定位区域；突出显示感兴趣的共定位区域。⑥丝状结构示踪分析模块可以检测、展示并测量神经元的树突、轴突、树突棘以及其他长丝状结构。⑦根据所有的测量数据进行分类和排序，并保存排序后的直观图片和动态影像文件。

三、组织学与胚胎学的学习方法

组织学和胚胎学属于形态学科，胚胎学还涉及发育过程的形态描述，学习过程中应该注意以下几个问题：

1．理论与实践相结合 理论讲述是系统而抽象的，实践过程则是具体的，是对理论内容更好地理解和记忆的过程，百闻不如一见，学习中要重视实习环节。

2．形态与功能相结合 任何功能的完成都有其相应的结构基础，当看到细胞或组织形态时，自然应该联想到它们的功能，例如粗面内质网和游离核糖体丰富、高尔基复合体发达的细胞，其合成蛋白质的功能一定旺盛；滑面内质网丰富、线粒体为管泡状嵴的细胞，一定与合成类固醇、脂质有关。

3．二维与三维相结合 显微图片显示的是细胞和组织在取材时刻的平面结构，事实上任何细胞和组织结构都是三维立体的，同一结构因切面的不同也可能呈现不同的图像。比如管腔性结构在横断面、斜断面和纵断面上的二维平面图像是不同的，切到管腔与切到管壁的图像更是不同。又如一个细胞，由于所切断面不同，有的断面可能看不到细胞核。因此，在观察组织切片时，要发挥想象力，由二维图片建立起三维的立体图像（图 1-10）。

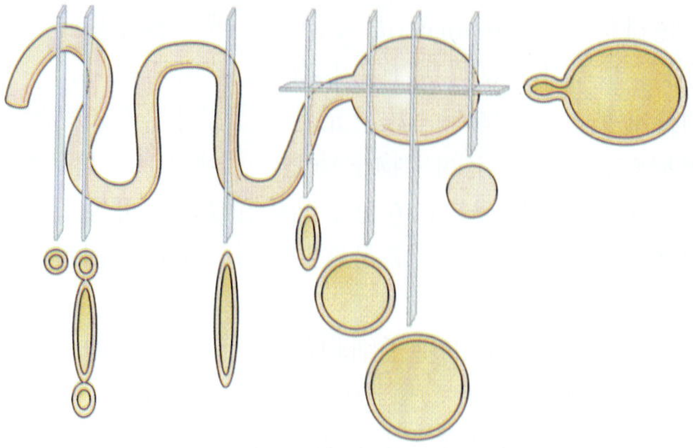

图 1-10 图像的三维与二维结构关系模式图

4. 局部与整体相结合 组织切片所取材料仅仅是整个器官的一小部分，可以说是沧海一粟，用来代表整个器官的组织结构，有时是有局限性的，特别是有的器官还有不同的功能分区，如大脑皮质。胚胎发育过程更是如此。因此，要注意考虑局部与整体的关系。

5. 静态与动态相结合 胚胎发育是一个连续的过程，但是讲解时要分成阶段、分出章节进行描述，事实上各个部位的发育是同步进行的。学习时一定要考虑到局部与整体，时间、空间和结构的相互关系，建立动态思维。

总之，学习中要善于观察、分析、总结，要培养独立思考和分析的能力，锻炼相关学科相互渗透、综合运用的能力。

四、组织学与胚胎学的发展简史

（一）光学显微镜问世——细胞水平研究

1. 显微镜的原始雏形 1590年，荷兰眼镜业商人汉斯（Hans）的儿子詹森（Zaccharias Janssen，1580—1638）制作了当今显微镜的原始雏形。这架具有划时代意义的原始显微镜现在仍然保存在荷兰车兰德省科学博物馆。

2. 显微镜的命名和改进 显微镜虽然于1590年由荷兰人詹森发明，但35年后，即于1625年4月13日才在意大利被正式命名。1677—1690年荷兰人惠更斯（Christiaan Huygens，1629—1695）提出了光的波动说，建立了著名的惠更斯原理。在此原理基础上，设计和制作出惠更斯目镜。不久，荷兰人列文虎克（Antoni van Leeuwenhoek，1632—1723）制造出放大倍数达270倍的显微镜，分辨率为1.4μm。列文虎克一生除了观察生物体之外，便是制造显微镜，因此有些人竟将显微镜的发明归之于他，这固然不当，可是他在显微镜的改进方面，可以说是花费了毕生的精力。1870年，德国耶那大学的物理学教授阿贝（Ernst Karl Abbe，1840—1905）提出了显微镜理论，1872年又发明了透镜的油浸法，使显微镜有了突出的改进。18—19世纪，英、法、德、意等国的科学家创造了反射镜、消色差透镜和物镜校正环等部件，进一步提高了显微镜的性能和质量。到了19世纪末，德国的蔡斯（Carl Zeiss）与阿贝、肖特（Friedrich Otto Schott）合作制造出了更高级的显微镜，放大率可达1000倍。

3. 细胞 细胞是由英国物理学家虎克（Robert Hooke，1635—1703）发现的。1665年，虎克也仿制了在结构上较精细、放大倍数也高的显微镜。他在观察中发现软木塞是由许多像蜂房的小室组成的，特称为细胞（cell）。同年，意大利解剖学家马尔皮基（Marcello Malpighi，1628—1694）也创制了性能较好的显微镜。他观察肾和脾的新鲜徒手薄切片，发现了肾小球和脾的淋巴细胞团，至今仍被称为马氏小体。

4. 组织 法国解剖学家和生理学家比沙（MFX Bichat，1771—1802）于1800年提出人体由20多种组织组成。其后，德国显微解剖学家梅尔（Mayer）用显微镜观察机体组织，于1819年归纳为8种组织，并创用组织学一词。他们的工作为组织学发展奠定了基础。

5. 细胞学说 1838年，德国植物学家施莱登（Matthias Jakob Schleiden，1804—1881）提出"所有的植物都是由细胞组成的"；1839年德国动物学家施万（Theodor Schwann，1810—1882）提出"所有的动物也是由细胞组成的"。他们于1838—1839年分别发表了自己的研究结果，提出了细胞学说（cell theory），这成为19世纪的三大发现之一。德国病理学家魏尔啸（Rudolf Virchow，1821—1902）认为"一切细胞来源于细胞"，即来自于已有细胞的分裂，以此完善了细胞学说；1858年他出版了《细胞病理学》。至此，以上3位科学家的研究加上许多其他科学家的发现，共同形成了比较完备的细胞学说。

6．细胞遗传定律 1865年，奥地利人孟德尔（Gregor Johann Mendel，1822—1884）创立了细胞遗传定律，主张生物物种性状的遗传是独立的，是由细胞中多种遗传因子决定的。他的观点为以后基因学说的确立奠定了重要基础。他是遗传学的奠基人，被誉为现代遗传学之父。

7．种质学说 1883年，德国动物学家魏斯曼（August Weismann，1834—1914）提出有名的种质论，认为生殖细胞是物种延续的要素，推测生殖细胞内含有不等价的“决定子”，后者决定胚胎细胞分化发育为机体的不同组织。“决定子”可代代相传的种质学说，是现代遗传学基因理论的萌芽。

8．银染技术和神经系统结构的研究 1889年，意大利学者高尔基（Camillo Golgi，1843—1926）首创镀银浸染神经元技术；西班牙学者卡哈尔（Rom’on Y Cajal，1852—1934）建立了镀银浸染神经原纤维技术。高尔基还在光镜下观察了银染的脊髓神经元，发现内网器（internal reticular apparatus），即现今所称的高尔基复合体。他们两人是现代神经科学发展的奠基者，为此同获1906年诺贝尔生理学或医学奖。这是自1901年开始颁发诺贝尔奖以来解剖学家首次获此殊荣。

9．相差显微镜问世 1932年，荷兰理学家塞尔尼克（Frits Zernike，1888—1966）成功设计了相差显微镜，并因此获得1953年诺贝尔物理学奖。

（二）电子显微镜问世——亚细胞水平研究、原子水平研究

1．第一台电子显微镜问世 1931年4月7日，德国物理学家鲁斯卡（Ernst August Friedrich Ruska，1906—1988）和克诺尔（Max Knoll）成功用磁性镜头制成第一台二级电子光学放大镜，制作了当时所谓的“超显微镜”。1939年，鲁斯卡又研发出了第一台能够批量生产的“西门子 - 超显微镜”。1981年，德国物理学家宾宁（Gerd Binnig，1947—）与瑞士物理学家罗雷尔（Heinrich Rohrer，1933—2013）一起研发出第一台扫描隧道显微镜。以上3位物理学家同获1986年诺贝尔物理学奖。

2．线粒体、溶酶体、过氧化物酶体的发现和命名 1938年，比利时学者克劳德（Albert Claude，1899—1983）从小鼠肉瘤和正常小鼠肝内分离出含有RNA的小颗粒，1943年命名为微粒体。接着，他与美籍罗马尼亚学者帕拉德（George Emil Palade，1912—2008）等协作，证明微粒体为细胞内膜结构，称为内质网。此外，他们于1939年最先从破碎的细胞分离到线粒体。比利时学者迪夫（Christian de Duve，1917—2013）发现了溶酶体，探讨了溶酶体在细胞活动中的意义及其与细胞病变的关系。另外，他也研究了过氧化物酶体［由罗丁（Rhodin）于1954年发现，并曾命名为微体］，揭示了它们含有的酶和功能意义。上述3位学者同获1974年诺贝尔生理学或医学奖。

（三）现代组织学的发展

20世纪60年代至今，各个领域高新技术快速发展，广泛应用，相互渗透，生命科学有了突飞猛进的发展。

1．吞噬理论和免疫学科理论构架的形成 俄国科学家梅切尼科夫（Elie Metchnikoff，1845—1916）建立了细胞免疫学说，被誉为“细胞免疫之父”；德国科学家欧立希（Paul Ehrlich，1854—1915）提出了抗体侧链形成的理论，认为抗体和抗原可以如同“钥匙和锁的匹配”，并且发现了补体的效应功能，因此被称为“体液免疫之父”。两位学者共获1908年诺贝尔生理学或医学奖。

2．紫外分光光度测定法的创立 1940年，卡斯佩森（TO Caspersson）设计的显微分光光度计十分精密，可超微量测定细胞内核酸的含量，利用定量细胞化学的方法证明了DNA存在

于细胞核中，并且成功对其含量进行测定。他的成就对细胞学和组织学的研究起着重要的推动作用。

3. 杂交瘤制备单克隆抗体技术　1975 年，德国人科勒（GJF Kohler）和英国人米尔斯坦（C. Milstein）发现将小鼠骨髓瘤细胞和绵羊红细胞免疫的小鼠脾细胞进行融合，形成的杂交细胞既可产生抗体，又可无限增殖。他们在 *Nature* 杂志上联名发表题为《分泌预定特异性抗体的融合细胞持续培养》的著名论文，宣告单克隆抗体的诞生。1974 年，丹麦人杰尼（NK Jerne）提出免疫系统发育和调控的学说。以上 3 人同获 1984 年诺贝尔生理学或医学奖，为医学与生物学基础研究开创了新纪元。

4. 人类基因组计划　1985 年，美国科学家率先提出人类基因组计划（human genome project，HGP），并于 1990 年 10 月正式启动。1994 年，中国 HGP 在吴旻、强伯勤、陈竺、杨焕明的倡导下启动，并承担其中 1% 的任务，即人类 3 号染色体短臂上约 3000 万个碱基对的测序任务。中国因此成为参加这项研究计划的唯一的发展中国家。2000 年 6 月 26 日，人类基因组工作草图完成，成为人类科学史上又一划时代的里程碑。

5. 冷冻电镜问世——原子水平研究　20 世纪 70 年代，通过冷冻电镜研究病毒分子的结构，首次提出冷冻电镜的技术原理、方法和观念；2014 年，利用冷冻电镜三维重建技术确定蛋白质 TRPV1 的结构，标志着冷冻电镜跨入原子分辨率时代。2016 年 5 月，美国国立卫生研究院 Subramaniam 实验室解析了 334 kDa 的谷氨酸脱氢酶的结构，分辨率达 0.18 nm，这是到目前为止用单颗粒分析法解析的最高分辨率的蛋白结构。我国科学家施一公院士利用冷冻电镜技术发现了分辨率为 0.34 nm 的人 γ - 分泌酶的三维结构和分辨率为 0.36 nm 的酵母剪接体结构。因发明用于生物分子的高分辨率结构测定的冷冻电镜技术，瑞士洛桑大学 Jacques Dubochet、美国哥伦比亚大学 Joachim Frank 和英国剑桥大学 Richard Henderson 获得 2017 年度诺贝尔化学奖，他们的工作使得人们对生命分子的研究进入原子水平的新时代。

（四）胚胎学研究和发展（参见第 21 章胚胎学绪论）

SUMMARY

Histology is the study of the tissues of the body and of how these tissues are arranged to constitute organs and the ways in which individual components are structurally and functionally related.

Cells are defined as the smallest basic structural and functional unit of human body. Tissues are composed of cells and the extracellular matrix which is produced by cells. There are 4 fundamental tissues types in the human body. They are epithelial tissue, connective tissue, muscular tissue, and nervous tissue. Organs represent an even greater measure of complexity and are the organizations of several tissues in particular ways and perform a specific function.

At an even higher level of organization, there are the organ systems which are formed by several function-related organs, and together perform a continuous physiological function (such as the circulatory system, reproductive system, and digestive system).

Various techniques have been developed to observe the tiny cells and the extracellular matrix, and the most common technique is performed by examining a thin slice of tissue under a conventional light microscope. In order to observe tissues by conventional light microscope, the tissues are prepared into paraffin sections. Steps include fixation, dehydration, clearing, embedding, sectioning, mounting and then routinely stained with dyes of hematoxylin and eosin

干细胞

(HE staining). More details of the tissue and cell can be observed by electron microscopy.

There are other advanced detection methods, such as histochemistry, immunohistochemistry, in situ hybridization, confocal laser scanning microscopy and so on. Histochemistry is the method of staining tissue to provide information concerning the presence and location of intracellular and extracellular macromolecules by combined techniques from histology and biochemistry. Immunohistochemistry refers to the process of localizing proteins or antigens in tissue sections by the use of labeled antibodies through antigen-antibody interactions that are visualized by a marker such as fluorescent dye, enzyme or colloidal gold.

Tissue or cell culture is the process of which living cells or tissues are transferred to an artificial environment in which they can continue to survive and function.

Tissue engineering is to use synthetic or naturally derived, engineered biomaterials to replace damaged or defective tissues, such as bone, skin, and even organs by a combination of cells, engineering and materials methods, and suitable biochemical and physiochemical factors.

思考题

1. 名词解释：HE 染色，嗜碱性，嗜酸性，中性，异染性，亲银性，嗜银性，电子密度高，电子密度低，冷冻电镜。

2. 简述以下组织学研究技术的主要原理和用途：组织化学与细胞化学技术，免疫组织化学与免疫细胞化学技术，原位杂交技术，组织或细胞培养技术，图像分析技术，组织工程技术，冷冻电镜技术。

（高俊玲）

第2章 细　胞

细胞是一切生物体的结构和功能基本单位。人体有200多种不同类型的细胞，它们形态各异，以适应机体的各种特定功能。例如，具有收缩功能的肌细胞呈长梭形或长圆柱形；流动的白细胞呈球形；接受刺激和传导冲动的神经细胞有长短不等的细胞突起；排列密集的上皮细胞呈扁平形、立方形、柱形、多边形等（图2-1）。

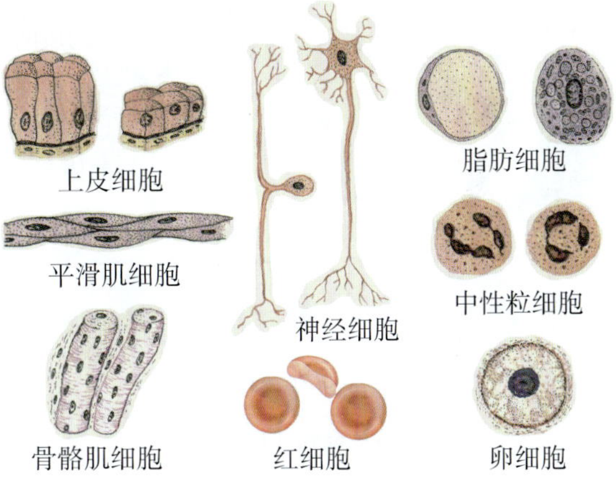

图2-1　各种细胞形态模式图

人体细胞的大小差别很大。最小的细胞直径只有4μm（如小脑的颗粒细胞），较大的细胞直径约为135μm（如成熟的卵细胞），神经细胞的突起可超过1m。肌细胞大小还可随生理需要发生变化，如骨骼肌纤维可因锻炼使肌细胞变粗大；成年妇女子宫平滑肌纤维的长度约为50μm，但在妊娠期可增大到500μm（图2-1）。

人体细胞虽然形态各异、大小不同，但它们具有相同的基本结构，即均由细胞膜、细胞质和细胞核三部分组成（图2-2）。

一、细胞膜

细胞膜（cell membrane）是包裹于细胞外表面的一层薄膜，是细胞质的一部分，又被称为质膜（plasma membrane）。细胞膜分隔细胞质与外环境，构成一种屏障，使细胞具有一个相对稳定的内环境。它在细胞与周围环境之间进行物质交换、能量转换及在信息传递过程中起着决定性作用。在真核细胞内还存在细胞膜包被形成的各种细胞器，称为细胞内膜系统。细胞膜与细胞内膜系统，统称为生物膜（biomembrane）。

（一）细胞膜的结构

细胞膜甚薄，厚7.5～10nm，光镜下不能分辨。电镜下，细胞膜由平行的三层板样结构组成，内、外两层电子密度高且致密，每层厚2.5～3.0nm；中间层电子密度低，为透明层，厚约3.5nm（图2-2）。因为这三层膜结构是一切生物膜所具有的共同特征，故又称为单位膜（unit membrane）。细胞内有膜细胞器也具有单位膜的结构。

细胞膜的化学成分主要是脂质、蛋白质、糖、水和无机盐离子。关于细胞膜的分子结构组成，目前公认的是“流动镶嵌模型”（fluid-mosaic model）学说。此学说认为，细胞膜由膜脂、膜蛋白及膜糖等组成（图2-3）。

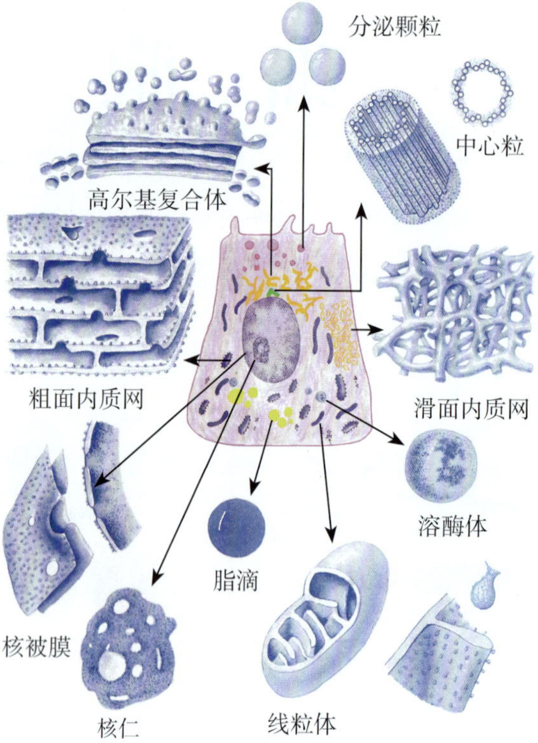

图 2-2 细胞结构模式图

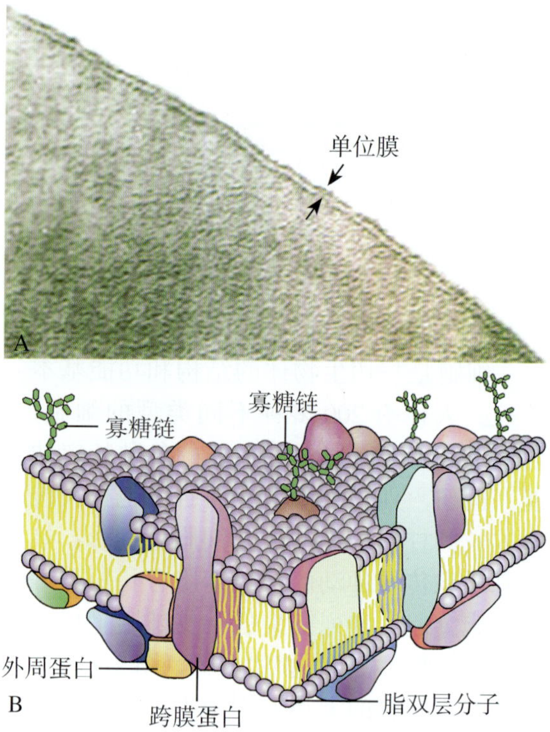

图 2-3 细胞膜电镜像和分子结构模式图

A．红细胞膜电镜像；B．细胞膜分子结构模式图

1．膜脂 膜脂（membrane lipid）由磷脂、糖脂和胆固醇组成，其中以磷脂为主，占膜脂的50%以上。磷脂是兼性分子，具有极性，一端为亲水性的球形头部，由胆碱和乙醇胺等构成；另一端为疏水性的尾部，由两条平行的脂肪酸链构成，呈长杆状。在水溶液中，磷脂分子能自动形成双分子层，亲水的极性头露在外面，朝向细胞膜的内、外表面，而疏水的尾部伸向膜的中央，两层磷脂分子的尾部相对（图2-3）。在电镜标本制备中，由于磷脂分子的头部嗜锇性强而呈现高电子密度，疏水的尾部嗜锇性弱，呈现低电子密度的透明状，故形成电镜下的三层板样结构。在细胞膜内，磷脂分子可以做垂直膜平面的旋转和侧向移动，使细胞膜呈现整体流动性。这种流动性受膜内脂肪酸链的饱和程度和胆固醇的调节。

2．膜蛋白 膜蛋白（membrane protein）为球形蛋白，分为整合蛋白（integral protein）和外周蛋白（peripheral protein）两类。整合蛋白分布在质膜的内、外表面，不同程度地镶嵌于双层磷脂分子中。有的整合蛋白横跨质膜，称为跨膜蛋白（transmembrane protein），其表面具有亲水性和疏水性的氨基酸基团。亲水性的氨基酸位于质膜的内、外表面，而疏水的氨基酸则埋于磷脂双层分子的疏水区域。外周蛋白仅为亲水氨基酸，它们附着于细胞膜的内、外表面，但多数位于质膜的细胞质侧（图2-3），不插入磷脂双层分子中。膜蛋白可以移动，主要构成膜受体、载体、酶和抗原等，执行多种功能。

3．膜糖 膜糖只存在于细胞膜的外表面，主要为寡糖链，与双层磷脂分子和整合蛋白结合形成糖脂或糖蛋白。寡糖链可形成细胞膜外的细胞衣（cell coat）。细胞衣构成抗原或受体，与细胞免疫、细胞粘连、细胞癌变以及对药物和激素的反应与物质交换等有密切关系（图2-3）。

（二）细胞膜的功能

1．物质交换 细胞膜除了维持细胞的完整性和内环境的相对稳定外，还是与外界进行物质交换的半透膜，对物质的进出具有选择性通透，即通过被动扩散、主动转运及胞吞、胞吐作用等进行物质转运，以保持细胞内物质的稳定。

（1）被动扩散（passive diffusion）：是指物质顺浓度梯度而转运的过程。一些脂溶性物质、氧气和二氧化碳从高浓度侧向低浓度侧穿过膜脂，不消耗能量，也不需要膜蛋白参与。非脂溶性物质或亲水性分子，如氨基酸、葡萄糖和无机离子（Na^{+}、K^{+}、Ca^{2+}），须借助细胞膜上的载体蛋白（carrier protein），才能从高浓度侧向低浓度侧扩散，也不消耗能量，且载体蛋白可以反复使用。

（2）主动转运（active transport）：是通过载体蛋白将离子、营养物质和代谢产物等，逆浓度梯度或电化学梯度由低浓度侧向高浓度侧跨膜的转运方式，此过程需要消耗能量。所需的能量由具有 ATP 酶活性的蛋白质分解 ATP 所提供。

（3）胞吞作用和胞吐作用：①胞吞作用（endocytosis）：也称为入胞作用，是通过细胞膜的凹陷将物质包裹进入细胞内的过程（图 2-4）。若胞吞物为液体，则形成较小的囊泡，该囊泡称为吞饮小泡，该过程称为吞饮作用（pinocytosis）。若胞吞物为颗粒，如细菌、细胞碎片等，则形成较大的囊泡，该囊泡称为吞噬体，此过程称为吞噬作用（phagocytosis）。有些物质需要细胞膜上的特异受体识别而发生胞吞，称为受体介导的入胞作用。②胞吐作用（exocytosis）：是将细胞内的分泌颗粒或膜泡中的物质转运出细胞外的过程（图 2-4）。

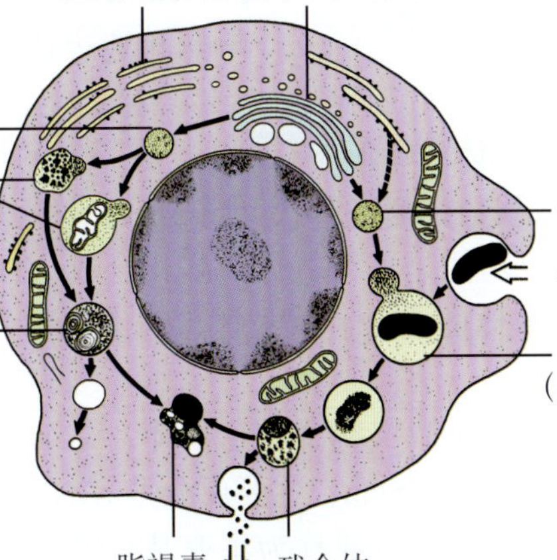

图 2-4 胞吞与胞吐作用模式图

2. 信号转导 信号转导（signal transduction）是细胞膜的另一个重要功能，它能将细胞外的各种信息转换为细胞内的化学或物理信号，启动一系列化学反应，产生生物学效应。外界信号必须通过受体（receptor）才能转导。受体是一种能够识别和选择性结合信号分子（也称为配体）的大分子物质。有的受体位于细胞膜，有的则位于细胞质或细胞核内。若机体内受体异常或产生受体的抗体等，均可导致疾病发生，如重症肌无力、自身免疫性甲状腺病、帕金森病等。

二、细 胞 质

细胞质（cytoplasm）位于细胞膜与细胞核之间，含有细胞器、内涵物、细胞骨架及细胞液。细胞液又称为细胞基质，是细胞中均质、无定型胶体状物质，含有可溶性的酶类，是细胞质的基本成分，生活状态下呈液体状填充于细胞质的有形结构之间。

（一）细胞器

细胞器（organelle）是细胞质内具有特定形态和功能的结构，分为有膜细胞器和无膜细胞器两类。有膜细胞器包括线粒体、内质网、高尔基复合体、溶酶体和过氧化物酶体。无膜细胞器包括核糖体、中心体。

1．线粒体 线粒体（mitochondrion）散在分布于细胞质中。

（1）结构：光镜下特殊染色显示线粒体呈杆状、颗粒状或椭圆形。一般长 2 ~ 7μm，直径为 0.2 ~ 1μm。电镜下，线粒体由双层单位膜围成，外膜光滑，内膜向内折叠形成线粒体嵴（mitochondrial cristae）。线粒体外膜和内膜之间形成膜间隙（intermembrane space），包括位于外膜与内膜间的周围间隙（peripheral space）和相邻线粒体嵴之间狭窄的嵴间隙（intracristal space）。膜间隙内充满线粒体基质（图 2-5）。基质内含有基质颗粒（内含 Mg^{2+}、Ca^{2+}、脂蛋白等物质）、环状 DNA、RNA 和参与三羧酸循环的酶系。用电镜负染技术，可见线粒体嵴上有许多球形小体，称为基粒（elementary particle），其由头、柄和基片三部分组成。头与柄相连突出于嵴表面，基片镶嵌于质膜中。内膜基粒内含有合成 ATP 的酶，它们能利用呼吸链产生的能量合成 ATP。

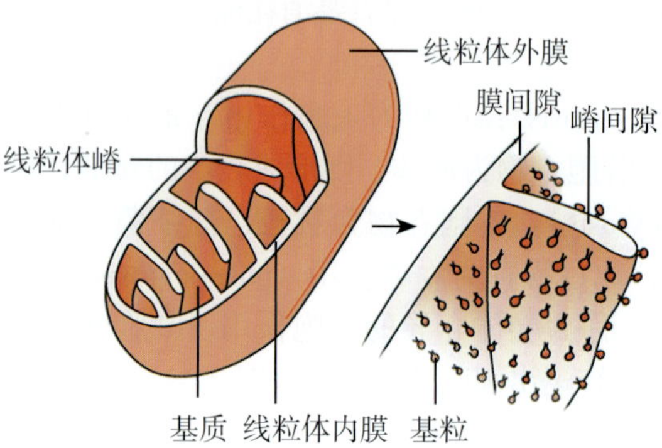

图 2-5 线粒体立体结构模式图

在不同功能的细胞中，线粒体的嵴形态有差异。在一般的细胞中，线粒体嵴呈板状；在合成分泌类固醇激素的细胞中，线粒体嵴呈管状（图 2-5）。

（2）功能：线粒体的主要功能是进行氧化磷酸化合成 ATP，为细胞直接提供能量。细胞生命活动能量的 95% 来自线粒体的 ATP。线粒体也与细胞凋亡、信号转导和多种离子跨膜转运有关。

2．核糖体 核糖体（ribosome）又称为核蛋白体，是细胞内最小的细胞器。核糖体呈颗粒状，无单位膜包裹，宽 12nm，长 25nm，主要成分是 rRNA 和蛋白质。核糖体由一个大亚单位（或称为大亚基）和一个小亚单位（或称为小亚基）组成（图 2-6）。大、小亚单位在细胞内常呈游离状态。当小亚单位与 mRNA 结合后，大亚单位才能与小亚单位结合形成完整的核糖体。

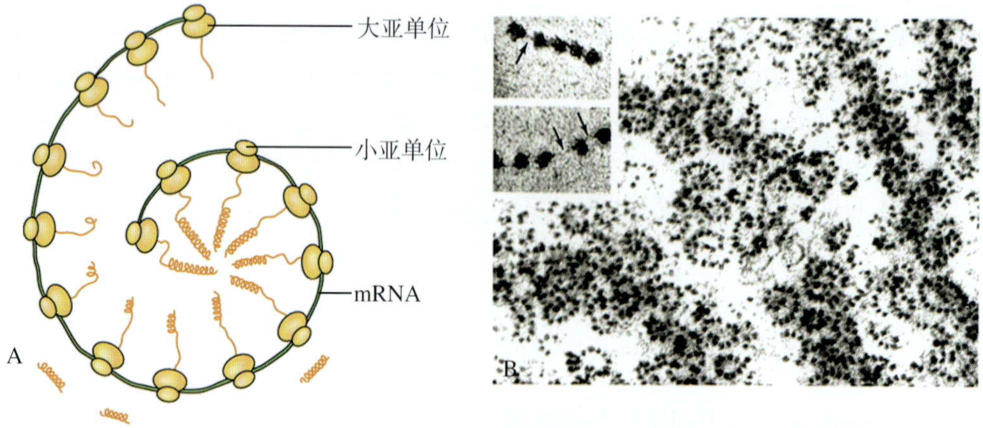

图 2-6 多聚核糖体

A．立体结构模式图；B．电镜像，箭头示 mRNA

细胞内的核糖体有两种存在的形式，一种单个游离于细胞液中，另一种则附着于内质网表面或细胞核的外核膜上（参见核膜部分）。一条 mRNA 穿行于大、小亚单位间，将多个核糖体串起来形成多聚核糖体（polyribosome）。电镜下，多聚核糖体呈串珠样（图 2-6）。

核糖体是细胞内合成蛋白质的场所，它将 mRNA 所含的核苷酸密码翻译成氨基酸序列，即肽链（peptide chain），再聚合成蛋白质。单个游离的核糖体无合成蛋白质的功能，只有多聚核糖体才具有合成蛋白质的功能。游离多聚核糖体主要合成细胞的结构蛋白，不分泌到细胞外。附着于内质网或细胞核外核膜上的核糖体主要合成分泌蛋白。

3．内质网　内质网（endoplasmic reticulum，ER）是真核细胞内的重要细胞器，由质膜围成。它是封闭式扁平囊或管泡状的结构，以分支互相吻合成网。根据其表面有无核糖体附着分为两种：

（1）粗面内质网（rough endoplasmic reticulum，rER）：rER 多为平行的扁囊，排列整齐，少数为球形或管泡状，表面有核糖体附着。内质网的腔称为池。rER 膜上有核糖体的亲和蛋白（受体），是大亚单位的结合位点。rER 也常与细胞核的外核膜相延续，其内质网池也与核周隙相通（图 2-7，图 2-8）。

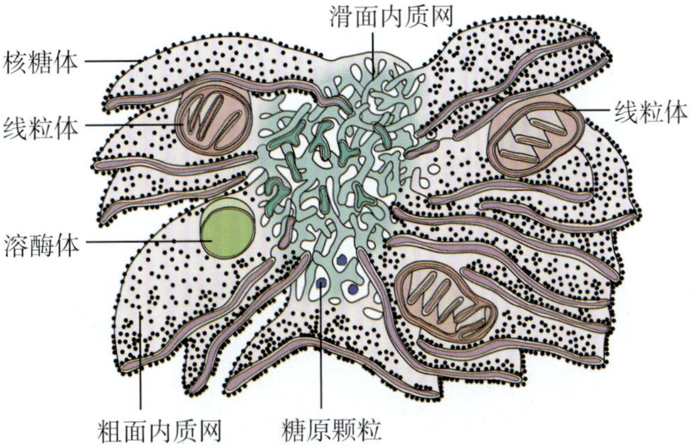

图 2-7　内质网、线粒体、溶酶体电镜结构模式图

rER 的主要功能是合成分泌蛋白、溶酶体蛋白和部分膜蛋白等。在合成分泌蛋白旺盛的细胞内，rER 非常发达，故可根据 rER 的发达程度判断某细胞的功能状态。

核糖体与 rER 都含有 RNA，与碱性染料具有很强的亲和性，故 HE 染色时，细胞质呈嗜碱性。嗜碱性的强弱与细胞质含有这两种细胞器的多少和发达程度有关。

（2）滑面内质网（smooth endoplasmic reticulum，sER）：sER 多为表面光滑的分支管泡状结构，无核糖体附着（图 2-7，图 2-8）。在某些合成类固醇激素、三酰甘油的细胞内，sER 非常发达。

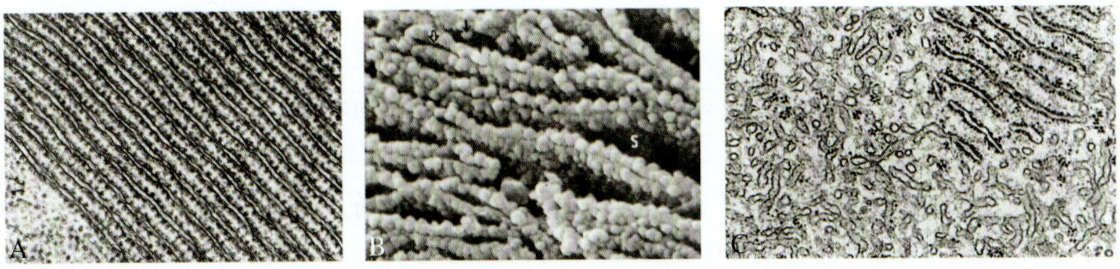

图 2-8　内质网电镜像

A．rER 透射电镜像；B．rER 扫描电镜像；C．sER 透射电镜像

（河北医科大学组织学与胚胎学教研室供图）

sER因含不同的酶类而功能各异。主要功能是：①参与合成类固醇激素：在分泌类固醇激素的细胞内，sER含有合成此类激素所需要的酶系，能使合成的胆固醇转变为类固醇激素。②解毒功能：肝细胞的sER含有参与解毒作用的各种酶，如细胞色素P450酶系。sER酶可使代谢产生或因摄入外来药物而产生的有毒物质毒性降低或变为无毒物质而排出。③离子的贮存和释放：肌细胞的sER又称为肌质网（sarcoplasmic reticulum），膜上有Ca^{2+}泵，当受到神经冲动的刺激后，Ca^{2+}从sER被释放，引起肌细胞收缩，反之，导致肌细胞松弛。

4．高尔基复合体 高尔基复合体（Golgi complex）可使用银染法、酶组织化学方法和透射电镜显示。银染法显示，脊神经节细胞内的高尔基复合体呈黑色的细网状。电镜观察，发达的高尔基复合体由多层扁平囊、小泡和大泡组成。扁平囊有3～10层，平行排列为高尔基复合体的主体结构。借助于超高压电镜和三维重构分析技术，可见高尔基复合体是十分复杂的连续整体结构，由顺面高尔基网（cis-Golgi network，CGN）、顺面（cis-face）、中间区室、反面（trans-face）、反面高尔基网（trans-Golgi network，TGN）5部分组成（图2-9）。①顺面高尔基网：其靠近粗面内质网一侧，由管状膜囊形成凸面，又称为生成面，中间呈多孔而连续分支的管网结构。②顺面：由靠近CGN一侧的膜囊构成。③中间区室：由位于顺面和反面之间的几层膜囊构成。④反面：由成熟的膜囊和池构成，位于大囊泡和分泌颗粒一侧。⑤反面高尔基网：由反面终端的膜囊、池组成，并形成凹面朝向细胞膜侧，又称为成熟面，附近有许多大泡，是从高尔基复合体脱落形成的分泌小泡和溶酶体等。顺面和顺面高尔基网的功能是接受内质网新合成的物质并将其分类后转入中间区室。中间区室的功能是进行多糖的合成与修饰、糖脂的合成。反面和反面高尔基网的主要功能是参与蛋白质的分类和包装，并将其从高尔基复合体输出。

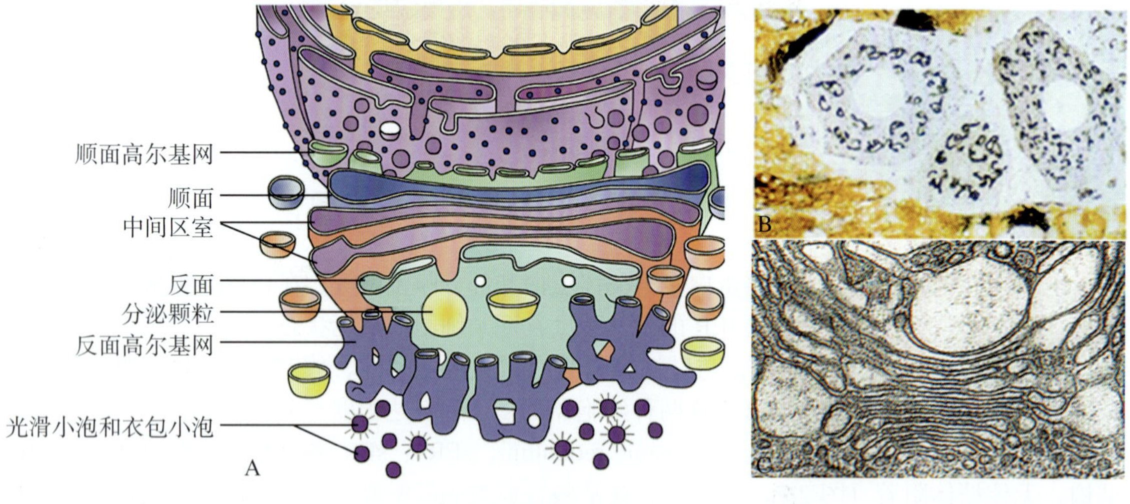

图2-9 高尔基复合体

A．结构模式图；B．光镜像；C．电镜像

高尔基复合体的主要功能是对来自rER的蛋白质进行加工、修饰、浓缩和糖基化，最终形成分泌颗粒排到细胞外。同时，还具有浓缩各种溶酶体酶、形成初级溶酶体以及参与细胞膜的再循环和更新等功能。

5．溶酶体 溶酶体（lysosome）是由单位膜包被、内含各种酸性水解酶的致密小体，其大小不等、形状多样。溶酶体含有60多种水解酶，但其特异性的标志酶是酸性磷酸酶，可用酶组织化学染色法显示。溶酶体分为初级溶酶体（primary lysosome）、次级溶酶体（secondary lysosome）和残余体（residual body）（图2-4）。①初级溶酶体：是由高尔基复合体新形成的溶酶体，呈球形，体积小，电子密度高，内容物呈均质状，不含底物。少数细胞，如破骨细胞等，将溶酶体酶释放到细胞外发挥水解作用。②次级溶酶体：是初级溶酶体与细胞内的吞饮小泡、吞噬体和自噬泡融合所形成的复合体，属于参与消化作用的功能阶段，其体积大，形态多样，内容物为非均质状。根据其作用底物来源的不同，分为自噬性溶酶体和异噬性溶酶体。自噬性溶酶体，又称为自噬体，其底物是内源性的，来自细胞内衰老的细胞器。异噬性溶酶体，又称为异噬体，其底物是来自经细胞吞饮或吞噬进入细胞内的外源性物质。次级溶酶体内的底物，有的被分解为单糖、氨基酸等小分子物质，经溶酶体膜进入细胞基质，被细胞重新利用。③残余体：是次级溶酶体消化作用的终末产物，即当溶酶体酶的活性降低或消失，不能被消化的底物完全充满溶酶体后所形成。有的残余体经胞吐作用排出细胞外，有的则长期滞留于细胞内形成脂褐素（lipofuscin）。

溶酶体是细胞内消化作用的主要场所，它可清除细胞内的外源异物和内源性残余物，以保证细胞的正常结构和功能。正常情况下，溶酶体的消化作用对细胞本身并无损害；但在机体缺氧、中毒、创伤等情况下，溶酶体膜破裂，水解酶流散到细胞质内，致使整个细胞被消化而死亡。研究发现，肿瘤、休克、发热、肝炎和硅沉着病等病症的发生，均与溶酶体密切相关。

6. 过氧化物酶体　过氧化物酶体（peroxisome）又称为微体（microbody），是由单位膜包裹的球形小体，直径 0.5 ~ 1.2μm，多见于肝细胞和肾小管上皮细胞。人的过氧化物酶体的内容物为均质状，电子密度低；有的动物的过氧化物酶体内具有电子致密核芯，是尿酸氧化酶的结晶。

过氧化物酶体含有 40 多种酶，但其标志酶是过氧化氢酶（catalase）。过氧化物酶体的功能主要是参与脂肪酸氧化、过氧化氢的分解，起解毒作用。

7. 中心体　中心体（centrosome）多位于细胞核的周围，由一对互相垂直的中心粒（centriole）和周围致密的细胞基质组成。中心粒位于中心体内，呈圆筒状，每个中心粒由 9 组三联微管构成（图 2-10），并在细胞周期的 S 期进行复制。中心体主要参与细胞分裂，形成纺锤体、纤毛、鞭毛和轴丝等结构。

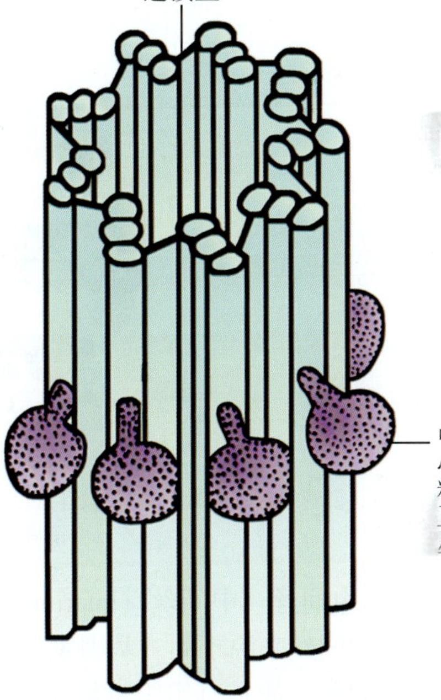

图 2-10　中心粒立体结构模式图

（二）细胞骨架

狭义的细胞骨架（cytoskeleton）是指细胞质的骨架，包括微丝、微管、中间丝等。

1. 微丝　微丝（microfilament）广泛分布于多种细胞中，是纤维状的肌动蛋白丝，直径约为 6nm，由球状肌动蛋白（actin）单体聚合形成一条螺旋的单体链，每个肌动蛋白单体周围有 4 个亚单位，呈上下及两侧排列。肌动蛋白单体有极性，装配成的纤维状肌动蛋白也有极性。微丝的形态不是固定不变的，常因功能状态的不同，呈现聚合或解聚。

微丝参与非肌细胞的局部运动和肌细胞的收缩过程。如细胞变形运动、伪足和突起的形成与回缩、吞噬作用、吞饮作用和胞吐作用等。微丝除参与细胞运动外，还是形成细胞骨架的主要成分。

2. 微管　微管（microtubule）是由微管蛋白（tubulin）装配成的细长中空的圆柱形直管，其外径 24nm、内径 15nm，长度不等。微管蛋白为球形的二聚体，先装配成原纤维，再由 13 条原纤维平行排列围成单微管、二联微管和三联微管（图 2-11）。多数细胞中以单微管存在，在秋水仙碱和低温下可解聚为微管蛋白，故单微管不稳定。特殊的结构可存在二联微管或三联微管，为稳定微管。微管也有极性，其解聚与聚合都发生在阳性端。微管与驱动蛋白和动力蛋白相关联，与细胞内物质运输有关。

微管的功能：①维持细胞形状；②参与细胞的运动，如细胞分裂时形成纺锤体微管使染色体向两极移动、鞭毛和纤毛的运动等；③参与细胞内物质的输送。

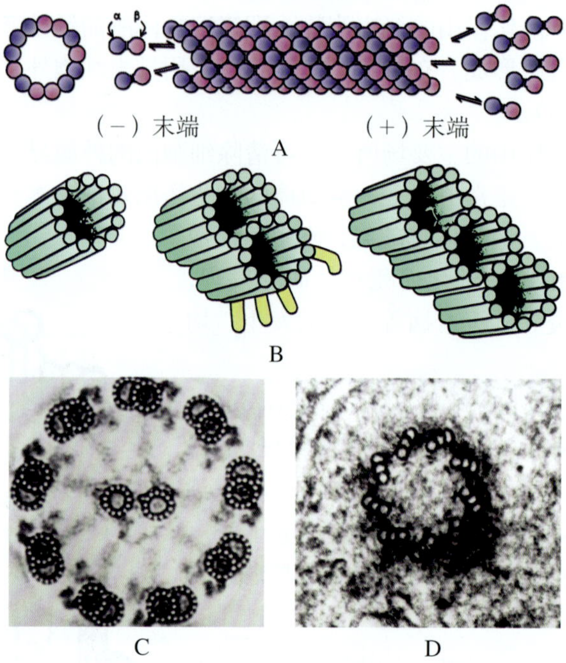

图 2-11 微管结构模式图和电镜像

A．微管组装模式图；B．单微管、二联微管和三联微管模式图；C．二联微管电镜像；D．三联微管电镜像
（电镜像引自 Bloom and Fawcett. *Histology*，1994）

3．中间丝 中间丝（intermediate filament）直径为 8 ～ 11nm，因介于微管与微丝之间而得名。中间丝来源于同一基因家族，分为 5 种，各由不同的蛋白质组成。大部分细胞中仅含有一种中间丝，故具有组织特异性，而且比较稳定，可用免疫组织化学方法来区分 5 种中间丝。①角蛋白丝（keratin filament）：分布于上皮细胞中，可形成张力丝，附着于桥粒和半桥粒。而间充质起源的细胞中未发现这种中间丝。不同类型的上皮细胞和同一类细胞的不同分化阶段，角蛋白丝的亚单位不同，现已分离出 20 种左右的亚型。角蛋白丝除了对细胞提供支持作用外，可作为上皮源性肿瘤的标记物。②结蛋白丝（desmin filament）：分布于肌细胞，形成肌细胞内骨骼网架，有利于收缩蛋白的附着，也可作为肌源性肿瘤的标志物。③波形蛋白丝（vimentin filament）：主要存在于来自胚胎的间充质细胞，也分布于少数上皮细胞中。波形蛋白丝主要在细胞核周构成网架，也是结缔组织肿瘤的标志物。④神经丝（neurofilament）：存在于神经元的细胞体和突起内，由神经丝蛋白构成，与微管组成细胞骨架，并参与物质运输。⑤神经胶质丝（neuroglial filament）：存在于中枢神经系统的胶质细胞中，其中以星形胶质细胞较多。神经胶质丝由胶质原纤维酸性蛋白（glial fibrillary acidic protein，GFAP）组成，多聚集成束，在细胞体内交织成网，伸入突起，与突起长轴平行。神经胶质丝是细胞内支架结构和胶质肿瘤的标志物。

（三）内涵物

内涵物（inclusion）是细胞质中具有一定形态的各种代谢产物和贮存物质的总称。包括分泌颗粒、糖原、色素颗粒、脂滴等，它们不属于细胞器。

1．分泌颗粒　分泌颗粒（secretory granule）常见于各种腺细胞，内含酶、激素等生物活性物质。颗粒大小、形态常因细胞种类而异，但分泌颗粒都有单位膜包裹。

2．糖原颗粒　糖原颗粒（glycogen granule）是细胞内葡萄糖的贮存形式，PAS 染色时呈紫红色。电镜下，为电子密度高、无单位膜包裹的颗粒，形状不规则或呈花簇状，分散于细胞内。

3．脂滴　脂滴（lipid droplet）是细胞贮存脂类的形式，内含脂肪酸、三酰甘油和胆固醇等。在脂肪细胞、分泌类固醇激素的细胞较多，一般细胞较少。在 HE 染色中，因脂滴内容物被溶解而呈大小不等的空泡状。电镜下，脂滴无单位膜包裹，多呈中等或低电子密度。

三、细胞核

细胞核含有 DNA 遗传信息分子，通过 DNA 的复制和转录，控制细胞的增殖、分化、代谢等功能活动，因此细胞核是细胞的重要结构。多数细胞只有一个细胞核，少数细胞可有双核或多核。在细胞间期，细胞核的形状常与细胞的形态相适应，如球形、立方形和多边形细胞的细胞核为圆形，柱状细胞的细胞核多为椭圆形。在 HE 染色时，细胞核因含有 DNA 和 RNA 而具有强嗜碱性，染成蓝紫色。细胞核由核膜、染色质、核仁和核基质四部分组成。

（一）核膜

核膜（nuclear membrane）又称为核被膜（nuclear envelope），位于间期细胞的细胞核表面，是细胞核与细胞质之间的界膜。核膜由内、外两层单位膜构成。面向细胞质侧的一层质膜，称为外核膜；面向核质的一层质膜，称为内核膜。两层质膜的厚度相同，约 7.5nm，它们之间的间隙宽 10 ～ 15nm，称为核周隙（图 2-12）。

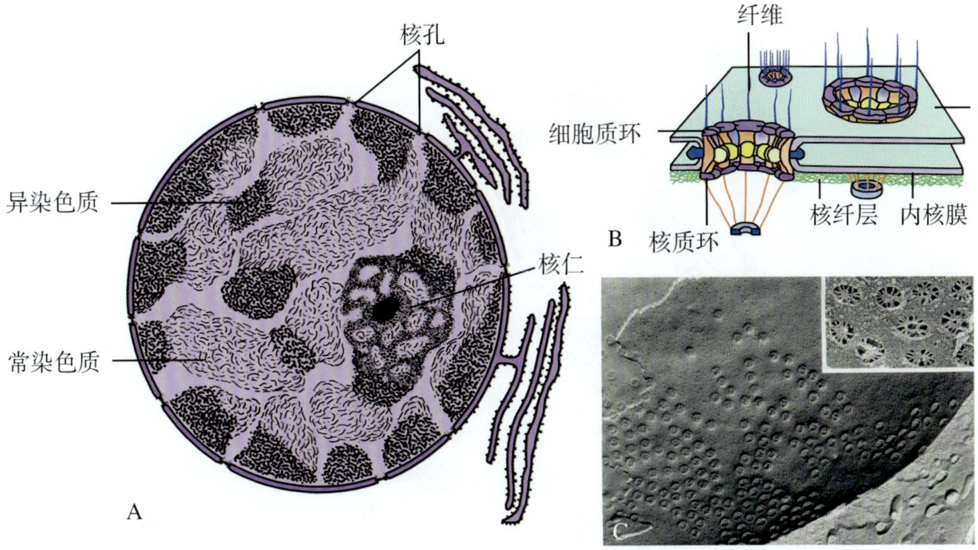

图 2-12　细胞核结构

A．细胞核电镜结构模式图；B．核孔复合体模式图；C．核孔复合体冷冻蚀刻扫描电镜像

（引自 Bloom and Fawcett. *Histology*，1994）

外核膜表面常有核糖体附着，并与 rER 相连续，核周隙也与内质网池相通。因此，核膜也参与蛋白质的合成。内核膜表面光滑，无核糖体附着，其核质面有一层由细丝交织形成的

致密层网状结构，称为核纤层（nuclear lamina）。内、外核膜常在某些部位融合形成环状开口，称为核孔（nuclear pore）（图 2-12）。核孔是直径 50 ~ 80nm 的圆孔。内、外核膜在孔缘处相连续，孔内有环，环周有 16 个球形亚单位，孔内、外缘各有 8 个亚单位。孔中央有中心颗粒，从中心颗粒发出放射状细丝与环周的亚单位相连（图 2-12）。核孔的环与中心颗粒组成核孔复合体。一般小分子物质直接穿过核膜，但 RNA 和蛋白质则须经核孔出入细胞核。

核膜的功能：①核膜构成核与细胞质之间的选择性屏障，将细胞核与细胞质分成两大结构与功能区。细胞核内进行 DNA 复制、RNA 转录与加工，而在细胞质内进行蛋白质的翻译，这样避免了互相干扰，使细胞的生命活动秩序井然。②核膜还能保护核内 DNA 分子免受由于细胞骨架运动所产生的机械损伤。③核膜通过核孔复合体使细胞核与细胞质进行物质交换。

（二）染色质和染色体

1．染色质 染色质（chromatin）是细胞间期的细胞核内由 DNA、组蛋白、非组蛋白及少量 RNA 组成的线形复合结构，是间期细胞遗传物质存在的形式。HE 染色标本中，染色质为分布于细胞核内的不均匀、易被碱性染料着色的物质。着色浅淡的部分称为常染色质（euchromatin），是细胞核内有功能活性的部分，主要合成 RNA；有的染色质着色很深，呈现为强嗜碱性的特点，称为异染色质（heterochromatin），是核内功能静止的部分，无 RNA 转录活性。电镜下，染色质由颗粒与细丝组成，常染色质呈稀疏状、电子密度低的透明区；而异染色质则极为浓密，电子密度高（图 2-12）。

2．染色体 染色体（chromosome）是细胞在有丝分裂或减数分裂过程中由染色质（主要是 DNA 分子）超螺旋聚缩而成的棒状结构（图 2-13）。现已证明染色质的基本结构单位是核小体（nucleosome），它由 DNA 分子和相关蛋白质组装而成，在有丝分裂和减数分裂时，染色质浓缩形成染色体（图 2-13）。因此，染色质和染色体实际是细胞周期中不同功能阶段的同一种物质。

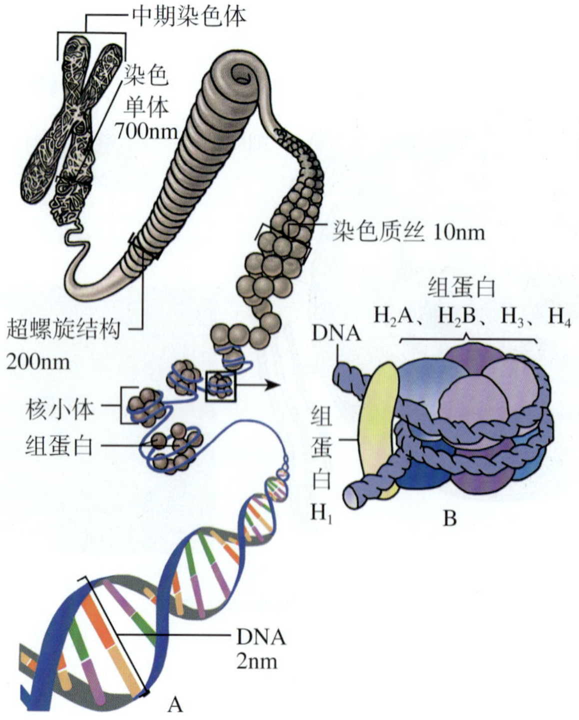

图 2-13 染色体、染色质和核小体结构模式图

A．染色体、染色质和核小体关系模式图；B．放大的核小体中组蛋白和 DNA 关系模式图每一种属动物体细胞的染色体数目、形态、大小和内部结构都是恒定的。把一个细胞的全套染色体按一定顺序分组排列，就构成这一物种的核型（karyotype），或称为染色体核型。人类体细胞的染色体为二倍体，46条，其中44条是常染色体（autosome），2条是性染色体（sex-chromosome）。男性体细胞核型是46,XY，而女性是46,XX。生殖细胞的染色体为单倍体，23条。男性生殖细胞核型为23,X或23,Y，女性生殖细胞核型为23,X。

3．核小体 核小体（nucleosome）为直径约10nm的扁圆球小体，由一段200个碱基对的DNA和相关蛋白质组装而成（图2-13）。核心由4种两分子的组蛋白（H_2A、H_2B、H_3、H_4）装配成盘状的八聚体，表面由含140个碱基对的DNA链盘绕八聚体1.75周。相邻核小体间的DNA链，称为连接段，含10～70个碱基对，并有组蛋白H_1附着。这种10nm的染色质丝是进行RNA转录的部分，呈舒展状态，即常染色质；而未执行功能的部位则螺旋化形成直径约30nm的染色质纤维，即异染色质。人体细胞核含46条染色质丝，其DNA总长约1m，只有高度螺旋化，才能容纳在细胞核内。

染色质或染色体中的DNA是生物遗传的物质基础，是遗传信息复制的模板和基因转录的模板。基因（gene）是指DNA分子上的某段碱基序列，经过复制可以遗传给子代，并能经过转录和翻译合成细胞生命活动所需的各种蛋白质。

（三）核仁

核仁（nucleolus）是细胞核内的一个圆形小体，无质膜包裹。在HE染色标本中，核仁因含rRNA而具有嗜碱性。多数细胞可有1～4个核仁，在蛋白质合成旺盛的细胞，核仁大而多。电镜下，核仁由纤维中心、致密纤维组分和颗粒组分组成。纤维中心含rDNA、RNA聚合酶Ⅰ和结合的转录因子。rDNA，即核糖体DNA。rDNA是可以转录产生rRNA的基因，rDNA的活性改变在核仁周期（也就是细胞分裂过程中核仁的消失与重建）中发挥着重要作用。现已证明纤维中心的rDNA不进行转录形成核小体结构。在此区无组蛋白，但可在光镜下观察到嗜银蛋白。致密纤维组分是电子密度最高的部分，由致密的纤维组成。围绕纤维中心，含有具有转录活性的rDNA、已转录的rRNA和特异结合蛋白，如银染-核仁组织者区（Ag-Nor）蛋白。在代谢活跃的细胞，颗粒组分是核仁的主要结构，由核糖核蛋白颗粒组成，是核糖体亚单位的前体颗粒。

核仁的主要功能是合成rRNA和组装核糖体的前体。

（四）核基质

核基质由核液和核骨架（nucleoskeleton）组成。核液含水、离子和酶等无形成分。核骨架是由多种蛋白质形成的三维纤维网架结构，对细胞核的结构有支持作用。

四、细胞周期

细胞周期（cell cycle）是指连续分裂的细胞从上一次有丝分裂结束始，至下一次有丝分裂完成止所经历的全过程。细胞周期的两个主要时期为分裂间期和分裂期（图2-14）。

（一）分裂间期

分裂间期（interphase）一般持续时间较长，约占整个细胞周期的95%。在间期内，细胞核无明显的形态学变化，但此时细胞核内的染色质处于最活跃的时期，除合成大量的蛋白质，执行各种细胞功能之外，染色体所含全部基因组的DNA也在细胞分裂间期进行复制。根据

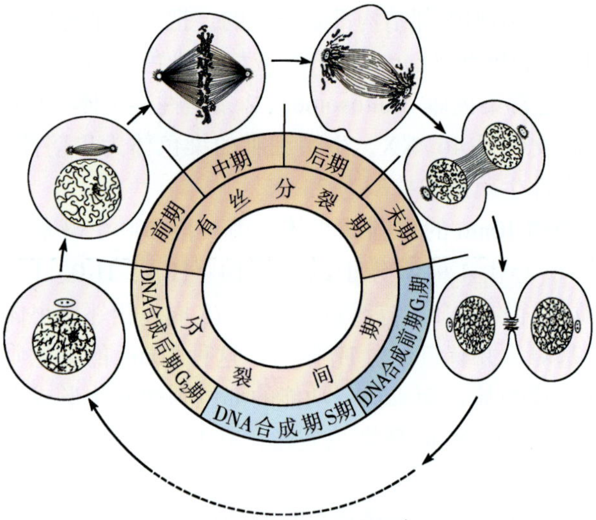

图 2-14　细胞周期示意图

DNA 合成程序，分裂间期又分为 DNA 合成前期（G_1 期）、DNA 合成期（S 期）和 DNA 合成后期（G_2 期）。

1．G_1 期　G_1 期是细胞周期的第一阶段，此期的时间长短因细胞种类而异，历时几小时到几天。G_1 期早期主要是在上次分裂后形成的子细胞进入生长期开始合成其所需的各种蛋白质。G_1 期晚期主要合成某些启动蛋白，当这些蛋白质的量达到一定阈值时，才能启动 DNA 的合成，使细胞进入 S 期。若达不到阈值，则成为静止细胞，进入 G_0 期。

2．S 期　S 期是 DNA 合成期，历时 8 ～ 12 小时。此期主要活动是合成 DNA 和蛋白质。DNA 复制后，含量增加 1 倍，结果使体细胞的 DNA 成为 4 倍体。同时还合成组蛋白和进行中心粒的复制。

3．G_2 期　G_2 期是 S 期后到有丝分裂期前的时期，此期历时 2 ～ 4 小时。主要活动是中心粒生长并成熟，完成有丝分裂所需的 RNA、蛋白质合成和能量的贮备。

（二）分裂期（M 期）

分裂期（mitotic phase）比上述分裂间期所需的时间短，为 50 ～ 100 分钟，约占整个细胞周期时长的 5%。细胞分裂能力强弱不等，分裂能力强的细胞通过细胞分裂产生两个新的子细胞之后，很快进入分裂间期。有的细胞则完全丧失分裂能力，称为终末细胞（terminal cell），如红细胞等。

五、细胞分裂

人类的细胞分裂（cell division）方式有三种，即无丝分裂、有丝分裂和减数分裂。

1．无丝分裂　无丝分裂（amitosis）又称为直接分裂，是一种比较简单的细胞分裂方式（图 2-15）。在无丝分裂中，核膜、核仁不消失。分裂开始时，细胞核变长，继之核膜出现绞窄，细胞核进一步拉长呈哑铃形，以后又逐渐分成两个细胞核，最后出现细胞质的分裂。

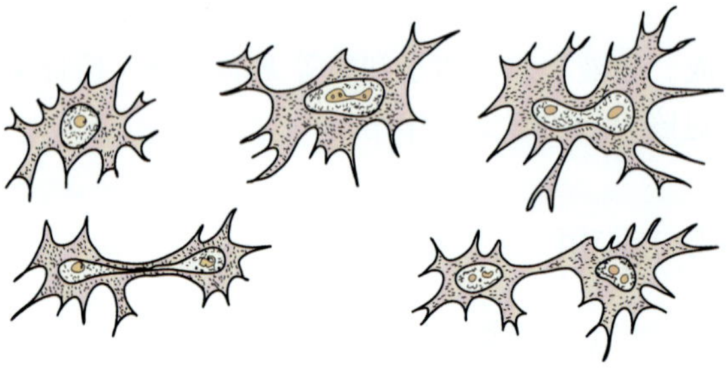

图 2-15　细胞无丝分裂模式图

2．有丝分裂　有丝分裂（mitosis）又称为间接分裂，是细胞的主要分裂方式，历时 1 ～ 2 小时。细胞分裂时，在光镜下可见到细胞内的细丝，故称为有丝分裂。有丝分裂是一个连续的细胞变化过程，通常根据形态变化将其分为 4 个期：前期、中期、后期和末期。各期之间没有截然的界限（图 2-16）。

（1）前期（prophase）：在前期，染色质形成染色体。中心粒开始移动，并移向细胞的两极，形成纺锤体。核仁与核膜逐渐消失。

(2) 中期 (metaphase)：在中期，细胞变为球形，核仁和核膜完全消失。染色体移到细胞的赤道板，从纺锤体发出的微管附着于每一个染色体的着丝点上。

(3) 后期 (anaphase)：在后期，由于纺锤体微管的活动，着丝点纵裂，两个姐妹染色单体分开，并向相反的方向移动，接近中心体，染色单体分为两组。细胞逐渐拉长，在赤道板处的细胞膜缩窄，细胞呈哑铃形。

(4) 末期 (telophase)：在末期，染色单体逐渐解螺旋，重新出现染色质丝和核仁。内质网形成核膜；细胞赤道板的缩窄加深，最后分裂为2个二倍体的子细胞。

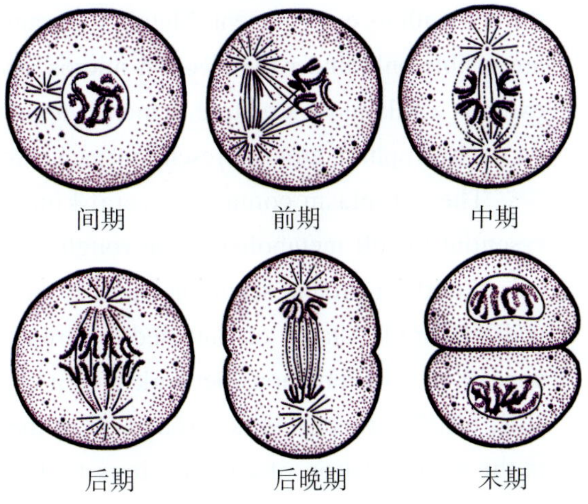

图 2-16 细胞有丝分裂模式图

3. 减数分裂 减数分裂 (meiosis) 是特殊的分裂方式，只发生在生殖细胞形成过程的某个阶段。它的主要特点是细胞进行一次 DNA 的复制，而完成两次细胞分裂。两次分裂分别称为减数分裂期Ⅰ和减数分裂期Ⅱ。减数分裂的过程如下。

(1) 减数分裂期Ⅰ：分为前期Ⅰ、中期Ⅰ、后期Ⅰ和末期Ⅰ。

①前期Ⅰ：历时较长，有的可达几周、几年，甚至几十年。此期可分为细线期、偶线期、双线期、粗线期和终变期。但此期主要发生的活动是染色质变成染色体，一条染色体由两条单体通过着丝点连接。然后同源染色体（即来自父母双方）配对，形成四分体，同源染色体之间的基因随机进行交换，形成新的等位基因组合。核仁和核膜消失。

②中期Ⅰ：四分体的染色体移向赤道板，纺锤体的微管分别与同极侧的染色体着丝点相连。

③后期Ⅰ：同源染色体受纺锤体微管的作用，移向细胞的两极。移向两极的同源染色体含有两条染色单体，结果是到达每一极的染色体数量是细胞染色体总数量的一半。

④末期Ⅰ：同有丝分裂末期，核膜重建，分裂形成两个子细胞，其染色体为23条 (n)，但每个染色体由两条染色单体组成。

(2) 减数分裂期Ⅱ：第一次减数分裂完成后，即进行第二次减数分裂，其分裂过程与有丝分裂过程相似，但无 DNA 的复制。第一次减数分裂形成的两个子细胞内的染色体是同源染色体的分离，分别是23条，但每条染色体有两个相连的姐妹染色单体。第二次减数分裂是第一次减数分裂形成的姐妹染色单体的分离。经两次减数分裂后，性细胞染色体的数目是体细胞染色体数目的一半，受精后染色体恢复到体细胞染色体的数目。

SUMMARY

The cell is composed of 3 basic parts: cell membrane, cytoplasm and nucleus.

All eukaryotic cells are enveloped by a limiting membrane composed of phospholipids, cholesterol, proteins, and chains of oligosaccharides covalently linked to phospholipids and protein molecules. The cell membrane functions as a selective barrier that regulates the passage of certain materials into and out of the cell and facilitates the transport of specific molecules. One important role of the cell membrane is to keep constancy of the intracellular milieu, which is different from the extracellular fluid. Membranes also carry out a number of specific recognition and regulatory functions (to be discussed later), playing an important role in the interactions of the cell with its environment. Membranes range from 7.5 to 10 nm in thickness and consequently are visible only under the electron microscope. Electron micrographs reveal that the membrane exhibits a trilaminar structure, which is apparently produced by the deposit of reduced osmium on the hydrophilic groups present on each side of the lipid bilayer.

The cytoplasm contains several kinds of organelles that carry out different functions essential to cell metabolism. The rough endoplasmic reticulum（rER）is prominent in cells specialized for protein secretion, such as pancreatic acinar cells. The rER consists of saclike as well as parallel stacks of flattened cisternae. The smooth endoplasmic reticulum（sER）also appears as a membranous network within cells. Striated muscle contains a specialized form of sER, which forms networks around all of the myofibrils of the myocytes. Its principal function is the sequestration of calcium ions that control muscle contraction. Proteins synthesized in the endoplasmic reticulum are transported to the Golgi complex for further processing, concentration, and packaging in secretory granules for discharging from the cell.

Mitochondrion is spherical or filamentous organelles which is 0.5 to 1μm wide and about 10μm in length. They tend to accumulate in the parts of the cytoplasm where requires more energy, such as the apical ends of ciliated cells, in the middle of spermatozoa, and at the base of ion-transferring cell.

The nucleus frequently appears as a rounded or elongated structure, usually in the center of the cell. Its main components are the nuclear envelope, chromatin, nucleolus, and nuclear matrix. The size and morphological features of nuclei in a specific normal tissue tend to be uniform. The DNA in the chromosomes of the nucleus contains a blueprint for all structures and activities for the development and functioning of cells and the entire body. It also contains the molecular machinery to replicate its DNA and to synthesize and process the three types of RNA.

细胞内的“囊泡运输系统”

思考题

1. 试述内质网的种类、电镜下的结构特点和各自的主要功能。
2. 试述染色质在光镜下的形态结构特点、分类和化学成分。
3. 试述与蛋白质合成有关的细胞器的结构和功能。
4. 试述电镜下细胞膜的结构，并用“流动镶嵌模型”学说解释细胞膜的分子结构。

（任明姬）

第3章 上皮组织

上皮组织（epithelial tissue）简称为上皮（epithelium），由大量形态较规则且排列较紧密的细胞和极少量的细胞外基质所组成。上皮细胞具有明显的极性（polarity），即上皮细胞的不同邻接面在结构和功能上具有明显的差别。上皮细胞朝向体表或有腔器官的腔面，称为游离面；与游离面相对的朝向深部结缔组织的另一面，称为基底面；相邻上皮细胞的接触面，称为侧面。上皮细胞基底面附着于基膜上，并借此膜与结缔组织相连。绝大多数上皮组织内无血管，其所需营养依靠结缔组织内的血管提供，血液中的营养物质可通过基膜渗透到上皮细胞间隙中。上皮组织内富含感觉神经末梢。

上皮组织具有保护、吸收、分泌和排泄等功能。位于身体不同部位和器官的上皮具有不同的功能，将上皮组织分为被覆上皮和腺上皮两大类。在某些部位，少数上皮细胞还可特化为感觉上皮、生殖上皮和肌上皮等。本章主要叙述被覆上皮和腺上皮。

一、被覆上皮

被覆上皮（covering epithelium）分布广泛，主要分布在身体表面或有腔器官的内表面。根据其上皮细胞的排列层数和表层细胞在垂直切面上细胞的形状可进行如下分类（表3-1）。

表3-1　被覆上皮的类型和主要分布

上皮类型			主要分布
单层上皮	单层扁平上皮	内皮	心脏、血管和淋巴管的腔面
		间皮	胸膜、腹膜和心包膜的表面
		其他	肺泡和肾小囊壁层的上皮
	单层立方上皮		甲状腺、肾小管和视网膜色素上皮
	单层柱状上皮		胃、肠和子宫等腔面
	假复层纤毛柱状上皮		呼吸管道等腔面
复层上皮	复层扁平上皮	未角化的	口腔、食管和阴道等腔面
		角化的	皮肤的表皮
	复层柱状上皮		眼睑结膜和男性尿道
	变移上皮		肾盏、肾盂、输尿管和膀胱等腔面

1. 单层扁平上皮　单层扁平上皮（simple squamous epithelium）很薄，只有一层扁平细胞。从上皮的游离面观察，细胞呈不规则形或多边形，细胞核椭圆形，位于细胞中央。细胞边缘呈锯齿状或波浪状，互相嵌合。从上皮的垂直切面观察，细胞扁薄，细胞质很少，只有含细胞核的部分略厚（图3-1，图3-2）。衬贴在心脏、血管和淋巴管腔面的单层扁平上

皮，称为内皮（endothelium）。分布在胸膜、腹膜和心包膜表面的单层扁平上皮，称为间皮（mesothelium）。内皮和间皮表面光滑，利于其内血液和淋巴液的流动，或减缓器官间的摩擦。

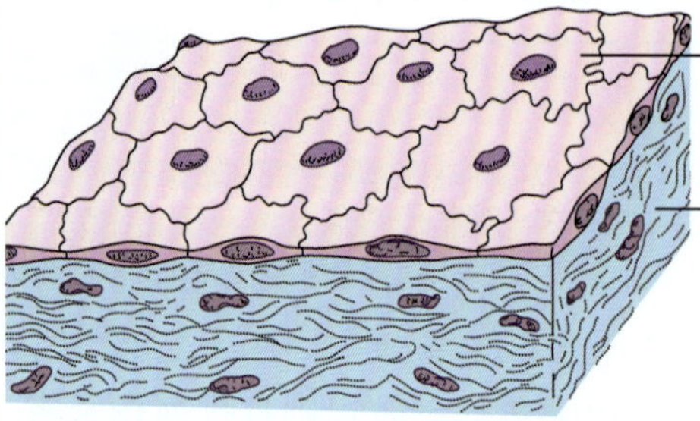

图 3-1　单层扁平上皮立体结构模式图

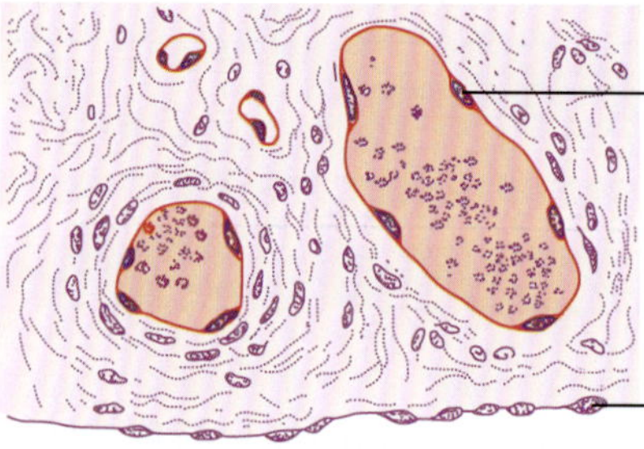

图 3-2　单层扁平上皮切面光镜结构模式图

2．单层立方上皮　单层立方上皮（simple cuboidal epithelium）由一层近似立方形的细胞组成（图 3-3，图 3-4）。从上皮游离面观察，细胞呈六角形或多角形；由上皮的垂直切面观察，细胞呈立方形。细胞核圆形，位于细胞中央。这种上皮见于甲状腺、肾小管和视网膜色素上皮等处，具有分泌、吸收等功能。

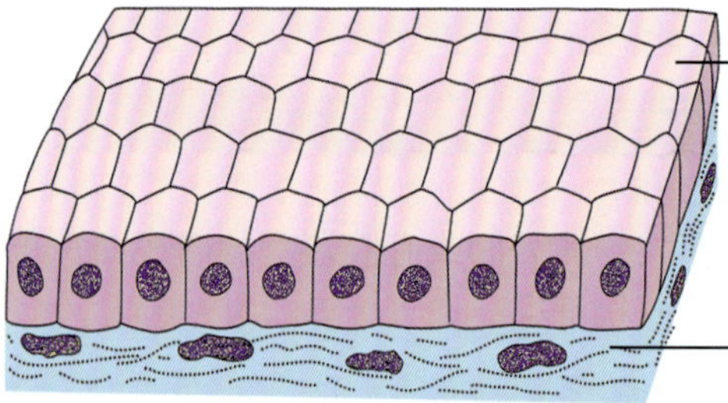

图 3-3　单层立方上皮立体结构模式图

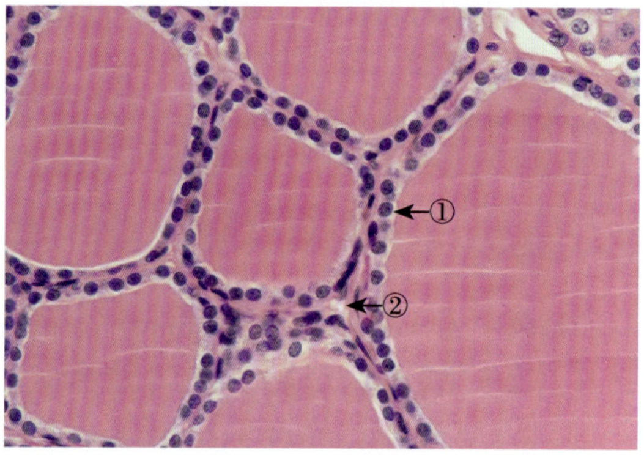

图 3-4　单层立方上皮切面光镜像（甲状腺）
①单层立方上皮；②结缔组织

3．单层柱状上皮　单层柱状上皮（simple columnar epithelium）由一层棱柱状细胞组成。从游离面观察，细胞呈六角形或多角形；从上皮的垂直切面观察，细胞呈柱状，细胞核长，呈椭圆形，其长轴多与细胞长轴平行，常位于细胞近基底部。此种上皮大多分布在胃、肠、子宫、肾集合管、胆囊和输卵管的腔面，有吸收或分泌的功能。分布在小肠腔面的柱状上皮游离面有微绒毛，密集排列形成光镜下所见的纹状缘（striated border）。柱状细胞间还散在有杯状细胞（goblet cell）。杯状细胞形似高脚酒杯状，底部狭窄，含深染的细胞核，顶部膨大，充满分泌颗粒。由于颗粒中含黏蛋白（一种糖蛋白，PAS 反应阳性），故称为黏原颗粒（mucinogen granule）。黏蛋白分泌后，与水结合形成黏液，可润滑和保护上皮（图 3-5，图 3-6）。

分布在子宫和输卵管等腔面的单层柱状上皮，因其细胞游离面具有纤毛而称为单层纤毛柱状上皮（simple ciliated columnar epithelium），具有运送等功能。

4．假复层纤毛柱状上皮　假复层纤毛柱状上皮（pseudostratified ciliated columnar epithelium）由柱状细胞、梭形细胞、锥体形细胞和杯状细胞组成。这几种细胞形态不同、高低不等，细胞核的位置不在同一水平，但细胞基底部均附在基膜上，因此，由垂直切面观察形似复层上皮，实际为单层上皮（图 3-7，图 3-8）。其中，柱状细胞游离面具有纤毛且数量最多，故称为假复层纤毛柱状上皮。

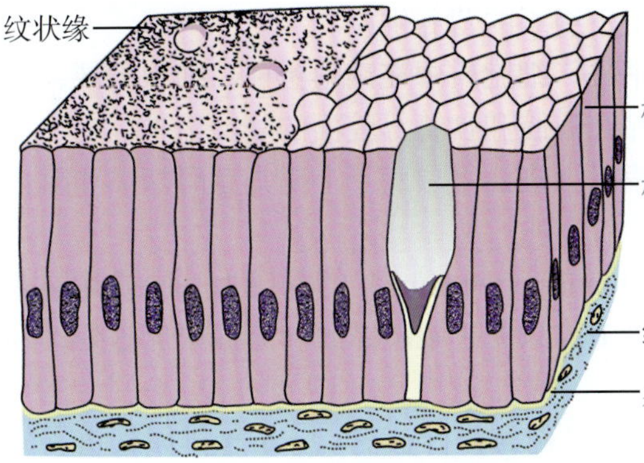

图 3-5　单层柱状上皮立体结构模式图

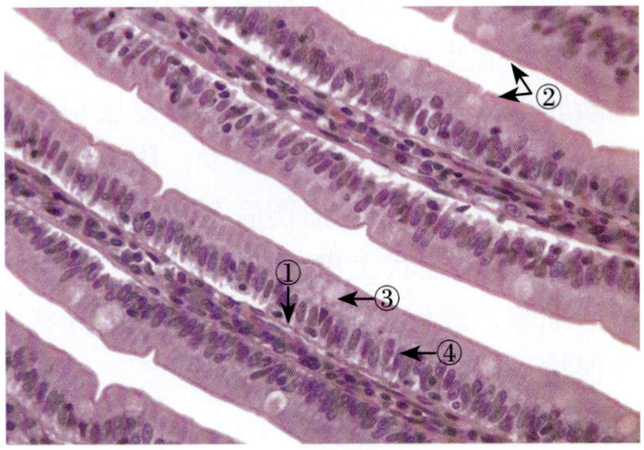

图 3-6　单层柱状上皮切面光镜像（小肠）
①基膜；②纹状缘；③杯状细胞；④柱状细胞核

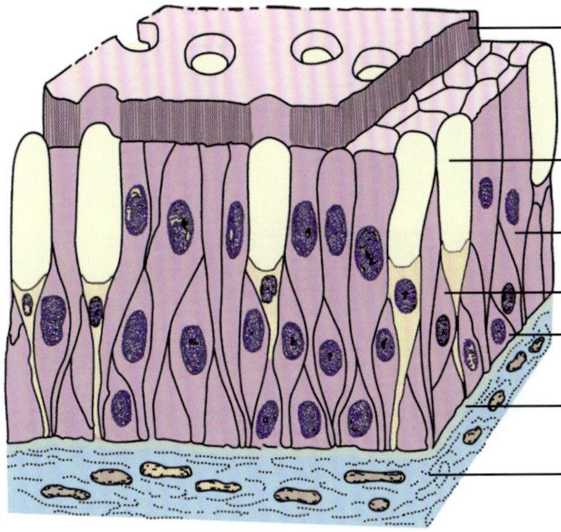

图 3-7　假复层纤毛柱状上皮立体结构模式图

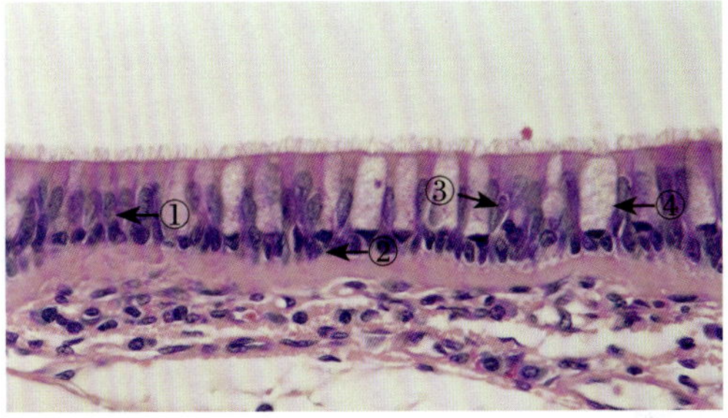

图 3-8　假复层纤毛柱状上皮切面光镜像
①柱状细胞；②锥体形细胞；③梭形细胞；④杯状细胞

假复层纤毛柱状上皮主要分布在呼吸管道的内表面，具有分泌、运输、修复等功能。另外，分布在输精管和附睾管的该类上皮内无杯状细胞，柱状细胞的游离面为静纤毛，是特殊分化的微绒毛，故称为假复层柱状上皮（pseudostratified columnar epithelium），具有分泌、吸收等功能。

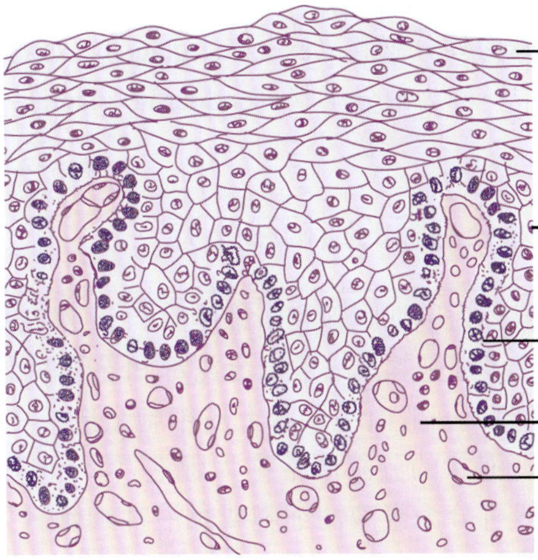

图 3-9　复层扁平上皮切面光镜结构模式图

5．复层扁平上皮　复层扁平上皮（stratified squamous epithelium）由多层细胞组成，因表层细胞呈扁平鳞片状，又称为复层鳞状上皮（图 3-9）。由上皮的垂直切面观察，细胞形状不一。紧靠基膜的一层基底层细胞为立方形或矮柱状，细胞较幼稚，具有旺盛的分裂能力，新生的细胞渐向浅层移动，以补充表层脱落的细胞。基底层以上是数层多边形的细胞，再向上为梭形细胞，浅层为几层扁平细胞。最表层的扁平细胞已经退化，这种上皮与深部结缔组织的连接面凹凸不平，可增加两者的连接面积，以保证上皮组织的营养供应。

位于表皮的复层扁平上皮，浅层细胞的细胞核消失，细胞质中充满角蛋白，细胞干硬，并不断脱落，这种上皮称为角化的复层扁平上皮。衬贴在口腔和食管等腔面的复层扁平上皮，浅层细胞有细胞核，含角蛋白少，称为未角化的复层扁平上皮。复层扁平上皮具有耐摩擦和阻止异物侵入等作用，受损伤后有很强的再生修复能力。

6. 复层柱状上皮 复层柱状上皮（stratified columnar epithelium）的深层为一层或几层多边形细胞，浅层为一层排列较整齐的柱状细胞。此种上皮只见于眼睑结膜和男性尿道等处，具有保护、修复等功能。

7. 变移上皮 变移上皮（transitional epithelium）又称为移行上皮，分布于排尿管道，分为表层细胞、中间层细胞和基底层细胞。变移上皮的特点是细胞形状和层数可随器官的收缩与扩张状态而变化。如膀胱收缩时，上皮变厚，细胞层数变多，细胞呈立方形；膀胱扩张时，上皮变薄，细胞层数减少，细胞呈扁梭形。其表层细胞较大、较厚，称为盖细胞。一个盖细胞可覆盖几个中间层细胞（图3-10），具有保护、修复等功能。

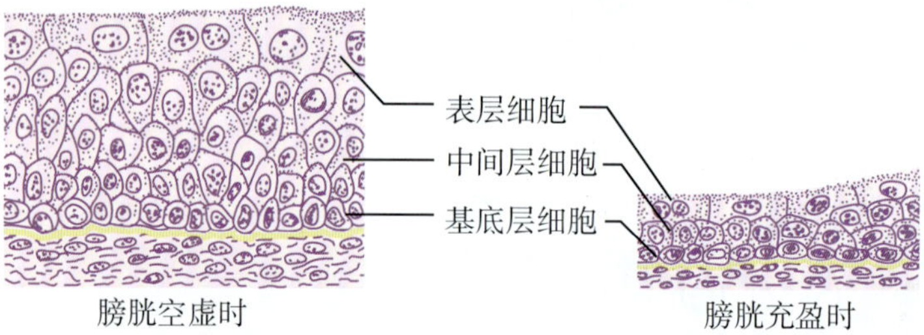

图3-10 变移上皮光镜结构模式图（膀胱）

二、腺上皮和腺

腺上皮（glandular epithelium）是由腺细胞组成的以分泌功能为主的上皮。腺（gland）是以腺上皮为主要成分所构成的器官。腺大多起源于由内胚层或外胚层分化的被覆上皮，也有来自中胚层分化的上皮。这些上皮细胞分裂增殖，形成细胞索，凹陷入深部的结缔组织中，分化成腺（图3-11）。腺细胞的分泌物中有酶类、黏液和激素等。有的腺分泌物经导管排至体表或器官腔内，称为外分泌腺（exocrine gland），如汗腺、胃腺等；有的腺没有导管，分泌物释入血液和淋巴中，称为内分泌腺（endocrine gland），如甲状腺、肾上腺等。本章只介绍外分泌腺的一般结构。

（一）外分泌腺的结构和分类

外分泌腺分为单细胞腺和多细胞腺。分泌黏液的杯状细胞就是单细胞腺，人体内绝大多数外分泌腺属于多细胞腺。一般由分泌部和导管两部分组成。

1. 分泌部 一般由一层腺上皮细胞组成，中央有腔。分泌部的形状为管状、泡状或管泡状。泡状和管泡状的分泌部常称为腺泡（acinus）。组成腺泡的腺细胞，因结构和分泌物性质的不同，一般可分为浆液性细胞或黏液性细胞（见后文）。这两种腺细胞分别可以组成浆液性腺泡和黏液性腺泡。由浆液性腺细胞和黏液性腺细胞共同组成的腺泡，称为混合性腺泡。

2. 导管 直接与分泌部通连，由单层或复层上皮构成，可将分泌物排至体表或器官腔内。腺的导管还有吸收水和电解质及排泄作用。

外分泌腺根据导管有无分支可分为单腺（simple gland）和复腺（compound gland）。分泌

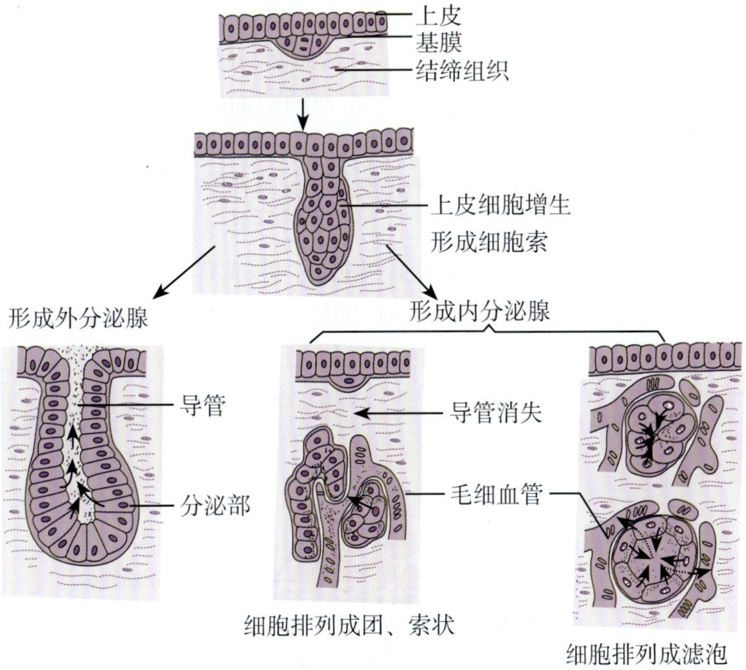

图 3-11　腺的发生模式图

部的形状为管状、泡状或管泡状。因此，可将外分泌腺的形态分为单管状腺、单泡状腺、复泡状腺和复管泡状腺等（图 3-12）。

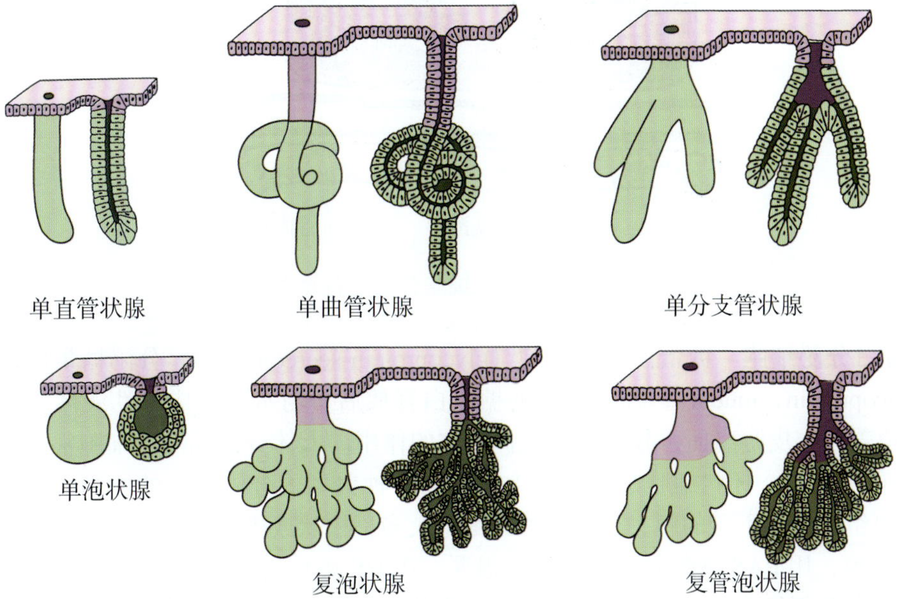

图 3-12　几种外分泌腺的结构模式图

（二）外分泌腺细胞的分泌过程

外分泌腺细胞的分泌过程包括原料的摄取及分泌物的合成、贮存和排出等步骤。大部分腺细胞的分泌过程有明显的周期性，各阶段都呈现出一定的形态特点。大致分为蛋白质分泌细胞、糖蛋白分泌细胞和脂类分泌细胞。

1. 蛋白质分泌细胞　蛋白质分泌细胞（protein-secretory cell）大多呈锥体形或柱状，细胞核圆形，位于细胞中央或靠近基底部。细胞基底部细胞质呈强嗜碱性，顶部细胞质内聚集着许多圆形分泌颗粒，HE 染色呈红色，具有这些结构特点的蛋白质分泌细胞称为浆液性细胞（serous cell）。电镜下，细胞基底部有密集平行排列的粗面内质网，并有许多线粒体分布于内质网扁囊之间，细胞核上方具有发达的高尔基复合体（图 3-13）。细胞分泌过程经以下几个步骤：①细胞摄入合成分泌物所需的氨基酸等原料；②氨基酸结合到粗面内质网的核糖体上合成蛋白质，进入粗面内质网腔内；③粗面内质网以出芽方式形成小泡，将蛋白质输送到高尔基复合体；④蛋白质进入高尔基复合体，经过加工和浓缩，形成有质膜包裹的分泌颗粒；⑤分泌颗粒聚集在细胞顶部，当分泌物释放时，分泌颗粒的质膜与顶部细胞膜融合，以出胞的方式，将分泌物释放到细胞外。整个分泌过程所需的能量由线粒体产生的 ATP 供给。浆液性细胞的分泌物为较稀薄的液体，其中含有不同的酶，如各种消化酶等。

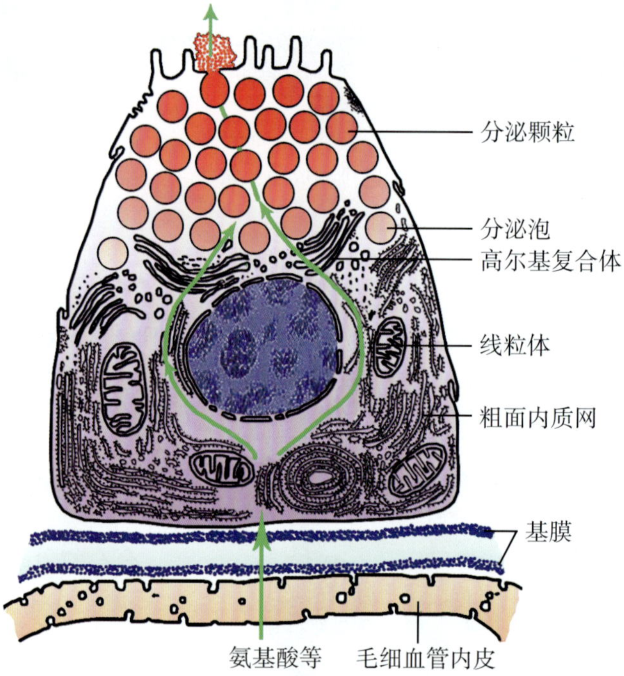

图 3-13 胰腺浆液性细胞分泌过程示意图

2. 糖蛋白分泌细胞 糖蛋白分泌细胞（glycoprotein-secretory cell）分泌糖蛋白，也称为黏蛋白（mucoprotein，mucin）。细胞分泌的糖蛋白释放后，与水结合成黏性液体，称为黏液（mucus），覆盖在上皮游离面，起滑润和保护上皮的作用。人体分泌黏液的细胞很多，主要分布于消化管和呼吸道。杯状细胞是散在于上皮中的一种典型的分泌黏液的细胞。另外，分泌黏液的细胞也组成大小不等的腺。分泌黏液的细胞大多呈柱状或锥体形，顶部细胞质内含许多较大的分泌颗粒，用 PAS 染色时，颗粒着色很深。在 HE 染色切片中，因不易保存分泌颗粒，致使分泌颗粒所在部位着色很浅，呈泡沫状或空泡状。细胞核常较扁，位于细胞基底部，细胞核周围的细胞质呈弱嗜碱性。光镜下，将具有这些结构特点的细胞称为黏液性细胞（mucous cell）。电镜下，细胞基底部有较多的粗面内质网和游离核糖体；高尔基复合体很发达，位于细胞核上方；顶部细胞质内含有许多有质膜包裹的分泌颗粒。不同的腺分泌的糖蛋白化学组成有差别，腺细胞的结构也有所不同。

糖蛋白的合成包括蛋白质和多糖的合成，以及蛋白质与多糖结合形成糖蛋白。蛋白质的合成过程与蛋白质分泌细胞基本相同，多糖在高尔基复合体合成，并在此与蛋白质结合成糖蛋白；然后形成分泌颗粒，聚集在细胞顶部，以出胞的方式将分泌物释放到细胞外。

3．脂类分泌细胞　参见皮肤附属器——皮脂腺。

三、上皮细胞的特化结构

上皮组织的细胞为了适应所处的内外环境，常在其游离面、基底面及侧面分化形成多种特殊的结构，以利于功能的发挥。这些特殊结构有的是由细胞膜和细胞质构成的，有的是由细胞膜、细胞质和细胞外基质共同构成的。但是细胞表面的特化结构并非仅存在于上皮组织的细胞，在其他组织的细胞表面也可见到，如肌细胞、结缔组织细胞和神经胶质细胞等。

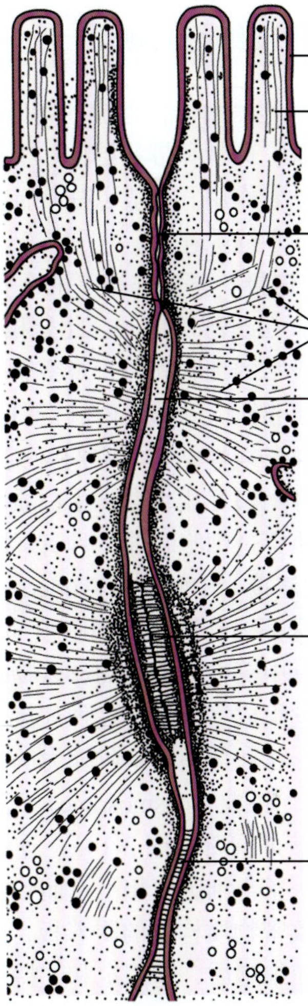

图 3-14　单层柱状上皮特化结构模式图

（一）上皮细胞的游离面

1．微绒毛　微绒毛（microvillus）是上皮细胞游离面的细胞膜和细胞质伸出的微细指状突起，在电镜下清晰可见。光镜下所见小肠上皮吸收细胞游离面的纹状缘（striated border）和肾近端小管上皮细胞游离面的刷状缘（brush border）都是整齐而又密集排列的微绒毛（图 3-14）。微绒毛直径约 0.1μm，长度因细胞种类或细胞生理状态的不同而有很大差别。绒毛轴心的细胞质内含有许多纵行的微丝。微丝上端伸到微绒毛顶部，下端插入细胞质内并附着于此处细胞质的终末网（terminal web）（图 3-14）。终末网是微绒毛基部细胞质内与细胞表面平行的微丝网。微丝网中的微丝附着于细胞侧面的中间连接处，有固定微绒毛的作用。微绒毛中的微丝为肌动蛋白丝。终末网中还有肌球蛋白，其收缩可使微绒毛伸长或缩短。微绒毛使细胞的表面积显著增大，有利于增大细胞的吸收面积。

2．纤毛　纤毛（cilium）是上皮细胞游离面的细胞膜和细胞质伸出的较长突起，并具有向一定方向节律性摆动的能力。纤毛比微绒毛粗而长，一般长 5 ~ 10μm，直径为 0.2 ~ 0.5μm。纤毛基部有一个致密颗粒，称为基体（basal body），可控制和调节纤毛的活动。许多纤毛的协调摆动像风吹麦浪一样，把黏附在上皮表面的分泌物和颗粒状物质向一定方向推送，例如呼吸道大部分的腔面是有纤毛的上皮，由于纤毛的定向摆动，可将被吸入的灰尘和细菌等排出。

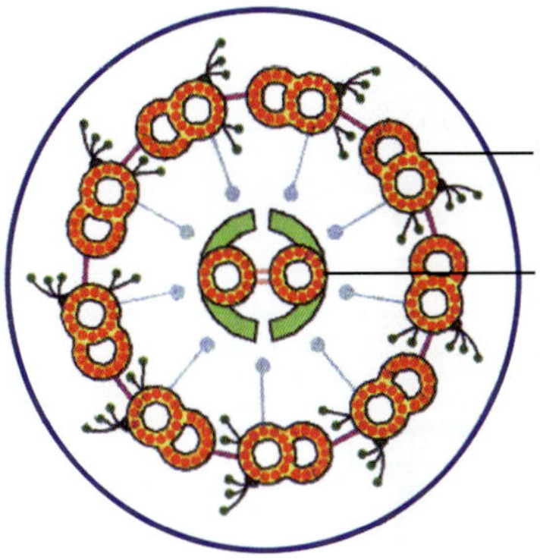

图 3-15　纤毛横切面电镜结构模式图

纤毛的内部结构比微绒毛复杂。电镜下，纤毛表面有细胞膜，内为细胞质，其中有纵向排列的微管。微管的排列有一定的规律，中央为 2 条完整的微管，周围为 9 组成对的双联微管（图 3-15）。基体的结构与中心粒基本相同，纤毛中的微管与基体的微管相连。微管与纤毛的摆动有关。纤毛的双联微管中含有一种具有 ATP 酶活性的蛋白质，称为动力蛋白（dynein），纤毛的运动可能是此种蛋白质分解ATP使微管之间产生滑动所致。某些上皮细胞的游离面伸出的细长突起，虽然类似纤毛，但不能运动，其结构与微绒毛结构相同，称为静纤毛（stereocilium）。典型的静纤毛分布在附睾的上皮。内耳、味觉及听觉器官的毛细胞也有静纤毛。

（二）上皮细胞的侧面

在上皮细胞侧面分化形成的特殊结构为细胞连接（cell junction），只有在电镜下才能观察到，常呈点状、斑状和带状结构。上皮细胞间隙很窄，相邻细胞间以钙粘连蛋白互相结合，有较强的细胞黏着作用。一般以柱状上皮细胞间的连接最为典型，细胞连接可分为紧密连接、中间连接、桥粒和缝隙连接。

1．紧密连接 紧密连接（tight junction）又称为闭锁小带（zonula occludens），位于细胞的侧面顶部。在超薄切片上，此处相邻细胞膜形成2～4个点状融合，融合处细胞间隙消失，非融合处有极窄的细胞间隙。观察紧密连接的最佳方法是冷冻蚀刻复型法，用这种技术可劈开细胞膜的双层脂质，暴露膜内的蛋白质，用透射电镜观察。在紧密连接处的膜内，蛋白质颗粒排列成2～4条线性结构，它们又交错形成网格，呈带状环绕细胞（图3-14）。相邻的细胞连接面上，这种网格互相吻合，蛋白质颗粒与蛋白质颗粒对接，封闭了细胞间隙。所以，紧密连接可阻挡物质穿过细胞间隙，具有屏障作用。

2．中间连接 中间连接（intermediate junction）又称为黏着小带（zonula adherens），多位于紧密连接深部，环绕上皮细胞顶部（图3-14）。在中间连接处，相邻细胞之间有15～20nm的间隙，内有中等电子密度的丝状物连接相邻的细胞膜，膜的细胞质内面有薄层致密物质和微丝附着，微丝组成终末网。这种连接也见于心肌细胞间的闰盘。中间连接除有黏着作用外，还有保持细胞形状和传递细胞收缩力的作用。

3．桥粒 桥粒（desmosome）又称为黏着斑（macula adherens），呈斑状连接，大小不等，位于中间连接的深部（图3-14）。连接区的细胞间隙宽20～30nm，其中有低密度的丝状物，间隙中央有一条与细胞膜相平行而致密的中间线，此线由丝状物质交织而成。细胞膜的细胞质面有较厚的致密物质构成的附着板，细胞质内有许多直径10nm的张力细丝附着于板上，并常折成袢状返回细胞质，起固定和支持作用。桥粒是一种很牢固的细胞连接，像铆钉般将细胞相连，在易受摩擦的皮肤、食管等部位的复层扁平上皮中尤其发达。

4．缝隙连接 缝隙连接（gap junction）又称为通信连接（communication junction），呈斑状，位于柱状上皮深部。此处细胞间隙很窄，仅2～3nm，并见相邻两细胞的间隙中有许多间隔大致相等的连接点（图3-14）。利用冷冻蚀刻复型等方法的研究证明，相邻两细胞的细胞膜内有许多分布规律的柱状颗粒，称为连接小体，直径为7～9nm，由6个杆状的亚单位围成，中央有直径约2nm的管腔。连接小体突出于细胞表面，相邻两细胞膜中的连接小体彼此相接，管腔也通连，成为细胞间直接交通的管道（图3-16）。在钙离子和其他因素作用下，管道可开放或闭合，可供细胞间相互交换某些小分子物质，如离子、氨基酸、维生素和cAMP等信息分子，借以传递化学信息，调节细胞的分化和增殖。此种连接的电阻低，在心肌细胞之间、平滑肌细胞之间和神经细胞之间，可经此处传递电冲动。

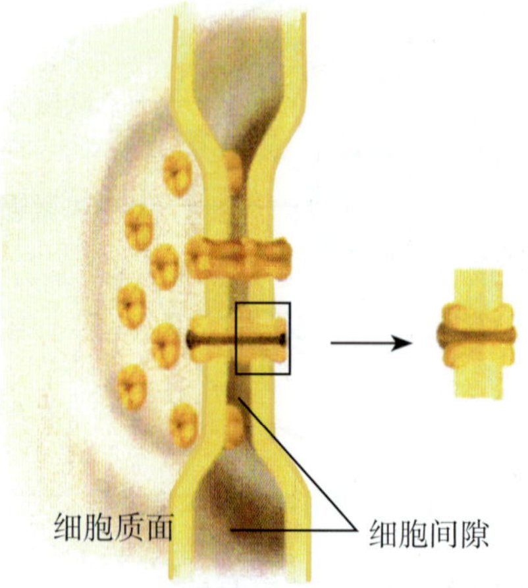

图3-16 缝隙连接电镜结构模式图

以上 4 种细胞连接，只要有 2 个或 2 个以上同时存在，则称为连接复合体（junctional complex）。细胞连接的存在和数量常随器官不同发育阶段和功能状态及病理变化而改变。例如在生精过程中，随着精原细胞的分化，支持细胞间的紧密连接可开放和重建。

（三）上皮细胞的基底面

1．基膜 基膜（basement membrane）是上皮细胞基底面与深部结缔组织之间共同形成的薄膜。由于很薄，在 HE 染色切片一般不能分辨，但假复层纤毛柱状上皮和复层扁平上皮的基膜较厚，可见粉红色。用镀银染色可清楚显示，基膜呈黑色。在电镜下，基膜由靠近上皮的基板（basal lamina）和与结缔组织相连的网板（reticular lamina）所构成（图 3-17），也可由两层基板构成，如肾血管球的基膜。在毛细血管内皮下、肌细胞和某些神经胶质细胞的周围，基膜仅由基板构成。

基板由上皮细胞分泌产生，厚 50 ~ 100nm，分为两层。电子密度低的、紧贴上皮细胞基底面的一薄层为透明层（lamina lucida），其下面电子密度高的均质层为致密层（lamina densa）。构成基板的主要成分有层粘连蛋白、Ⅳ型胶原蛋白和硫酸肝素蛋白多糖等。层粘连蛋白（laminin）是一种大分子的粘连性糖蛋白，具有能与上皮细胞等多种细胞，与Ⅳ型胶原蛋白、硫酸肝素蛋白多糖等细胞外基质成分相结合的部位，因此在细胞与细胞外基质的连接中起媒介作用，能促进细胞黏着在基膜上并铺展开。

网板是由结缔组织的成纤维细胞分泌产生的，主要由网状纤维和基质构成，有时可有少许胶原纤维。

基膜的功能除具有支持、连接和固着作用外，还是半透膜，有利于上皮细胞与深部结缔组织进行物质交换。基膜还能引导上皮细胞移动，影响细胞的增殖和分化。

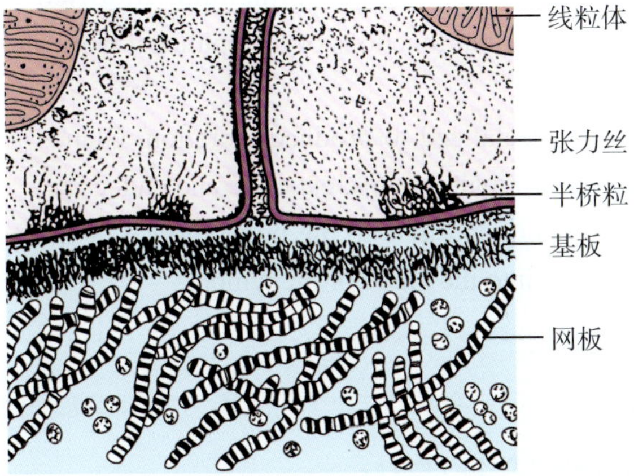

图 3-17 基膜与半桥粒电镜结构模式图

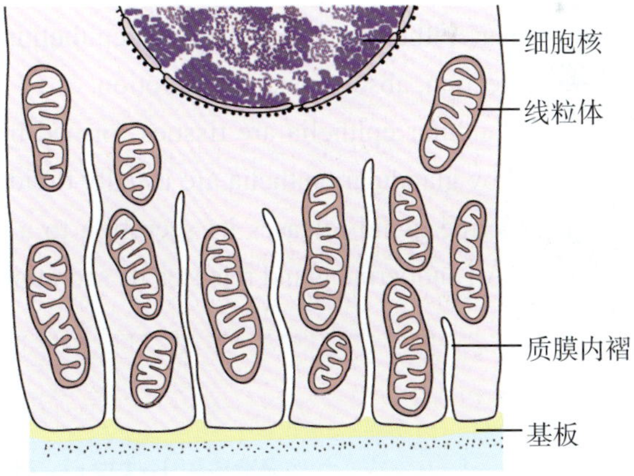

图 3-18 质膜内褶电镜结构模式图

2．质膜内褶 质膜内褶（plasma membrane infolding）是上皮细胞基底面的细胞膜折向细胞质所形成的许多内褶（图 3-18），常见于肾小管等处。内褶与细胞基底面垂直，光镜下称为基底纵纹。电镜下，内褶间含有与其平行的长线粒体。质膜内褶的主要作用是扩大细胞基底部的表面积，有利于水和电解质的迅速转运。

3．半桥粒 半桥粒（hemidesmosome）位于上皮细胞基底面。半桥粒为桥粒结构的一半（图 3-17），质膜内也有附着板，张力丝附着于板上，也折成袢状返回细胞质，主要作用是将上皮细胞固着在基膜上。

四、上皮组织的更新和再生

在生理状态下，上皮的细胞不断地衰老、死亡和脱落，并不断地由上皮中的未分化细胞增殖补充，这是生理性的更新。皮肤的复层扁平上皮和胃肠的单层柱状上皮尤为明显。如胃肠的上皮每 2 ~ 5 天更新一次。上皮细胞除了有较强的生理性更新外，当炎症或创伤等原因造成上皮损伤后，上皮细胞还具有较强的再生和修复能力。这种能力是由周围或深层未受损伤的上皮细胞增生补充并移向损伤表面而形成新的上皮，从而恢复原有上皮细胞的形态结构。上皮组织的更新和再生受诸多因素和因子的影响。

SUMMARY

Epithelial tissues are composed of closely aggregated polyhedral cells with very little extracellular substance. An important feature of epithelial cell is polarity. They have a free or apical surface and a basal surface that rests on the basal membrane. Since the blood vessels are not normally distributed in epithelium, all nutrients must come out of the capillaries in the underlying lamina propria. Epithelia are divided into two main groups according to their structure and function: covering epithelia and glandular epithelia.

Covering epithelia are tissues in which the cells are organized in layers that cover the external surface or line the cavities of the body. According to the number of cell layers and the morphologic features of the cells in the surface layer, epithelial tissues can be classified into simple squamous epithelium, simple cuboidal epithelium, simple columnar epithelium, pseudostratified ciliated columnar epithelium, stratified squamous epithelium, stratified columnar epithelium and transitional epithelium. The principal functions of the epithelial tissues are protection, absorption, and secretion.

Glandular epithelia are tissues formed by cells specialized to produce secretion. Glands formed by glandular epithelia are usually divided into two main groups: exocrine and endocrine. An exocrine gland releases its secretion to a duct system and thus to the body surface or the cavity. An endocrine gland releases its secretion directly into the blood or the lymph.

鳞状上皮化生和鳞状上皮化

鳞状上皮化生 子宫颈阴道部为鳞状上皮和柱状上皮的交界处，暴露于阴道的柱状上皮因受阴道酸性环境影响，其未分化的储备细胞开始增殖，并逐渐转化为鳞状上皮，继之柱状上皮脱落，而被复层鳞状细胞所代替，此过程称为鳞状上皮化生。

化生的鳞状上皮偶可分化为成熟的角化细胞，但一般均为大小、形态一致的未成熟鳞状细胞，无明显的表层、中层、基底层 3 层之分，也无细胞核深染、异型或异常分裂象。化生的鳞状上皮既不同于子宫颈阴道部的正常鳞状上皮，又不同于非典型增生，因而不应混淆。

鳞状上皮化 指子宫颈阴道部鳞状上皮直接长入柱状上皮与其基膜之间，直至柱状上皮完全脱落而被鳞状上皮替代。

鳞状上皮化生和鳞状上皮化都不属于癌前病变。

子宫颈的鳞状上皮部分被不同程度的异型性的细胞所取代，则称为子宫颈上皮非典型增生，属于癌前病变。子宫颈管内表面被覆黏液柱状上皮，在子宫颈外口移行为非角化的鳞状上皮，其交界处为子宫颈发生疾病的常见部位。青春期尤其是妊娠女性由于激素作用，子宫颈管柱状上皮常下移替代子宫颈阴道部的鳞状上皮；绝经后雌激素水平下降，宫颈萎缩，鳞状上皮与柱状上皮交界又退回至子宫颈管内。

思考题

1．试述上皮组织的结构特点。
2．简述被覆上皮的分类、结构特点和分布。
3．何谓腺上皮和腺？
4．试述上皮细胞侧面有哪些细胞连接，以及其主要结构和功能。

（丁晓慧　刘　皓）

第4章

结缔组织

结缔组织（connective tissue）由细胞和大量细胞外基质（extracellular matrix，ECM）构成。细胞外基质（又称为细胞间质）是由细胞合成和分泌的细胞外物质，包括纤维、基质和组织液。纤维呈细丝状，基质为均质状，组织液是不断循环更新的液体。结缔组织的细胞种类较多，散在分布于细胞外基质中，无极性。结缔组织在体内广泛分布，形态多样，具有支持、连接、营养、防御、保护和修复等多种功能。广义的结缔组织包括固有结缔组织、软骨组织、骨组织和血液。狭义的结缔组织指固有结缔组织，包括疏松结缔组织、致密结缔组织、脂肪组织和网状组织，即一般所称的结缔组织。

结缔组织均由胚胎发育时期的间充质（mesenchyme）分化而来。间充质由间充质细胞和大量无定形的基质组成。间充质细胞（mesenchymal cell）呈星状多突，相邻细胞以突起互连成网；细胞核大，多为卵圆形，染色浅，核仁明显；细胞质呈弱嗜碱性（图 4-1）。间充质细胞有很强的分裂和分化能力，在胚胎发育过程中可分化成多种结缔组织细胞、血管内皮细胞和平滑肌细胞等。成体的结缔组织内仍保留少量的未分化间充质细胞。

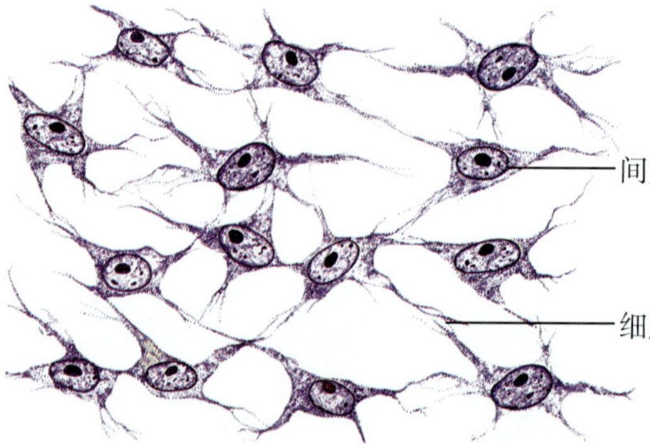

图 4-1　间充质结构模式图

一、疏松结缔组织

疏松结缔组织（loose connective tissue）又称为蜂窝组织（areolar tissue），在体内广泛分布于器官之间、组织之间，甚至细胞之间，支持和连接着各种组织和器官，也构成某些器官如肝、肺、肾的间质。主要形态结构特点是纤维数量较少且排列稀疏，细胞种类多，基质比较丰富，具有支持、连接、营养、修复、防御和保护等功能（图 4-2，图 4-3）。

（一）细胞

疏松结缔组织中的细胞有成纤维细胞、巨噬细胞、浆细胞、肥大细胞、脂肪细胞、未分化间充质细胞和少量来自血液的各种白细胞。

1．成纤维细胞　成纤维细胞（fibroblast）是疏松结缔组织内数量最多、最常见的一种细

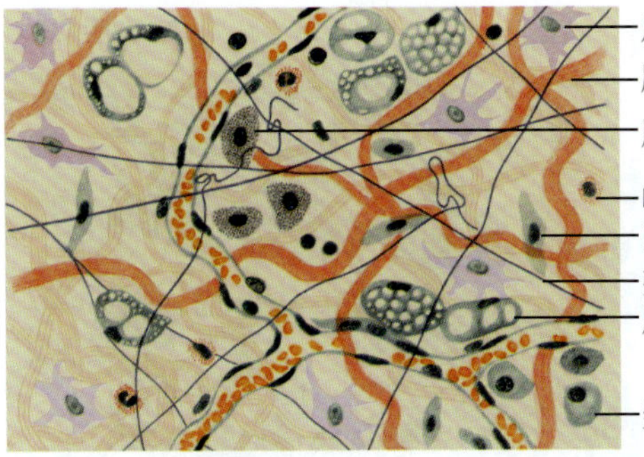

图 4-2　疏松结缔组织模式图

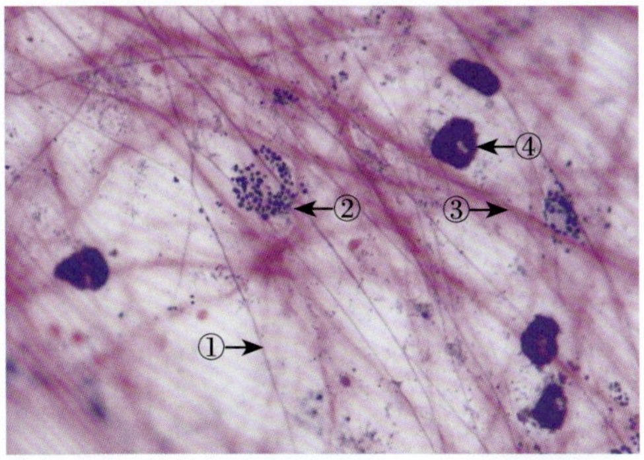

图 4-3　疏松结缔组织光镜像，大鼠肠系膜铺片

①弹性纤维；②巨噬细胞；③胶原纤维；④肥大细胞

胞，常附着在胶原纤维上。成纤维细胞的胞体较大，呈扁平星状，多突起；细胞核大，呈卵圆形，染色浅淡，核仁明显；细胞质较丰富，呈弱嗜碱性（图 4-2）。电镜下可见细胞质内含有丰富的粗面内质网、游离核糖体和发达的高尔基复合体（图 4-4），表明它具有旺盛的合成和分泌蛋白质的能力。成纤维细胞的功能是合成和分泌胶原蛋白、弹性蛋白和蛋白多糖等成分，以构建结缔组织中的胶原纤维、弹性纤维、网状纤维和基质等结构。

当成纤维细胞处于功能静止状态时，称为纤维细胞（fibrocyte）。纤维细胞的体积较小，多呈长梭形；细胞核较小，染色较深；细胞质较少，呈弱嗜酸性。电镜下可见其细胞质内粗面内质网少，高尔基复合体不发达（图 4-4）。在组织受损伤或创伤后修复过程中，纤维细胞可转化为功能活跃的成纤维细胞，并向受损部位迁移，形成新的细胞外基质，修复创伤，促进伤口愈合。

2．巨噬细胞　巨噬细胞（macrophage）是体内广泛存在的具有强大吞噬能力的细胞。定居于疏松结缔组织内的巨噬细胞又称组织细胞（histiocyte），常沿纤维散在分布，在炎症和异物等的刺激下活化成游走的巨噬细胞。细胞形态多样，可随功能状态不同而变化，一般情况下多呈圆形或椭圆形。当功能活跃时，巨噬细胞可伸出较长的伪足而呈不规则形。细胞核较小，呈卵圆形或肾形，染色较深。细胞质丰富，多呈嗜酸性，常含空泡或吞噬颗粒（图 4-2，图 4-3）。电镜下，细胞表面有许多皱褶、小泡和微绒毛；细胞质内含大量初级溶酶体、次级溶酶体、吞噬体、吞饮小泡和残余体（图 4-5）；近细胞膜处的细胞质内有较多的微丝和微管。

巨噬细胞是由血液内的单核细胞穿出血管后分化而成的。单核细胞进入结缔组织后，体积增大，细胞质内溶酶体增多，吞噬能力增强，并逐渐分化为巨噬细胞。在不同的器官和组织中，巨噬细胞存活的时间不同，一般为 2 个月或更长。其主要功能如下：

（1）趋化性定向运动：巨噬细胞有很强的变形运动能力，可沿某些化学物质的浓度梯度进行定向移动，聚集到产生和释放这些化学物质的部位，这种特性称为趋化性（chemotaxis）。这些化学物质称为趋化因子（chemotactic factor），如细菌的代谢产物和在细菌的作用下组织所产生的变性蛋白质等。

（2）吞噬吞饮作用：巨噬细胞能识别外来的异物和组织自身衰老变性的成分，并将其先黏附在细胞表面，然后伸出伪足将它们包围，吞噬到细胞内成为吞噬体。吞噬体与其初级溶酶体融合形成次级溶酶体后，将被消化分解；不能被完全消化分解的物质则成为残余体，积存在细胞内。巨噬细胞也有很活跃的吞饮作用，吞饮小泡的消化降解过程基本上与吞噬体的处理过程相同。

（3）参与免疫应答：巨噬细胞能识别和捕捉侵入机体的病原微生物等抗原物质。被巨噬细胞捕捉的抗原物质经加工处理后，将与主要组织相容性复合体（major histocompatibility complex，MHC）Ⅱ类分子复合物一同被输送到细胞表面，以呈递给淋巴细胞，并激活淋巴细

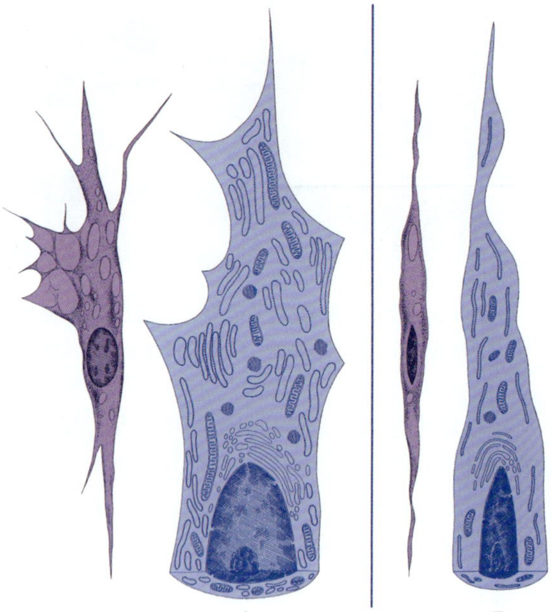

图 4-4 成纤维细胞（A）和纤维细胞（B）光镜、电镜结构模式图

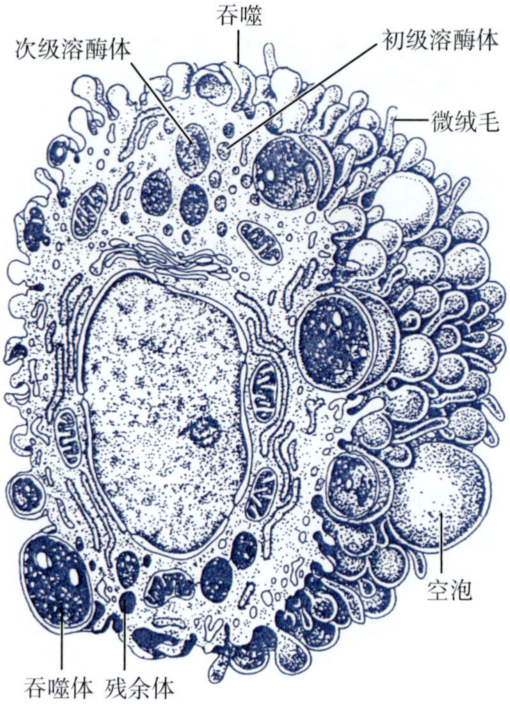

图 4-5 巨噬细胞电镜立体结构模式图

胞，引起免疫应答。另外，巨噬细胞本身也是免疫效应细胞，活化的巨噬细胞能杀伤病原体和肿瘤细胞。此外，巨噬细胞还可通过分泌某些细胞因子参与调节免疫应答。

（4）分泌功能：巨噬细胞可将溶酶体中的水解酶、溶菌酶等释放到细胞外，以进行细胞外的物质分解，如分解细菌壁，以杀灭细菌；同时还能分泌 100 多种生物活性物质，如干扰素、补体和白细胞介素 1 等，在多个环节参与或调节机体的防御功能。

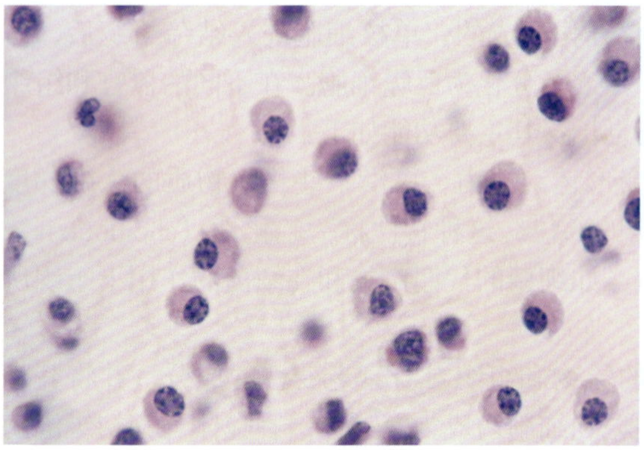

图 4-6 浆细胞光镜像，HE 染色

3．浆细胞 浆细胞（plasma cell）是由 B 细胞在抗原刺激下分化发育形成的，又称效应 B 细胞，呈圆形或卵圆形，大小不等；细胞核圆形，常偏于一侧，核内染色质致密呈粗块状，常位于核膜内面，呈辐射状排列；细胞质呈强嗜碱性，近核周有一片染色较淡的细胞质区域（图 4-2，图 4-6），被称为核周晕。电镜下可见浆细胞的细胞质内含有大量平行排列的粗面内质网，核周晕区内有发达的高尔基复合体和中心体（图 4-7）。以上结构特点表明浆细胞具有旺盛的合成蛋白质的功能。

浆细胞能合成和分泌免疫球蛋白（immunoglobulin，Ig），即抗体，参与体液免疫。浆细胞在一般结缔组织中分布较少，而在病原微生物易于入侵的部位如消化管和呼吸道黏膜固有层的结缔组织以及慢性炎症的组织中则较丰富。

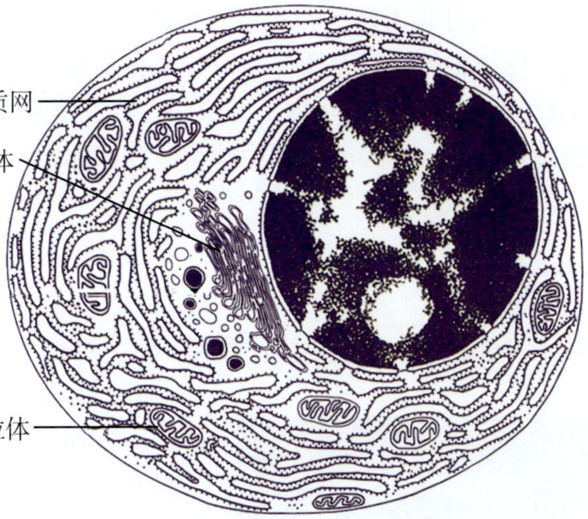

图 4-7　浆细胞电镜结构模式图

4．肥大细胞　肥大细胞（mast cell）多见于小血管周围的结缔组织区域中。细胞较大，呈圆形或椭圆形；细胞核较小，呈圆形；细胞质内充满粗大、具有异染性的嗜碱性颗粒（图 4-2，图 4-3）。颗粒易溶于水，在 HE 染色标本上不易显示。电镜下可见颗粒大小不一，呈圆形或卵圆形，表面有单位膜包裹；颗粒内部的结构常呈多样性，在深染的颗粒基质内含螺旋状或网格状晶体，或含细粒状物质（图 4-8）。

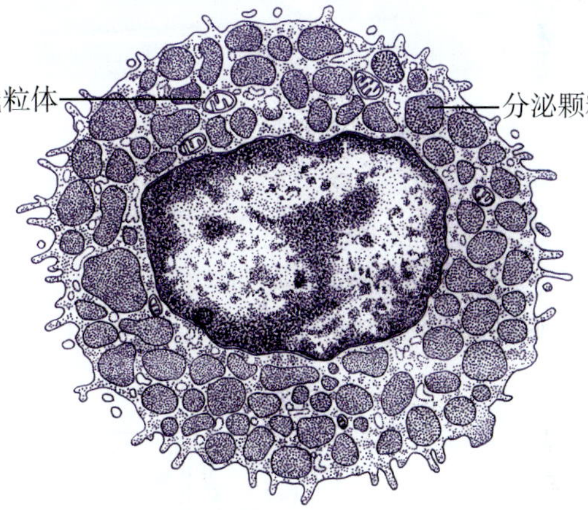

图 4-8　肥大细胞电镜结构模式图

肥大细胞的颗粒内主要是组胺、嗜酸性粒细胞趋化因子和肝素等化学物质。此外，该细胞还能分泌白三烯等。组胺与白三烯能使细支气管平滑肌收缩、使微静脉与毛细血管扩张并且通透性增加，可造成大量液体从血管内渗出，形成局部组织水肿，在皮肤则表现为荨麻疹，在细支气管则造成通气不畅、呼吸困难，引起哮喘。以上过程称为过敏反应（allergic reaction）。嗜酸性粒细胞趋化因子能吸引嗜酸性粒细胞移动到过敏反应的部位，减轻过敏反应。肝素则具有抗凝血作用。肥大细胞在释放其颗粒内涵物时，颗粒合并，形成脱粒管道，并开口于细胞表面。由于白三烯不在颗粒内储存，故较组胺等成分的释放要迟缓些。

当抗原首次入侵机体时，巨噬细胞可将抗原信息呈递给 B 细胞，B 细胞增殖转化为浆细胞，浆细胞产生抗体 IgE。肥大细胞膜上有 IgE 的受体，能与 IgE 结合。IgE 与肥大细胞膜上的 IgE 受体结合后，机体即处于致敏状态。当相同的抗原再次进入机体，抗原便可与肥大细胞膜上的抗体 IgE 结合，启动肥大细胞释放颗粒内涵物和白三烯，引起过敏反应。能引起过敏反应的抗原又称为过敏原。

5．脂肪细胞　脂肪细胞（fat cell）体积大，呈圆形，脂肪常聚集成大滴位于细胞中央，其余的细胞质成分则被挤到周围形成薄薄一层，细胞核呈扁圆形并多居于细胞一侧（图 4-2）。在 HE 染色标本上，由于脂滴已被溶解而呈空泡状。脂肪细胞多分布在血管周围的结缔组织中，呈单个或成群分布。主要功能是合成并贮存脂肪，参与能量代谢与脂质代谢等。

6．未分化间充质细胞　未分化间充质细胞（undifferentiated mesenchymal cell）形态与纤维细胞相似，体积较小，是保留在成体结缔组织内的一些较原始细胞，即结缔组织干细胞。它们保持着间充质细胞的多向分化潜能，在炎症和创伤时可增殖分化为成纤维细胞、脂肪细胞、血管壁平滑肌细胞和内皮细胞等。间充质细胞常分布在小血管，尤其是毛细血管周围。

7. 白细胞 血液中的白细胞受趋化因子的吸引，以变形运动方式穿出毛细血管和微静脉，进入结缔组织中行使防御功能。主要淋巴细胞和嗜酸性粒细胞较多。在炎症部位，白细胞的含量会明显增加。

（二）纤维

结缔组织中的纤维（fiber）分 3 种类型：胶原纤维、弹性纤维和网状纤维。

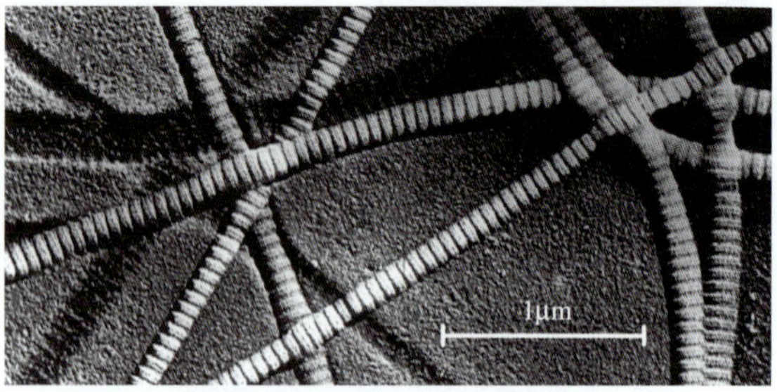

图 4-9 胶原原纤维电镜像

1. 胶原纤维 胶原纤维（collagenous fiber）数量最多，新鲜时呈白色，有光泽，故又称为白纤维。HE 染色标本中，胶原纤维呈嗜酸性，着浅红色，粗细不等，直径 1 ~ 20μm，呈波浪形，有分支并交织成网（图 4-2，图 4-3）。胶原纤维由直径 20 ~ 200nm 的胶原原纤维（collagen fibril）黏合而成。电镜下可见胶原原纤维具有明暗交替的周期性横纹，横纹周期 64nm（图 4-9）。胶原纤维的韧性大，抗拉力强，其化学成分为 I 型和Ⅲ型胶原蛋白。胶原蛋白简称为胶原（collagen），由成纤维细胞分泌，于细胞外先聚合为胶原原纤维，后者进而聚合为胶原纤维。

胶原纤维形成的基本过程如下（图 4-10）：

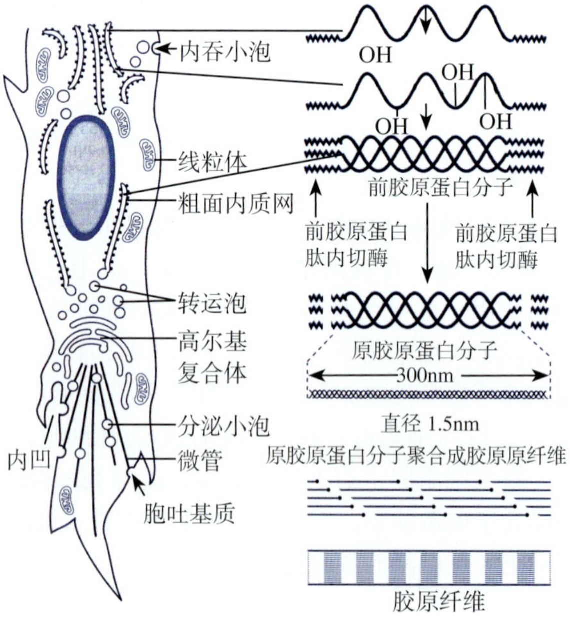

图 4-10 胶原纤维与基质形成过程示意图

（1）细胞内合成前胶原蛋白分子：成纤维细胞摄取合成蛋白质所需的氨基酸，包括脯氨酸、赖氨酸和甘氨酸，在粗面内质网的核糖体上按照特定的胶原 mRNA 的碱基序列，合成 α - 多肽链。后者边合成边进入粗面内质网内，并在羟化酶的作用下，将肽链中的脯氨酸和赖氨酸羟化。经羟化后，3 条前 α - 多肽链互相缠绕成绳索状的前胶原蛋白分子（procollagen molecule)。溶解状态的前胶原蛋白分子，两端呈球状构型，在高尔基复合体内加工糖基后，分泌到细胞外。

（2）原胶原蛋白分子的细胞外聚合：被分泌到细胞外的前胶原蛋白分子，在肽切酶的作用下，切去分子两端球状构型部分，形成原胶原蛋白分子（tropocollagen）；原胶原蛋白分子平行排列聚合成胶原原纤维。原胶原蛋白分子在聚合时，相互平行的相邻分子错开1/4分子长度，同一排的分子首尾相对并保持一定距离，聚合成束，于是形成具有64nm周期横纹的胶原原纤维。若干胶原原纤维经糖蛋白黏合，最终形成粗细不等的胶原纤维。

2．弹性纤维　弹性纤维（elastic fiber）新鲜时呈黄色，故又称为黄纤维，折光性强。在HE染色标本中，弹性纤维着色与胶原纤维相似，故不易与胶原纤维区分。用醛复红（aldehyde-fuchsin）或地衣红（orcein）染色法，弹性纤维呈紫色或棕褐色。弹性纤维较细，直径为0.2～1.0μm，有分支，交织成网（图4-2，图4-3）。电镜下，弹性纤维由中央无定形的核心部分和周围环绕的微原纤维构成。其中核心部分由弹性蛋白构成。弹性纤维弹性很大，可被拉长为原长的1.5倍，并能在除去外力后迅速复原。

疏松结缔组织中胶原纤维和弹性纤维交织在一起，因此既有韧性，又有弹性，有利于所在器官或组织保持形态与位置的相对固定，同时又具有一定的可变性。

3．网状纤维　网状纤维（reticular fiber）是一种很细的纤维，直径为0.2～1.0μm，短而分支多，彼此交织成网。在HE染色标本中，不易着色，但银染色法可将其染成深黑色，故又称为嗜银纤维（argyrophilic fiber）。这是由于网状纤维表面有较多的酸性蛋白多糖所致。网状纤维的化学成分属于Ⅲ型胶原蛋白，电镜下亦显示有64nm的周期性横纹。网状纤维在疏松结缔组织中含量很少，主要分布在结缔组织与其他组织的交界处，具有连接固定功能，但在网状组织内含量丰富。

（三）基质

基质（ground substance）是由生物大分子形成的无定形胶状物，具有一定黏性，其化学成分主要为蛋白多糖和糖蛋白。

1．蛋白多糖　蛋白多糖（proteoglycan）是由蛋白质分子与大量多糖分子结合成的复合大分子，是基质的主要成分。其中的多糖主要是透明质酸（hyaluronic acid），其次是硫酸软骨素A、C（chondroitin sulfate A、C）、硫酸角质素（keratin sulfate）和硫酸乙酰肝素（heparan sulfate）等，总称为糖胺多糖（glycosaminoglycan，GAG）。由于糖胺多糖分子存在大量阴离子，故能结合大量水。透明质酸是一种曲折盘绕的长链大分子，拉直可长达2.5μm，构成蛋白多糖复合物的主干，其他糖胺多糖则以蛋白质为核心构成蛋白多糖亚单位，后者再通过连接蛋白（link protein）结合在透明质酸长链分子上（图4-11）。蛋白多糖复合物的主体构型形成有许多微孔隙的分子筛，小于孔隙的水和溶于水的营养物、代谢产物、激素、气体分子等可以自由通过，便于血液与细胞之间进行物质交换。大于孔隙的大分子物质如细菌等不能通过，使基质成为限制细菌扩散的防御屏障。溶血性链球菌、结核分枝杆菌和癌细胞等能产生透明质酸酶，破坏基质的防御屏障，致使感染和肿瘤浸润扩散。

2．糖蛋白　结缔组织基质中的糖蛋白（glycoprotein）则是少量多糖与蛋白质形成的聚合分子，主要包括纤维粘连蛋白（fibronectin，FN）、层粘连蛋白（laminin，LN）和软骨粘连蛋白（chondronectin）等。这类基质大分子的主要功能是与多种细胞、胶原以及蛋白多糖等发生连接，是有机连接3种成分的媒介，并对细胞的分化与迁移有一定作用，同时也是基质分子筛的组成部分。

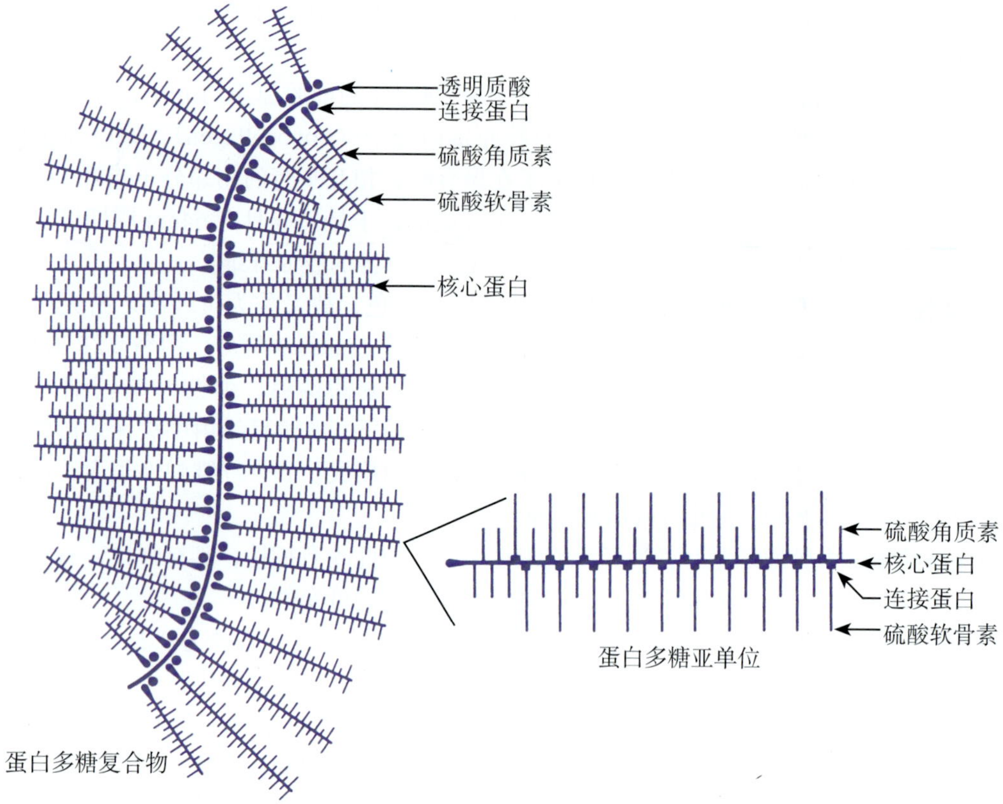

图 4-11 蛋白多糖分子结构模式图

（四）组织液

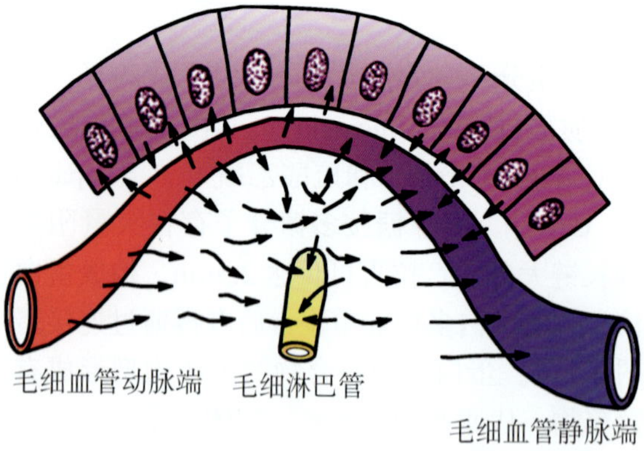

图 4-12 组织液与血液之间物质交换模式图

组织液（tissue fluid）是指从毛细血管动脉端渗出到基质中的液体，含有电解质、单糖、氨基酸等营养物质及气体分子。组织液与细胞进行物质交换后，经毛细血管静脉端回流入血液或经毛细淋巴管回流而成为淋巴液（图 4-12）。组织液的不断更新，可使血液中的氧和营养物质不断地输送给细胞，并将细胞的代谢产物和二氧化碳运走，是构成细胞赖以生存的体液环境的基础。当组织液的产生和回流失去平衡时，基质中的组织液含量可增多或减少，导致组织水肿或脱水。

二、致密结缔组织

致密结缔组织（dense connective tissue）是一种以纤维为主要成分的结缔组织。纤维粗大而且排列紧密，故支持、连接和保护的作用较强。绝大多数的致密结缔组织以大量胶原纤维为主，少数以弹性纤维为主。根据纤维的性质和排列方式可分为以下 3 种类型：

1. 规则致密结缔组织 规则致密结缔组织（dense regular connective tissue）主要分布在肌腱、腱膜等处，大量粗大的胶原纤维顺受力方向平行排列成纤维束；纤维束之间可见成行排列的腱细胞和少量基质。腱细胞是一种形态特殊的成纤维细胞，其胞体伸出多个薄翼状突起插入纤维束之间，细胞核呈扁椭圆形，着色深（图 4-13）。

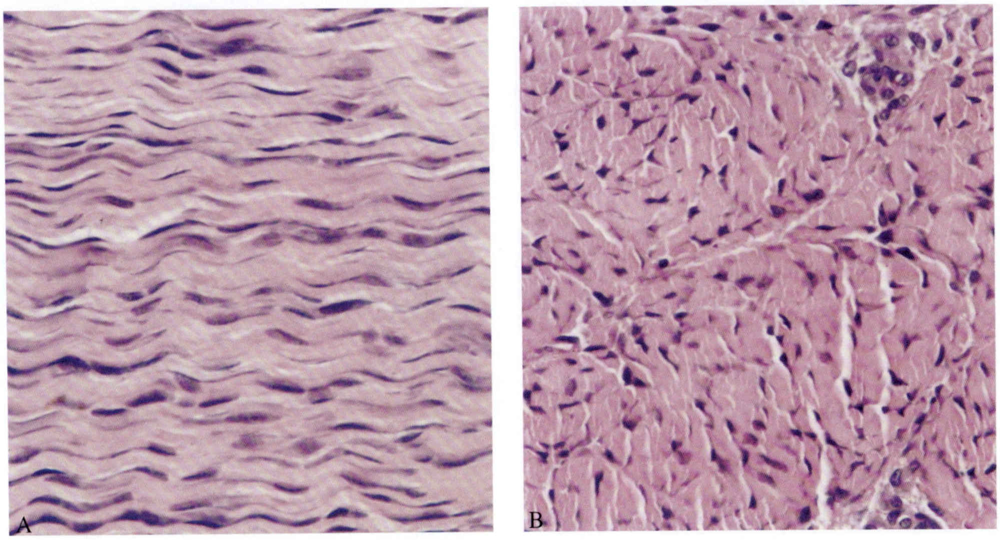

图 4-13 规则致密结缔组织（肌腱）纵（A）、横（B）切面光镜像

2．不规则致密结缔组织 不规则致密结缔组织（dense irregular connective tissue）主要分布在皮肤的真皮（图 4-14）、硬脑膜、巩膜以及多数内脏器官的被膜等处。其特点是大量粗大的胶原纤维纵横交织，形成致密的板层结构；在纤维之间散在着少量成纤维细胞和基质。

3．弹性组织 弹性组织（elastic tissue）是富含弹性纤维的致密结缔组织，在不同组织中，弹性纤维的排列不同。分布在韧带等处的弹性纤维常平行排列成束，如项韧带和黄韧带，以适应脊柱运动；分布在大动脉等处的弹性纤维多交织成膜状，以缓冲血流压力。

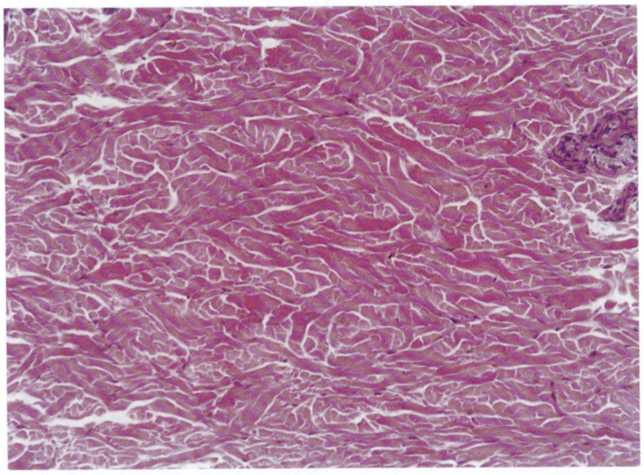

图 4-14 不规则致密结缔组织（皮肤真皮）光镜像，HE 染色

三、脂肪组织

脂肪组织（adipose tissue）由大量脂肪细胞聚集而成，其脂肪细胞又被少量疏松结缔组织分隔成众多小叶（图 4-15，图 4-16）。根据脂肪细胞结构和功能的不同，脂肪组织可分为两种：

1．黄色脂肪组织 黄色脂肪组织（yellow adipose tissue）新鲜时呈黄色（有些哺乳动物为白色）（图 4-15）。该组织中的脂肪细胞为圆形或卵圆形，直径为 25 ~ 200μm，常密集而呈多边形。因其细胞质内主要含有一个大的脂滴，故称为单泡脂肪细胞（unilocular adipocyte）；细胞质中的其他成分和扁圆形的细胞核则偏居于细胞的一侧（图 4-17A）。在 HE 染色标本中，由于脂滴被溶解，使脂肪细胞呈空泡状。黄色脂肪组织主要分布在皮下组织、网膜、肠系膜和黄骨髓等处。其主要功能是贮存脂肪、参与脂肪代谢，其脂肪氧化分解时能产生大量热能。黄色脂肪组织约占人体重的 10%，为体内最大的“能量库”。此外，它还具有保持体温、缓冲、

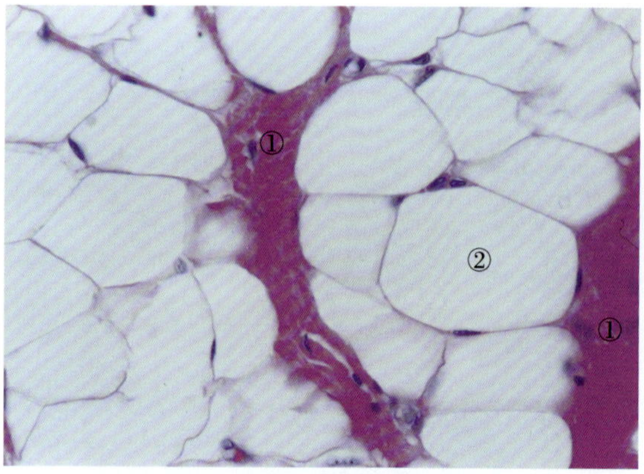

图 4-15 黄色脂肪组织光镜像
①结缔组织；②脂肪细胞

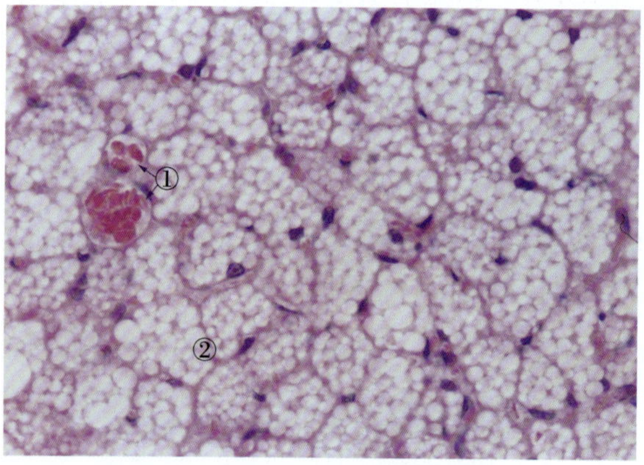

图 4-16 棕色脂肪组织光镜像
①血管；②脂肪细胞

保护和填充等作用。

2. 棕色脂肪组织 棕色脂肪组织（brown adipose tissue）新鲜时呈棕色（图 4-16），其脂肪细胞质内有丰富的小脂滴和较多线粒体，所以此种脂肪细胞又称为多泡脂肪细胞（multilocular adipocyte）；细胞核圆形，位于细胞中央（图 4-17B）。该组织中还含有丰富的血管和神经。棕色脂肪组织在成人很少，新生儿含量较多，占体重的 2% ~ 5%，主要存在于肩胛间区和腋窝等处，出生后 1 年开始减少；冬眠动物含有相当多的棕色脂肪组织。棕色脂肪细胞在寒冷刺激下，其贮存的脂质被分解、氧化，释放大量的热能以帮助维持体温。

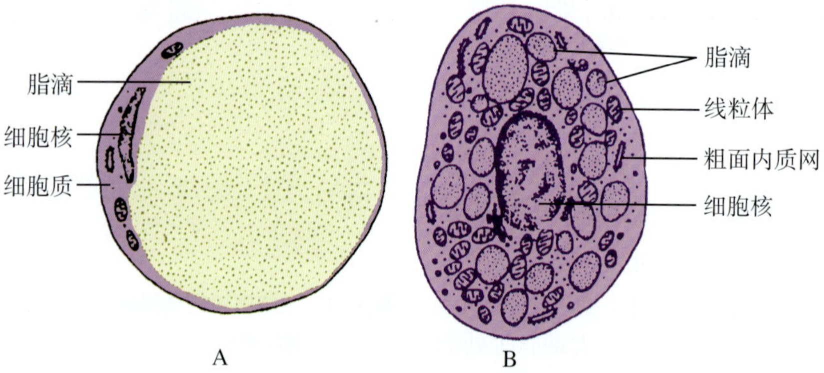

图 4-17 单泡（A）、多泡（B）脂肪细胞电镜结构模式图

四、网状组织

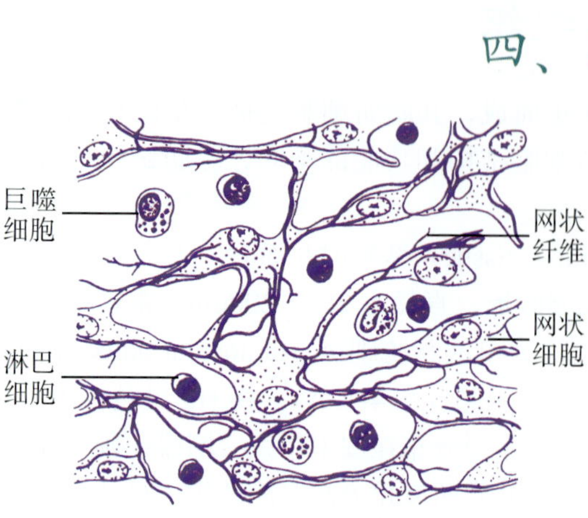

图 4-18 网状组织结构模式图

网状组织（reticular tissue）主要由网状细胞（reticulocyte）和网状纤维构成。网状细胞呈星状、多突起；细胞核大，呈圆形或卵圆形，染色浅，核仁明显；细胞质较多，弱嗜碱性。电镜下可见细胞质内粗面内质网较发达。相邻的网状细胞的突起之间彼此连接成网（图 4-18，图 4-19）。网状细胞具有产生网状纤维的功能。

网状纤维细小而多分支，沿网状细胞分布并互相连接成网，形成网状细胞依附的支架。网状组织主要分布在骨髓、淋巴结、脾和淋巴组织等处，形成血细胞和淋巴细胞发育的微环境。

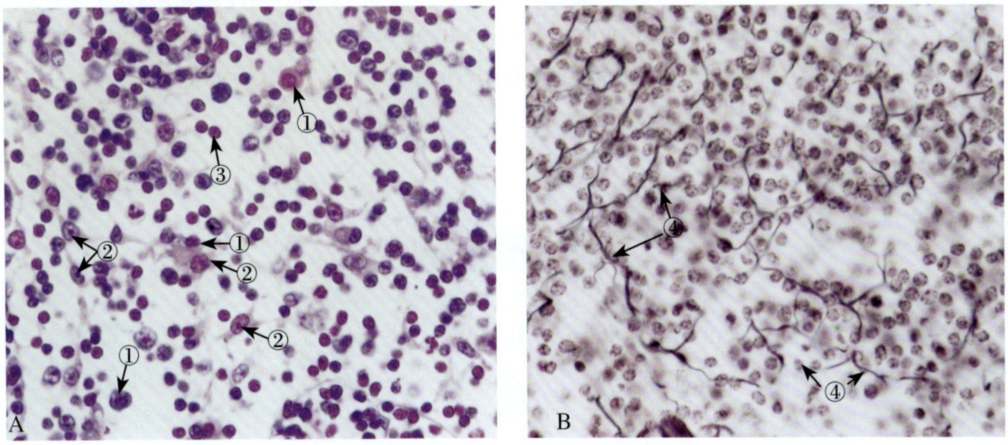

图 4-19　淋巴组织光镜像

A．HE 染色显示淋巴细胞和网状细胞；B．银染法及 HE 复染显示淋巴细胞、网状细胞和网状纤维
①反噬细胞；②网状细胞；③淋巴细胞；④网状纤维

SUMMARY

The connective tissues are responsible for providing and maintaining form in the body. Unlike the other tissue types（epithelium, muscle, and nerve）, which are formed mainly by cells, the major constituent of connective tissue is extracellular matrix composed of fibers, ground substance, and tissue fluid. Structurally, connective tissue can be divided into three classes of components: cells, fibers, and ground substance.

The connective tissues can be classified into connective tissue proper, blood, cartilage and bone. Connective tissue proper can be classified into 4 types: loose connective tissue, dense connective tissue, adipose tissue and reticular tissue.

Fibroblasts and adipocytes are produced locally and remain in the connective tissue. The other cells, such as leukocytes, are produced elsewhere and can be transient inhabitants of connective tissue. Connective tissue cells interact and create complex mechanisms that help to defend the body from invasion. Thus, macrophages can influence antibody production by plasma cells derived from B lymphocyte. Lymphocytes and mast cells can also produce substances that participate in the inflammatory process.

Connective tissue fibers are long, slender protein polymers that are present in variable proportions in the different types of connective tissue. The three types of fibers are collagen, elastic and reticular fiber. Collagen and reticular fibers are formed by the protein collagen, and elastic fibers mainly by the protein elastin. These fibers are distributed unequally among the different types of connective tissue.

Ground substance, a complex mixture of glycoproteins and proteoglycans that participate in binding cells to the fibers of connective tissues, is colorless and transparent. The main proteoglycans are composed of a core protein associated with the four main glycosaminoglycans: dermatan sulfate, chondroitin sulfate, keratan sulfate, and heparan sulfate. These molecules have binding sites for cells, collagen, and glycosaminoglycans. Interactions at these sites help to mediate normal cell adhesion and migration.

Cells interact with extracellular matrix components by using cell-surface molecules（matrix receptors）that bind to collagen, fibronectin, and laminin. These receptors are the integrins, a family of trans-membrane linker proteins. Due to their high viscosity, intercellular substances can act as a barrier to the penetration of some bacteria and other microorganisms.

间充质干细胞

间充质干细胞（mesenchymal stem cell，MSC）是来源于中胚层的具有高度自我更新能力和多向分化潜能的多能干细胞，广泛存在于人体多种组织中，常见的有骨髓间充质干细胞、脐带间充质干细胞和胎盘间充质干细胞等，是干细胞家族的重要成员。在体内或体外特定的诱导条件下，MSC可分化为脂肪、骨、软骨、肌肉、内皮、神经、肝等多种组织细胞，且连续传代培养和冻存复苏后仍有多向分化潜能。

由于MSC是介于胚胎干细胞和成体干细胞之间的一类干细胞群体，其染色体端粒较长（端粒长度和端粒酶活性决定细胞增殖能力，MSC端粒长度长于其他各类成体干细胞），因此，MSC增殖能力强于其他成体干细胞。传代培养的MSC在特定生长期间可迅速增殖，在2～3代后高达14%的细胞处于增殖期；6代以后，细胞增殖能力逐渐降低。

随着对MSC认识的不断加深，人们发现MSC可以调节T细胞、B细胞、巨噬细胞、树突状细胞、自然杀伤细胞的功能。如抑制T细胞的细胞分裂阻碍了淋巴细胞对抗原的反应能力，并且使细胞维持在一种静止的状态；抑制B细胞的增殖，参与体液免疫的调节；抑制树突状细胞的分化、成熟和功能；分泌转化生长因子-β1（TGF-β1）和白介素-1受体拮抗剂（IL-1RA），可以拮抗白介素-1介导的T细胞增殖等，表明MSC具有低免疫原性和较强的免疫调节抑制功能。

近年来，干细胞技术应用研究很广，造血干细胞等的移植已被证明是安全有效的治疗方法。间充质干细胞的临床研究也在许多国家开展，除了用来促进恢复造血、与造血干细胞共移植提高白血病和难治性贫血的治愈率以外，还用于免疫系统疾病、心血管疾病、神经损伤、骨和肌肉退行性疾病等的治疗研究。MSC因其分化潜能大、免疫原性低、易于体外培养、增殖能力强、取材方便且无伦理问题的限制，具有广阔的临床应用前景，是移植领域和自身免疫疾病治疗的研究热点，最有可能成为未来临床细胞替代治疗和组织工程的首选种子细胞。

思考题

1. 试述疏松结缔组织的细胞种类、分布特点及各自主要的生理功能。
2. 简述致密结缔组织的结构组成特点、类型以及各类型的主要分布。
3. 简述脂肪组织的结构组成特点、类型以及各类型的主要分布。

（洪　艳　张　莽）

第5章 软骨和骨

软骨和骨是分别以软骨组织和骨组织为主构成的器官。软骨组织和骨组织是特殊的结缔组织，它们的细胞外基质为固态。软骨和骨构成身体支架，具有支持和保护等作用。此外，骨组织是人体重要的钙、磷贮存库，体内 99% 的钙和 85% 的磷贮存于骨内。

一、软　骨

软骨（cartilage）由软骨组织及其周围的软骨膜组成。软骨组织由软骨基质和软骨细胞构成。根据所含纤维成分的不同，可将软骨分为透明软骨、纤维软骨和弹性软骨 3 种。

（一）透明软骨

透明软骨（hyaline cartilage）因新鲜时呈半透明状而得名，这种软骨分布较广，构成胚胎早期暂时的骨架及成体的肋软骨、关节软骨、呼吸道内的软骨等。

1．软骨组织的结构

（1）软骨细胞（chondrocyte）：软骨细胞位于软骨陷窝（cartilage lacuna）内。软骨陷窝是软骨基质内的小腔，生活状态被软骨细胞充满，在固定染色切片中，软骨细胞因收缩呈不规则形，在细胞周围可见陷窝腔隙（图 5-1，图 5-2）。软骨细胞形态不一，软骨组织周边部的幼

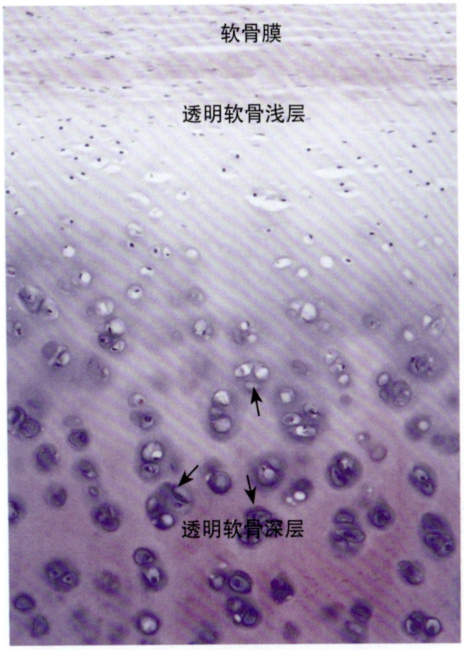

图 5-1　透明软骨低倍光镜像

箭头示同源细胞群

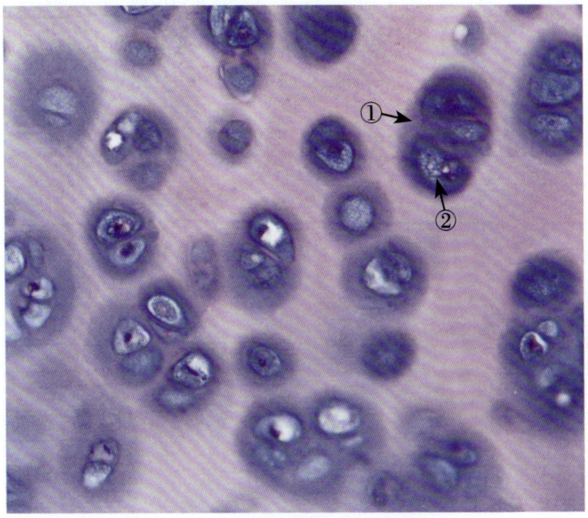

图 5-2　透明软骨高倍光镜像

①软骨囊；②软骨细胞

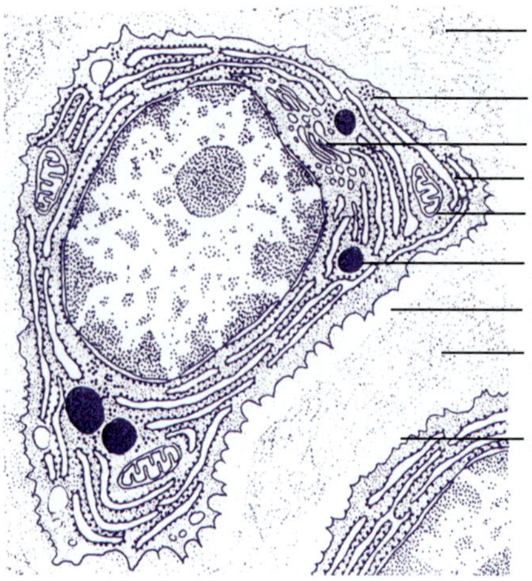

图 5-3 软骨细胞电镜结构模式图

稚软骨细胞体积较小，呈扁椭圆形，单个分布。自周边向中央，软骨细胞逐渐长大成熟，位于软骨中部的软骨细胞，体积较大，呈圆形或椭圆形，成群分布，每群含有 2 ～ 8 个细胞，它们是由一个细胞分裂增生形成的，称为同源细胞群（isogenous group）（图 5-1）。软骨细胞核呈椭圆形，核仁清楚，细胞质弱嗜碱性。电镜下可见丰富的粗面内质网和发达的高尔基复合体，线粒体较少，糖原和脂滴较多（图 5-3）。软骨细胞具有合成、分泌纤维和基质的功能。

（2）软骨基质（cartilage matrix）：是软骨细胞产生的细胞外基质。呈固态，由无定形的基质和纤维组成。

无定形基质呈凝胶态，具韧性，除含 70% 的水分外，主要成分是蛋白多糖。其蛋白多糖与疏松结缔组织中的类似，也形成分子筛结构，并和胶原原纤维结合，共同形成固态结构。在软骨陷窝周围的基质内，含较多硫酸软骨素，HE 染色呈强嗜碱性，形似囊状包绕软骨细胞，称为软骨囊（cartilage capsule）（图 5-2）。软骨组织内无血管，但由于基质富含水分，通透性强，故营养物质可通过渗透进入软骨组织深部。

透明软骨中的纤维是由Ⅱ型胶原蛋白组成的胶原原纤维，交织排列。胶原原纤维很细，直径为 10 ～ 20nm，无明显的周期性横纹，且折光率与基质相近，故光镜下不易分辨。软骨囊内胶原原纤维少或无，软骨囊之间含胶原原纤维较多。

2．软骨膜 除关节软骨外，软骨表面被覆有薄层致密结缔组织，称为软骨膜（perichondrium）。软骨膜分为两层：外层胶原纤维较多，主要起保护作用；内层纤维少，细胞和血管较多。靠近软骨组织表面的梭形小细胞，称为骨祖细胞，可以增殖分化为成软骨细胞（图 5-1，图 5-2），在软骨的生长和修复中起重要作用。软骨的营养来自软骨膜内血管，借助通透性很强的基质供应软骨细胞。

3．软骨的生长方式 软骨有两种并存的生长方式。

（1）间质生长（interstitial growth）：又称为软骨内生长，通过软骨细胞的分裂增殖，不断地产生基质和纤维，使软骨从内部膨胀式增大。

（2）外加生长（appositional growth）：又称为软骨膜下生长，通过软骨膜内层的骨祖细胞在软骨组织表面分裂分化为成软骨细胞，后者进一步分化为软骨细胞，不断产生基质和纤维，使软骨逐层增厚，从表面向外扩大。

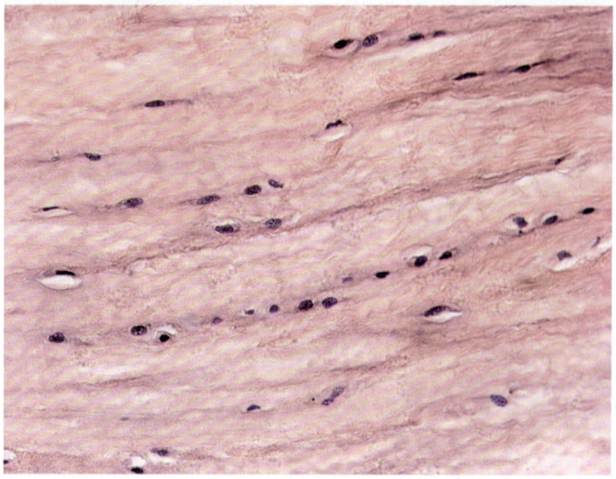

图 5-4 纤维软骨（椎间盘）高倍光镜像

（二）纤维软骨

纤维软骨（fibrocartilage）分布于椎间盘、关节盘、耻骨联合及肌腱附着于骨的部位。纤维软骨基质内含有大量平行或交错排列的胶原纤维束，故具较强的韧性。软骨细胞较小且数量少，成行排列于纤维束之间（图 5-4）。

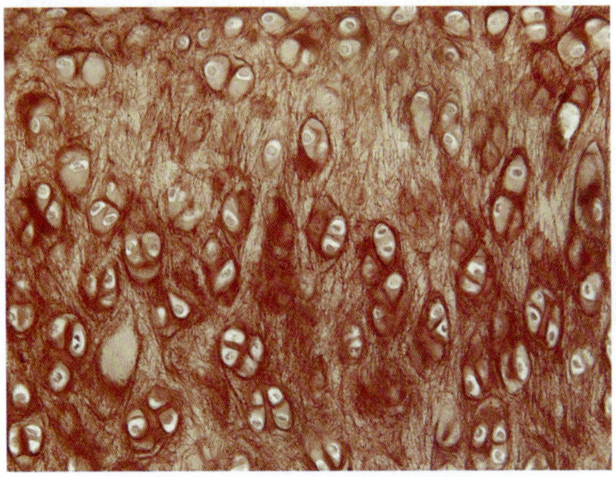

图 5-5　弹性软骨高倍光镜像

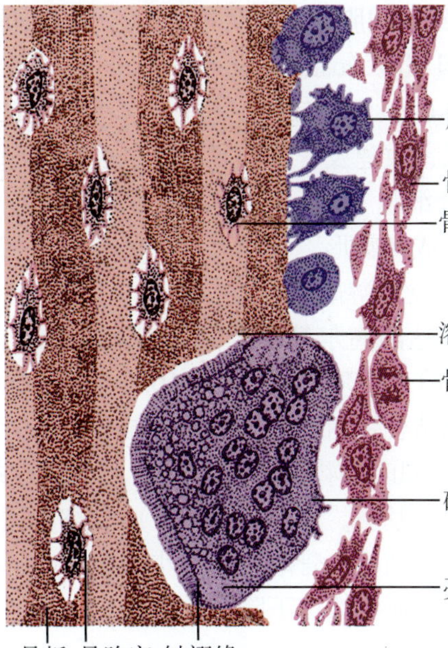

图 5-6　骨组织结构模式图

（三）弹性软骨

弹性软骨（elastic cartilage）分布于耳郭、外耳道、咽鼓管、会厌等处。它的结构特点是基质内含有大量弹性纤维（图 5-5），故具有较强的弹性。

二、骨

骨由骨组织、骨膜、骨髓、血管和神经等组成。

（一）骨组织的结构

骨组织（osseous tissue）是人体最坚硬的组织之一，由大量钙化的细胞外基质和细胞组成。钙化的细胞外基质称为骨基质（bone matrix）。骨组织的细胞有 4 种，即骨祖细胞、成骨细胞、骨细胞和破骨细胞。其中骨细胞最多，位于骨基质内，其余 3 种细胞均位于骨组织边缘（图 5-6）。

1．骨基质　由有机成分和无机成分组成。有机成分占骨重的 35%，其中主要是胶原纤维（占 95%）以及少量无定形基质（占 5%），这种未钙化的细胞外基质又称为类骨质（osteoid）。基质呈凝胶状，主要成分是蛋白多糖，具有黏着胶原纤维的作用。基质中还含有骨钙蛋白（osteocalcin）、骨桥蛋白（osteopontin）、骨粘连蛋白（osteonectin），它们分别与骨的钙化、钙离子的运输及细胞与骨基质的黏合有关。无机成分又称为骨盐，占骨重的 65%，主要为羟基磷灰石结晶［$Ca_{10}(PO_4)_6(OH)_2$］，呈细针状，沿胶原原纤维长轴规则排列并与之紧密结合。类骨质经钙化后转变为坚硬的骨基质。钙化是无机盐（骨盐）有序地沉积于类骨质的过程。

成人骨组织，无论密质骨还是松质骨，都是由骨板成层排列而成的，故又称为板层骨。骨板（bone lamella）系骨基质的结构形式，由胶原纤维平行排列成层，并与骨盐及无定形基质黏合而成。每层骨板厚 3 ~ 7μm。同一层骨板内纤维相互平行，相邻骨板纤维则相互垂直（图 5-6，图 5-9）。层层叠合的骨板犹如多层木质胶合板，有效地增强了骨的支持能力。

2. 骨组织的细胞 包括骨祖细胞、成骨细胞、骨细胞和破骨细胞。

（1）骨祖细胞（osteoprogenitor cell）：骨祖细胞是骨组织中的干细胞，位于骨外膜内层和骨内膜（图 5-6）。细胞较小，呈梭形，细胞质少且呈弱嗜碱性，细胞核呈卵圆形。骨祖细胞在骨组织生长、改建及骨折修复时，分裂分化为成骨细胞。

（2）成骨细胞（osteoblast）：成骨细胞分布于骨组织表面，排列较紧密，常成一层。成骨细胞呈矮柱状或椭圆形，表面有细小突起，与相邻成骨细胞或骨细胞突起形成缝隙连接。细胞核呈圆形，多位于游离端，核仁明显（图 5-6）。细胞质呈嗜碱性，电镜下可见内含丰富的粗面内质网和发达的高尔基复合体。细胞质内还有含磷酸钙等成分的致密颗粒和许多基质小泡（matrix vesicle）。基质小泡直径约 0.1μm，由质膜包被，小泡膜上有碱性磷酸酶、ATP 酶等，小泡内含有钙结合蛋白和细小的钙化结晶。成骨时，成骨细胞分泌骨基质有机成分，形成类骨质（osteoid），同时还释放基质小泡，小泡释放的钙化结晶进一步形成羟基磷灰石结晶沉着于类骨质而形成骨基质。在此过程中，成骨细胞逐渐相互分离，细胞突起增长，最后被骨基质包埋，遂转变为骨细胞，骨陷窝和骨小管也同时形成。在降钙素作用下，成骨细胞功能活跃，促进成骨，同时使血钙浓度下降。

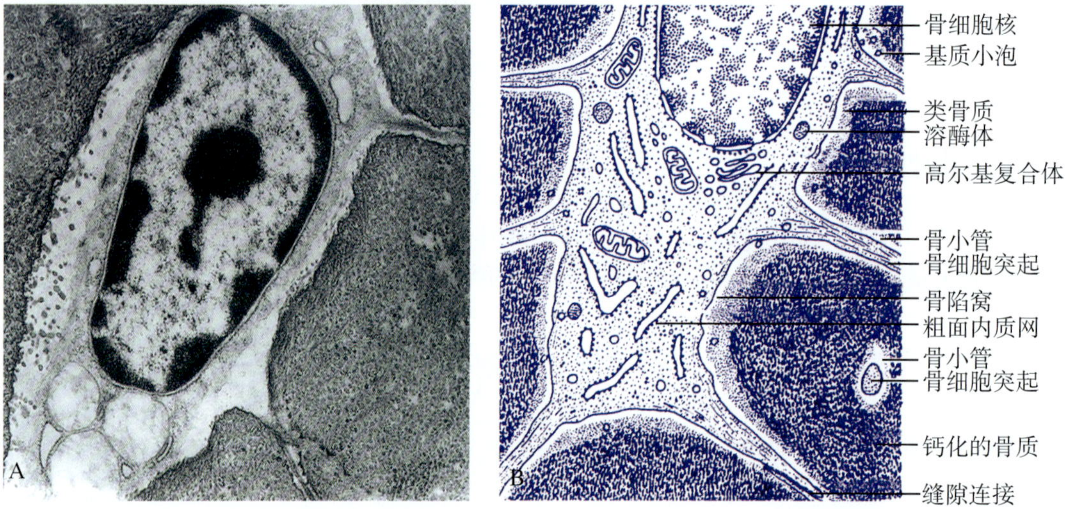

图 5-7 骨细胞

A. 电镜像；B. 模式图

（3）骨细胞（osteocyte）：骨细胞单个分散于骨板内或骨板间。骨细胞的细胞体呈扁椭圆形，细胞质呈弱嗜碱性，表面伸出许多细长突起，相邻骨细胞突起间形成缝隙连接。骨细胞的细胞体所在的腔隙，称为骨陷窝（bone lacuna），突起所在的腔隙，称为骨小管（bone canaliculus）（图 5-6，图 5-7），骨小管也彼此相通。骨陷窝和骨小管内含组织液，可营养骨细胞并带走代谢产物。在激素作用下，骨细胞具有一定的溶骨和成骨作用，参与钙、磷平衡的调节，故在骨细胞周围可见薄层的类骨质。

（4）破骨细胞（osteoclast）：破骨细胞是多细胞核的大细胞，直径可达 100μm，含 6 ~ 50 个细胞核。目前认为它是由单核细胞融合而成的。破骨细胞主要分布在骨质的表面，数量较少。光镜下，可见破骨细胞贴近骨质的一侧似纹状缘，细胞质呈泡沫状，HE 染色呈嗜酸性。电镜下，破骨细胞靠骨质一侧可见大量不规则微绒毛（图 5-8），形成皱褶缘（ruffled border）（图 5-6）；细胞质内含大量溶酶体和线粒体；皱褶缘周围有一个环形的细胞质区，含大量微丝，缺乏其他细胞器，称为亮区。亮区的细胞膜紧贴骨基质表面，犹如一道围墙，封闭皱褶缘区构成溶骨作用的微环境。破骨细胞有溶解和吸收骨基质的作用。当其功能活跃时，向此区释放溶

酶体酶及 H^+、乳酸、柠檬酸等，在酶和酸的作用下，骨基质溶解。细胞可内吞、分解骨基质的有机成分和钙盐结晶。骨基质溶解后释放的 Ca^{2+} 被吸收入血，使血 Ca^{2+} 升高。

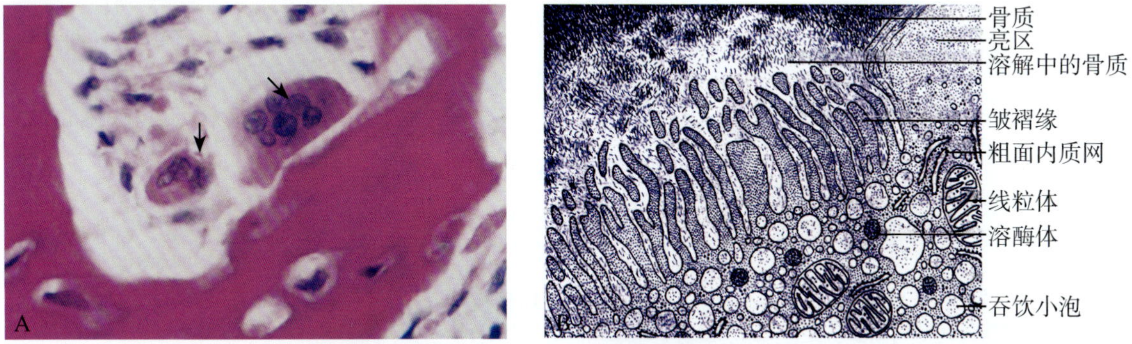

图 5-8　破骨细胞高倍光镜像（A）和局部电镜结构模式图（B）
箭头示破骨细胞

（二）长骨的结构

长骨由骨松质、骨密质、骨膜、关节软骨、骨髓（bone marrow）等组成。

1．骨松质　骨松质（spongy bone）分布于长骨的骨骺和骨干内侧，由大量针状或片状骨小梁相互连接，组成多孔的网架结构，孔内充满红骨髓。骨小梁由几层平行排列的骨板和骨细胞组成。

2．骨密质　骨密质（compact bone）分布在长骨骨干和骨骺外侧面。骨干处骨密质较厚，骨板排列紧密有序，分为环骨板、骨单位和间骨板（图 5-9 ～图 5-12）。

（1）环骨板（circumferential lamella）：环骨板为环绕骨干内、外表面排列的骨板，分别称为内环骨板和外环骨板。外环骨板较厚，有 10 ～ 40 层；内环骨板较薄，仅有数层，排列不甚规则。来自骨膜的血管、神经横穿骨板形成穿通管（perforating canal），又称为福尔克曼管（Volkmann' s canal），它与纵向走行的中央管相通，穿通管内的血管、神经及结缔组织进入中央管（图 5-9 ～图 5-12）。穿通管、中央管内含组织液。

（2）骨单位（osteon）：骨单位又称为哈弗斯系统（Haversian system），位于内、外环骨板之间，是长骨骨干内起主要支持作用的结构单位。骨单位呈长筒形，长 0.6 ～ 2.5mm，直径 30 ～ 70μm。骨单位中轴为纵行的中央管（central canal），又称为哈弗斯管（Haversian canal），内含血管、神经和骨内膜；中央管周围为 4 ～ 20 层同心圆排列的骨单位骨板（osteon lamella），又称为哈弗斯骨板（Haversian lamella）（图 5-9 ～图 5-12）。各层哈弗斯骨板间的骨陷窝借骨小管互相通连，最内层骨小管开口于中央管，从而获得营养并供给各层骨细胞（图 5-9 ～图 5-12）。骨单位最表面有黏合线（cement line），它是由一层含骨盐多、含纤维少的骨基质形成的，与相邻骨板相隔。骨单位最外层骨板内的骨小管均在黏合线处返折，不与相邻骨单位内的骨小管相通。同一骨单位内的骨小管互相通连，最内层的骨小管开口于中央管，形成血管系统与骨细胞物质交换的通路。

（3）间骨板：间骨板（interstitial lamella）位于骨单位之间或骨单位与环骨板之间，为半环形或不规则形骨板（图 5-9 ～图 5-12），无中央管，是原有骨单位或内、外环骨板被吸收后的残留部分。

3．骨膜　除关节面以外，骨的内、外表面均覆有一层结缔组织膜，分别称为骨外膜和骨内膜（图 5-9）。骨外膜（periosteum）分为内、外两层。外层较厚，为致密结缔组织，胶原纤

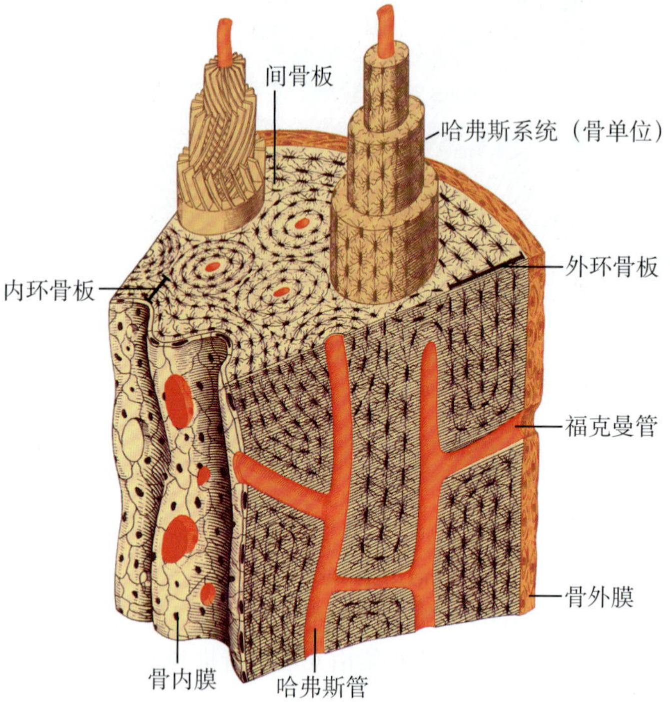

图 5-9 长骨骨干立体结构模式图

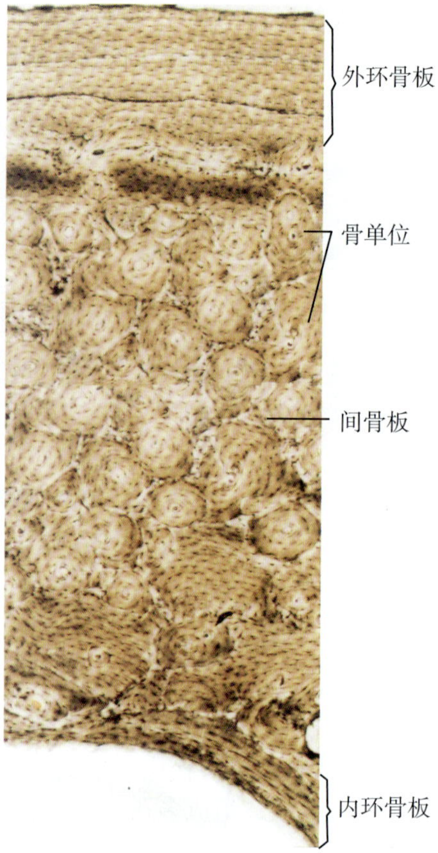

图 5-10 长骨骨干磨片光镜像

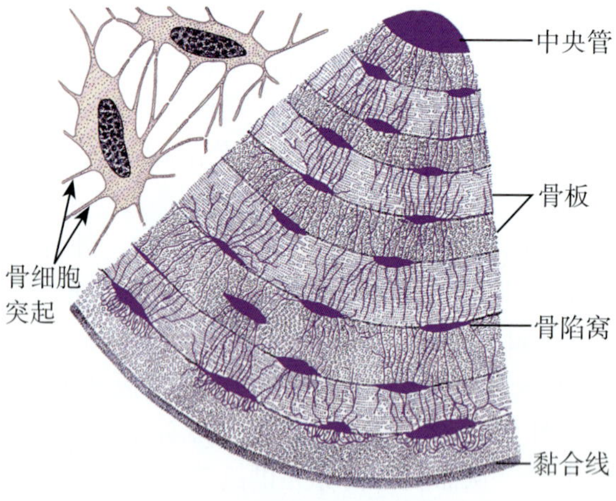

图 5-11 骨细胞与骨板结构模式图

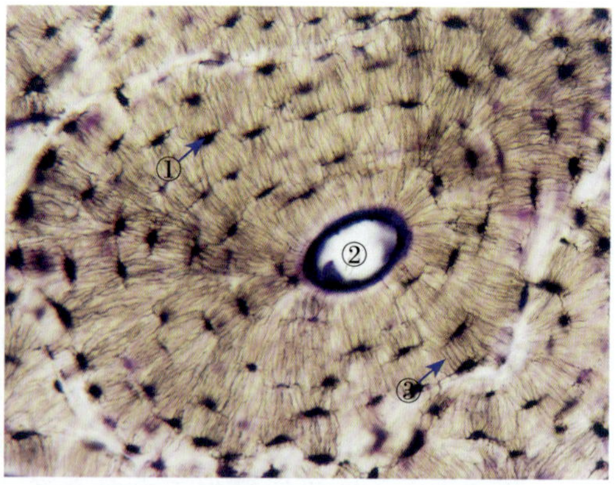

图 5-12 长骨磨片示骨单位光镜像

①骨陷窝；②中央管；③骨小管

维粗大而密集，细胞较少。有些纤维穿入到外环骨板，称为穿通纤维（perforating fiber）或称为沙比纤维（Sharpey fiber），具有固定骨膜和韧带的作用。内层较薄，为疏松结缔组织，纤维较少，含有骨祖细胞及丰富的小血管和神经等，这些血管经穿通管进入骨密质，分支形成骨单位中央管内的小血管。

骨内膜（endosteum）是贴附于骨髓腔面、骨小梁表面、中央管和穿通管内面的薄层结缔组织，也有小血管由骨髓经穿通管进入骨组织。骨内膜的骨祖细胞在骨表面排列成单层扁平形，细胞间有缝隙连接，这些细胞可分化为成骨细胞。此外，由于骨内膜分隔了骨组织和骨髓两种钙、磷浓度不同的组织液，可能具有离子屏障功能。

骨膜的主要功能是营养、保护骨组织，并参与骨的生长、改建和修复。

三、骨的发生

骨由胚胎时期的间充质发生，出生后仍继续生长发育，直到成年才停止加长和增粗，但骨的内部改建持续终生，改建速度随年龄增长而逐渐减缓。骨发生（osteogenesis）的方式有两种，即膜内成骨和软骨内成骨，但其骨组织形成的基本过程是一致的，即骨组织形成和骨组织吸收交替进行，相辅相成。

（一）骨组织发生的基本过程

1．间充质细胞分裂增殖，分化为骨祖细胞，后者进一步分化为成骨细胞。成骨细胞产生胶原纤维和无定形基质，形成类骨质，它们之间的距离也同时加大，突起也加长，并被包埋于其中转变为骨细胞。骨盐沉着后，类骨质骨化成为骨基质，骨组织即形成。

2．成骨细胞在形成新的骨组织的同时，原有骨组织的某些部位又可能被吸收，即破骨细胞溶解吸收旧的骨组织，使骨组织不断改建，以适应个体的生长和发育。

骨发生和生长过程中，骨组织的形成和吸收同时存在且处于动态平衡，这不仅见于胚胎时期，也见于出生后的生长发育时期及成年期。成骨细胞与破骨细胞通过相互调控共同完成骨组织的形成与吸收，保证骨的生长发育与个体生长发育相适应。

（二）膜内成骨

膜内成骨（intramembranous ossification）是由间充质先分化成胚性的结缔组织膜，再在此膜内形成骨。顶骨、额骨、锁骨等扁骨均由这种方式发生。在胚性的结缔组织膜将要形成骨的部位先形成骨化中心（ossification center），此处间充质细胞分裂增殖，先分化为骨祖细胞，再增大分化为成骨细胞，成骨细胞在此形成骨组织（图 5-13，图 5-14）。该成骨过程由骨化中心向四周扩展，最初形成针状和片状骨小梁，骨小梁不断增长、增粗，相互连接成网，并向四周发展，形成骨松质。骨松质周围的间充质分化成骨膜。以后骨组织不断生长和改建。以顶骨为例，外表面以成骨为主，内表面以破骨为主，骨的曲度不断改变以适应脑的发育。结果，内、

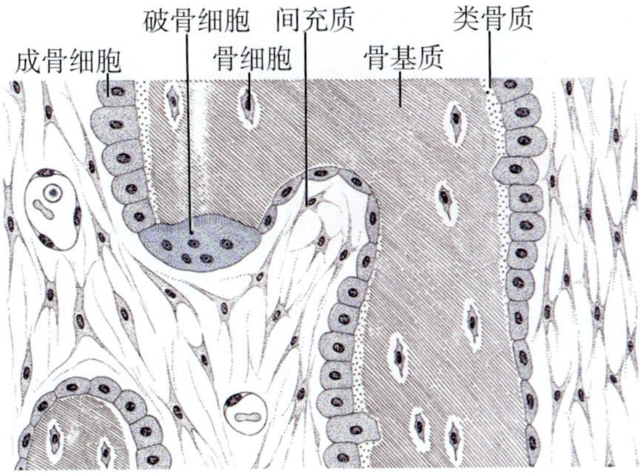

图 5-13　膜内成骨模式图，示骨组织的各种细胞

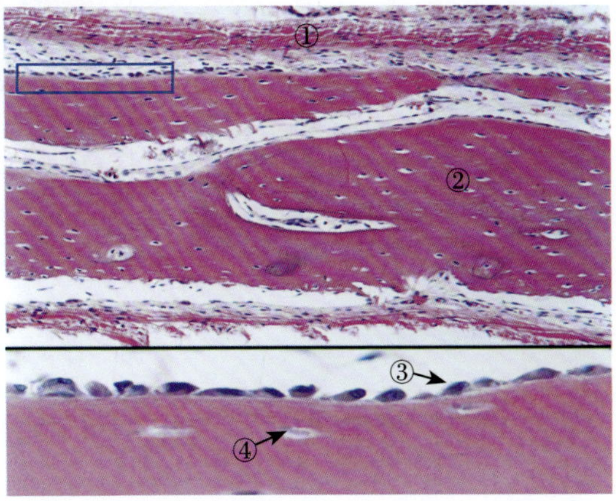

图 5-14　人颅骨光镜像，下图为上图的局部放大
①骨膜；②骨片；③成骨细胞；④骨细胞

外表面的骨密质组成内板和外板，其间的骨松质形成板障。

（三）软骨内成骨

软骨内成骨（endochondral ossification）即先由间充质形成透明软骨雏形，并随人体发育不断生长，以后软骨逐渐被骨组织取代。人体四肢骨、躯干骨及颅底骨等均以此种方式发生。现以长骨发生为例简述如下（图5-15，图5-16）。

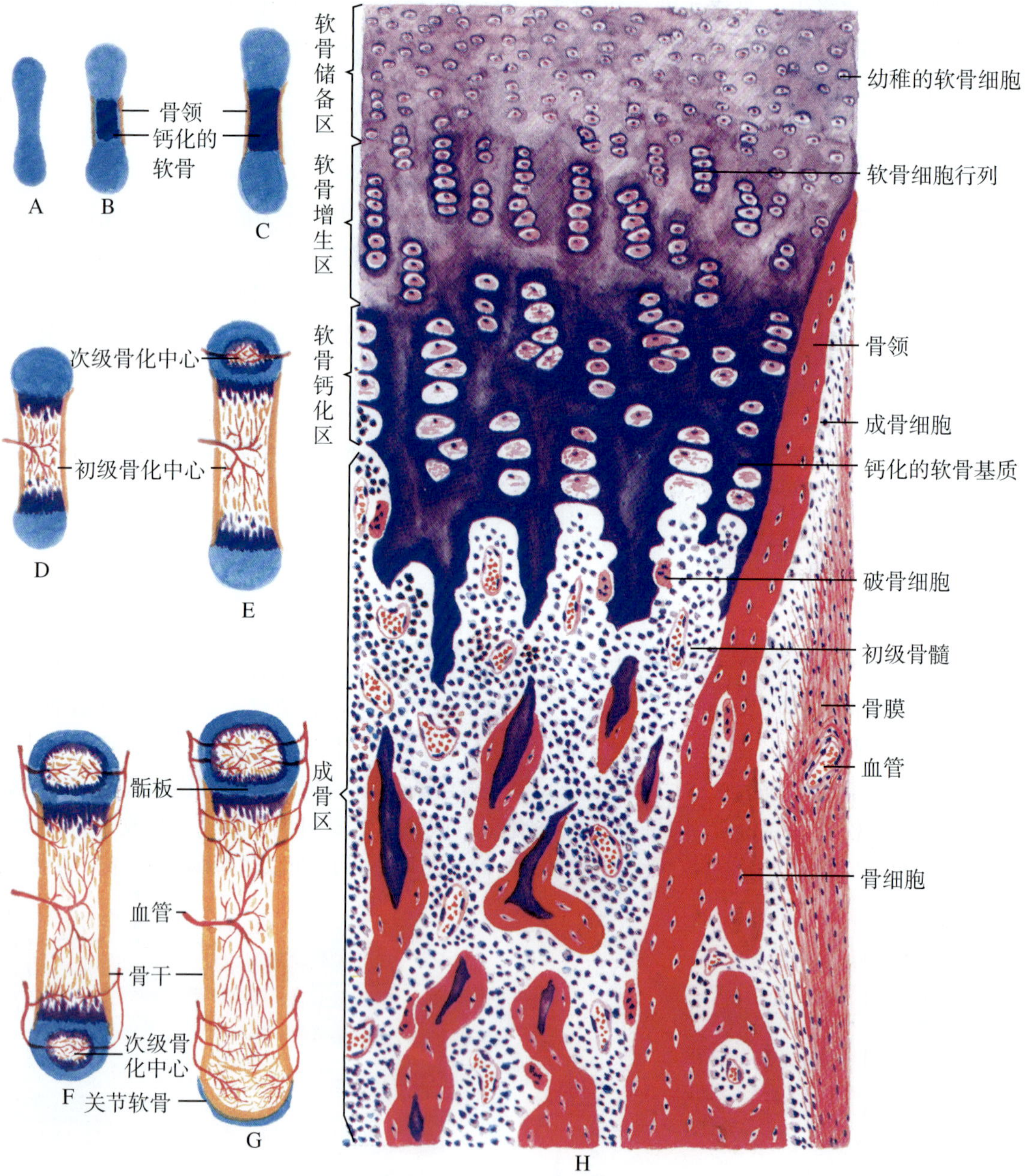

图5-15 长骨发生与生长示意图

A．软骨雏形；B．骨领形成；C．初级骨化中心出现；D．血管侵入；E．骨髓腔形成及次级骨化中心出现；F．次级骨化中心出现；G～H. 长骨不断加长和增粗

1．软骨雏形形成 在长骨发生部位，由间充质形成透明软骨，表面包有软骨膜，其形状与将要形成的长骨相似，称为软骨雏形（cartilage model）。

2．软骨周骨化　在软骨雏形中段，相当于骨干部位的软骨膜以膜内成骨方式形成环状骨组织，这层骨组织犹如领圈包绕软骨雏形中段，称为骨领（bone collar），其外表面软骨膜改称为骨外膜（图 5-15）。随着胚胎发育，骨领向两端不断延伸，并形成骨的骨干。

3．软骨内骨化　软骨内骨化相对比较复杂，基本过程如下：

（1）初级骨化中心形成：在骨领形成的同时，软骨雏形中央的软骨细胞肥大、软骨基质钙化。软骨细胞因营养缺乏而退化死亡，残留增大的软骨陷窝，该中央成为最先成骨的部位，称为初级骨化中心（图 5-15）。骨外膜血管连同破骨细胞及间充质细胞穿越骨领进入初级骨化中心，溶解吸收钙化的软骨基质形成不规则腔隙，称为初级骨髓腔。来自间充质的骨祖细胞分化为成骨细胞，在残存的钙化软骨基质表面成骨，形成初级骨小梁。

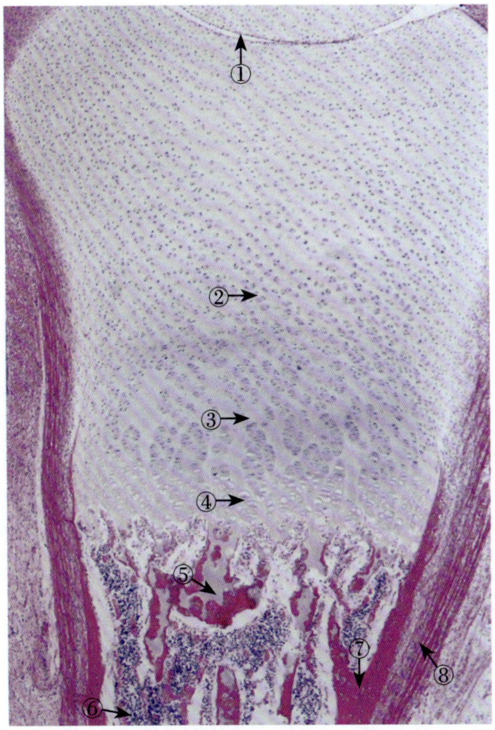

图 5-16　婴儿指纵切面低倍光镜结构像

①关节面；②软骨储备区；③软骨增生区；④软骨钙化区；⑤成骨区；⑥骨髓腔；⑦骨组织；⑧骨膜

（2）骨髓腔的形成与骨的增长：初级骨小梁经破骨细胞的骨质溶解作用不断被吸收，初级骨髓腔逐渐融合成一个较大的次级骨髓腔，腔内含有血管和骨髓组织（图 5-15）。骨领内表面不断被破骨细胞分解吸收，而骨领外表面成骨细胞不断成骨，使骨干不断增粗，骨髓腔也同时增大。由于初级骨化中心两端的软骨不断生长，成骨过程逐渐向两端推移，使骨不断增长，骨髓腔也随之沿纵向扩展。

在婴儿长骨（如指骨）的纵切面上可以观察到软骨内骨化的连续过程，从软骨到骨髓腔之间依次可以分出下列 4 个区（图 5-15，图 5-16）：①软骨储备区：软骨细胞较小，散在分布，基质呈弱嗜碱性；②软骨增生区：软骨细胞分裂形成同源细胞群，并纵行排列成细胞柱；③软骨钙化区：软骨细胞肥大，呈空泡状，细胞核固缩或退化死亡而残留较大的软骨陷窝，软骨基质钙化呈强嗜碱性；④成骨区：成骨区的钙化基质表面（即初级骨髓腔边缘）建造初级骨小梁，骨小梁表面附有成骨细胞和破骨细胞。

（3）次级骨化中心出现及骨骺形成：出生前或在出生后数月至数年，干骺端软骨中心出现次级骨化中心（secondary ossification center）。次级骨化中心的形成，同样经历了软骨细胞肥大、基质钙化、血管侵入和成骨细胞在残存软骨基质上形成骨松质的过程，但骨化方向是从中央向四周辐射进行的，结

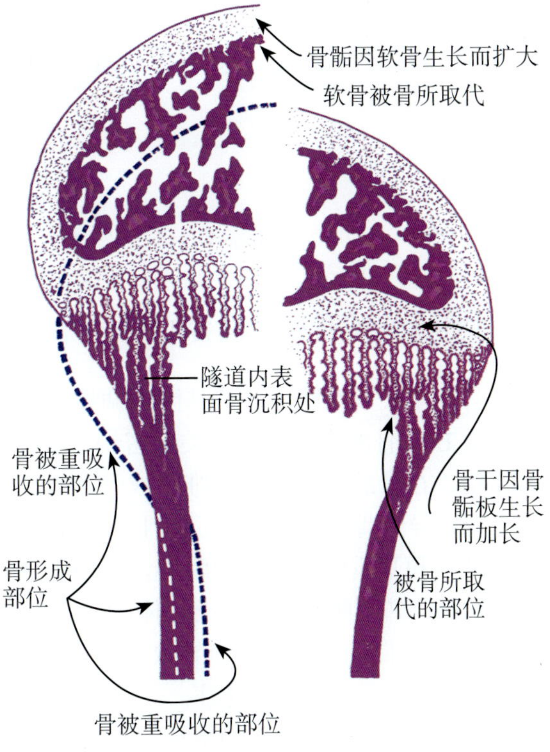

图 5-17　骨外形变化和骨骺发育模式图

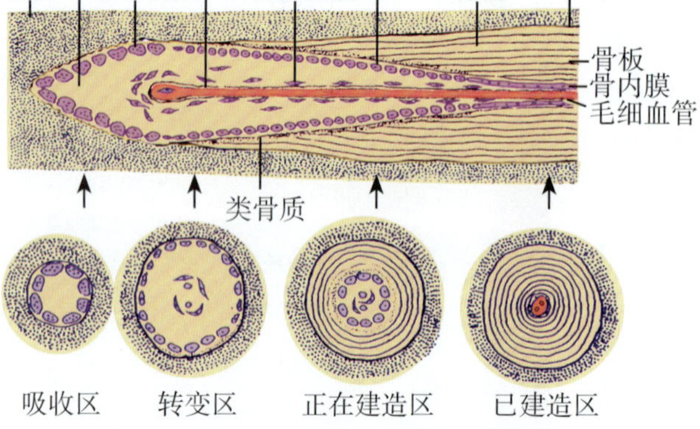

图 5-18 骨单位形成模式图

果形成骨骺（epiphysis）。骨松质占据骨骺端大部分，最后只在骨骺表面始终保留薄层关节软骨。骨骺与骨干之间早期留有软骨，即骺板（epiphyseal plate）。骺板处软骨细胞保持繁殖能力，在骨干两端以软骨内成骨的方式进行成骨，使长骨继续增长（图 5-17）。到 17 ~ 20 岁，骺板的软骨失去增生能力，被骨组织代替，即在长骨的干、骺之间留下一条骨化的线性骺板痕迹，称为骺线（epiphyseal line），此后长骨停止纵向生长。

（4）骨单位的形成与改建：骨干部的骨松质经不断改建变为骨密质，出现环行骨板，约在出生后 1 年，开始建立骨单位。破骨细胞溶解吸收原有骨组织，形成一些纵列的沟或隧道，来自骨外膜的血管及骨祖细胞进入其中，骨祖细胞分化为成骨细胞，紧贴沟或隧道表面，由外向内逐层形成同心圆排列的骨单位骨板，中央留有中央管，第一代骨单位形成（图 5-18）。以后在个体生长发育中，骨单位不断地新生与改建，即旧的骨单位逐渐被分解吸收，新一代骨单位不断形成，旧骨单位的残余部分即为间骨板。与此同时，骨外膜和骨内膜的成骨细胞形成环骨板，并不断改建（图 5-19）。由于骨单位的不断形成和外环骨板的增厚，骨干逐渐增粗。成年后骨干不再增长、增粗，但其内部的骨单位改建持续终生。

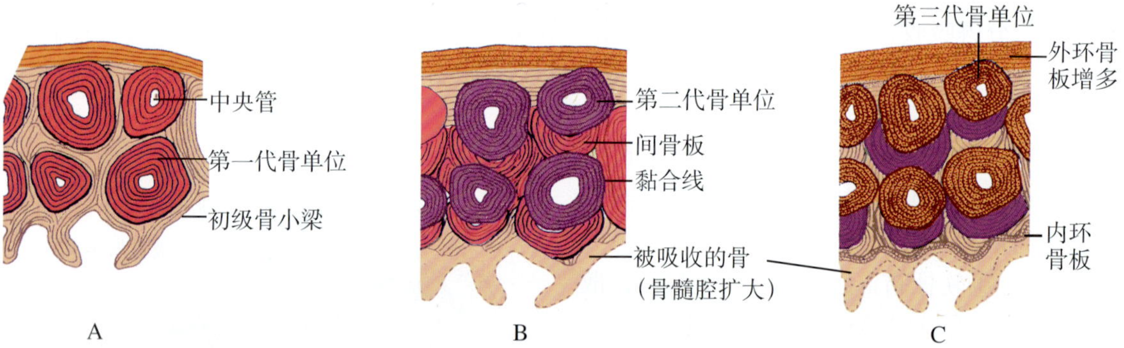

图 5-19 骨密质改建示意图

（四）影响骨生长发育的因素

骨的生长发育除受遗传基因的调控外，还受诸多因素的影响。其中维生素 A、维生素 C、维生素 D 与骨的生长和代谢关系密切。维生素 A 对成骨细胞和破骨细胞的活动具有协调和平衡作用，在骨的发育过程中维持成骨和改建的正常进行。当维生素 A 严重缺乏时，成骨和改建失调，导致骨骼生长畸形。维生素 C 对胶原纤维的生成发挥重要作用。若缺乏此种维生素，胶原纤维和基质的生成受到阻碍，因而导致骨生长停滞，骨折后不易愈合。维生素 D 能促进小肠对钙和磷的吸收，若缺乏，体内的钙和磷减少，骨组织不能钙化，停留在类骨质阶段。在儿童时期，维生素 D 缺乏会导致佝偻病；在成人时期，如果严重缺乏维生素 D，新生成的骨质不能钙化，会导致骨软化症。

骨的生成和代谢受多种激素的影响，其中较显著的是生长激素、甲状腺素、降钙素、甲状旁腺激素和性激素。生长激素和甲状腺素可以促进骺软骨细胞增生繁殖，使长骨不断加长。若这两种激素分泌不足，可致身材矮小；若生长激素分泌过多，可导致巨人症。甲状旁腺激素和降钙素参与调节血钙水平。雌激素与雄激素能增强成骨细胞的活动，参与骨的生长和成熟。妇女绝经后，雌激素分泌低下，骨盐分解吸收过多，可导致骨质疏松。

SUMMARY

Cartilage and bone are composed of cartilage tissue and osseous tissue, respectively. Cartilage tissue and osseous tissue are specialized connective tissues. They are classified as connective tissues because they consist of cells, fibers, and ground substance. They provide support and protection for the soft tissues and organs of the body while allowing flexibility.

Cartilage consists of chondrocytes and an extensive extracellular matrix composed of fibers and ground substance. Chondrocytes synthesize and secrete the extracellular matrix. The cells themselves are located in matrix cavities called lacunae. Variations in the composition of the fibrous components produce three types of cartilage: hyaline cartilage, fibrous cartilage, and elastic cartilage. Cartilage is avascular and is nourished by the diffusion of nutrients from capillaries in the adjacent perichondrium.

The main components of bone are osseous tissue, bone marrow, endosteum and periosteum. Osseous tissue is composed of intercellular calcified material, the bone matrix, and four cell types: osteoprogenitor cells, which are stem cells that may differentiate into osteoblasts; osteoblasts, which synthesize the organic components of the matrix; osteocytes, which are found in cavities（lacunas）within the matrix; and osteoclasts, which are multinucleated giant cells involved in the resorption and remodeling of bone tissue. Inorganic matter represents about 65% of the dry weight of bone matrix. Calcium, phosphate, and hydroxyl ions form a calcium phosphate complex in bone tissue called hydroxyapatite, $Ca_{10}(PO_4)_6(OH)_2$. The organic matter is type Ⅰ collagen and ground substance, which contains proteoglycan aggregates and several specific structural glycoproteins. Bone glycoproteins may be responsible for promoting calcification of bone matrix.

Bone can be formed in two ways: intramembranous ossification, which takes place within condensations of mesenchymal tissue; or endochondral ossification, which takes place within a piece of hyaline cartilage whose shape resembles a model of the bone to be formed.

你想长高吗?

现在，人们对身高相当重视。参军、选拔运动员、招聘模特，都对身高有特殊要求。那么，人为什么会有高矮之分呢？如何能使自己长得更高一些呢？一个人的身高，75%取决于遗传因素。英国的一份调查材料说，45%的低矮儿童是遗传造成的，可见遗传因素不容忽视。不过，影响身体高度的因素并不完全取决于遗传。事实上，子女超过父母身高的例子屡见不鲜，并且还有“一代比一代高”的现象。所以，除了内在的遗传因素外，还有相当重要的外在因素。外在因素主要是指营养、生活习惯、体育锻炼等。所以希望在停止生长前使自己高一些的青少年，可以在这些方面做一番努力。首先要保证充足的营养，从某种意义上说，身高是营养物质“堆砌”起来的，其中蛋白质对人体的发育不可缺少。每天能摄取25g蛋白质的人，身材都相对高大些；而蛋白质的摄入量每天少于15g时，身材可能就矮小些。青春期是生长激素和雄激素分泌最旺盛的时期。生长激素的主要功能是使四肢骨骼增长，雄激素则使骨骼增粗，变得更结实。这两种激素的分泌在睡眠中最旺盛，所以青少年要保证充足的睡眠，每晚至少要睡足8小时。此外不良情绪会影响脑和内分泌系统的功能，所以保持乐观的心态、积极向上的精神会有助于我们的生长发育。青少年还应该注意体育锻炼。每个人都有一定的遗传增长潜能，当遇到好的生活环境条件、充分的营养保障和适当的锻炼时，增长身高的潜能就会发挥出来。研究表明，对年龄相同的青年，从小就经常参加体育锻炼的人，比不常参加锻炼的人，身长平均高出4～8cm。

儿童的身高低于同性别、同年龄、同种族儿童平均身高的2个标准差称矮小症。不同病因如生长激素缺乏或分泌不足、家族性矮身材、先天性卵巢发育不全、骨骼发育障碍、其他内分泌代谢病引起的生长落后等都可导致身材矮小。临床治疗可根据不同病因酌情给予激素替代治疗及营养、运动和心理治疗等。但需要注意的是，矮小的治疗有最后时限。一般而言，应该是在骨骺闭合前开始治疗。

思考题

1．简述软骨的组成及分类。

2．试述骨密质的结构。

3．试述成骨细胞和破骨细胞的结构及其在骨发生和生长更新中的作用。

4．试述膜内成骨和软骨内成骨的基本过程。

5．名词解释：同源细胞群，软骨囊，骨单位（哈弗斯系统），初级骨化中心，次级骨化中心。

（邵素霞　陈　炜）

第6章 血液和血细胞发生

一、血 液

血液（blood）是循环于心血管内的液态组织。健康成人的血液总量约有 5L，约占体重的 7%。从血管取少量血液加入适量抗凝剂（如肝素或枸橼酸钠），静置或离心沉淀后，血液可分出 3 层：上层为淡黄色的血浆，下层为红细胞，中间灰白色的薄层为白细胞和血小板。可见，血液是由红细胞、白细胞、血小板和血浆所组成的。

血浆（plasma）相当于结缔组织的细胞外基质，约占血液容积的 55%，pH 为 7.3 ～ 7.4。其主要成分是水，占 90%，其余为血浆蛋白（白蛋白、球蛋白、纤维蛋白原）、脂蛋白、脂滴、无机盐、酶、激素、维生素和各种代谢产物。血液流出血管后，溶解状态的纤维蛋白原转变为不溶解状态的纤维蛋白，将血细胞和大分子血浆蛋白包裹起来，形成凝固的血块，并析出淡黄色的清亮液体，称为血清（serum）。

血细胞和血小板约占血液容积的 45%。在正常生理情况下，血细胞和血小板有一定的形态结构，并有相对稳定的数量。通常采用瑞特（Wright）或吉姆萨（Giemsa）染色的血涂片标本，可在光镜下对血细胞的形态结构进行观察。

血细胞分类和计数的正常值见表 6-1。

表6-1 血细胞和血小板分类及计数的正常值

血细胞	正常值
红细胞	男：(4.0 ～ 5.5) × 10^{12}/L 女：(3.5 ～ 5.0) × 10^{12}/L 新生儿：(6.0 ～ 7.0) × 10^{12}/L
白细胞	成人：(4.0 ～ 10) × 10^{9}/L
中性粒细胞	50% ～ 70%
嗜酸性粒细胞	0.5% ～ 3%
嗜碱性粒细胞	0% ～ 1%
单核细胞	3% ～ 8%
淋巴细胞	25% ～ 30%
血小板	(100 ～ 300) × 10^{9}/L

血细胞形态、数量、比例和血红蛋白含量的测定结果称为血象。患病时，血象常有显著变化，故检查血象对了解机体状况和诊断疾病十分重要。

（一）红细胞

在血涂片中，红细胞（erythrocyte，red blood cell，RBC）直径为 7 ~ 8μm，中央染色较浅，周缘染色较深（图 6-1）。扫描电镜下，红细胞形态呈双凹圆盘状，中央较薄（1μm），周缘较厚（2μm）（图 6-2）。这种形态特点增加了红细胞的表面积，有利于细胞内外气体的迅速交换。

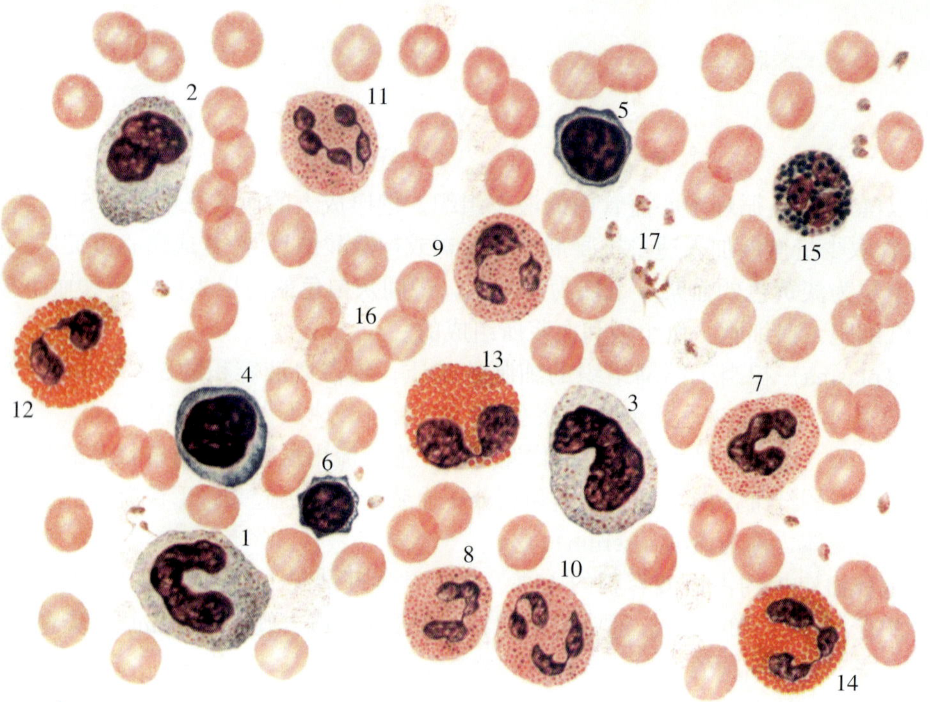

图 6-1 各种血细胞和血小板光镜结构模式图

1 ~ 3．单核细胞；4 ~ 6．淋巴细胞；7 ~ 11．中性粒细胞；12 ~ 14．嗜酸性粒细胞；15．嗜碱性粒细胞；16．红细胞；17．血小板

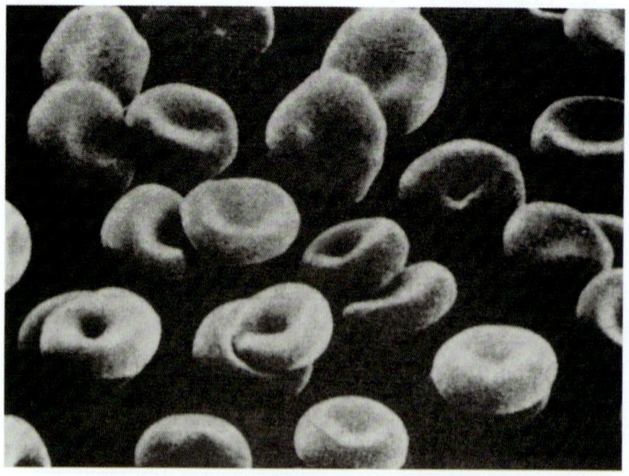

图 6-2 人外周血红细胞扫描电镜像

成熟的红细胞无细胞核，无细胞器，细胞质内充满血红蛋白（hemoglobin，Hb），使红细胞呈现红色。血红蛋白约占红细胞重量的 33%。正常成人血液中血红蛋白含量，男性为 120 ~ 150g/L，女性为 110 ~ 140g/L。血红蛋白具有结合与运输氧和二氧化碳的功能。

红细胞具有形态的可变性（deformability），当红细胞通过小于自身直径的毛细血管时，可改变形状，然后在 ATP 的作用下再恢复其独特的双凹圆盘状。这是因为红细胞膜固定在一个能活动的圆盘状的网架结构上，此网架结构称为红细胞膜骨架（erythrocyte membrane skeleton），其主要成分为血影蛋白（spectrin）和肌动蛋白等。任何导致红细胞膜骨架解体的因素，均可使红细胞变成棘球形或球形，畸形的红细胞在通过脾时，极易被巨噬细胞吞噬清除，导致先天性溶血性贫血。

红细胞的渗透压与血浆相等。当血浆渗透压降低时，过量水分进入细胞，细胞膨胀呈球形，甚至引起细胞膜破坏，血红蛋白逸出，称为溶血（hemolysis）；溶血后残留的红细胞膜囊，称为血影（ghost）。凡能损害红细胞膜的因素，如脂溶剂、蛇毒、溶血性细菌等均能引起溶血。反之，若血浆的渗透压升高，可使红细胞内的水分析出过多，致使红细胞皱缩，也引起细胞膜破坏。

ABO 血型系统是根据红细胞膜表面有无特异性抗原（凝集原）A 和 B 来划分的血液类型系统，该系统是 1900 年奥地利兰茨泰纳发现和确定的人类第一个血型系统。根据凝集原 A、B 的分布把血液分为 A、B、AB、O 四型。红细胞膜上只有凝集原 A 的为 A 型血，其血清中有抗 B 凝集素；红细胞膜上只有凝集原 B 的为 B 型血，其血清中有抗 A 的凝集素；红细胞膜上都有 A、B 两种凝集原的为 AB 型血，其血清中无抗 A 和抗 B 凝集素；红细胞膜上皆无 A、B 两种凝集原者为 O 型，其血清中含有抗 A 和抗 B 凝集素。具有凝集原 A 的红细胞可被抗 A 凝集素凝集；抗 B 凝集素可使含凝集原 B 的红细胞发生凝集。当抗体与相对应的抗原结合后，在补体的作用下，红细胞膜上出现直径约 10nm 的小孔，导致溶血。所以，临床进行输血前进行严格的血型鉴定具有重要意义。

红细胞的平均寿命约 120 天。由于红细胞无任何细胞器，因此不能合成红细胞所需要的代谢酶及红细胞膜骨架的蛋白质。随着时间的延长，ATP 酶逐渐消失，血红蛋白变性，细胞的形态可发生变化。衰老的红细胞，在经过脾、肝和骨髓时，被巨噬细胞捕捉吞噬。

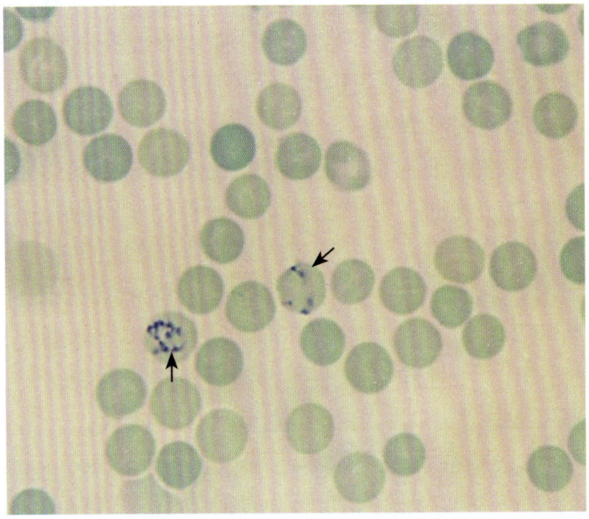

图 6-3 人外周血网织红细胞光镜像

箭头示蓝色的细网或颗粒，煌焦油蓝染色

网织红细胞（reticulocyte）（图 6-3）是刚刚从骨髓释放入血液的尚未达到完全成熟的红细胞，在常规染色下观察很难与正常成熟的红细胞区分。但采用煌焦油蓝染色，可见其细胞内含有被染成蓝色的细网或颗粒，电镜下观察为残留的核糖体。网织红细胞尚有一定的合成血红蛋白的能力，经 1 ~ 3 天后，细胞内核糖体消失，血红蛋白的含量即不再增加。成人网织红细胞占红细胞总数的 0.5% ~ 1.5%，新生儿较多，可达 3% ~ 6%。贫血患者如果造血功能良好，其血液中网织红细胞的百分比增高。因此，网织红细胞的计数对贫血性血液病的诊断和预后判断具有一定临床意义。

（二）白细胞

白细胞（leukocyte，white blood cell，WBC）是有核的球形细胞，它们从骨髓进入血液后一般均于 24 小时内以变形运动方式穿过微血管管壁，进入周围组织，发挥其防御和免疫功能。成人正常值为（4.0 ~ 10）$\times 10^9$/L，婴幼儿稍高于成人。血液中白细胞的数量可受各种生理和病理因素的影响。根据白细胞的细胞质内有无特殊颗粒，可将其分为有粒白细胞和无粒白细胞。有粒白细胞常简称为粒细胞，根据其特殊颗粒的染色特性，又分为中性粒细胞、嗜碱性粒细胞和嗜酸性粒细胞 3 种；无粒白细胞则有单核细胞和淋巴细胞两种，细胞质内都含有细小的嗜天青颗粒（图 6-1）。

1. 中性粒细胞 中性粒细胞（neutrophilic granulocyte，neutrophil）占白细胞总数的 50% ~ 70%，是白细胞中数量最多的一种。细胞呈球形，直径为 10 ~ 12μm，细胞核呈杆状或分叶

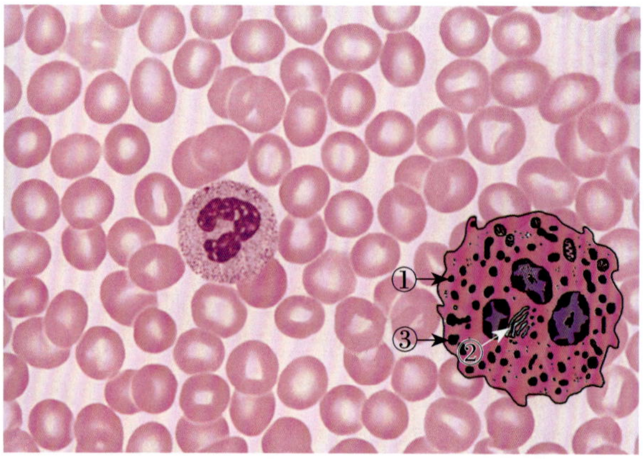

图 6-4 人外周血中性粒细胞光镜像和电镜结构模式图（右下插图）

①特殊颗粒；②高尔基复合体；③嗜天青颗粒（溶酶体）

状（图 6-4）。中性粒细胞的分叶核一般为 2 ～ 5 叶，叶间有染色质丝相连，正常人以 2 ～ 3 叶者居多。细胞核的叶数与细胞在血液中的时间成正相关。一般认为核分叶越多，细胞相对越衰老。1 ～ 2 叶核或杆状核的细胞数量增多，称为核左移，提示机体有严重细菌感染；4 ～ 5 叶核的细胞数量增多，称为核右移，表明骨髓造血功能障碍。中性粒细胞的细胞质染成粉红色，含有许多细小的浅紫色和淡红色颗粒。颗粒可分为嗜天青颗粒和特殊颗粒两种。嗜天青颗粒较少，约占颗粒总数的 20%；电镜下，颗粒较大，呈圆形或椭圆形，电子密度较高（图 6-4）。它是一种溶酶体，含有髓过氧化物酶和酸性磷酸酶等，能消化分解吞噬的异物。特殊颗粒数量多，约占颗粒总数的 80%；电镜下，颗粒较小，呈哑铃形或椭圆形，内含碱性磷酸酶、吞噬素、溶菌酶等。吞噬素具有杀菌作用，溶菌酶能溶解细菌表面的糖蛋白。近年来还发现一种内含黏附分子的颗粒，参与细胞黏附和吞噬。

中性粒细胞具有很强的趋化作用和吞噬功能。所谓趋化作用，是细胞向着某一化学物质刺激的方向移动。对中性粒细胞起趋化作用的物质，称为中性粒细胞趋化因子。中性粒细胞对细菌产物及受感染组织释放的某些化学物质具有趋化性，能移动聚集到细菌侵入部位，大量吞噬细菌，形成吞噬体。吞噬体先后与特殊颗粒和溶酶体融合，细菌即被各种水解酶、氧化酶、溶菌酶及其他具有杀菌作用的成分杀死并分解消化。由此可见，中性粒细胞在体内起着重要的防御作用。中性粒细胞杀死细菌后，自身也常死亡，成为脓细胞（脓球）。中性粒细胞在血液中停留 6 ～ 7 小时，在组织中存活 2 ～ 3 天。

2．嗜酸性粒细胞 嗜酸性粒细胞（eosinophilic granulocyte，eosinophil）占白细胞总数的 0.5% ～ 3%。细胞呈球形，直径为 10 ～ 15μm，细胞核常为 2 叶，细胞质内充满粗大均匀的嗜酸性颗粒，染成橘红色（图 6-5）。电镜下，颗粒多呈椭圆形，有单位膜包被，内含颗粒状基质和方形或长方形结晶体。颗粒含有酸性磷酸酶、芳基硫酸酯酶、过氧化物酶和组胺酶等，也是一种溶酶体。嗜酸性粒细胞也能做变形运动，并具有趋化性。它能吞噬抗原 - 抗体复合物，释放组胺酶灭活组胺，从而减轻过敏反应。嗜酸性粒细胞还能借助抗体或补体，杀灭寄生虫。因此，嗜酸性粒细胞具有抗过敏和抗寄生虫作用。在过敏性疾病或寄生虫病时，血液中嗜酸性粒细胞增多。嗜酸性粒细胞在血液中仅停留 6 ～ 8 小时，在组织中可存活 8 ～ 12 天。

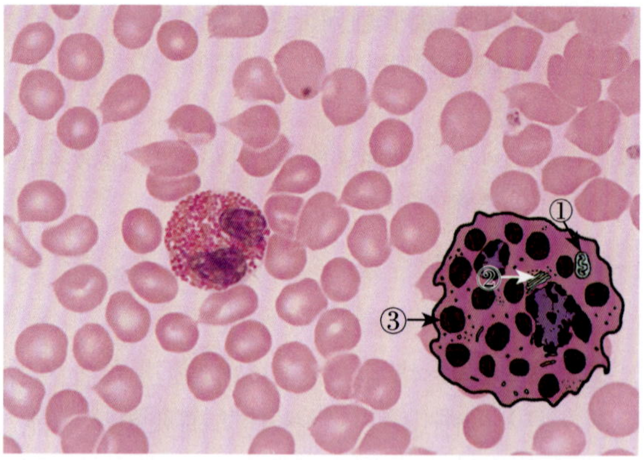

图 6-5 人外周血嗜酸性粒细胞光镜像和电镜结构模式图（右下插图）

①线粒体；②高尔基复合体；③特殊颗粒

3．嗜碱性粒细胞 嗜碱性粒细胞（basophilic granulocyte，basophil）数量最少，占白细胞总数的 0% ～ 1%。细胞呈球形，直径为 10 ～ 12μm。细胞核分叶，或呈“S”形及不规则形，着色较浅，常被细胞质内的嗜碱性颗粒所掩盖。嗜碱性颗粒大小不等，分布不均，染成蓝紫色

（图 6-6）。颗粒具有异染性，甲苯胺蓝染色呈紫红色。电镜下，嗜碱性颗粒内充满细小微粒，呈均匀或螺纹状分布。颗粒内含有肝素和组胺，可被快速释放；嗜碱性细胞基质内含有白三烯，它的释放较前者缓慢。肝素具有抗凝血作用，组胺和白三烯参与过敏反应。嗜碱性粒细胞在组织中可存活 10 ～ 15 天。

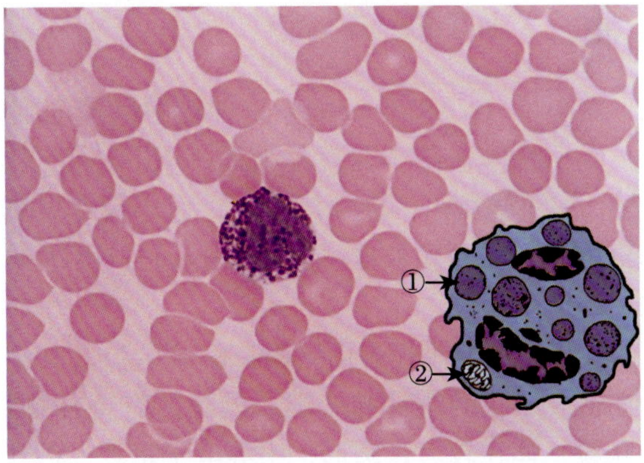

图 6-6　人外周血嗜碱性粒细胞光镜像和电镜结构模式图（右下插图）

①特殊颗粒；②线粒体

4．淋巴细胞　淋巴细胞（lymphocyte）占白细胞总数的 25% ～ 30%。血液中的淋巴细胞大部分为直径 6 ～ 8μm 的小淋巴细胞，小部分为直径 9 ～ 12μm 的中淋巴细胞。在淋巴组织中还有直径为 13 ～ 20μm 的大淋巴细胞。小淋巴细胞的细胞核为圆形，占细胞的大部分，细胞核的一侧常有浅凹，染色质浓密呈块状，着色深。细胞质很少，在细胞核周形成一窄缘。中淋巴细胞的细胞核染色质略稀疏，着色略浅，有的可见核仁。细胞质为嗜碱性，呈蔚蓝色。细胞质中可含嗜天青颗粒。电镜下，淋巴细胞的细胞质含大量游离核糖体，可有小的溶酶体、粗面内质网、高尔基复合体和线粒体（图 6-7）。

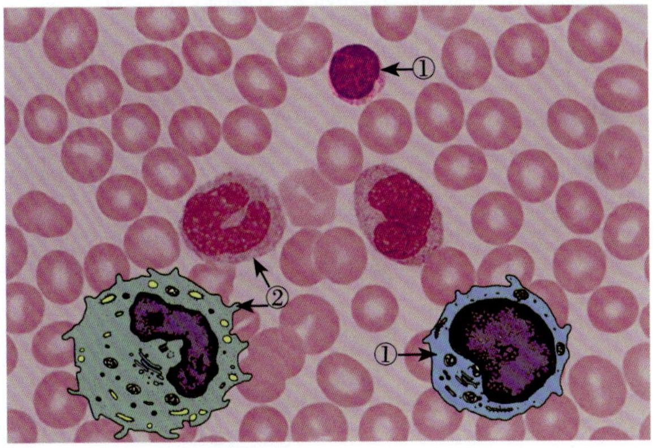

图 6-7　人外周血淋巴细胞和单核细胞光镜像和电镜结构模式图（下方插图）

①淋巴细胞；②单核细胞

根据淋巴细胞的发生来源、形态特点和免疫功能等不同，可将其分为 3 类：①胸腺依赖淋巴细胞（thymus dependent lymphocyte），简称为 T 细胞，产生于胸腺，约占血液淋巴细胞总数的 75%；其体积小，细胞质内含数个溶酶体，参与细胞免疫并具有免疫调节作用。②骨髓依赖淋巴细胞（bone marrow dependent lymphocyte），简称为 B 细胞，产生于骨髓，占 10% ～ 15%；其体积略大，一般不含溶酶体，有少量粗面内质网。B 细胞受抗原刺激后增殖分化为浆细胞，产生抗体，参与体液免疫。③自然杀伤细胞（nature killer cell），简称为 NK 细胞，产生于骨髓，约占 10%；为中淋巴细胞，溶酶体较多，能非特异杀伤某些肿瘤细胞和病毒感染细胞。淋巴细胞是机体内唯一可从组织中返回血液的白细胞，在机体的免疫防御过程中发挥重要作用。

5．单核细胞　单核细胞（monocyte）占白细胞总数的 3% ～ 8%，是白细胞中体积最大的细胞，细胞呈圆形或椭圆形，直径为 14 ～ 20μm。细胞核呈肾形、马蹄形或不规则形。染色质颗粒细而松散，故着色较浅。细胞质较多，呈弱嗜碱性，细胞质内含有许多细小的嗜天青颗粒（图 6-7）。颗粒内含有过氧化物酶、酸性磷酸酶、非特异性酯酶和溶菌酶，这些酶不仅与单核细胞的功能有关，还可作为与淋巴细胞的鉴别点。电镜下，细胞表面有少许短的微绒毛，细胞质内含有许多吞噬泡、线粒体和粗面内质网，嗜天青颗粒即是溶酶体（图 6-7）。单核细胞在血流中停留 12 ～ 48 小时后，进入不同的组织，分化成不同种类的巨噬细胞。机体内大多数具有吞噬能力的细胞均来源于单核细胞（参见免疫系统）。它除了具有吞噬和杀菌功能之外，还能消除体内衰老和损伤的细胞，并参与免疫作用。

（三）血小板

血小板（blood platelet）是骨髓中巨核细胞脱落下来的小块细胞质，并非严格意义上的细胞。血小板体积甚小，直径为 2 ~ 4μm，呈双凸扁盘状；当受到机械或化学刺激时，则伸出伪足，呈不规则形。在血涂片中，血小板常聚集成群，故无明显的轮廓。血小板中央部有蓝紫色的颗粒，称为颗粒区（granulomere）；周边部呈均质浅蓝色，称为透明区（hyalomere）（图 6-1）。

电镜下，血小板表面吸附有血浆蛋白，其中有多种凝血因子。透明区含有微管和微丝，参与血小板形状的维持和变形。颗粒区有特殊颗粒、致密颗粒和少量溶酶体。特殊颗粒又称为 α 颗粒，体积较大，圆形，中等电子密度，内含血小板因子 4、血小板源性生长因子（platelet-derived growth factor，PDGF）、凝血酶敏感蛋白（thrombospondin）等。致密颗粒较小，电子密度大，内含 5- 羟色胺、ADP、ATP、钙离子、肾上腺素等。血小板内还有开放小管系和致密小管系。开放小管系的管道与血小板表面细胞膜连续，借此可增加血小板与血浆的接触面积，并能摄取血浆物质和释放颗粒内容物。致密小管系是封闭的小管，管腔电子密度中等，能收集钙离子和合成前列腺素等（图 6-8）。

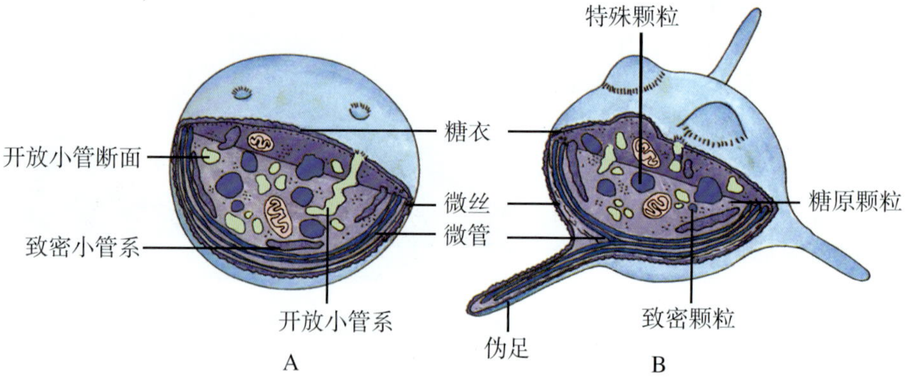

图 6-8 血小板电镜结构模式图

A. 静止相；B. 功能相

血小板参与止血和凝血过程。当血管内皮受损或破裂时，血小板迅速黏附、聚集于破损处，形成血栓，堵塞破损的血管。在这一过程中，血小板释放颗粒内容物，其中，5- 羟色胺能促进血管收缩，血小板因子 4 能对抗组胺的抗凝血作用，凝血酶敏感蛋白促进血小板聚集，血小板源性生长因子具有刺激内皮细胞增殖和促进血管修复的作用。血小板寿命为 7 ~ 14 天。

二、骨髓和血细胞发生

体内各种血细胞有一定的寿命，每天都有一定数量的血细胞衰老死亡，同时又有相同数量的血细胞在骨髓内生成并进入血液循环，使外周血中血细胞的数量和质量维持动态平衡。

人的血细胞最早出现于人胚发育第 2 周末卵黄囊壁的血岛。人胚发育第 6 周，血岛内的造血干细胞随血液循环迁入肝并开始造血。人胚胎发育第 4 ~ 5 个月，造血干细胞迁入脾内并增殖分化。从胚胎后期至出生后，骨髓为主要的造血器官。

（一）骨髓的结构

骨髓位于骨髓腔中，占人体重的 4% ~ 6%，是人体最大的造血器官。骨髓分为红骨髓

(red bone marrow) 和黄骨髓 (yellow bone marrow)。胎儿及婴幼儿时期的骨髓都是红骨髓，大约从 5 岁开始，长骨干的骨髓腔内出现脂肪组织，并随年龄增长而增多，成为黄骨髓。成人的红骨髓和黄骨髓约各占一半。红骨髓主要分布在扁骨、不规则骨和长骨骺端的骨松质中，造血功能活跃。黄骨髓内仅有少量的幼稚血细胞，故仍保持着造血潜能，当机体需要时可转变为红骨髓进行造血。红骨髓主要由造血组织和血窦构成（图 6-9）。

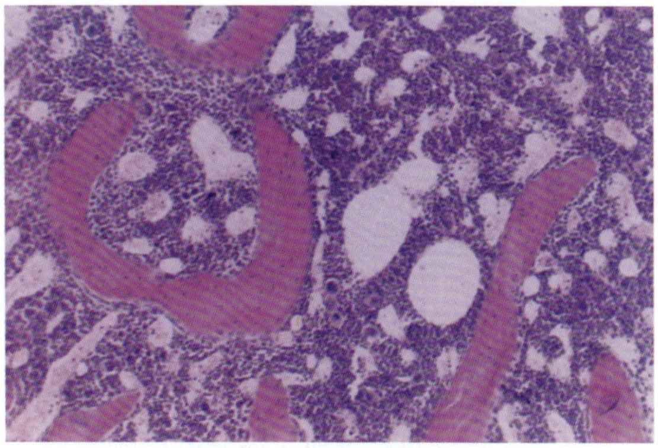

图 6-9　骨髓低倍光镜像

1．造血组织　造血组织主要由网状组织和造血细胞组成。网状细胞和网状纤维构成造血组织的支架，网眼中充满不同发育阶段的各种血细胞，以及少量造血干细胞、巨噬细胞、脂肪细胞和间充质细胞等。

造血细胞赖以生长发育的微环境称为造血诱导微环境（hemopoietic inductive microenvironment，HIM）。它包括：骨髓的神经成分、微血管系统和结缔组织。结缔组织成分包括网状纤维、基质和各类基质细胞。基质细胞（stromal cell）包括网状细胞、成纤维细胞、血窦内皮细胞、巨噬细胞、脂肪细胞等，它们是造血诱导微环境中的重要成分，不仅起支持作用，而且分泌细胞因子，调节造血细胞的增殖与分化。发育中的各种血细胞在造血组织中的分布呈现一定规律。幼稚红细胞常位于血窦附近，成群嵌附在巨噬细胞表面，构成幼红细胞岛（erythroblastic islet）；随着细胞的发育成熟而贴近并穿过血窦内皮，脱去细胞核成为网织红细胞。幼稚粒细胞多远离血窦，当发育至有运动能力的晚幼粒细胞时，通过其变形运动接近并穿入血窦。巨核细胞常紧靠血窦内皮间隙，其细胞质突起常伸入窦腔，脱落后形成血小板。这种分布状况表明造血组织的不同部位具有不同的微环境造血诱导作用（图 6-10）。近来的研究表明，骨髓基质细胞在一定的条件诱导下，可转化为体内不同种类的细胞，包括心肌细胞、神经元和肝细胞等。

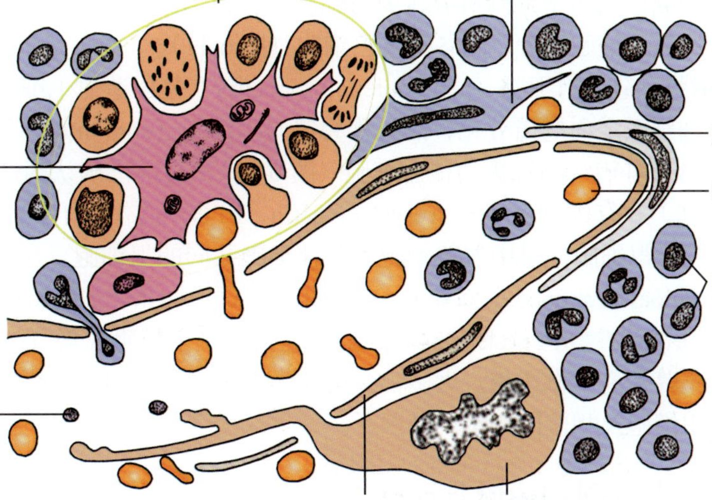

图 6-10　骨髓造血诱导微环境结构示意图

2．血窦　血窦形状不规则，窦壁衬贴不连续的有孔内皮，内皮基膜不完整。基膜与内皮细胞之间有扁平突起的周细胞，血窦之间充满造血组织（图 6-10）。血窦壁周围和血窦腔内的单核细胞和巨噬细胞，有吞噬清除血流中的异物、细菌和衰老死亡血细胞的功能。

（二）造血干细胞和造血祖细胞

血细胞发生是造血干细胞在一定的微环境和某些因素的调节下，先增殖分化为各类血细胞的祖细胞，然后祖细胞定向增殖、分化直至成为各种成熟血细胞的过程。

1．造血干细胞 造血干细胞（hemopoietic stem cell，HSC）是生成各种血细胞的原始细胞，又称为多能干细胞（multipotential stem cell）。造血干细胞起源于人胚卵黄囊的血岛。出生后，造血干细胞主要存在于红骨髓，约占骨髓有核细胞的 0.5%，其次，在脾、淋巴结和外周血中也有少量分布。造血干细胞的形态类似于小淋巴细胞。

造血干细胞的基本生物学特性是：①有很强的增殖潜能，在一定条件下能反复分裂，大量增殖；但在一般生理状态下，多数细胞处于 G_0 期静止状态。②有多向分化能力，在一些因素的作用下能分化形成不同的造血祖细胞。此外，造血干细胞还可分化为某些非造血细胞，如树突状细胞、朗格汉斯细胞、内皮细胞等。③有自我更新能力，即细胞进行不对称性有丝分裂后产生两种子代细胞，其中一种分化为造血祖细胞，而另外一种仍保持干细胞原有特性，这样使造血干细胞在不断产生祖细胞的同时，可保持自身数量的相对恒定。

造血干细胞的研究始于 20 世纪 60 年代，Till 和 McCulloch 通过小鼠脾集落生成实验首次证实了造血干细胞的存在。他们将小鼠骨髓细胞悬液输给受致死量射线照射的同系小鼠，使后者重新获得造血能力而免于死亡。重建造血的原因是脾内出现许多小结节状造血灶，称为脾集落（spleen colony）。脾集落内含有红细胞系、粒细胞系和巨核细胞系或三者混合存在。如将脾集落细胞分离后再输给另外的致死量射线照射的同系小鼠，仍能发生多个脾集落，并重建造血。脾集落生成数与输入的骨髓细胞数或脾集落细胞数成正比关系，表明骨髓中有一类能重建造血的原始血细胞。为确定一个脾集落的细胞是否起源于同一个原始血细胞，实验中用射线照射移植细胞使其出现畸变染色体，以此作为辨认血细胞发生来源的标志。将此种带标志的细胞输给受照射的小鼠，结果发现，每个脾集落中的所有细胞均具有这种相同的畸变染色体，表明每个集落的细胞是来自同一个原始血细胞的。每个脾集落为一个克隆（clone），称为脾集落生成单位（colony forming unit-spleen，CFU-S）。近年来还发现，造血干细胞中存在不同分化等级的细胞群体，如髓性造血干细胞可分化为红细胞系、粒细胞 - 单核细胞系、巨核细胞系造血祖细胞；淋巴性造血干细胞可分化为各种淋巴细胞（图 6-11）。

2．造血祖细胞 造血祖细胞（hemopoietic progenitor）是由造血干细胞分化而来的，只能向一个或几个血细胞系定向增殖分化，故也称为定向干细胞（committed stem cell）。造血祖细胞再分别分化为形态可辨认的各种幼稚血细胞（图 6-11）。目前已确认的造血祖细胞有：①红细胞系造血祖细胞，在红细胞生成素（erythropoietin，EPO）的作用下，生成红细胞。②粒细胞 - 单核细胞系造血祖细胞，是中性粒细胞和单核细胞共同的祖细胞，在粒细胞 - 单核细胞集落刺激因子（granulocyte/ monocyte colony stimulating factor，GM-CSF）、IL-3 的作用下，形成中性粒细胞和单核细胞。③巨核细胞系造血祖细胞，在血小板生成素（thrombopoietin）作用下形成巨核细胞集落，产生血小板。大多数学者认为，嗜酸性粒细胞、嗜碱性粒细胞和淋巴细胞也都有自己的祖细胞及相应的集落刺激因子。

（三）血细胞发生过程的形态演变

血细胞的发生是一个连续发展的动态变化过程，各种血细胞的发育大致可分为 3 个阶段：原始阶段、幼稚阶段（又分早、中、晚 3 期）和成熟阶段。各系血细胞在发生过程中其形态演变有着以下共同的规律：①细胞体由大变小，但巨核细胞的发生则由小变大。②细胞核由大变

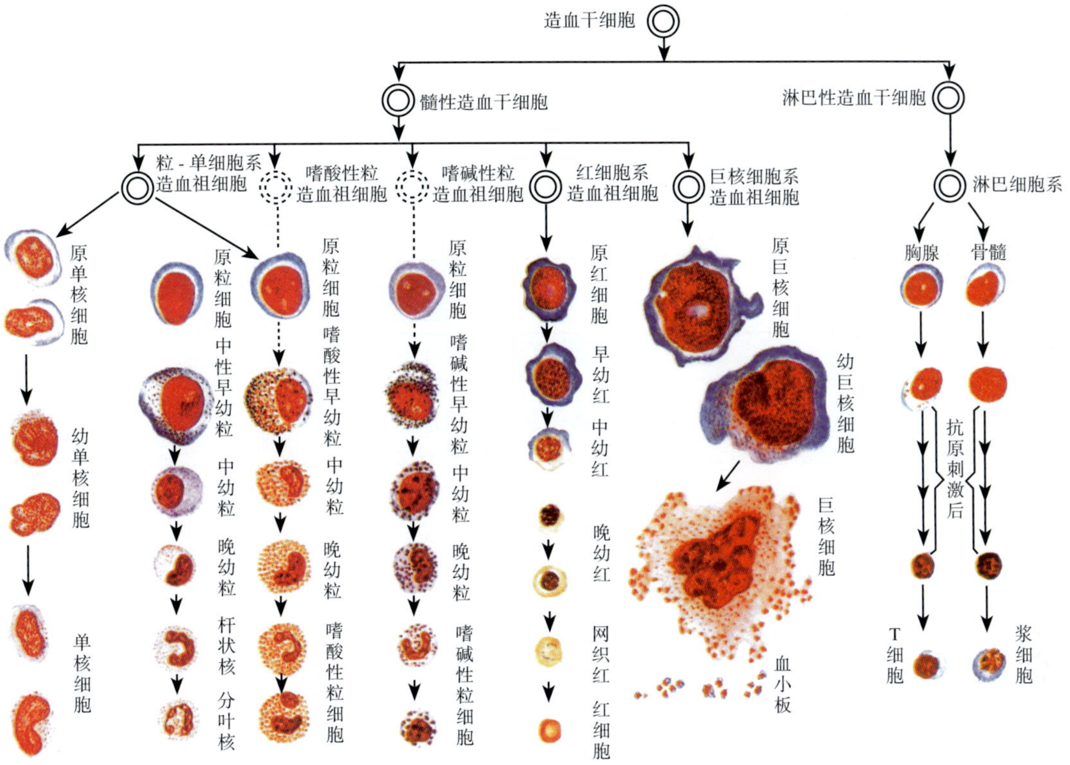

图 6-11　血细胞发生示意图

小，红细胞的细胞核最后消失，粒细胞的细胞核由圆形逐渐变成杆状乃至分叶，但巨核细胞的细胞核由小变大呈分叶状；细胞核内染色质由细疏逐渐变粗密，染色由浅变深；核仁由明显渐至消失。③细胞质由少逐渐增多，细胞质嗜碱性逐渐变弱，但单核细胞和淋巴细胞仍保持嗜碱性；细胞质内的特殊结构如红细胞中的血红蛋白、粒细胞中的特殊颗粒均由无到有，并逐渐增多。④细胞分裂能力从有到无，但淋巴细胞仍保持很强的潜在分裂能力。

1. 红细胞的发生　红细胞的发生历经原红细胞（proerythroblast）、早幼红细胞（或称为嗜碱性成红细胞，basophilic erythroblast）、中幼红细胞（或称为多染性成红细胞，polychromatophilic erythroblast）、晚幼红细胞（或称为正成红细胞，normoblast），后者脱去细胞核成为网织红细胞，最终成为完全成熟的红细胞。从原红细胞发育至晚幼红细胞需 3 ~ 4 天。巨噬细胞可吞噬晚幼红细胞脱出的细胞核和其他代谢产物，并为红细胞的发育提供铁质等营养物。红细胞发生过程中，各阶段细胞的形态特点见表 6-2、图 6-11。

表6-2　红细胞发生过程的形态演变

发育阶段和名称	细胞体		细胞核				细胞质			分裂能力
	大小（μm）	形状	形状	染色质	核仁	核质比	嗜碱性	着色	血红蛋白	
原始阶段										
原红细胞	14 ~ 22	圆	圆	细粒状	2 ~ 3	＞ 3/4	强	墨水蓝	无	有
幼稚阶段										
早幼红细胞	11 ~ 19	圆	圆	粗粒状	＞ 1/2	＞ 1/2	很强	墨水蓝	开始出现	有
中幼红细胞	10 ~ 14	圆	圆	粗块状	约 1/2	约 1/2	减弱	嗜多染性红蓝间染	增多	弱
晚幼红细胞	9 ~ 12	圆	圆	致密块	更小	更小	弱	红	大量	无
成熟阶段										
网织红细胞	7 ~ 9	圆盘状		无细胞核				红	大量	无
红细胞	7 ~ 8	圆盘状		无细胞核				红	大量	无

2．粒细胞的发生 粒细胞的发生历经原粒细胞（myeloblast）、早幼粒细胞（又称为前髓细胞，promyelocyte）、中幼粒细胞（又称为髓细胞，myelocyte）、晚幼粒细胞（又称为后髓细胞，metamyelocyte），进而分化为成熟的杆状核和分叶核粒细胞。从原粒细胞增殖分化为晚幼粒细胞需4～6天。骨髓内的杆状核粒细胞和分叶核粒细胞的贮存量很大，在骨髓停留4～5天后释放入血。若骨髓加速释放，外周血中的粒细胞可骤然增多。粒细胞发生过程中，各阶段细胞的形态特点见表6-3、图6-11。

表6-3 粒细胞发生过程的形态演变

发育阶段和名称	细胞体		细胞核				细胞质				分裂能力
	大小（μm）	形状	形状	染色质	核仁	核质比	嗜碱性	着色	嗜天青颗粒	特殊颗粒	
原始阶段											
原粒细胞	11～18	圆	圆	细网状	2～6	＞3/4	强	天蓝	无	无	有
幼稚阶段											
早幼粒细胞	13～20	圆	卵圆	粗网状	偶见	＞1/2	减弱	淡蓝	大量	少量	有
中幼粒细胞	11～16	圆	半圆	网块状	消失	约1/2	弱	浅蓝	少	增多	有
晚幼粒细胞	10～15	圆	肾形	网块状	消失	＞1/2	极弱	浅红	少	明显	无
成熟阶段											
杆状核粒细胞	10～15	圆	带状	粗块状	消失	＞1/3	消失	淡红	少	大量	无
分叶核粒细胞	10～15	圆	分叶	粗块状	消失	更小	消失	淡红	少	大量	无

3．单核细胞的发生 单核细胞的发生经过原单核细胞（monoblast）和幼单核细胞（promonocyte），变为成熟的单核细胞。幼单核细胞增殖力很强，约38%的幼单核细胞处于增殖状态，单核细胞在骨髓中的贮存量不及粒细胞多，当机体出现炎症或免疫功能活跃时，幼单核细胞加速分裂增殖，以提供足量的单核细胞。

4．血小板的发生 血小板由原巨核细胞（megakaryoblast）经幼巨核细胞（promegakaryocyte）发育为巨核细胞后，再由巨核细胞的细胞质块脱落而成（图6-11）。原巨核细胞分化为幼巨核细胞，体积变大，细胞核常呈肾形，细胞质内出现细小颗粒。幼巨核细胞的细胞核经数次分裂，但细胞体不分裂，形成巨核细胞。巨核细胞形态不规则，细胞体大，细胞核分叶状，细胞质内有许多血小板颗粒，还有许多由滑面内质网形成的网状小管，将细胞质分隔成许多小区。巨核细胞伸出细长的细胞质突起穿过血窦壁伸入窦腔，其细胞质末端膨大脱落即成血小板。每个巨核细胞可生成约2000个血小板。

5．淋巴细胞的发生 淋巴细胞来自于淋巴性造血干细胞，一部分淋巴性造血干细胞经血流进入胸腺皮质，发育为T细胞；另一部分在骨髓内发育为B细胞和NK细胞。淋巴细胞的发育主要表现为细胞膜蛋白和功能状态的变化，形态结构的演变不明显，故不易从形态上划分淋巴细胞的发生和分化阶段。

临床上将骨髓涂片的细胞学检查，即观察各系血细胞在不同发育阶段的形态结构特征并分类计数，称为骨髓象，是血液系统疾病诊断的主要依据。

SUMMARY

Blood is specialized connective tissue, consisting of the formed elements and plasma. The formed elements are erythrocytes or red blood cells, platelets, and leukocytes or white blood cells. Plasma is the liquid in which the blood cells are suspended. If 'normal' fresh blood is placed in a test-tube and allowed to stand, it soon clots. Eventually, the blood clot begins to contract and expresses a straw-colored fluid termed serum. Serum is plasma from which the protein fibrinogen has been removed by clotting.

Erythrocytes are biconcave disks without nuclei; their cytoplasm is full of hemoglobin. The biconcave shape provides erythrocytes with a large surface-to-volume ratio, thus facilitating gas exchange. On the basis of the presence and type of granule in their cytoplasm and the shape of the nucleus, leukocytes can be divided into two main groups: granulocytes and agranulocytes. Granulocytes have nuclei with two or more lobes. Specific granules occur only in granulocytes; their staining properties (neutrophilic, eosinophilic and basophilic) distinguish the three types of granulocytes. Azurophilic granules occur in both granulocytes and agranulocytes; their lytic enzymes suggest that they function as lysosomes. Agranulocytes have unsegmented nuclei. These mononuclear leukocytes lack specific granules, but contain azurophilic granules in the cytoplasm. This group includes lymphocytes and monocytes. Leukocytes are involved in the cellular and humoral defense of the organism against foreign material. Blood platelets (thrombocytes) are nonnucleated, disk-like cell fragments, 2-4 μm in diameter. Platelets originate by budding from giant polyploid megakaryocytes that reside in the bone marrow. Platelets promote blood clotting and help repair gaps in the walls of blood vessels, preventing loss of blood.

Mature blood cells have a relatively short life span, and consequently the population must be continuously replaced with the progeny of stem cells produced in the hematopoietic organs. In the earliest stages of embryogenesis, blood cells arise from the yolk sac mesoderm. Sometimes later, the liver and spleen serve as temporary hematopoietic tissues. Erythrocytes, granular leukocytes, monocytes, and platelets are derived from pluripotential hematopoietic stem cells located in bone marrow. Hematopoietic stem cells possess the capacity to self-replicate, to proliferate, and to differentiate into multiple hematopoietic progenitor cells. Hematopoietic progenitor cells are unipotential or bipotential precursor cells that can produce various mature blood cells.

造血干细胞移植

造血干细胞移植（hematopoietic stem cell transplantation，HSCT）是将自体或异体的正常造血干细胞移植入接受了超大剂量化/放疗患者的体内，使其重建正常造血和免疫功能的治疗手段。根据造血干细胞的来源，可分为：骨髓移植、外周血干细胞移植、脐带血干细胞移植和胎肝造血干细胞移植。

骨髓移植是早在20世纪60年代初就已建立的造血干细胞移植技术。根据骨髓的不同来源，可分为：①自体骨髓移植，供者为患者本人，无免疫排斥反应；②同基因骨髓移植，供者为受者的单卵孪生同胞；③异基因骨髓移植，供者需与受者人类白细胞抗原（human leucocyte antigen，HLA）相匹配。骨髓移植目前已广泛应用于治疗白血病、再生障碍性贫血、异常骨髓细胞增生症以及遗传性免疫缺陷病等。

外周血干细胞移植是将骨髓中的造血干细胞大量动员到外周血中，再采集外周血中的造血干细胞，并将其输给接受超大剂量化疗或放疗的患者。除了干细胞来源不同外，其基本原理和程序与骨髓移植完全相同。与骨髓移植相比，外周血干细胞移植具有采集容易、采集造成的痛苦少、造血干细胞经静脉输入后容易定位于骨髓、患者免疫功能恢复较快的优点。

自20世纪70年代起，人们发现脐带血中富含造血干细胞。20世纪80年代末，用脐血代替骨髓行造血干细胞移植已获成功。因脐血来源广泛、采集过程简单，同时其中的免疫细胞不成熟，对HLA匹配要求较低，因此被作为骨髓移植的替代品而广泛应用。但由于脐血中造血干细胞数量有限，脐血移植主要应用于低体重的儿童患者。

造血干细胞体外扩增技术日趋成熟，使造血干细胞移植的应用日趋广泛。利用基因重组技术将目的基因导入造血干细胞，然后再将其输入患者体内也可达到基因治疗的目的。

思考题

1. 试述红细胞的形态结构特点及其与功能的关系。
2. 简述各种白细胞的形态结构特点及其功能。
3. 简述血小板的形态结构特点及其功能。
4. 简述网织红细胞和杆状核中性粒细胞的形态结构特点及临床意义。
5. 试述红骨髓的微细结构和造血诱导微环境。

（任君旭 王志勇）

第7章 肌组织

肌组织（muscle tissue）主要由肌细胞组成。肌细胞之间有少量的结缔组织以及血管、淋巴管和神经。肌细胞细长，又称为肌纤维（muscle fiber）。肌纤维的细胞膜称为肌膜（sarcolemma），细胞质称为肌质（sarcoplasm），又称为肌浆。肌质中有许多与细胞长轴平行排列的肌丝，它们是肌纤维舒缩功能的主要物质基础。根据结构和功能的特点，将肌组织分为3类：骨骼肌、心肌和平滑肌（图7-1）。骨骼肌和心肌属于横纹肌（striated muscle）。骨骼肌受躯体神经支配，为随意肌；心肌和平滑肌受自主神经支配，为不随意肌。

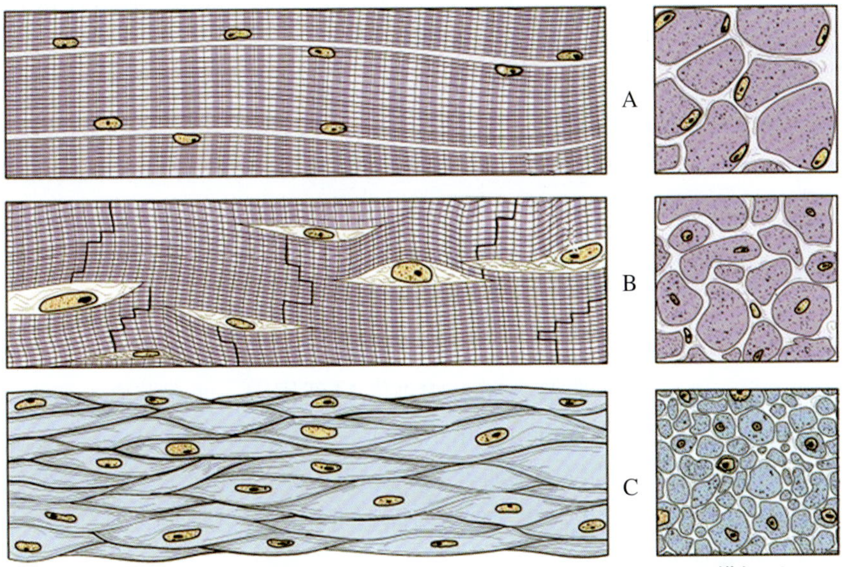

图7-1 骨骼肌（A）、心肌（B）、平滑肌（C）光镜结构模式图

一、骨骼肌

（一）骨骼肌纤维的光镜结构

骨骼肌（skeletal muscle）纤维呈长圆柱形，有横纹，具有多个细胞核（图7-2），长1～40mm，直径为10～100μm。肌膜的外面有基膜紧密贴附。一条肌纤维内含有几十个甚至几百个细胞核，位于肌质的周边即肌膜下方。细胞核呈扁椭圆形，异染色质较少，染色较浅。肌质内含许多与细胞长轴平行排列的细丝状肌原纤维。骨骼肌纤维的横切面通常呈现为多边形断面，在肌纤维边缘，可见紧贴肌膜的细胞核，部分肌纤维横切面中可见到多个细胞核。肌质呈现颗粒感，为众多肌原纤维的横断面（图7-2）。

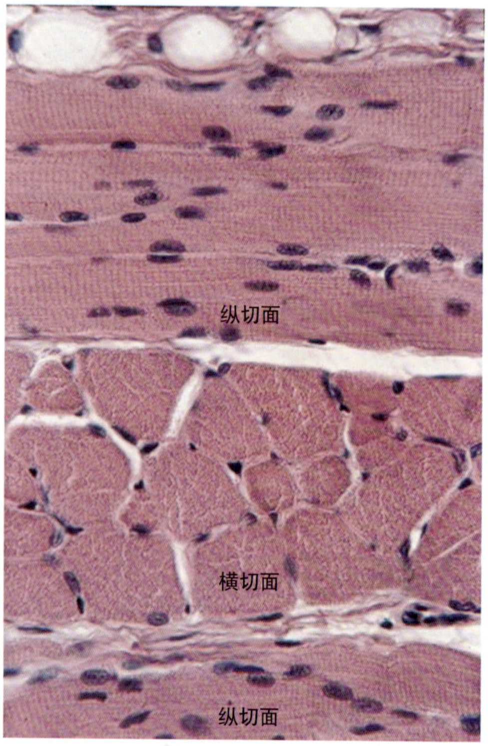

图7-2 骨骼肌纵、横切面光镜像

肌原纤维直径为1～2μm，沿肌纤维长轴平行排列，每条肌原纤维上都有明暗相间的带，由于各条肌原纤维的明带和暗带都相应地排列在同一平面上，从而构成了骨骼肌纤维明暗交替的周期性横纹（cross striation）（图7-1A，图7-2）。在偏振光显微镜下，明带（light band）呈单折光，为各向同性（isotropic），又称为I带；暗带（dark band）呈双折光，为各向异性（anisotropic），又称为A带。暗带中央有一条浅色的窄带，称为H带，H带中央还有一条深色的M线。明带中央则有一条深色的细线，称为Z线。相邻两条Z线之间的一段肌原纤维称为肌节（sarcomere）。每个肌节都由1/2 I带＋A带＋1/2 I带组成。暗带的长度恒定，为1.5μm；明带的长度依骨骼肌纤维的收缩舒张状态而异，最长可达2μm；肌节长1.5～3.5μm，在一般安静状态下约为2μm，肌节递次排列构成肌原纤维。肌节是肌原纤维结构功能的基本单位，构成骨骼肌纤维收缩和舒张运动的结构基础（图7-1A，图7-2）。在骨骼肌纤维肌膜与基膜之间有一种扁平有突起的细胞，称为肌卫星细胞（muscle satellite cell），排列在肌纤维的表面，当肌纤维受损伤后，此种细胞可分化形成肌纤维。

（二）骨骼肌纤维的电镜结构

1．肌原纤维 肌原纤维（myofibril）由粗、细两种肌丝构成，沿肌原纤维的长轴排列。粗肌丝（thick myofilament）位于肌节A带，中央借M线固定，两端游离于细肌丝之间，末端止于明带和暗带交界处。细肌丝（thin myofilament）一端固定在Z线上，另一端插入粗肌丝之间，止于H带外侧。因此，明带仅由细肌丝构成，H带仅有粗肌丝，而H带两侧的暗带内既有粗肌丝又有细肌丝（图7-3，图7-4）。在横切面上可见1条粗肌丝周围有6条细肌丝，而1条细肌丝周围有3条粗肌丝（图7-4）。

粗肌丝的分子结构：粗肌丝长约1.5μm，直径为15nm，由肌球蛋白（myosin）分子组成。肌球蛋白分子形如豆芽，分为头和杆两部分，在头和杆的连接点及杆上有两处类似关节的结构，可以屈动。若干肌球蛋白分子平行排列，集结成束，组成一条粗肌丝。M线两侧的肌球蛋白对称排列，杆部均朝向粗肌丝的中段，头部则朝向粗肌丝两端并露出表面，称为横桥（cross bridge）（图7-5）。紧邻M线两侧的粗肌丝只有肌球蛋白杆部而没有头部，所以表面光滑。肌球蛋白头部含有ATP酶，可与ATP结合。当肌球蛋白分子头部与细肌丝的肌动蛋白接触时，ATP酶才被激活，分解ATP，释放能量，使横桥向M线方向屈动。

细肌丝的分子结构：细肌丝长约1μm，直径为5nm，细肌丝由肌动蛋白（actin）、原肌球蛋白（tropomyosin）和肌钙蛋白（troponin）组成。肌动蛋白由球形的肌动蛋白单体接连成串珠状，并形成双股螺旋链。每个球形的肌动蛋白单体上都有一个可以与粗肌丝的肌球蛋白头部相结合的位点，但在肌纤维处于非收缩状态时，该位点被原肌球蛋白掩盖。原肌球蛋白是由两条双股螺旋多肽链组成的，首尾相连，嵌于肌动蛋白双股螺旋链的浅沟内，每一个原肌球蛋白跨越7个肌动蛋白单体。肌钙蛋白由3个球形亚单位组成，分别简称为TnT、TnI和TnC。肌钙蛋白借TnT附于原肌球蛋白分子上，TnI是抑制肌动蛋白与肌球蛋白相互作用的亚单位，

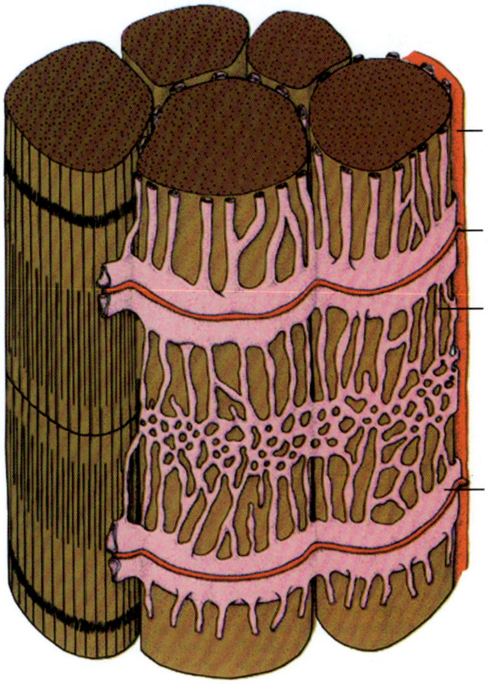

图 7-3 骨骼肌纤维电镜结构模式图

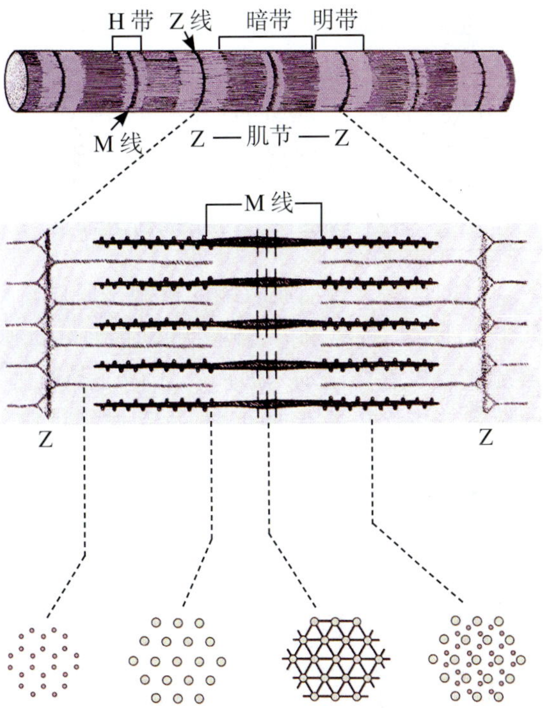

图 7-4 骨骼肌肌原纤维电镜结构模式图

TnC 则是能与 Ca^{2+} 相结合的亚单位（图 7-5）。

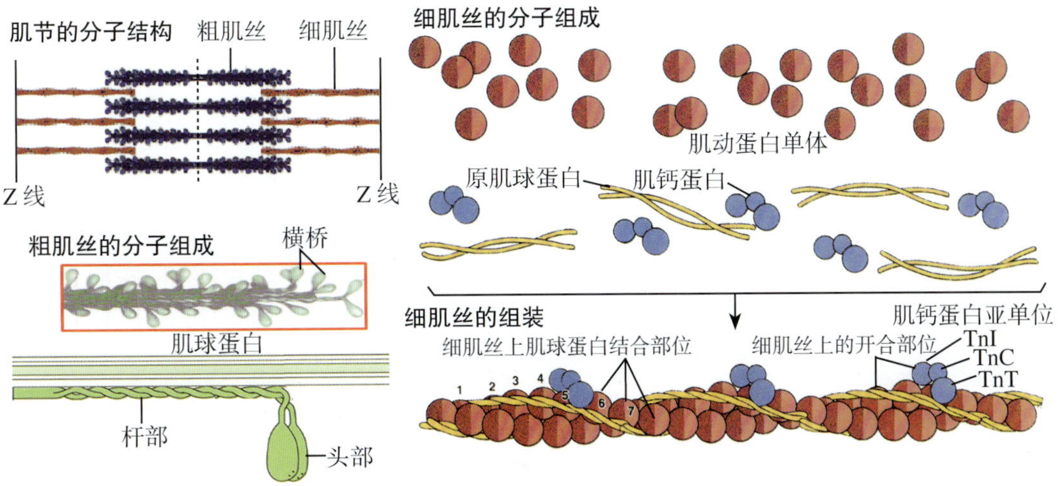

图 7-5 骨骼肌粗肌丝和细肌丝分子结构模式图

2. 横小管 横小管（transverse tubule）或称为 T 小管，它是肌膜向肌质内凹陷形成的管状结构，其走向与肌纤维长轴垂直，故称为横小管。人与哺乳动物的横小管位于 A 带与 I 带交界处，同一水平的横小管分支吻合，环绕在每条肌原纤维周围（图 7-3）。横小管可将肌膜的兴奋迅速传到每个肌节。

3. 肌质网 肌质网（sarcoplasmic reticulum）又称为肌浆网，是肌纤维内特化的滑面内质网，在相邻的两个横小管之间形成互相通连的小管网，纵行包绕在每条肌原纤维周围，故又称为纵小管（图 7-3）。位于横小管两侧的肌质网扩大呈环行的扁囊，称为终池（terminal cisternae），终池之间则是相互吻合的纵行小管网。每条横小管与其两侧的终池共同组成三联体（triad）（图 7-3）。在此部位将神经冲动从横小管的肌膜传到肌质网膜。肌质网的膜上有丰富的钙泵和钙通道。钙泵能逆浓度差把肌质中的Ca^{2+}泵入肌质网内贮存，使其内的Ca^{2+}浓度为肌质中的上千倍。当肌质网膜接受神经冲动后，钙通道开放，大量Ca^{2+}涌入肌质。

此外，肌原纤维之间含有大量线粒体、糖原以及少量脂滴，肌质内还有可与氧结合的肌红蛋白。

（三）骨骼肌纤维的收缩原理

目前认为，骨骼肌收缩的机制是肌丝滑动学说（sliding filament hypothesis）。其过程大致如下：①运动神经末梢将神经冲动传递给肌膜；②肌膜的兴奋性经横小管传递给肌质网，钙通道开放，大量Ca^{2+}涌入肌质；③Ca^{2+}与肌钙蛋白结合，引起肌钙蛋白、原肌球蛋白发生构型或位置变化，暴露出肌动蛋白上与肌球蛋白分子头部结合的位点，两者迅速结合；④ATP分解并释放能量，肌球蛋白的头及杆发生屈动，将肌动蛋白链向M线牵引（图7-6）；⑤细肌丝在粗肌丝之间向M线滑动，I带变窄，A带长度不变，但H带因细肌丝的插入而变窄甚至消失，肌节缩短，肌纤维收缩（图7-7）；⑥收缩结束后，肌质内Ca^{2+}被泵入肌质网，肌钙蛋白等恢复原来的构型，原肌球蛋白恢复原位又掩盖肌动蛋白位点，一个新的ATP与肌球蛋白分子的头部结合，肌球蛋白分子头部与肌动蛋白脱离接触，细肌丝退回原处，肌节恢复原来舒张时的长度，肌纤维处于松弛状态。

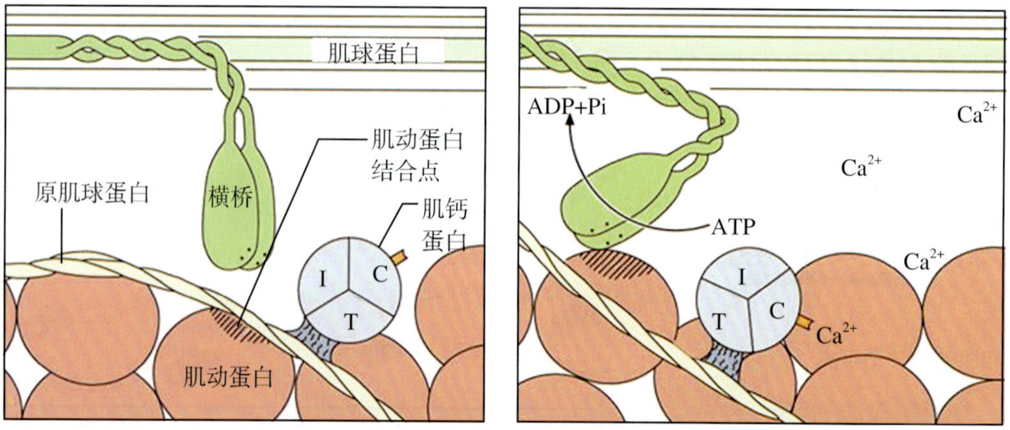

图7-6 骨骼肌纤维收缩的分子结构示意图

（四）骨骼肌的构造

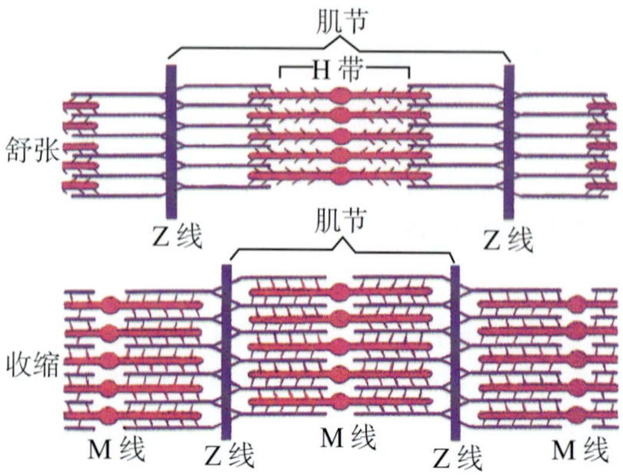

图7-7 骨骼肌纤维舒缩的分子结构图解

大多数骨骼肌借肌腱附于骨骼。分布于躯干和四肢的每块骨骼肌均由许多平行排列的骨骼肌纤维组成，它们的周围包裹着结缔组织（图7-8）。包在整块肌外面的结缔组织，称为肌外膜（epimysium），是一层致密结缔组织膜，含有血管和神经。肌外膜的结缔组织以及血管和神经的分支伸入骨骼肌内，将后者分隔形成肌束，包裹肌束的结缔组织，称为肌束膜（perimysium）。分布在每条骨骼肌纤维周围的少量结缔组织，称为肌内膜（endomysium），肌内膜含有丰富的毛细血管。各层结缔组织膜除有支持、连接、营养和保护肌组织的作用外，对单条骨骼肌纤维的活动及肌束和整块骨骼肌的肌纤维群体活动也起着调整作用。

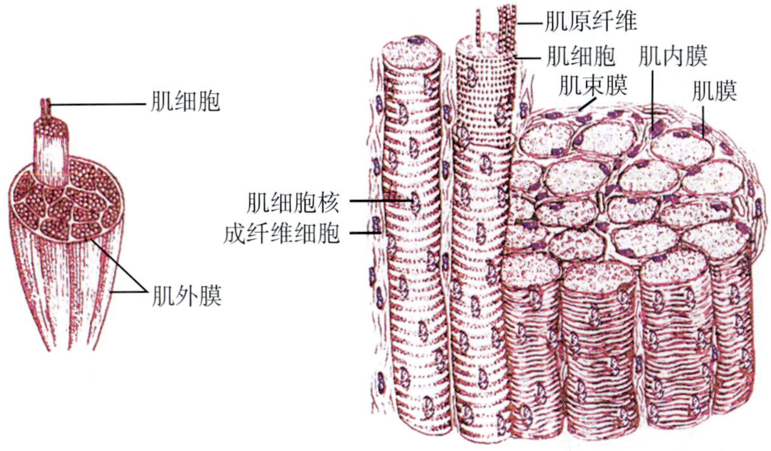

图 7-8 骨骼肌光镜立体结构模式图

二、心 肌

心肌（cardiac muscle）分布于心脏和邻近心脏的大血管管壁中。心肌收缩具有自动节律性，缓慢而持久，不易疲劳。

（一）心肌纤维的光镜结构

心肌纤维呈短圆柱状，有分支，互相连接成网。心肌纤维的连接处，称为闰盘（intercalated disc），在 HE 染色的标本中呈着色较深的横行或阶梯状粗线。心肌纤维的细胞核呈卵圆形，位居中央，有的细胞含有双核。心肌纤维的肌质较丰富，多聚在细胞核的两端处，其中含有丰富的线粒体和糖原及少量脂滴和脂褐素。脂褐素为残余体，随年龄的增长而增多。心肌纤维有明暗相间的周期性横纹，但不如骨骼肌纤维的横纹明显。心肌纤维的横切面通常呈现为圆形断面，可见位于中央的圆形细胞核横切面。心肌纤维之间有结缔组织，内含有较多毛细血管（图 7-9）。

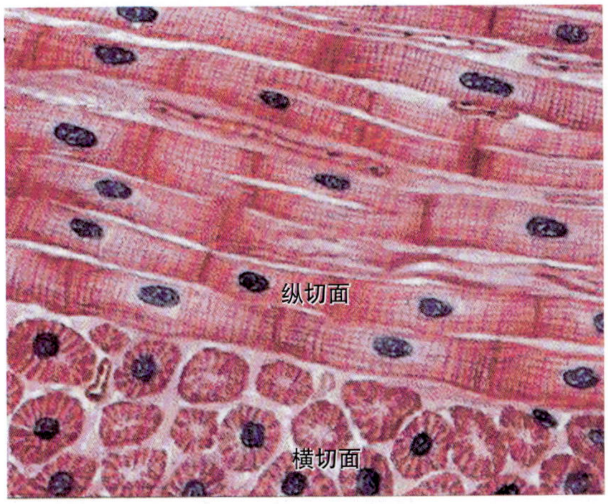

图 7-9 心肌纵、横切面光镜结构模式图

（二）心肌纤维的电镜结构

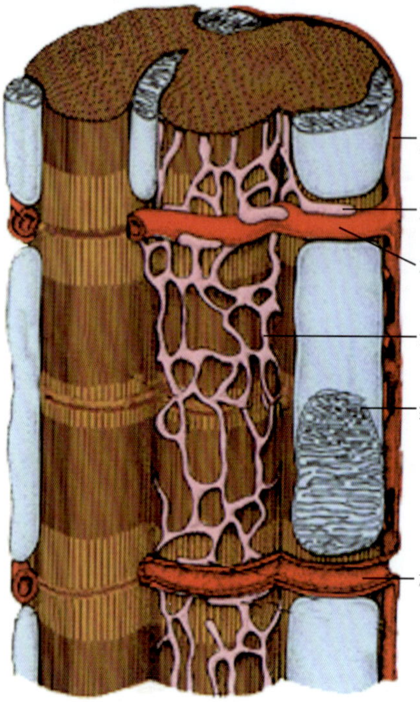

图 7-10 心肌纤维电镜结构立体模式图

心肌纤维也含有粗、细两种肌丝，它们在肌节内的排列分布与骨骼肌纤维相同，也具有肌质网和横小管等结构（图 7-10）。心肌纤维的特点是：①不形成明显的肌原纤维，肌丝被少量肌质和大量纵行排列的线粒体分隔成粗细不等的肌丝束，以致横纹不如骨骼肌的明显。②横小管较短粗，位于 Z 线水平。③肌质网比较稀疏，纵小管不甚发达，终池小且数量少，横小管两侧的终池往往不同时存在，多见横小管与一侧的终池紧贴形成二联体（diad）（图 7-10）。因此，心肌纤维贮存 Ca^{2+} 的能力不强，收缩前尚需要从细胞外摄取 Ca^{2+}。④闰盘位于 Z 线水平，由相邻两个肌纤维的分支处伸出许多短突相互嵌合而成，常呈阶梯状。在心肌纤维的横向连接部位，有中间连接和桥粒，起牢固的连接作用；在纵向连接的部位有缝隙连接，便于细胞间化学信息的交流和电冲动的传导，使心房肌和心室肌分别整体地收缩和舒张同步化（图 7-10，图 7-11）。扫描电镜下，阶梯状闰盘的横向部位有大量指状突起，纵向部位的细胞膜光滑（图 7-12）。⑤心房肌纤维除有收缩功能外，还具有内分泌的功能，可分泌心房钠尿肽（atrial natriuretic peptide），或称为心钠素，具有排钠、利尿及扩张血管、降低血压的作用。

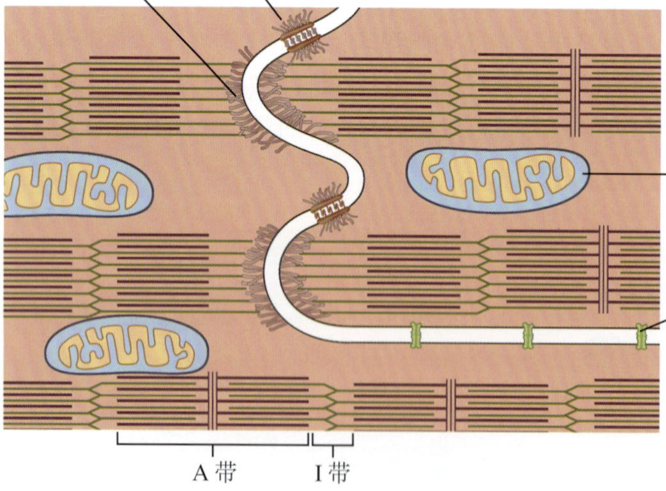

图 7-11 心肌闰盘电镜结构模式图

三、平 滑 肌

平滑肌（smooth muscle）广泛分布于血管壁和许多内脏器官。平滑肌的收缩较为缓慢和持久，属于不随意肌。

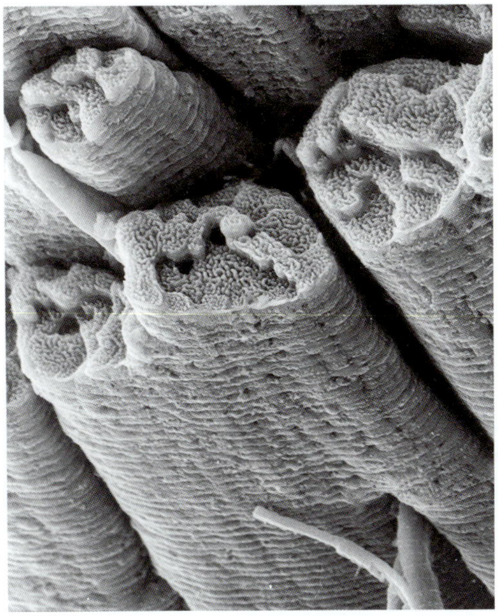

图 7-12 猴心肌闰盘扫描电镜像

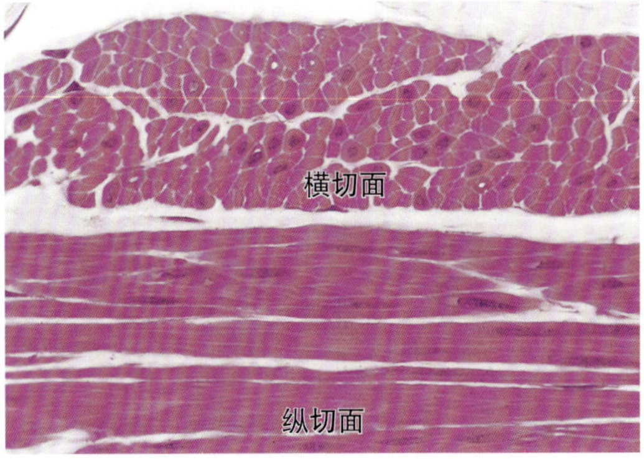

图 7-13 平滑肌纵、横切面光镜像

（一）平滑肌纤维的光镜结构

平滑肌纤维呈长梭形，细胞核呈长椭圆形或杆状，1 个，位于中央（图 7-13），细胞核两端的肌质较丰富。平滑肌纤维收缩时，细胞核可扭曲呈螺旋形。平滑肌纤维一般长 200μm，直径为 8μm；但大小不均，如小血管壁平滑肌纤维短至 20μm，而妊娠期子宫平滑肌可长达 500μm。平滑肌横切面呈大小不等的圆形断面，大的断面中央可见细胞核的横切面。平滑肌纤维可单独存在，多数是成束或成层分布的。

（二）平滑肌纤维的电镜结构

平滑肌纤维的肌膜向肌质内凹陷形成数量众多的小凹（caveola），相当于横纹肌的横小管。肌质网不发达，呈稀疏的小管状，位于肌膜下，与小凹相邻近。细胞核两端的肌质较多，含有线粒体、高尔基复合体、粗面内质网、游离核糖体及脂滴（图 7-14）。平滑肌纤维内没有肌原纤维，但细胞骨架系统比较发达，主要由密斑（dense patch）、密体（dense body）和中间丝（intermediate filament）组成。密斑和密体都是电子致密的小体，但分布的部位不同（图 7-14）。密斑位于肌膜的内面，密体位于细胞质内，两者之间由中间丝相连。平滑肌纤维肌质内含有粗、细两种肌丝。细肌丝一端固定于密斑或密体上，另一端游离。粗肌丝均匀地分布在细肌丝之间。若干条粗肌丝和细肌丝聚集形成肌丝单位，又称为收缩单位（contractile unit）（图 7-15）。平滑肌的收缩也是通过肌丝单位的粗、细肌丝之间的滑动完成的。由于细肌丝以及细胞骨架的附着点密斑呈螺旋状分布，当肌丝滑动时，肌纤维呈螺旋状扭曲，长轴缩短。

（三）平滑肌纤维间的连接与排列方式

平滑肌纤维除单个、分散地存在于消化管固有层中或小血管壁外，大多数成束或成层构成内脏器官的壁。在束或层中，平滑肌纤维多相互平行，交错排列，且一个肌纤维的中部与邻近肌纤维两端的细部紧密地贴在一起。平滑肌纤维间有较发达的缝隙连接，可使细胞间互通化学信息，肌膜兴奋性也能迅速传导，使许多平滑肌纤维同步收缩，而使相互连接的平滑肌纤维构成一个功能上的整体。

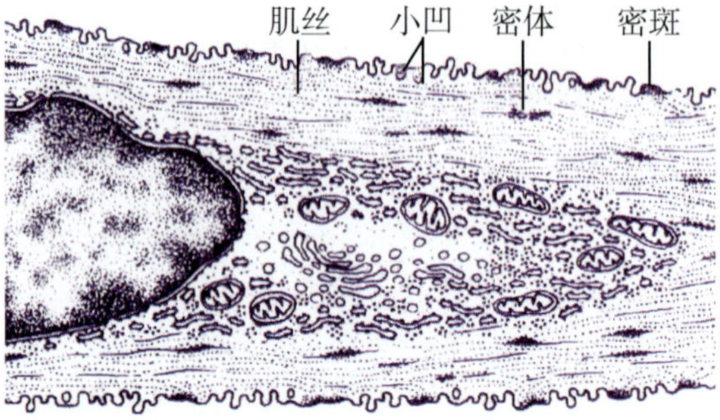

图7-14 平滑肌纵切面电镜结构模式图

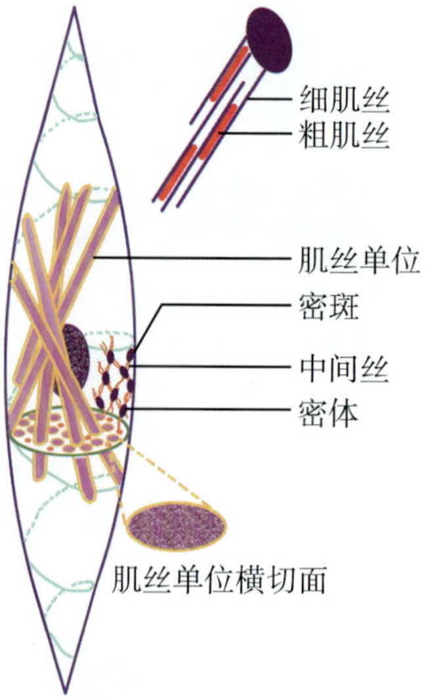

图7-15 平滑肌肌丝单位结构模式图

SUMMARY

Muscle tissue is unique in that it can contract and perform mechanical work. The muscle cells are commonly referred to as muscle fibers. There are three kinds of muscles: skeletal muscle, cardiac muscle, and smooth muscle. Skeletal muscle and cardiac muscle are often called striated muscle, because the intracellular contractile proteins form an alternating series of transverse bands along the cell when viewed with the light microscope. Smooth muscle is so called because the contractile proteins are not arranged in the same orderly manner and the transverse bands are absent. Skeletal muscles are under voluntary control and sometimes called voluntary muscles. On the other hand, smooth muscle is not under conscious control and is often called involuntary muscle. Cardiac muscle is involuntary and is controlled by the autonomic nervous system. The muscle cells (fibers) are surrounded and supported by connective tissue that also supports their blood and nerve supply.

为什么运动能使肌肉强壮?

当我们体育锻炼了一段时间后，会发现身上的肌肉变得强壮有力了，尤其是像俯卧撑、仰卧起坐和哑铃这些肌肉力量的训练，能够明显让被训练的肌肉变大，力量也得到增强。由于这个现象司空见惯，我们很少会问为什么运动能使肌肉发生这样的变化。

人体中有骨骼肌、心肌和平滑肌三种类型的肌组织，我们说的肌肉通常指骨骼肌。骨骼肌主要由骨骼肌细胞组成，在肌细胞之间有少量的结缔组织以及血管、淋巴管和神经。骨骼肌细胞是一种含有多个细胞核的细长型的细胞，因此很多书籍上直接把细长的骨骼肌细胞形象地称为肌纤维。由于含有能够收缩和舒张的肌原纤维，骨骼肌能够给人体的运动提供动力。一段时间的适量强度的运动后，肌肉变得强壮，并不是骨骼肌细胞的数量增多，而是骨骼肌细胞变大造成的。那么，为什么运动会使骨骼肌细胞变大，从而使肌肉变得强壮呢？这就需要认识存在于骨骼肌组织中的另外一种细胞——肌卫星细胞。

肌卫星细胞是20世纪60年代初被发现的，电子显微镜观察到该细胞位于骨骼肌细胞膜和基膜之间，贴附于骨骼肌细胞膜上。成人体内肌卫星细胞处于相对静止的状态。当肌肉损伤时，部分肌卫星细胞会被调动，进入活跃状态，它们首先分裂增殖并分化成为成肌细胞（myoblast），然后多个成肌细胞相互融合成为肌管细胞（myotube cell）。肌管细胞是细长的多核细胞，初步具备了骨骼肌细胞的形态，并具有合成肌原纤维的能力。与骨骼肌细胞不同的是，肌管细胞的细胞核位于细胞中央区域，细胞质内肌原纤维少。随着肌原纤维不断合成，肌管细胞内肌原纤维增多，达到一定数量时，细胞核被挤到了细胞质边缘，肌管细胞成熟为新的骨骼肌细胞，参与到肌肉损伤的修复过程。体育运动时，肌肉的负荷增加，同样能激活肌卫星细胞，形成的肌管细胞能融入到现有的骨骼肌细胞中，使骨骼肌细胞的细胞核增多，同时，融入的肌原纤维增加了骨骼肌细胞的体积，使肌肉变大、力量增加，以适应运动量增加的需要。随着年龄的增加，进入老年后，人体的肌肉会明显萎缩。这自然让我们想到老年人的肌肉萎缩是不是和运动量减少有关。情况的确如此。研究发现，适当增加运动量，同样能够调动老年人的肌卫星细胞，使肌肉变得更为强壮，有效地对抗肌肉的萎缩。

运动能使肌肉保持强健，而肌肉的强健又是身体健康、精力充沛的表现。因此，保持健康和活力，最有效又便捷的方法就是运动，不论你是年轻人还是老年人。

思考题

1．名词解释：肌原纤维，肌节，横小管，三联体，闰盘。
2．总结三种肌组织的组织学结构特点。
3．比较和总结骨骼肌纤维与心肌纤维形态结构上的异同点。

（常　青　黑常春）

第8章 神经组织

神经组织（nerve tissue）主要由神经细胞（nerve cell）和神经胶质细胞（neuroglial cell）组成。神经细胞是高度分化的细胞，是神经系统的结构和功能单位，故也称为神经元（neuron），约有 10^{12} 个。神经元彼此相互联系形成复杂的神经网络，通过接受刺激、整合信息和传导冲动，将信息等传递到肌纤维、腺体等发挥效应。神经胶质细胞数量为神经元的 10 ~ 50 倍，遍布于神经元之间，对神经元起支持、营养、保护、绝缘和修复等作用。神经胶质细胞也参与神经元的一些生理活动，两者的形态和功能虽有差别，但它们是密切相关的统一体。

一、神 经 元

（一）神经元的形态结构

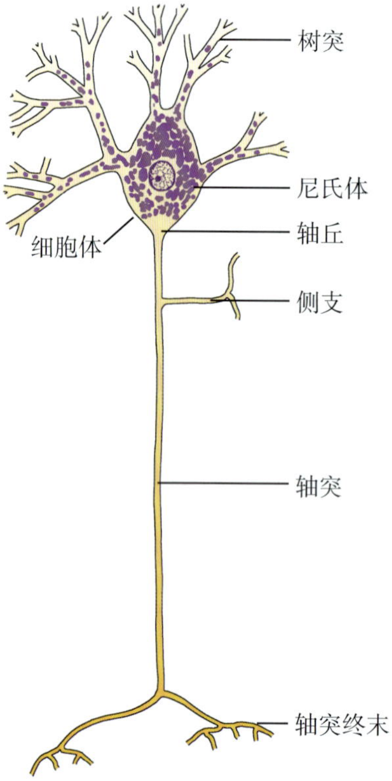

图 8-1 脊髓灰质前角运动神经元光镜结构模式图

神经元形态多种多样，具有细胞体和突起。细胞体包括细胞膜、细胞核和细胞质，突起分为树突和轴突（图 8-1）。

1．细胞体 神经元的细胞体（soma）存在于脑和脊髓的灰质及神经节内。其形态各异，有锥体形、梨形、球形、星形等；其大小相差悬殊，直径为 5 ~ 150μm。细胞体是神经元的代谢和营养中心。

（1）细胞膜：神经元的细胞膜是可兴奋膜（excitable membrane），未受刺激时表现出膜外为正、膜内为负的跨膜电位差（即静息电位），当受到特定刺激时能产生明显的电位变化（即动作电位或神经冲动），并能沿细胞膜传播。神经元细胞膜的性质取决于镶嵌在膜上的膜蛋白的种类、数量、结构和功能，膜蛋白中有些是特异的化学信息的受体（receptor），有些是控制特定离子通过的离子通道（ionic channel）。受电刺激而开放的离子通道称为电位门控通道（voltage-gated channel），当某种化学物质与受体结合时才开放的离子通道称为化学门控通道（chemically-gated channel）。通常树突膜和细胞体膜主要含化学门控通道，而轴突膜则富含电位门控通道。此外，神经元的细胞膜表面还有糖蛋白（如神经 - 细胞粘连分子）和糖脂（如神经节苷脂），参与细胞识别等活动。

（2）细胞核：细胞核多位于神经元的细胞体中央，大而圆，常染色质丰富，着色浅，核仁大而明显。

（3）细胞质：神经元细胞体周围的细胞质又称为核周质（perikaryon），除含有一般细胞器外，还富含尼氏体、神经原纤维和一些包涵物（图 8-2，图 8-3）。

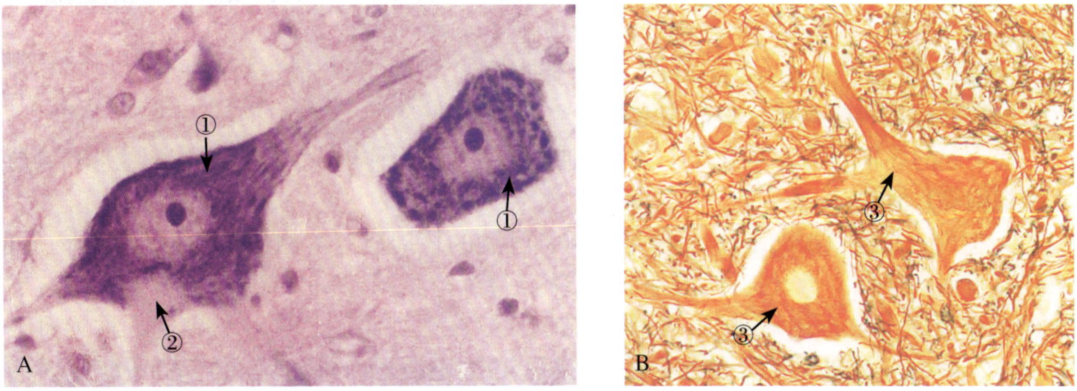

图 8-2　神经元光镜像

A．天竺牡丹染色（①尼氏体，②轴丘）；B．银浸染（③神经原纤维）

尼氏体（Nissl body）又称为嗜染质（chromophil substance），为光镜下可见的嗜碱性小体或颗粒（图 8-1，图 8-2A）。不同神经元的尼氏体的形态和大小不一，如脊髓灰质前角运动神经元，尼氏体数量多，呈斑块状，有如虎皮样花斑，又称为虎斑小体（tigroid body）；而在脊神经节神经元的细胞质内，尼氏体呈颗粒状，散在分布。电镜下，尼氏体由许多平行排列的粗面内质网及其间的游离核糖体构成（图 8-3）。尼氏体是神经元合成蛋白质的部位。合成的蛋白质包括复制细胞器所需的蛋白质、产生神经递质有关的酶、肽类神经调质等。

神经原纤维（neurofibril）是神经元细胞质内直径为 2 ～ 3μm 的丝状纤维结构，在银染切片标本中，呈棕褐色细丝，交织成网，并向树突和轴突延伸，达到突起的末梢部位（图 8-2B）。电镜下，神经原纤维由神经丝和微管聚集成束所构成。神经丝（neurofilament）是直径约为 10nm 的中间丝。微管直径约为 25nm，壁厚 5nm，主要由微管蛋白组成。神经原纤维

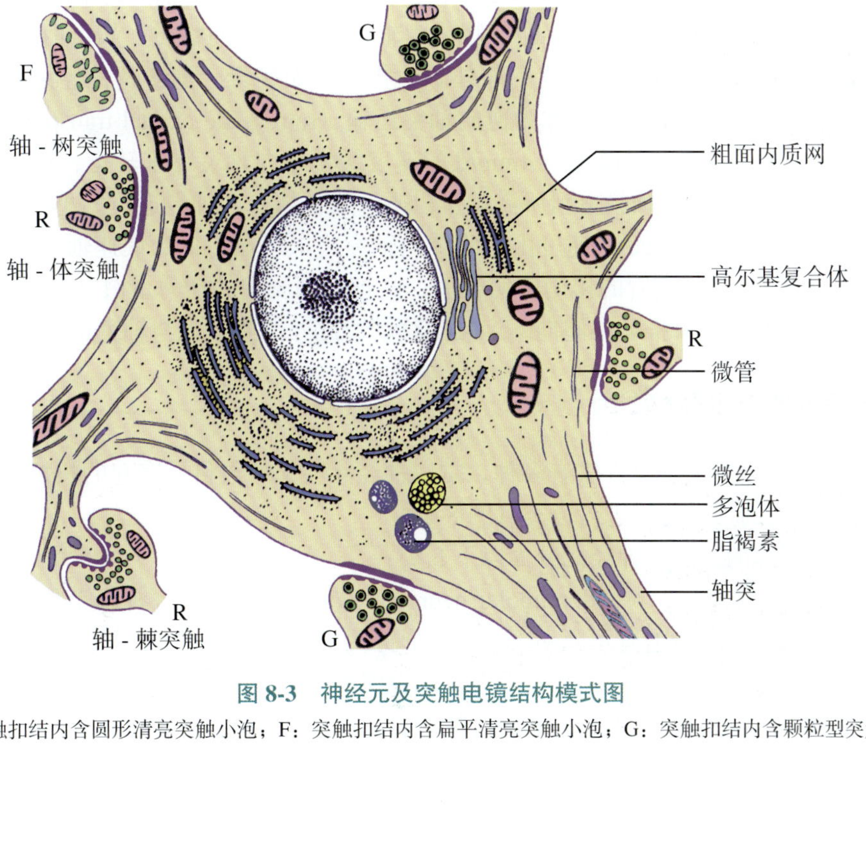

图 8-3　神经元及突触电镜结构模式图

R：突触扣结内含圆形清亮突触小泡；F：突触扣结内含扁平清亮突触小泡；G：突触扣结内含颗粒型突触小泡

构成神经元的细胞骨架，既具有支持作用，又参与细胞质内的物质转运。

脂褐素（lipofuscin）是细胞质内的一种包涵物，呈棕黄色颗粒状，常位于神经元的核周质一侧，随年龄增长而增多，其内容物为溶酶体消化后的残留物，多为异物、脂滴或退变的细胞器（图 8-3）。

2．突起 突起（process，neurite）自细胞体伸出，其长短、数量与形态因不同神经元而异。长的突起组成神经纤维，短的突起参与组成中枢神经的神经毡（neuropil）和外周的神经丛。一些突起的终末分布于外周器官，组成神经末梢，感受体内外刺激，或支配效应器（肌纤维、腺细胞等）活动。

（1）树突：树突（dendrite）内的结构与神经元的核周质基本相似，也含有粗面内质网、线粒体、滑面内质网、微丝、神经丝和微管等。每个神经元有一个或多个树突，一般自细胞体发出后即反复分支，逐渐变细，形如树枝状。树突表面可见许多棘状突起，称为树突棘（dendritic spine），是神经元间形成突触的主要部位。电镜下，树突棘内含有 2 ~ 3 层滑面内质网形成的板层，称为棘器（spine apparatus）。板层间有少量致密物质。树突具有接受刺激并将冲动传入神经元细胞体的功能，树突的分支和树突棘可扩大神经元接受刺激的表面积。

（2）轴突：一个神经元一般只有一个轴突（axon）。轴突较细而长，表面光滑，直径均一。轴突分支少，通常是在距细胞体较远或近终末处才有分支，多呈直角分出，称为侧支（collateral branch），直径一般与主干相同。轴突末端常有分支，称为轴突终末（axon terminal）。神经元的细胞体发出轴突的部分常呈圆锥形，称为轴丘（axon hillock）（图 8-2A）。光镜下，轴突与轴丘内无尼氏体，以此可以区分树突和轴突。轴突表面的细胞膜称为轴膜（axolemma），其内的细胞质称为轴质（axoplasm）。轴质内有大量与轴突长轴平行排列的微管和神经丝，并含有微丝、线粒体、滑面内质网和小泡，但无粗面内质网和高尔基复合体，故不能合成蛋白质。

轴突的主要功能是传导神经冲动，能将冲动从细胞体传向终末。神经冲动在轴丘处轴膜发生，并沿着轴膜传导。

轴突内的物质是流动的，称为轴质流（axoplasmic flow）。轴突内的物质转运称为轴突运输（axonal transport）。由细胞体向轴突终末运输的过程称为顺向轴突运输（anterograde axonal transport）；反之，轴突终末内的代谢产物或由轴突终末摄取的物质，如蛋白质、小分子物质，由邻近细胞产生的神经营养因子或一些外源性物质，如病毒、毒素及神经束路追踪时注射的示踪剂，可逆向转运到细胞体，称为逆向轴突运输（retrograde axonal transport）。细胞体内新形成的微丝、微管和神经丝以 1 ~ 4mm/d 的速度缓慢地向轴突终末转运，称为慢速轴突运输（slow axonal transport）。轴膜更新所需的蛋白质、线粒体、含神经递质的小泡及合成递质所需的酶等，以 100 ~ 400mm/d 的速度由细胞体向轴突终末运输，称为快速轴突运输（fast axonal transport）。轴突运输与微管的作用密切相关，微管与轴质中的动力蛋白（dynein）或驱动蛋白（kinesin）相互作用，可推动小泡向一定方向移动。此外，微丝也与轴突运输作用有关。

（二）神经元的分类

神经元种类繁多，分类方法有多种，常以神经元突起的数目、突起的长短、神经元的功能及神经元所释放的神经递质进行分类（图 8-4）。

1．根据突起的多少，神经元分为以下 3 类：

（1）假单极神经元（pseudounipolar neuron）：如脑神经节和脊神经节细胞，从细胞体发出一个突起，但在距细胞体不远处呈“T”形分为两支，一支进入中枢称为中枢突（central process），另一支分布到外周组织或器官，称为周围突（peripheral process）。按神经冲动的传导方向，假单极神经元的中枢突为轴突，周围突为树突，但因周围突细而长，在形态上与轴突

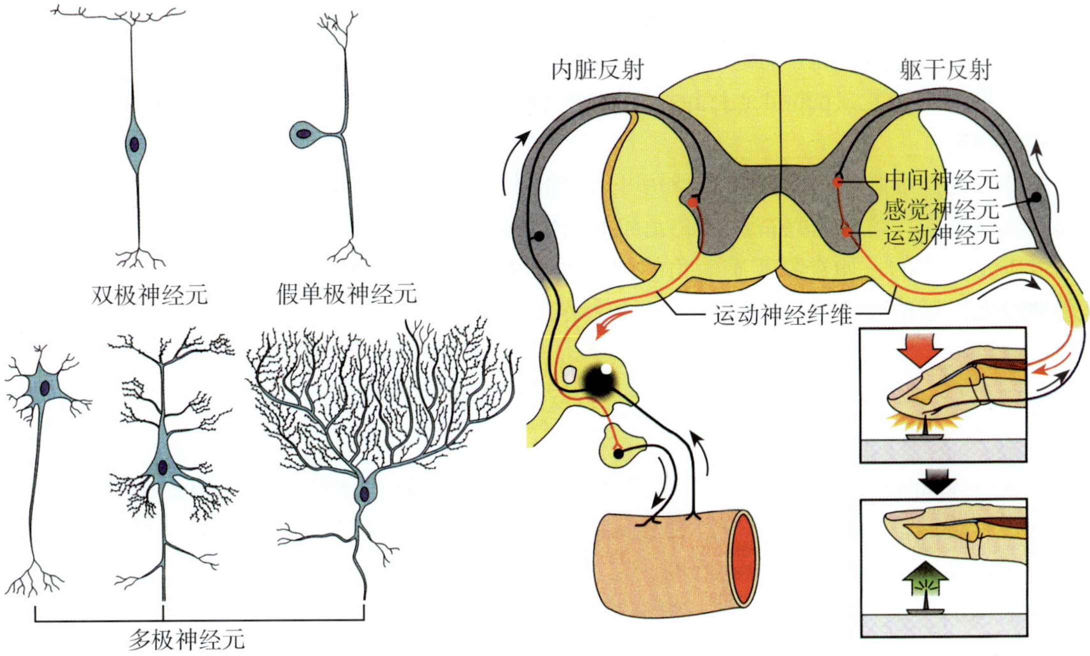

图 8-4　神经元的主要类型模式图

相似，故也称为轴突。

（2）双极神经元（bipolar neuron）：具有两个突起，一个树突和一个轴突，如耳蜗螺旋神经节（spiral ganglion）细胞和视网膜的双极细胞（bipolar cell）。

（3）多极神经元（multipolar neuron）：这类神经元只有一个轴突，但有多个（两个或以上）树突，是体内数量最多的一类神经元，如大脑皮质和脊髓灰质前角运动神经元。

2．根据功能的不同，神经元分以下 3 类：

（1）感觉神经元（sensory neuron）：又称为传入神经元（afferent neuron），多为假单极神经元，细胞体位于脑神经节或脊神经节内，可接受体内外刺激并将信息传入中枢。

（2）运动神经元（motor neuron）：也称为传出神经元（efferent neuron），一般为多极神经元，细胞体主要位于中枢神经系统灰质（gray matter）和自主神经节内，突起参与白质（white matter）和周围神经的组成，负责将神经冲动传递给肌细胞或腺细胞。

（3）中间神经元（interneuron）：也称为联络神经元（associated neuron），主要为多极神经元，细胞体位于中枢神经系统灰质内，其突起一般位于灰质，在前两种神经元之间起联络和信息加工作用。人类的神经系统中，中间神经元的数量占神经元总数的 99%。

3．按照轴突的长短，神经元可分为以下 2 类：

（1）高尔基Ⅰ型神经元（Golgi type Ⅰ neuron）：细胞体较大，轴突较长（可长达 1m 以上），在行进途中，长轴突发出侧支，如脊髓灰质前角运动神经元。

（2）高尔基Ⅱ型神经元（Golgi type Ⅱ neuron）：细胞体小，轴突短，可短至仅数微米，在细胞体附近发出侧支，如大脑皮质内的联络神经元。

4．根据神经元释放的神经递质（neurotransmitter）或神经调质（neuromodulator）的种类不同，神经元分为以下 4 类：

（1）胆碱能神经元（cholinergic neuron）：能释放乙酰胆碱，如脊髓灰质前角运动神经元。

（2）胺能神经元（aminergic neuron）：能释放单胺类神经递质，根据所释放的胺类神经递质种类不同，可进一步分为肾上腺素能神经元、去甲肾上腺素能神经元、多巴胺能神经元、5-羟色胺能神经元等，如交感神经节内的神经元属于肾上腺素能神经元。

（3）氨基酸能神经元（aminoacidergic neuron）：能释放氨基酸类神经递质，根据所释放的氨基酸神经递质种类不同，可进一步分为谷氨酸能神经元、γ- 氨基丁酸能神经元等。

（4）肽能神经元（peptidergic neuron）：能释放肽类神经递质或神经调质，如脑啡肽、P 物质等肽类物质。

另外，根据细胞体的形态，神经元可分为锥体细胞、星形细胞和梭形细胞等。根据神经元引起的效应不同，可分为兴奋性神经元和抑制性神经元。总之，几种不同的分类方法对一种神经元可以是重叠的，如脊髓灰质前角的神经元，可以归纳为多极神经元、高尔基 I 型神经元、星形神经元、运动神经元、胆碱能神经元、兴奋性神经元等。

二、突　触

突触（synapse）是神经元与神经元之间，或神经元与非神经细胞之间的一种特化的细胞连接，是传递信息的功能部位。神经元之间借助突触彼此相互联系，构成机体复杂的神经网络，实现神经系统的各种功能活动。在神经元之间的连接中，最常见的是上一级神经元的轴突终末与下一级神经元的树突、树突棘或细胞体连接，分别形成轴 - 树突触（axodendritic synapse）、轴 - 棘突触（axospinous synapse）和轴 - 体突触（axosomatic synapse）。此外，还有轴 - 轴突触（axoaxonal synapse）、树 - 树突触（dendrodendritic synapse）和体 - 体突触（somato-somatic synapse）（图 8-3，图 8-5）。根据传递信息的方式不同，突触分为电突触（electric synapse）和化学突触（chemical synapse）两类。电突触的本质是缝隙连接（详见上皮组织），以电信号传递信息，具有双向快速传递的特点，可促进神经元的同步活动。化学突触以神经递质作为通信的媒介，通常所说的突触是指化学突触。

（一）化学突触的结构

化学突触由突触前成分（presynaptic element）、突触后成分（postsynaptic element）与突触间隙（synaptic cleft）组成（图 8-5，图 8-6）。突触前成分和突触后成分彼此相对的细胞膜较其余部位略增厚，分别称为突触前膜（presynaptic membrane）和突触后膜（postsynaptic membrane），两膜之间的狭窄间隙称为突触间隙，宽 15 ~ 30nm，内含糖蛋白和一些细丝。

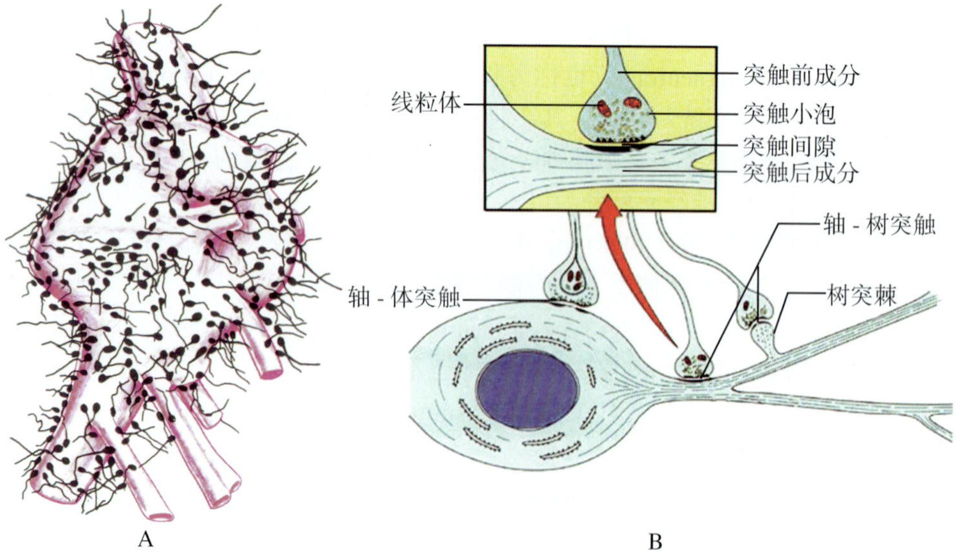

图 8-5　化学突触结构模式图

A．光镜立体结构模式图，示突触扣结；B．电镜结构模式图

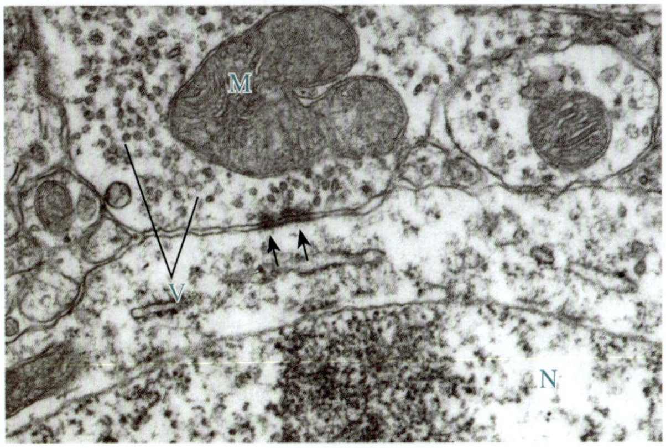

图 8-6　轴 - 体化学突触电镜像

V：突触小泡；M：线粒体；N：神经元的细胞核（箭头示突触后膜）

突触前成分通常是神经元的轴突终末，呈球状膨大，附着在另一神经元的树突或细胞体上，在银染标本上呈现棕褐色圆形颗粒，称为突触扣结（synaptic button）（图 8-5A）。电镜下，突触前成分内含许多突触小泡（synaptic vesicle）及少量线粒体、滑面内质网、微管、微丝等。突触小泡呈圆形或扁平状，内含有神经递质或神经调质。突触小泡内所含递质不同，小泡的特征不一，含乙酰胆碱的突触小泡多为小圆形清亮小泡，含氨基酸类递质的多呈扁平清亮小泡，含胺类递质的则为小颗粒小泡，而含肽类递质的往往是大颗粒小泡（图 8-3，图 8-5，图 8-6）。小的突触小泡直径 40 ～ 60nm，大的突触小泡直径可达 200nm。突触小泡表面附有一种称为突触素Ⅰ（synapsin Ⅰ）的突触小泡相关蛋白，它将突触小泡与细胞骨架连接在一起。突触前膜的细胞质面附有一些致密物质，因此比一般细胞膜略厚。突触前膜还有电子密度高的锥形致密突起（dense projection）突入细胞质内，突起间容纳突触小泡。此外，突触前膜富含电位门控通道。

突触后成分是与突触前膜相对应的下一神经元的细胞膜部分，主要为突触后膜，其细胞质面附着有致密物质，称为突触后致密物（postsynaptic density），较一般细胞膜明显增厚。突触后膜上含有特定的受体和化学门控的离子通道。

（二）化学突触的功能

当神经冲动沿轴膜传至轴突终末时，触发突触前膜上的电位门控钙通道开放，细胞外的 Ca^{2+} 进入突触前成分，在 ATP 参与下，突触素Ⅰ发生磷酸化。磷酸化的突触素与突触小泡亲和力降低，因此，突触小泡与细胞骨架分离而移向突触前膜，与突触前膜锚定（docking）、融合（fusion），并通过出胞作用（exocytosis）将神经递质释放到突触间隙内。部分神经递质与突触后膜上相应受体结合，引起与受体偶联的化学门控通道开放，使相应离子进出，改变突触后膜内、外离子的分布，产生兴奋性或抑制性变化，进而影响所支配的效应细胞的活动。使突触后膜发生兴奋的突触，称为兴奋性突触（excitatory synapse），而使后膜发生抑制的称为抑制性突触（inhibitory synapse），突触的兴奋或抑制取决于神经递质及其受体的种类。结合在突触后膜受体上的神经递质或调质在产生效应后立即被相应的酶灭活或被再摄入突触前成分内分解，其作用因此被迅速消除，以保证突触传递的灵敏性。神经冲动通过化学突触在神经元之间的传导而呈单向性。

三、神经胶质细胞

神经胶质细胞简称为神经胶质（neuroglia）或胶质细胞（glial cell），广泛分布于中枢和周围神经系统。胶质细胞也具有突起，但无树突和轴突之分，也无传导神经冲动的功能。用 HE 等普通染色只能显示胶质细胞的核和少量细胞质，但可用特殊银染方法和免疫组织化学方法显示其全貌。

（一）中枢神经系统的神经胶质细胞

1．星形胶质细胞 星形胶质细胞（astrocyte）是胶质细胞中体积最大的一种，细胞体呈星形，细胞核大，呈圆形或椭圆形，染色较浅。细胞质内有交织走行的神经胶质丝（neuroglial filament），胶质丝是由胶质原纤维酸性蛋白（glial fibrillary acidic protein，GFAP）构成的一种中间丝。星形胶质细胞的突起多充填于神经元的细胞体及突起之间，起支持和绝缘作用；有些突起末端膨大形成脚板（foot plate）或终足（end foot），贴附在毛细血管基膜上，参与构成血脑屏障（见神经系统）；还有一些突起可伸到脑和脊髓的表面形成胶质界膜（glia limitans）。星形胶质细胞可分泌神经营养因子（neurotrophic factor）和多种生长因子，对神经元的分化、功能维持等有重要作用。星形胶质细胞可分为 2 种：

（1）原浆性星形胶质细胞：原浆性星形胶质细胞（protoplasmic astrocyte）多分布在灰质内，突起较短粗，分支较多，表面不光滑，细胞质内的神经胶质丝较少（图 8-7A）。

（2）纤维性星形胶质细胞：纤维性星形胶质细胞（fibrous astrocyte）多分布在白质，突起细长，分支较少，表面光滑，细胞质内含大量神经胶质丝（图 8-7B）。

2．少突胶质细胞 少突胶质细胞（oligodendrocyte）数量较多，分布于灰质和白质内，位于神经元的细胞体及神经纤维的周围，细胞核小而圆，染色较深。在银染标本中突起比星形胶质细胞小和少（图 8-7C），但用特异性的免疫组织化学方法显示，其突起并不少，而且分支极多。少突胶质细胞是中枢神经系统的髓鞘形成细胞，其突起末端扩展成扁平薄膜，包卷神经元的轴突形成髓鞘。

3．小胶质细胞 小胶质细胞（microglia）是胶质细胞中最小的一种，数量较少，分布于灰质和白质内，细胞体较小，呈长椭圆形，常以细胞体长轴的两端伸出两个较长突起，反复分支，其表面有小棘突。细胞核小，呈椭圆或三角形，染色较深（图 8-7D）。小胶质细胞属于单核巨噬细胞系统，可能来源于血液中的单核细胞，具有变形运动和吞噬功能。正常情况下，小

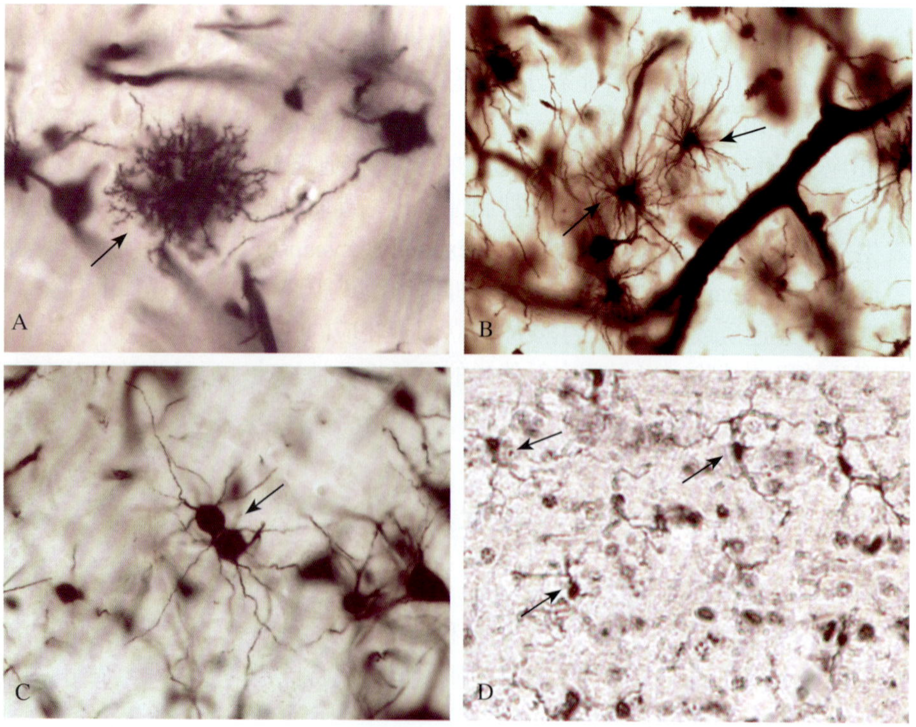

图 8-7 中枢神经系统神经胶质细胞光镜像（镀银染色）

A．原浆性星形胶质细胞；B．纤维性星形胶质细胞；C．少突胶质细胞；D．小胶质细胞

胶质细胞处于静止状态，但在中枢神经系统受损时，可转变为巨噬细胞，清除细胞碎屑及退化变性的髓鞘。此外，小胶质细胞还具有免疫功能，是中枢神经系统的抗原呈递细胞和免疫效应细胞。

4．室管膜细胞 室管膜细胞（ependymal cell）为覆盖在脑室和脊髓中央管腔面的一层立方或柱状细胞，其表面有微绒毛或纤毛，有的细胞基部发出细长突起伸向脑和脊髓深部，称为伸长细胞（tanycyte）。室管膜细胞具有支持和保护作用，并参与脑脊液形成。

（二）周围神经系统的神经胶质细胞

1．施万细胞 施万细胞（Schwann cell）又称为神经膜细胞（neurolemmal cell），是周围神经系统的髓鞘形成细胞，包绕在神经纤维轴突的周围，形成髓鞘和神经膜。此外，施万细胞能产生神经营养因子，在神经纤维的再生中起重要作用。

2．卫星细胞 卫星细胞（satellite cell）又称为被囊细胞（capsular cell），是包绕在神经节细胞周围的一层扁平或立方细胞，细胞核圆或卵圆形，染色较深，具有营养和保护神经节细胞的功能（图 8-8）。

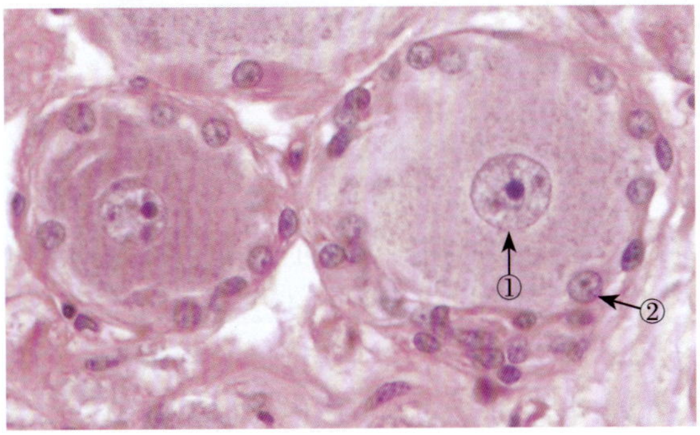

图 8-8 脊神经节光镜像
①假单极神经元的细胞核；②卫星细胞的细胞核

四、神经纤维和神经

（一）神经纤维

神经纤维（nerve fiber）由神经元的长轴突和包在其外面的神经胶质细胞组成。根据胶质细胞是否形成髓鞘（myelin sheath），神经纤维分为有髓神经纤维（myelinated nerve fiber）和无髓神经纤维（unmyelinated nerve fiber）两种。

1．有髓神经纤维

（1）周围神经系统的有髓神经纤维：由施万细胞包绕神经元轴突构成（图 8-9，图 8-10）。多个施万细胞呈长卷筒状一个接一个地套在轴突外面形成藕节样的节段性髓鞘，相邻施万细胞不完全连接而形成节段性缩窄，该缩窄部分称为郎飞结（Ranvier node）。郎飞结部位轴膜裸露，可发生膜电位变化。相邻郎飞结之间的一段神经纤维称为结间体（internode），一个结间体的髓鞘由一个施万细胞形成。这类神经纤维的轴突除起始段、终末及郎飞结等处外，均包裹有髓鞘。在髓鞘的形成过程中，伴随轴突一起生长的施万细胞表面凹陷形成一条纵沟，轴突陷入纵沟内，沟缘的细胞膜相贴形成轴突系膜（mesaxon）。轴突系膜不断伸长并反复包绕

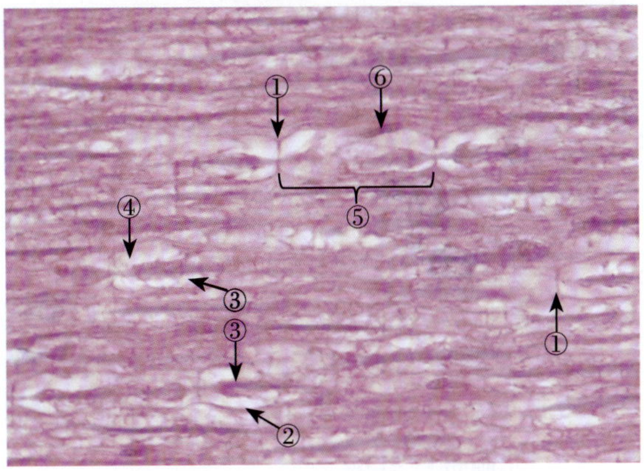

图 8-9 狗坐骨神经有髓神经纤维光镜像
①郎飞结；②神经膜；③轴索；④髓鞘；⑤结间体；⑥施万细胞核

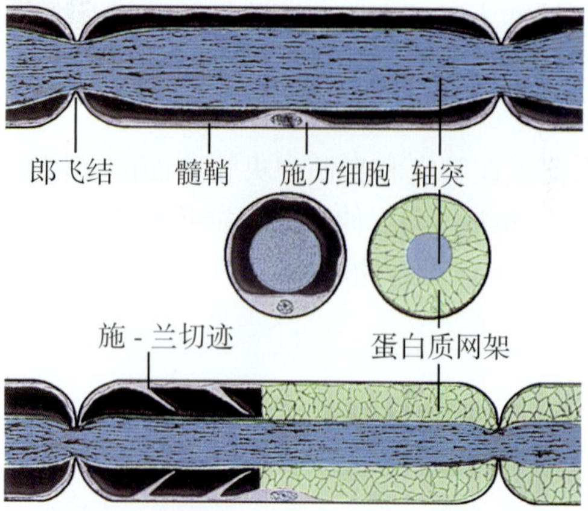

图 8-10 周围有髓神经纤维结构模式图

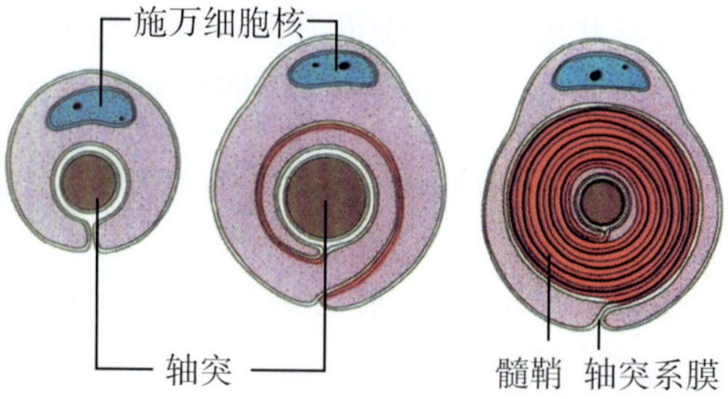

图 8-11 周围有髓神经纤维髓鞘形成模式图

轴突，将细胞质挤到细胞的内外边缘和两端郎飞结处，从而在轴突周围形成许多同心圆环绕的螺旋状髓鞘板层（图 8-11）。电镜下，每一个结间体的髓鞘是由一个施万细胞的双层细胞膜呈同心圆反复环绕轴突所构成的明暗相间的板层样结构。施万细胞的细胞核呈长椭圆形，位于髓鞘边缘的少量细胞质内。施万细胞外有一层基膜，基膜与施万细胞最外面的一层细胞膜共同构成神经膜（neurilemma）。髓鞘主要由类脂和蛋白质所组成，称为髓磷脂（myelin）。在常规染色组织切片上，因髓鞘中的类脂被溶解，仅见呈网状的残存蛋白质。在锇酸固定和染色的标本上，髓鞘呈黑色，在其纵切面上可见数个呈漏斗形的斜裂，称为施 - 兰切迹（Schmidt-Lantermann incisure），由施万细胞围绕轴突缠绕过程中残留在髓鞘板层内的细胞质形成，是施万细胞内、外边缘细胞质相通的螺旋性通道。

（2）中枢神经系统的有髓神经纤维：其基本结构与周围神经系统的有髓神经纤维相同，但髓鞘由少突胶质细胞突起末端的扁平薄膜包卷轴突形成（图 8-12）。一个少突胶质细胞有多个突起分别包卷多个轴突或同一轴突的不同部位，其细胞体位于神经纤维之间。相邻少突胶质细胞的突起不像施万细胞一样靠拢排列，使神经纤维的一些短段没有髓鞘，从而形成较宽的郎飞结。中枢神经系统的有髓神经纤维的外表面没有基膜包裹，髓鞘内也无施 - 兰切迹。

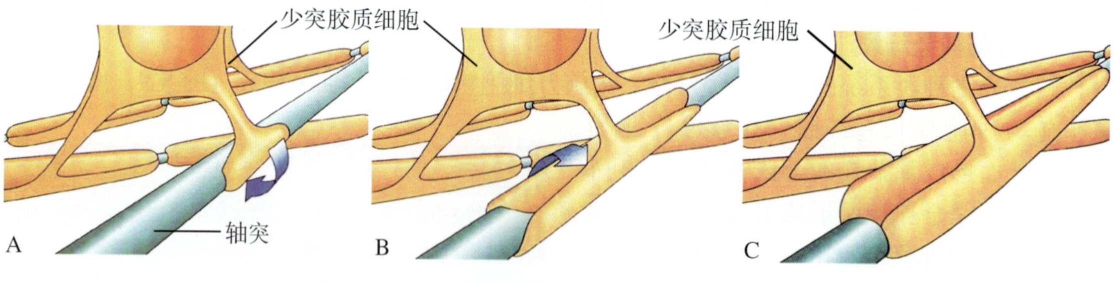

图 8-12 少突胶质细胞与中枢有髓神经纤维关系模式图

A．突起包绕轴突；B．突起继续包绕轴突；C．突起包绕轴突结束

有髓神经纤维的神经冲动传导，是从一个郎飞结到下一个郎飞结呈跳跃式传导，因而传导速度较快。有髓神经纤维的轴突越粗，其髓鞘也越厚，结间体越长，神经冲动跳跃的距离便越大，传导速度也越快。此外，髓鞘有保护和绝缘作用，可防止神经冲动的扩散。

2．无髓神经纤维

（1）周围神经系统的无髓神经纤维：由较细的轴突及其外面的施万细胞构成（图 8-13）。施万细胞表面有数量不等、深浅不一的纵沟，轴突位于沟内，故一个施万细胞可有多条轴突陷入。若干施万细胞沿轴突连续排列，但不形成髓鞘，也无郎飞结，施万细胞外亦包有基膜。

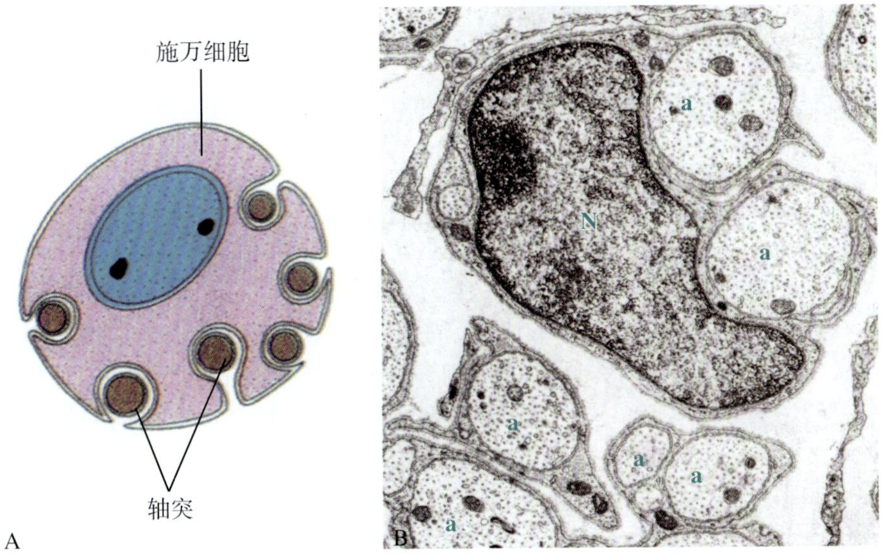

图 8-13　周围无髓神经纤维横切面

A．模式图；B．电镜像：N 为细胞核，a 为轴突

（2）中枢神经系统的无髓神经纤维：中枢神经系统的无髓神经纤维其轴突外面无任何鞘膜而完全裸露，它们与有髓神经纤维混杂在一起。在一些脑区，可被星形胶质细胞的突起分隔成束。

无髓神经纤维因无髓鞘和郎飞结，其神经冲动的传导是沿着轴突连续进行的，故其传导速度明显慢于有髓神经纤维。

（二）神经

神经（nerve）由周围神经系统许多神经纤维及其周围的结缔组织、血管和淋巴管等共同构成。大多数神经同时含有感觉和运动神经纤维。在结构上，多数神经同时含有有髓和无髓神经纤维。

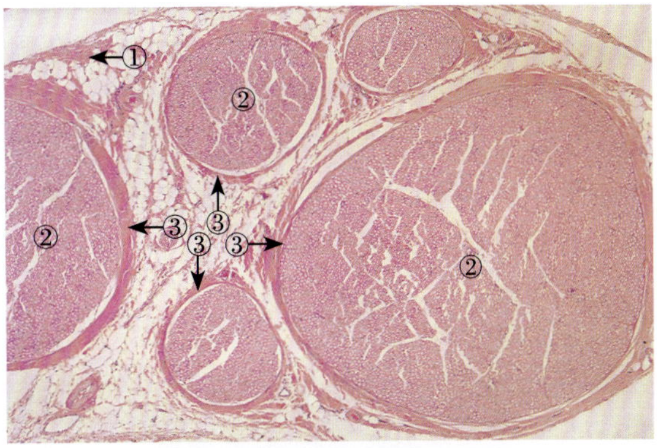

图 8-14　狗坐骨神经横切面光镜像

①神经外膜；②神经束；③神经束膜

每条神经纤维周围的结缔组织，称为神经内膜（endoneurium）。若干神经纤维集合而成神经纤维束（又称为神经束），包绕在神经束周围的结缔组织，称为神经束膜（perineurium）。神经束膜由外层的结缔组织和内层的神经束膜上皮（perineural epithelium）组成，后者为多层扁平上皮细胞，细胞间有紧密连接（tight junction），对进出神经纤维束的物质起屏障作用。许多神经束聚合成一根神经，其外围的结缔组织称为神经外膜（epineurium）（图 8-14）。

五、神经末梢

神经末梢（nerve ending）是周围神经纤维的终末部分，它们与其他组织共同形成感受器或效应器，分布于全身各组织或器官内。按其功能，神经末梢可分为感觉神经末梢和运动神经末梢两类。

（一）感觉神经末梢

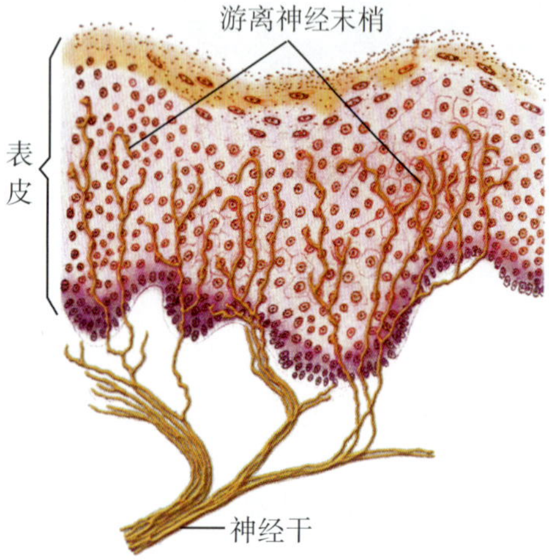

图 8-15 表皮内游离神经末梢结构模式图

感觉神经末梢（sensory nerve ending）是感觉神经元周围突的终末部分，该终末常与周围其他组织共同形成感受器（receptor），能感受人体内外的各种刺激，并转化为神经冲动传向中枢。感觉神经末梢按其结构又分为游离神经末梢和有被囊神经末梢 2 类。

1．游离神经末梢 游离神经末梢（free nerve ending）的结构较简单，为有髓或无髓神经纤维的终末部分失去施万细胞，以裸露的终末分成细支，广泛分布在表皮、角膜和毛囊的上皮间，或分布在结缔组织内，如骨膜、脑膜、关节囊、肌腱、韧带、牙髓等处，能感受疼痛和冷、热等刺激（图 8-15）。

2．有被囊神经末梢 有被囊神经末梢（encapsulated nerve ending）形式繁多，大小不一，均由感觉神经元周围突的终末和包裹其外的结缔组织被囊构成，常见以下 3 种：

（1）触觉小体：触觉小体（tactile corpuscle）又称为梅氏小体（Meissner corpuscle），分布在皮肤的真皮乳头内，以手指掌面和足趾底面最多。触觉小体呈椭圆形，长轴与皮肤表面垂直，外周包有结缔组织被囊，囊内有许多横列的扁平细胞（图 8-16A）。有髓神经纤维进入触觉小体时失去髓鞘穿入被囊内，分支盘绕在扁平细胞间。触觉小体可感受触觉。

（2）环层小体：环层小体（lamellar corpuscle）又称为帕奇尼小体（Pacinian corpuscle），多见于真皮深层、皮下组织、肠系膜、韧带和关节囊等处。环层小体的体积较大，多呈球形或卵圆形，其被囊由数十层扁平细胞呈同心圆排列组成，环层小体的中轴为一个均质性的圆柱体，有髓神经纤维失去髓鞘后穿行于圆柱体内（图 8-16B，图 8-16C）。环层小体主要感受压力和振动觉。

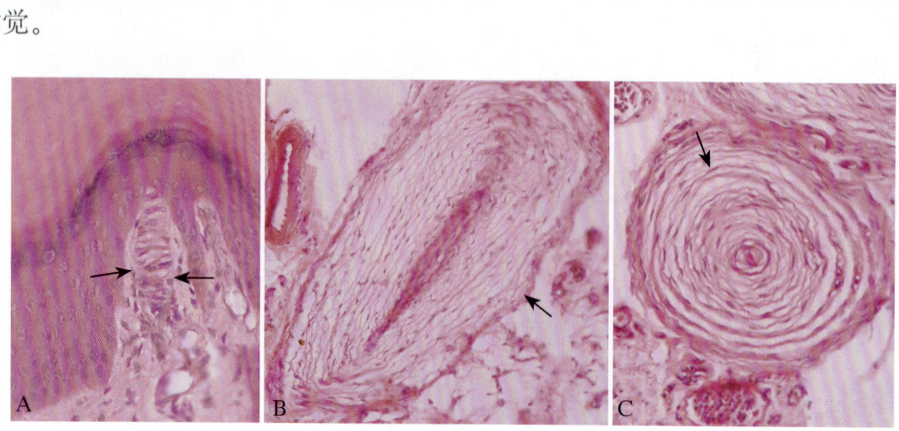

图 8-16 触觉小体和环层小体光镜像

A．箭头示触觉小体；B．箭头示环层小体（纵切）被囊；C．箭头示环层小体（横切）同心圆排列的扁平细胞

(3) 肌梭：肌梭 (muscle spindle) 是广泛分布于全身骨骼肌中的细长梭形小体，表面有结缔组织被囊，内含若干条较细的骨骼肌纤维 (skeletal muscle fiber)，称为梭内肌纤维 (intrafusal muscle fiber)。其细胞核成串排列或集中在肌纤维中段而使中段膨大，肌质较多，肌原纤维较少。感觉神经纤维进入肌梭时失去髓鞘，其终末分支环绕梭内肌纤维的中段，或呈花枝样终止于梭内肌纤维。此外，肌梭内还有一种细的运动神经纤维，来自脊髓前角的小型神经元 (γ 神经元) 分布于梭内肌纤维的两端 (图 8-17)。肌梭位于肌纤维束之间，当肌肉收缩或舒张时，梭内肌纤维被牵张，从而刺激神经末梢，产生神经冲动，传向中枢而产生感觉，故肌梭是感觉肌的运动和肢体位置变化的本体感受器，对骨骼肌的活动起调节作用。

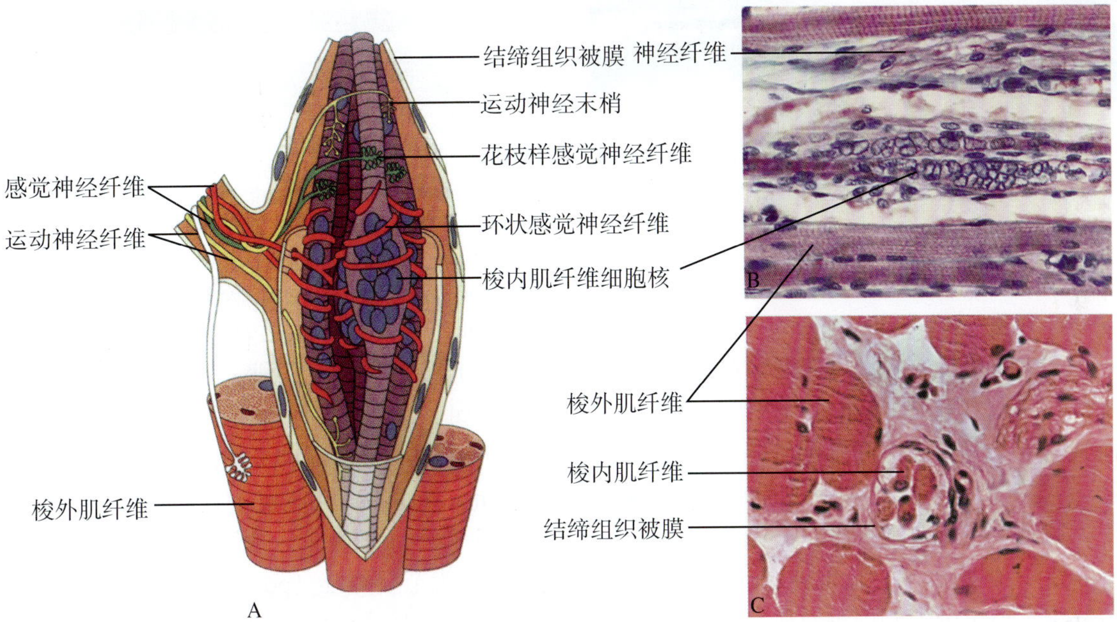

图 8-17　肌梭

A. 立体结构模式图；B. 纵切面光镜像；C. 横切面光镜像

(二) 运动神经末梢

运动神经末梢 (motor nerve ending) 即运动神经元传出神经纤维的终末结构，终止于肌组织 (muscle tissue) 和腺 (gland)，支配肌纤维的收缩和腺体的分泌。该终末与邻近组织共同组成效应器 (effector)。运动神经末梢可分为躯体运动神经末梢和内脏运动神经末梢 2 类。

1. 躯体运动神经末梢　躯体运动神经末梢 (somatic motor nerve ending) 为分布于骨骼肌内的运动神经末梢。位于脊髓灰质前角或脑干的运动神经元的轴突到达所支配的骨骼肌细胞后失去髓鞘，发出许多分支，每一个分支终末形成葡萄状膨大，与一条骨骼肌纤维形成化学突触连接，此连接区呈椭圆形板状隆起，称为运动终板 (motor end plate) 或神经肌连接 (neuromuscular junction) (图 8-17)。

电镜下，运动终板处的肌纤维向内凹陷成浅槽，膨大的轴突终末嵌入浅槽内。此处的轴膜为突触前膜，槽底的肌膜 (sarcolemma) 为突触后膜，两者之间的间隙为突触间隙。槽底肌膜又凹陷形成许多深沟和皱褶，使突触后膜的表面积增大。因此，运动终板的本质为化学突触。膨大的轴突终末为突触前成分，内有许多含乙酰胆碱的圆形突触小泡，当神经冲动达到轴突终末时，乙酰胆碱释放入突触间隙，并与突触后膜上相应受体 (乙酰胆碱 N 型受体) 结合，突触后膜兴奋，兴奋经肌膜、横小管系统传导至整个肌纤维，引起肌纤维收缩。

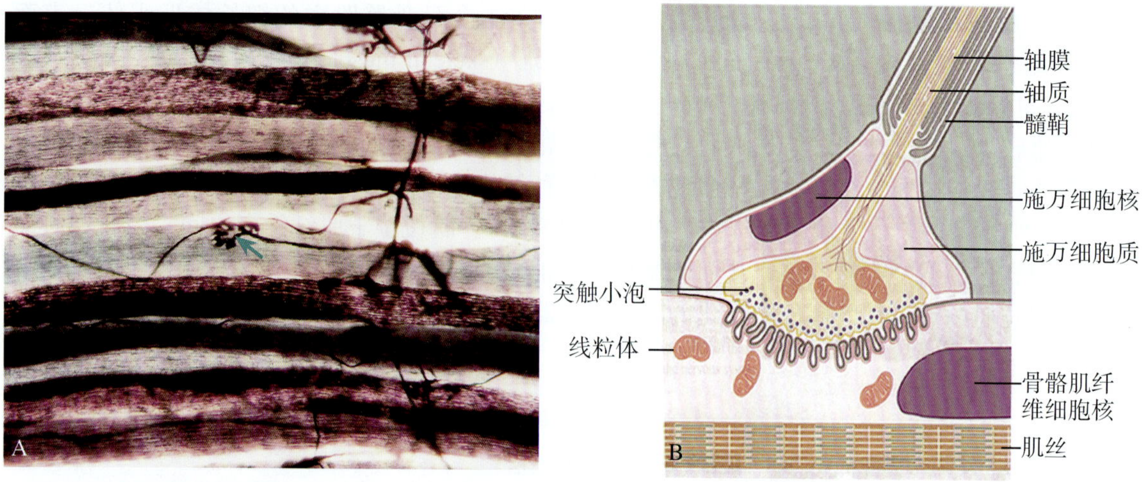

图 8-18 运动终板

A. 光镜像（骨骼肌纤维压片，氯化金法；箭头示终板）；B. 电镜结构模式图

一个运动神经元可支配多条肌纤维，而一条骨骼肌纤维通常只有一个运动神经元轴突分支支配。每个运动神经元的轴突及其分支所支配的全部肌纤维组成一个运动单位（motor unit）。一个运动神经元支配肌纤维数量越少，运动单位越小，产生的运动越精细。

2. 内脏运动神经末梢 内脏运动神经末梢（visceral motor nerve ending）为分布于内脏及血管的平滑肌、心肌和腺细胞等处的自主神经末梢。从中枢到效应器的通路通常要经过两个神经元：第一个神经元称为节前神经元（preganglionic neuron），细胞体位于脊髓灰质侧角或脑干，其轴突称为节前纤维（preganglionic fiber）；第二个神经元称为节后神经元（postganglionic neuron），细胞体位于自主神经节或神经丛内，其轴突称为节后纤维（postganglionic fiber）。节后纤维的终末分布到内脏及血管的平滑肌、心肌和腺细胞，形成内脏运动神经末梢。内脏运动神经纤维（节后纤维）多为无髓神经纤维，轴突较细，其终末结构简单，分支呈串珠状膨大，附于心肌纤维、平滑肌纤维或腺细胞间。终末支呈串珠膨大的部分，称为膨体（varicosity），是与效应细胞建立突触的部位。膨体的轴膜是突触前膜，与其相对应的效应细胞膜是突触后膜，两者间是突触间隙。膨体内有许多突触小泡，为圆形清亮型或颗粒型，含乙酰胆碱或去甲肾上腺素、肽类神经递质。

SUMMARY

Nervous tissue, the principal element of the nervous system, consists of two classes of cells, nerve cells (neurons) and glial cells (neuroglia). The neurons are the structural and functional unit of the nervous system, receiving stimulus, integrating information and transmitting nerve impulse. The neuroglia have close functional relationship with neurons, providing mechanical and metabolic support for neurons.

A neuron is composed of a cell body, which contains the nucleus surrounded by cytoplasm called perikaryon, and the processes which include a variable number of dendrites and a single axon. The main function of the dendrite is to receive information while the axon mostly conducts nerve impulse.

Neurons are commonly classified according to the number of their processes as pseudounipolar neurons, bipolar neurons and multipolar neurons. In the light of the length of axon, neurons can be classified as Golgi type Ⅰ neuron with large soma and long axon, and Golgi type Ⅱ neuron with small soma and short axon. Depending on their connections and functions, neurons can be divided into motor（efferent）neurons, sensory（afferent）neurons, and interneurons. Based on the neurotransmitters they contain and release, neurons can also be placed in one of the following categories: cholinergic neurons, aminergic neurons, peptidergic neurons and aminoacidergic neurons.

The specialized junctions between neurons or between neurons and effector cells where the impulses transmit from a neuron to its target cell are termed synapses. Most synapses are chemical synapses. A chemical synapse structurally consists of a presynaptic element, a synaptic cleft and a postsynaptic element. The plasma membranes of both pre- and postsynaptic elements at the contact regions, which appear thicker than the adjacent membranes, are called presynaptic and postsynaptic membranes, respectively. The synaptic cleft is the extracellular space between the presynaptic and postsynaptic membranes. The presynaptic element always contains synaptic vesicles containing neurotransmitters. In the postsynaptic membrane, there are ion channels and receptors for specific neurotransmitters.

Neuroglia are much smaller in size but greater in number than neurons. There are four types of glial cells found in the central nervous system（CNS): astrocyte, oligodendrocyte, microglia and ependymal cell. Schwann cell and satellite cell are glial cells in the peripheral nervous system（PNS).

A nerve fiber is composed of an axon and the surrounding neuroglia. Two types of nerve fibers are categorized: the myelinated and the unmyelinated. The myelinated fibers are formed by axons and multiple layers of myelin sheath. Myelin sheath is produced by Schwann cells in the PNS and by oligodendrocytes in the CNS. In the PNS，all unmyelinated fibers are enveloped within simple clefts of the Schwann cells which do not form myelin sheath. The unmyelinated fibers in the CNS are not enveloped by glial cell. Bundles of peripheral nerve fibers form nerves, which are surrounded by a series of connective tissues.

The terminal structures of peripheral nerve fibers are called nerve endings. According to their functions, the nerve endings can be classified into sensory nerve ending and motor nerve ending. Sensory nerve endings are further classified as free nerve ending，tactile corpuscle, lamellar corpuscle, and muscle spindle. Motor nerve endings include somatic motor nerve ending（motor end plate）and visceral motor nerve ending.

神经干细胞

神经干细胞（neural stem cell，NSC）是来源于神经组织及其发源地、终生保持自我更新能力并能分化为神经细胞和神经胶质细胞的一类细胞。神经干细胞不仅存在于胚胎神经组织，而且广泛存在于成年个体的中枢神经系统。哺乳动物的大脑海马齿状回和室管膜及下区是神经干细胞较多的部位。神经干细胞发育过程中表达多种阶段性标志蛋白，其中巢蛋白（nestin）是目前被广泛用来鉴别神经干细胞的标志蛋白。

神经干细胞可以在分化前的培养过程中无限增殖。有研究表明，把从胚胎神经组织中分离的神经干细胞注射入损伤模型动物脑内，神经干细胞可迁移到损伤部位，分化成所需要的细胞种类；神经干细胞移植入中枢神经系统后免疫排斥反应轻微。这些特点为以神经干细胞移植疗法治疗中枢神经系统损伤提供了有利条件。

一系列中枢神经系统疾病都是因为某种特定的神经组织细胞发生退行性变性死亡，导致一些重要的神经递质、蛋白质因子或某些重要的神经信号分子的异常所致。神经干细胞移植有可能替代衰老死亡的神经细胞，重建失去的神经功能，或通过基因操作，将神经干细胞作为载体用于神经系统疾病的基因治疗。因此，神经干细胞移植是一种非常有潜在价值的治疗手段。

尽管在体外可分离培养神经干细胞，但目前对神经干细胞的生物学特性知之甚少，对神经干细胞的研究还有许多关键问题尚未解决。未来对神经干细胞的研究将主要集中在以下3个方面：①进一步研究神经干细胞的生物学特性以及精确分离、纯化和扩增的条件；②确定人类神经干细胞在脑内的定位以及怎样在原位诱导神经干细胞增殖分化以直接补充因疾病和损伤丢失的神经细胞；③探讨人类神经干细胞移植修复中枢神经系统功能障碍的长期疗效和安全性等。

思考题

1. 简述神经元的光镜与电镜结构特征，并在结构和功能上比较树突与轴突。
2. 什么是突触？试述化学突触的光镜与电镜结构。
3. 简述神经胶质细胞的分类、结构特征和主要功能。
4. 试述周围神经系统有髓神经纤维的结构。
5. 简述神经末梢的分类、结构特征和功能。

（余　鸿　李　和）

第9章 神经系统

神经系统（nervous system）主要由神经组织构成，分为中枢神经系统（central nervous system，CNS）和周围神经系统（peripheral nervous system，PNS）两部分。前者包括脑和脊髓，后者包括脑神经、脊神经、自主神经和神经节。中枢神经系统器官内神经元的细胞体集中存在的区域，称为灰质（gray matter）；神经纤维集中存在的区域，称为白质（white matter）。大脑和小脑的灰质大部分居于浅表，又称为皮质；白质位于深部，又称为髓质。脑干和间脑等处的灰质成团块状分散存在，称为神经核（nucleus）。在周围神经系统，神经元的细胞体集中分布于各类神经节（ganglion）内。神经胶质细胞广泛分布于灰质和白质，它们的突起包围神经元的细胞体及其突起，也贴附于毛细血管壁。

神经元作为神经系统结构和功能的基本单位，单个神经元能够接受刺激、传递冲动，而神经系统内亿万个神经元及其突起共同构成复杂的神经网络，使神经系统具有反射、联系、整合和调节等复杂功能。

一、脊髓

脊髓位于椎管内，横切面上可见灰质位于中央，大致呈蝴蝶形；白质位于周边（图 9-1）。灰质中央有脊髓中央管，管腔衬有室管膜上皮。

（一）脊髓灰质

脊髓灰质由前角、后角和侧角等几部分组成（图 9-1），神经元类型均属于多极神经元。

1．前角 前角内的神经元称为脊髓前角运动神经元，其细胞体大小不等，核周质内的尼氏体呈虎斑状。体积大的前角运动神经元称为 α 运动神经元，其轴突较粗，分布到肌梭以外的骨骼肌纤维，支配骨骼肌的收缩活动；体积小的称为 γ 运动神经元，其轴突较细，支配肌梭内的肌纤维。前角还另有一种短轴突的小神经元，称为闰绍细胞（Renshaw cell），其轴突与 α 运动神经元的细胞体形成突触，可通过释放神经递质甘氨酸，起到抑制神经元活动的作用。

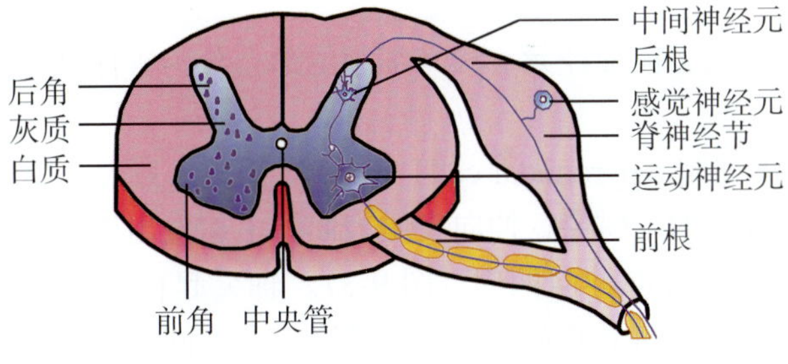

图 9-1 脊髓横切面模式图

2．后角 后角内的神经元类型较为复杂，体积一般较小，主要接受后根纤维（感觉神经元的中枢突）传入的神经冲动。它们的轴突在脊髓白质内形成各种上行纤维，向上伸至脑干、小脑和大脑，故此后角神经元又称为束细胞（tract cell）。

3．侧角 侧角主要见于胸腰段脊髓，其神经元属于内脏运动神经元，其轴突属于节前纤维，终止于交感神经节，与节细胞建立突触。侧角的内脏运动神经元和前角的运动神经元同属于乙酰胆碱能神经元。

此外，脊髓灰质内还遍布着许多中间神经元，它们的轴突长短不一，但都离不开脊髓，短轴突与同节段的束细胞和运动神经元联系，长轴突在白质上下穿行至相邻或较远的脊髓节段，终止于同侧或对侧的神经元。

（二）脊髓白质

脊髓的白质围绕灰质（图9-1），由大量有髓神经纤维和少量无髓神经纤维组成的纵行神经纤维构成，分别形成白质的前索、侧索和后索。各索内有上行性即感觉性神经纤维、下行性即运动性神经纤维及短程的联络性神经纤维。上述各类神经纤维由各类神经元的突起构成，主要在白质内上行或下行，完成机体各部分与脑中枢复杂的信息联络作用。

（三）中央管

中央管（central canal）位于脊髓灰质中央（图9-1），管腔面被覆有室管膜细胞组成的室管膜上皮，腔内有脑脊液。中央管是胚胎时期神经管管腔的残留结构。

（四）脊髓的功能

脊髓的功能主要是传导神经冲动和进行反射活动。

1．传导冲动 来自躯体各部分的感觉冲动，经神经传导先到达脊髓，经脊髓综合后才能将信息上行传导到脑；而脑的神经指令也以神经冲动的形式下传，通过脊髓来实现躯干及四肢的随意运动。

2．反射活动 脊髓的反射活动多数由3个以上的神经元协同完成，即感觉神经元、一个以上的中间神经元和运动神经元。中间神经元的轴突长短不等，可上行、下行或交叉到对侧，这样可将一个脊髓节段感觉神经元的冲动扩散到脊髓上下许多节段。一旦脊髓反射弧的任何一个环节被损伤，反射活动都不能完成。脊髓是中枢神经系统较容易受伤的器官。

二、大脑皮质

（一）大脑皮质神经元类型

大脑皮质的神经元都是多极神经元，按其细胞的形态分为锥体细胞、颗粒细胞和梭形细胞3大类（图9-2）。

1．锥体细胞 锥体细胞（pyramidal cell）数量较多，分为大、中、小3型。由锥体细胞的锥体尖端发出的一条较粗的主树突，伸向皮质表面，沿途发出许多小分支。细胞体周围还发出一些短而细的树突，水平方向伸向四周（图9-3）。轴突起自锥体细胞的锥体底部，离开皮质并进入髓质内，组成下行至脑干或脊髓的投射纤维或者到同侧或对侧的另一皮质区的联合纤维。因而，锥体细胞是大脑皮质的主要投射神经元，又称为传出神经元。

2．颗粒细胞 颗粒细胞（granular cell）数目最多，体积较小。根据细胞外形差异，分为星形细胞（stellate cell）、水平细胞（horizontal cell）和篮状细胞（basket cell）等几种，其中星形细胞数量最多。星形细胞的轴突多数较短，终止于附近的锥体细胞或梭形细胞；某些星形细胞的轴突较长，上行至大脑皮质浅层，与锥体细胞的顶树突或水平细胞形成突触。水平细胞的树突和轴突与皮质表面平行伸出，与锥体细胞的顶树突联系（图 9-2）。颗粒细胞是大脑皮质区主要的中间（局部）神经元，形成了皮质内信息传递的复杂微环路。

3. 梭形细胞 梭形细胞（fusiform cell）主要分布在皮质最深层，数量较少，细胞体呈梭形，体积大小不等。梭形细胞属于投射神经元，树突自细胞体的上、下两极发出，上极树突一般伸达皮质表面，下极树突在本层分支并终止于本层；轴突自下极树突的主干发出，进入髓质，组成投射纤维或联合纤维（图 9-2）。

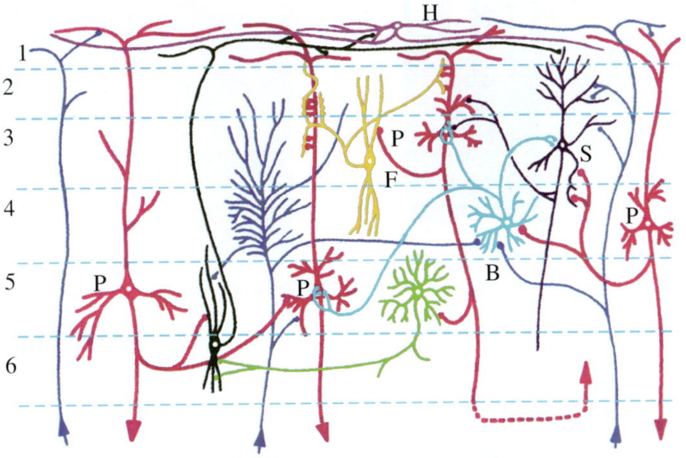

图 9-2 大脑皮质神经元的种类和分布模式图

1. 分子层；2. 外颗粒层；3. 外锥体细胞层；4. 内颗粒层；5. 内锥体细胞层；6. 多形细胞层
黑色：示皮质内固有神经元；红色：示传出神经元；深蓝色：示传入纤维
右侧和左侧的传入纤维为联络纤维或皮质 - 皮质联系纤维，中央的传入纤维为特异性感觉纤维
各层有特定的神经元分布，但某些神经元的细胞体不局限于一层
P. 锥体细胞；F. 梭形细胞；H. 水平细胞；B. 篮状细胞；S. 星形细胞

（二）大脑皮质的分层

大脑皮质的神经元以分层方式排列，除个别区域外，一般可分为 6 层（图 9-4，图 9-5），由表向里依次如下：

1. 分子层 分子层（molecular layer）的神经元小而少，主要是水平细胞和星形细胞，还有与皮质表面平行的神经纤维。

2. 外颗粒层 外颗粒层（external granular layer）主要由大量密集的星形细胞和少量小型锥体细胞构成。

3. 外锥体细胞层 外锥体细胞层（external pyramidal layer）较厚，主要由典型的中、小型锥体细胞和一些星形细胞组成。

4. 内颗粒层 内颗粒层（internal granular layer）的细胞密集，多数是星形细胞。

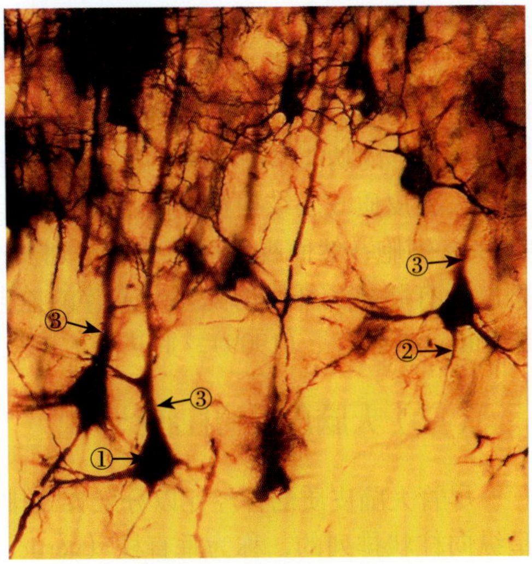

图 9-3 猫大脑皮质锥体细胞高倍光镜像（银染）

①细胞体；②轴突；③主树突

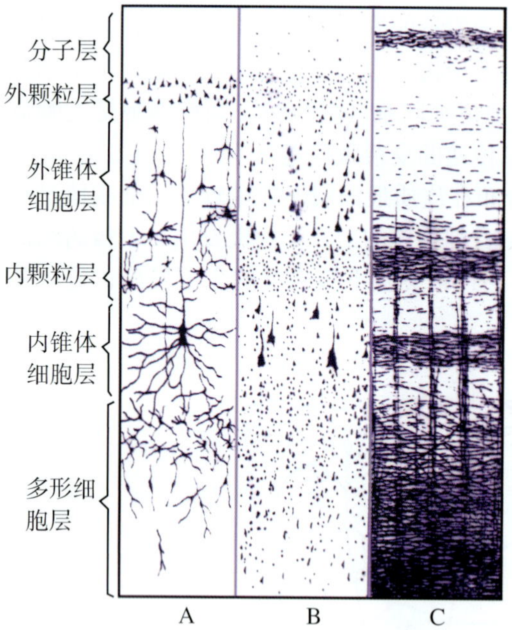

图 9-4 大脑皮质 6 层光镜结构模式图

A．银染法显示神经元形态；B．尼氏染色法显示 6 层结构；C．髓鞘染色显示神经纤维的分布

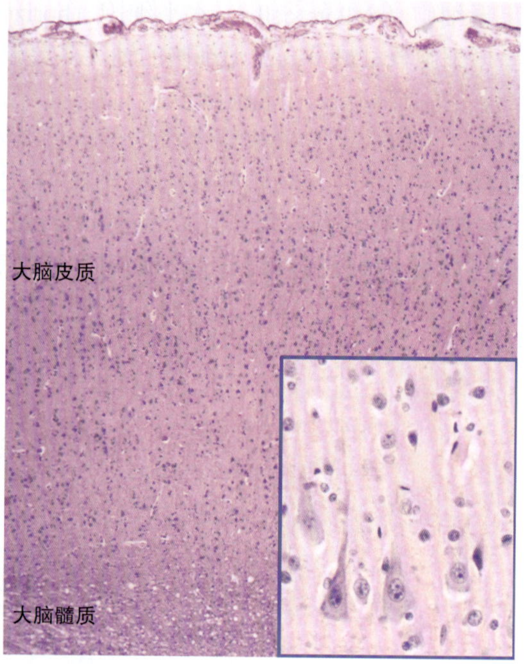

图 9-5 猫大脑皮质低倍、高倍（右下图）光镜像

5．内锥体细胞层 内锥体细胞层（internal pyramidal layer）主要由中型和大型锥体细胞组成。在中央前回运动区，大型锥体细胞又称为 Betz 细胞，其细胞体高达 120μm，其顶树突伸到分子层，轴突下行到脑干和脊髓，形成投射纤维。

6．多形细胞层 多形细胞层（polymorphic layer）以梭形细胞为主，另有锥体细胞和颗粒细胞。

大脑皮质的 1 ～ 4 层主要接受传入冲动。从丘脑来的特异性感觉传入纤维（各种传入的上行纤维）主要进入该区域或与第 4 层星形细胞形成突触；星形细胞的轴突又与其他细胞建立广泛联系，从而对传入皮质的各种信息进行分析、整合并作出反应。起自大脑半球同侧或对侧的联合传入纤维则进入第 2、3 层，与锥体细胞形成突触。大脑皮质的传出纤维分投射纤维和联合纤维两种。投射纤维主要起自第 5 层的锥体细胞和第 6 层的大梭形细胞，下行至脑干及脊髓；联合纤维起自第 3、5、6 层的锥体细胞和梭形细胞，分布于同侧及对侧的脑区皮质。皮质的第 2、3、4 层细胞与各层细胞相互联系，构成复杂的神经微环路，主要执行对信息进行分析、整合和储存的功能。高等神经活动与大脑微环路的复杂性密切相关。

大脑皮质 6 层结构在不同脑区有所差异。例如中央前回的第 4 层不明显，第 5 层较发达，有 Betz 细胞；然而视皮质第 4 层特别发达，第 5 层的细胞较小。学者们根据细胞的排列和类型以及有髓神经纤维的配布形式等的差异，绘制了若干种人脑皮质的分区图，其中常用的是 Brodmann 分区法（1909）。此法将大脑皮质分为 52 个区，并以阿拉伯数字标示。

（三）大脑皮质的柱状结构

尽管大脑皮质的神经元以分层方式排列，但对大脑皮质功能方面的研究发现，皮质细胞是呈纵向柱状排列的，称为垂直柱（vertical column）。垂直柱是构成大脑皮质的基本功能单位。如皮质感觉区的某个垂直柱内的神经元对同一类型的周围刺激起反应，即具有相同或相近的周围感受野。皮质垂直柱贯穿皮质全层，大小不等，直径为 350 ～ 450μm，它包括传入纤维、传出神经元和中间神经元。传入纤维直接或间接通过柱内各层细胞构成复杂的回路，然后再作用于传出神经元。垂直柱内除垂直方向的反复回路外，还可通过星形细胞和锥体细胞的底树突使兴奋横向扩布，影响更多垂直柱的功能活动。

三、小脑皮质

小脑外表面有许多横沟，将小脑分隔成许多小叶片状，每一叶片均由表层的小脑皮质（cerebellar cortex）（又称为灰质）和深层的小脑髓质（cerebellar medulla）（又称为白质）所组成。

（一）小脑皮质的结构

根据形态结构的不同，小脑皮质内的神经元分为星形细胞、篮状细胞、浦肯野细胞（Purkinje cell）、颗粒细胞和高尔基细胞（Golgi cell）5 种（图 9-6）。该 5 种神经元在小脑皮质从表面向内明显分为 3 层：分子层、浦肯野细胞层、颗粒层（图 9-7）。

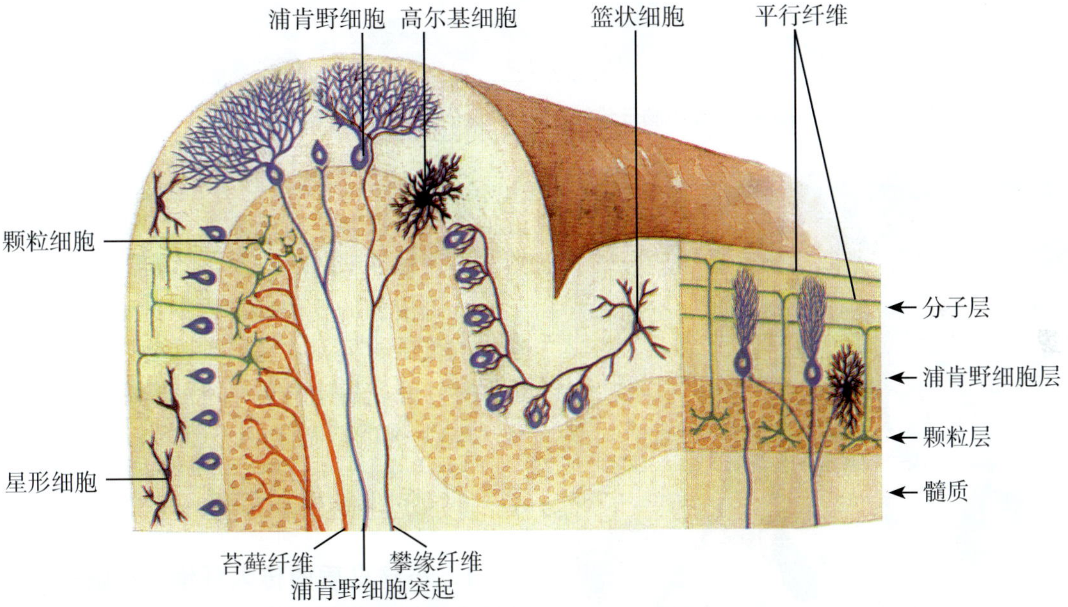

图 9-6 小脑皮质神经元种类及分布模式图

1．分子层 分子层较厚，主要由大量无髓神经纤维和少量星形细胞、篮状细胞组成。星形细胞体积小，轴突较短，位于表浅部；篮状细胞的细胞体大，分布于星形细胞深层，其轴突较长，末端呈篮状分支，包绕浦肯野细胞的细胞体并与之形成突触。

2．浦肯野细胞层 位于分子层深部，由一层浦肯野细胞水平排列组成（图 9-6 ～图 9-8）。浦肯野细胞在小脑皮质中体积最大，细胞体呈梨形，其顶端发出数条较粗的主树突，反复分支后延伸至分子层，分支上大量的树突棘与平行纤维形成突触。细胞体的底部发出的轴突较长，可向下穿越颗粒层进入髓质，与小脑内部神经核群的细胞形成突触。

3．颗粒层 由密集分布的颗粒细胞和高尔基细胞组成。颗粒细胞的体积小，直径 5 ～ 8μm，数量很多，有 10^{10} ～ 10^{11} 个。细胞体发出 4 ～ 5 条较短的树突，末端分支形似爪状，轴突较长，向上穿越浦肯野细胞层，进入分子层后呈“T”形分支，称为平行纤维（parallel fiber），平行纤维穿行于浦肯野细胞的树突之间，并与其形成突触（图 9-6 ～图 9-8），一条平行纤维与 400 多个浦肯野细胞建立突触。

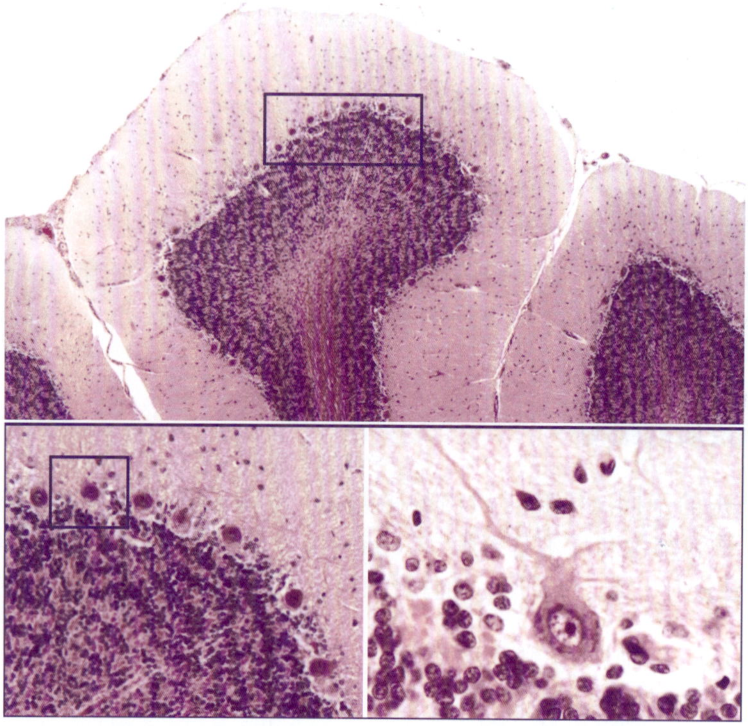

图 9-7 猫小脑低倍（上图）、高倍（下图）光镜像

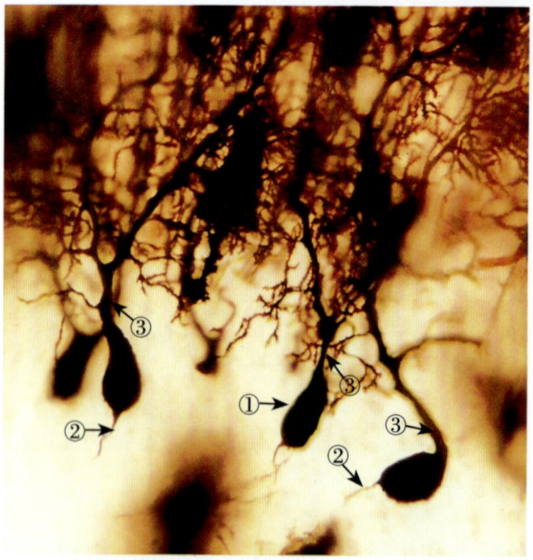

图 9-8 猫小脑皮质浦肯野细胞高倍光镜像（银染）
①细胞体；②轴突；③主树突

高尔基细胞体积较大，发出的树突大部分伸入分子层与平行纤维接触，轴突分支密而短，与颗粒细胞的爪状树突形成突触。

小脑皮质的5种神经元中，浦肯野细胞是唯一的传出神经元；颗粒细胞是谷氨酸能的兴奋性神经元，其他中间神经元都是γ-氨基丁酸（GABA）能的抑制性神经元。

（二）小脑皮质纤维

1．小脑皮质的传入纤维 小脑皮质有3种传入纤维：攀缘纤维（climbing fiber）、苔藓纤维（mossy fiber）和单胺能纤维。前两种为兴奋性纤维，后一种为抑制性纤维。

（1）攀缘纤维：是浦肯野细胞特有的传入纤维，可引起浦肯野细胞的强烈兴奋。该纤维主要起源于延髓的下橄榄核，较细，进入小脑皮质后攀附在浦肯野细胞的树突上，并与之形成突触。一条攀缘纤维与一个浦肯野细胞树突所形成的突触可高达300多个，因而每当攀缘纤维冲动传入时，足以引起浦肯野细胞较强程度的兴奋。

（2）苔藓纤维：起源于脊髓和脑干的核群，较粗，进入小脑皮质后纤维末端分支繁多，呈苔藓状，每一个膨大的末端可与约20个颗粒细胞的树突形成复杂的突触群，形似小球，故称为小脑小球（cerebellar glomerulus）。小脑小球被一层胶质细胞突起所包裹。一条苔藓纤维的分支可分布于2个或更多的小脑叶片，可兴奋800多个颗粒细胞。每个颗粒细胞的平行纤维又与400多个浦肯野细胞接触。这样，一条苔藓纤维可引起几十万个浦肯野细胞兴奋（图

9-9，图 9-10）。

综上可知，攀缘纤维和苔藓纤维把来自小脑外的神经冲动传到小脑皮质，最后都作用于浦肯野细胞。一方面，攀缘纤维直接强烈地兴奋单个浦肯野细胞，而苔藓纤维则通过颗粒细胞的平行纤维间接兴奋几十万个浦肯野细胞。另一方面，攀缘纤维的侧支及颗粒细胞的平行纤维还可以与其他抑制性中间神经元（如星形细胞、篮状细胞和高尔基细胞）形成突触，这些抑制性中间神经元又与浦肯野细胞形成突触。因此，攀缘纤维的冲动可通过其侧支作用于抑制性中间神经元，从而抑制浦肯野细胞。同样，苔藓纤维通过颗粒细胞平行纤维兴奋许多浦肯野细胞的同时，亦可通过与抑制性中间神经元连接，抑制浦肯野细胞的兴奋。

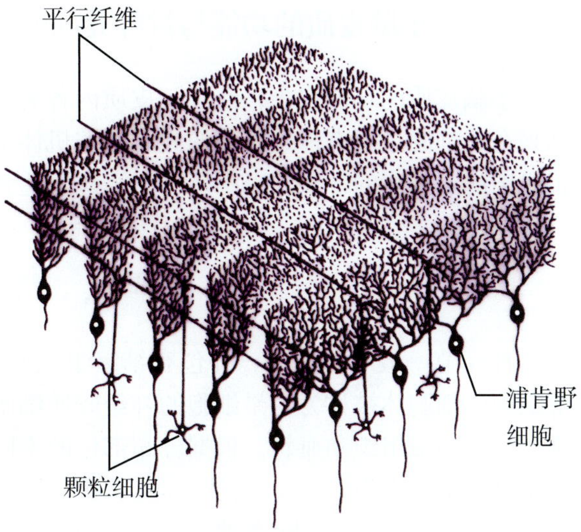

图 9-9 小脑平行纤维与浦肯野细胞排列关系示意图

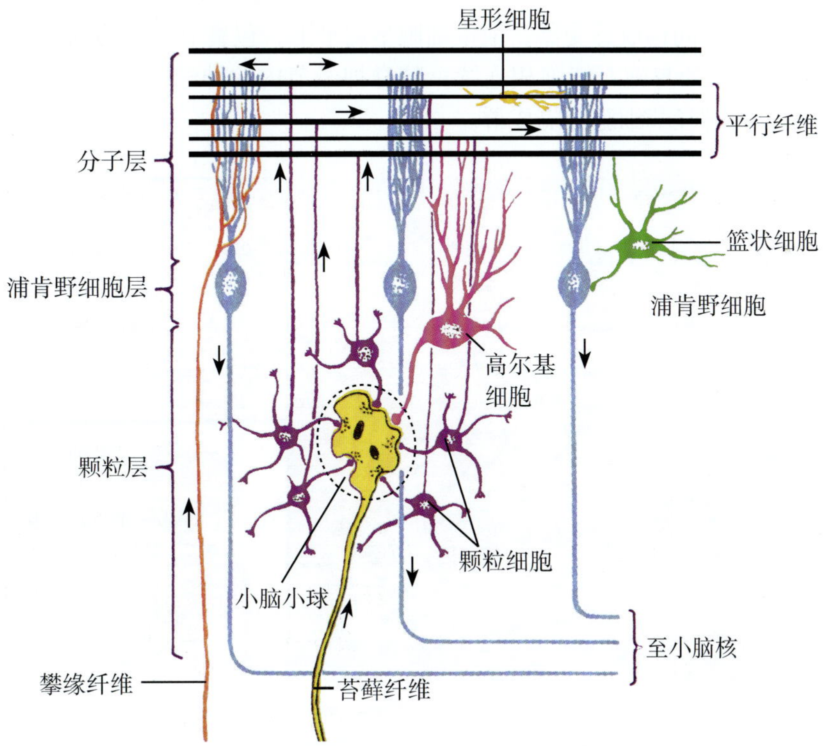

图 9-10 小脑皮质神经元与传入纤维的关系示意图

虚线范围代表一个小脑小球

（3）单胺能纤维：起源于脑干的蓝斑核和中缝核，自髓质穿越皮质，分布于皮质各层，途中与浦肯野细胞形成突触，对其起抑制作用。

2．小脑皮质的传出纤维 小脑皮质的传出纤维都是由浦肯野细胞的轴突所组成的，大部分轴突终止于小脑的中央核，另有少部分终止于前庭神经核。浦肯野细胞传出的冲动，对小脑中央核和前庭核均起到抑制性作用。

（三）小脑皮质的功能与神经元间的联络

小脑皮质的功能在于，经小脑皮质内各类神经元间的相互联络调节，最终使浦肯野细胞达到兴奋或抑制，所有传入小脑的冲动，按机体功能所需选择相适应的传出路径，收到调节和校正肌肉的紧张度的效果，以维持机体姿势或达到平衡，并顺利完成随意运动。

四、神经节

神经节一般呈卵圆形，外包有结缔组织被膜，内含的神经元称为节细胞（ganglion cell）。节细胞的细胞体被称为卫星细胞的神经胶质细胞包裹。除节细胞外，神经节内还有大量神经纤维、少量结缔组织和血管。根据分布部位的不同和功能的差异，可将神经节分为脑脊神经节和自主神经节两大类。

1．脑脊神经节 脑脊神经节（cerebrospinal ganglion）位于脊神经后根和某些脑神经干上，属感觉神经节。神经节细胞是假单极神经元，细胞体呈圆形或卵圆形，大小不等，直径为 15 ～ 100μm；细胞核圆形，位于细胞体中央，有明显的核仁；细胞质内的尼氏体呈细小颗粒状，散在分布；细胞体发出的单个突起先在近细胞体处盘曲，然后呈“T”形分支，一支走向中枢神经，称为中枢突，另一支经脑脊神经分布到外周组织，称为周围突（图 9-11）。周围突末梢与感觉细胞共同构成感受器。卫星细胞呈扁平形，包裹节细胞的细胞体及其突起的盘曲部，在“T”形分支处与施万细胞相连续。脑脊神经节内的神经纤维大部分是有髓神经纤维，成束平行排列，将神经节细胞分隔成群。

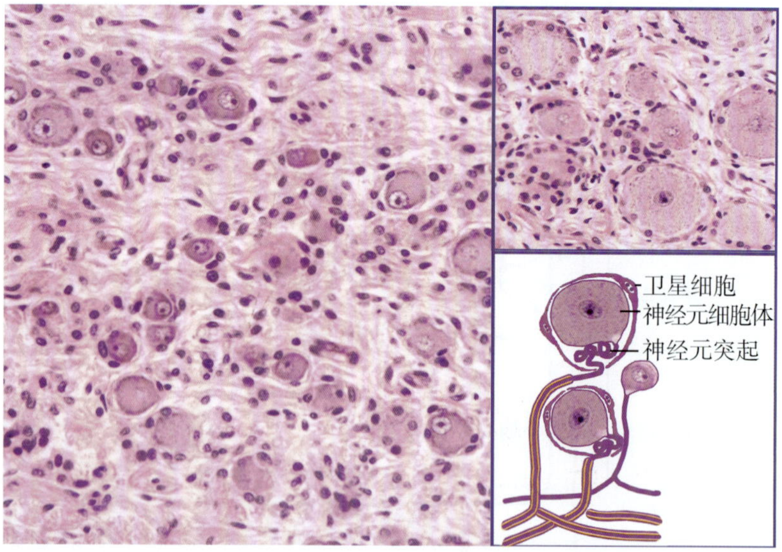

图 9-11 脊神经节光镜像（HE 染色）和假单极神经元模式图（右下图）

2．自主神经节 自主神经节（autonomic ganglion）又称为植物神经节（vegetative ganglion），因功能不同而有交感神经节和副交感神经节之分。交感神经节位于脊柱两旁或前侧，副交感神经节则位于器官附近或器官内部。上述两种神经节细胞均属自主神经系统的节后神经元，形态上都属于多极运动神经元。节细胞的细胞体较小，散在分布（图 9-12），细胞核常偏位于一侧，细胞质内尼氏体呈细小颗粒状，分布均匀。细胞体外附着的卫星细胞较少，不能完全地被包裹起来。节细胞之间有大量的神经纤维，包括节前纤维和节后纤维两种。节前纤维多为有髓神经纤维，与节细胞的树突和细胞体建立突触；节后纤维多为无髓神经纤维，离开神经节后，其末梢伸达内脏及心血管的平滑肌、心肌纤维和腺上皮细胞，构成内脏运动神经末梢。

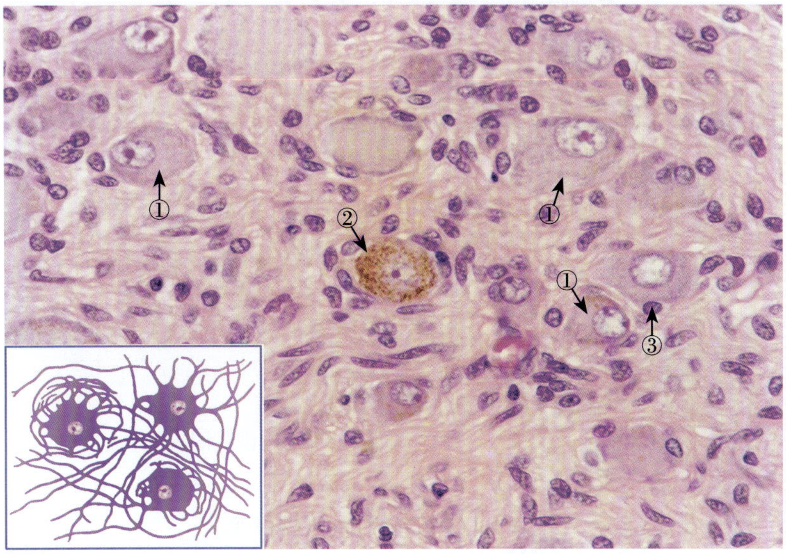

图 9-12　交感神经节光镜像（HE 染色）和多级神经元模式图（左下图）
①神经元；②脂褐素颗粒；③卫星细胞核

交感神经节内含两种节细胞。一种节细胞体积略大，占节细胞的绝大多数，称为主节细胞（principal ganglion cell）。主节细胞多数为肾上腺素能神经元。另一种节细胞体积小，数量也少，常聚集成群。该细胞用荧光组织化学染色可显示较强荧光，故称为小强荧光细胞（small intensely fluorescent cell）。细胞能释放多巴胺类神经递质，轴突与主节细胞形成突触，属于中间神经元。副交感神经节的节细胞一般属于胆碱能神经元。

近年来研究发现，自主神经节除含多巴胺能和胆碱能神经元外，还存在释放肽类神经递质的肽能神经元。

五、脑脊膜和血脑屏障

（一）脑脊膜

脑脊膜（meninx）是包在脑和脊髓外面的结缔组织膜，对脑、脊髓具有营养、保护作用。脑脊膜由外向内分为 3 层：硬膜（dura mater）、蛛网膜（arachnoid）和软膜（pia mater）。

1．硬膜　为较厚而坚韧的致密结缔组织，内表面有一层间皮衬覆，间皮与下方蛛网膜之间存在一个狭窄的间隙，称为硬膜下隙（subdural space），内含少量液体。

2．蛛网膜　为薄层疏松结缔组织，它与深部软膜之间有较宽大的腔隙，称为蛛网膜下隙（subarachnoid space）。蛛网膜的胶原纤维形成许多小梁结构，深入蛛网膜下隙内，分支吻合形成蛛网状结构并与软膜相连。蛛网膜的内、外表面以及小梁的表面均被覆有单层扁平上皮，蛛网膜下隙内含脑脊液（图 9-13）。

3．软膜　为紧贴于脑和脊髓表面的薄层结缔组织，富含血管，负责脑及脊髓的血供。软膜的血管进入脑内时，软膜和蛛网膜也随之进入脑内，但软膜并不紧包血管，两者之间仍有窄隙，称为血管周隙（perivascular space），与蛛网膜下隙相通，内含脑脊液。当小血管进一步分支形成毛细血管时，软膜组织和血管周隙都消失，毛细血管则由星形胶质细胞突起所包裹。在软膜外表面被覆有单层扁平上皮（图 9-13）。

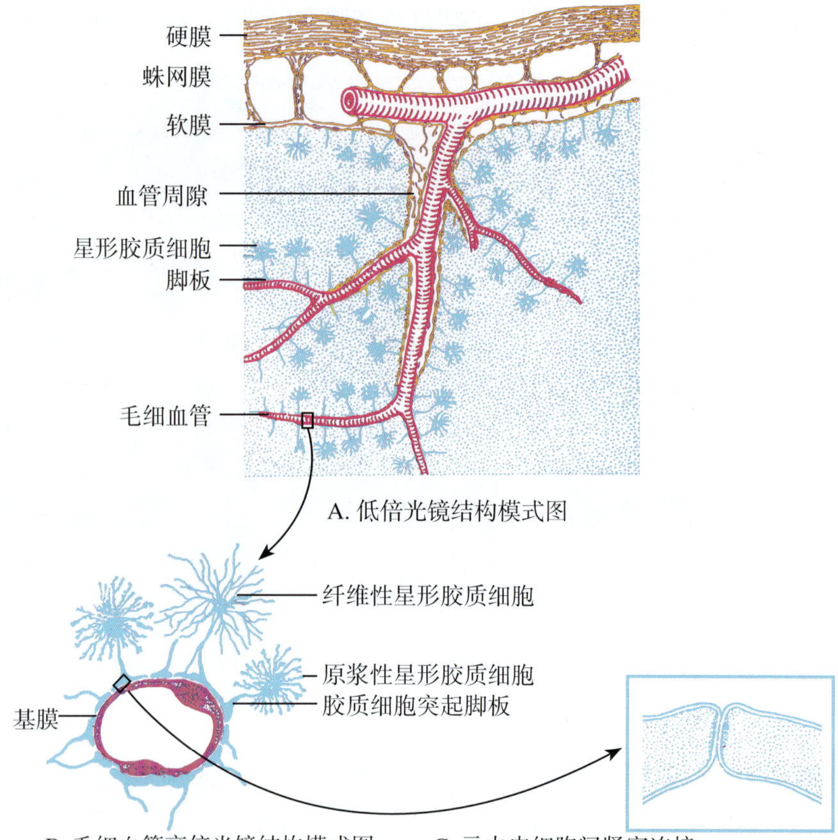

图 9-13 大脑皮质冠状切面示意图

示脑膜、血管周隙和神经胶质细胞突起与毛细血管的关系

（二）血脑屏障

脑组织内毛细血管与人体其他部位毛细血管比较，具有明显的结构和功能特点。将活性染料台盼蓝（trypan blue）注入动物血液，机体其他器官都被染上蓝色，唯独脑组织不着色。该实验表明，血液与脑组织之间存在一种限制某些物质进入脑组织的屏障结构，被命名为血脑屏障（blood-brain barrier）。血脑屏障的构成如下：脑内毛细血管内皮细胞、基膜和神经胶质膜。脑的毛细血管属连续型，毛细血管内皮细胞之间以紧密连接封闭，内皮外有基板、周细胞及星形胶质细胞突起的脚板围绕（图9-14）。脑内毛细血管内皮细胞膜含有多种类型的转运器（transporter），能识别特定分子并将其转运、穿过血脑屏障。因此，内皮细胞是构成血脑屏障的主要结构，它可阻止多种物质进入脑组织，但营养物质和代谢产物可顺利通过，以维持中枢神经系统内环境的相对稳定。

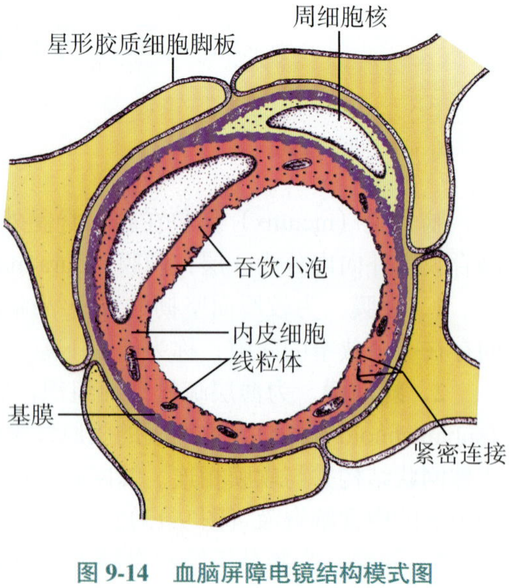

图 9-14 血脑屏障电镜结构模式图

SUMMARY

The nervous system is divided anatomically into the central nervous system (CNS), comprising the brain and spinal cord, and the peripheral nervous system (PNS), comprising all nervous tissue outside the CNS. The CNS is made up of grey and white matter. The grey matter contains most of the neuronal cell bodies and the white matter mostly contains axons. Lipid in the myelin sheaths of the axons accounts for the white appearance of the white matter. The distribution of grey matter and white matter differs greatly from one part of the brain to another. In transverse sections of spinal cord, the grey matter has the shape of a butterfly with the ventral horns containing the cell bodies of the large lower motor neurons. The white matter of the spinal cord consists of ascending tracts of sensory fibers and descending motor tracts passing up the spinal cord towards the brain. The cerebral hemispheres consist of a convoluted cortex of grey matter overlying the central medullar mass of white matter which conveys fibers between different parts of the cortex and to and from other parts of the CNS. The neurons of the cerebral cortex are divided into five different characteristic types which are arranged in six layers. The cerebellum consists of a cortex of grey matter with a central core of white matter. The cerebella cortex has three layers. Purkinje cells are the most important cells associated with cerebella function. The blood-brain barrier is a selective functional barrier that regulates the passage of some substances from the blood to nerve tissue.

神经生长因子——享受诺贝尔奖的成果

1952 年，意大利胚胎神经生物学家丽塔·莱维·蒙塔尔奇尼（Rita Levi-Montalcini）在美国华盛顿大学进行胚胎神经系统发生发育方面的研究实验。当她将小白鼠的肉瘤细胞转移到鸡的胚胎细胞时，意外地发现小白鼠的肉瘤细胞诱发了鸡胚胎脊髓的感觉神经细胞区域及交感神经节显著增大。经由这样的结果，丽塔得出这样的推论：小鼠肉瘤细胞能产生并释放某种促使神经生长发育的因子。围绕这一推论，她进行了进一步实验，最终分离纯化出了这种能选择性地让神经生长发育的蛋白质。丽塔将它命名为神经生长因子（nerve growth factor，NGF）。神经生长因子对神经系统具有多方面的作用，主要是能促进中枢神经系统胆碱能神经元及周围神经系统交感神经元、感觉神经元的发育分化，是维持神经系统正常功能必不可少的营养因子，兼有神经营养因子与促进神经元突起再生和功能修复的双重作用。神经生长因子的发现，打破了神经不能再生的固有观念，在帮助人类战胜神经缺陷性疾病（如帕金森病、脑瘫的康复）方面具有重要意义。纵观诺贝尔生理学或医学奖 100 多年的历史，有许多科学家在做出贡献的当时可能并不被同时代人所理解，只有在时间的考验中才逐渐得到公认。丽塔发现神经生长因子 30 多年之后，因这一发现显示出的重要意义而荣获 1986 年诺贝尔生理学或医学奖。此时，已 75 岁的女科学家毅然捐出她的全部奖金以奖励后来者，显示了她造福人类的博大情怀。她说："获得诺贝尔奖确实是一项崇高的荣誉，但没有任何经历能比做出发现的那一刻更加令人快乐。"

思考题

1. 大脑皮质主要有几种神经元？一般分为哪几层？
2. 小脑皮质分为哪几层？有何功能？
3. 血脑屏障是如何构成的？起什么作用？

（王春艳）

第10章 循环系统

循环系统包括心血管系统和淋巴管系统两部分。心血管系统由心脏、动脉、毛细血管和静脉组成。心脏是推动血液流动的“泵”，其搏出的血液经动脉至毛细血管，在此与周围组织细胞进行物质交换，再经静脉回流到心脏。淋巴管系统由毛细淋巴管、淋巴管和淋巴导管组成。毛细淋巴管位于组织内，为淋巴管系统的起始部分，淋巴液经淋巴管、右淋巴导管和胸导管，导入大静脉。循环系统的主要功能是参与物质交换、温度调控、激素运输、免疫功能和代谢活动。循环系统的一些细胞尚具有内分泌功能。

一、毛细血管

毛细血管（capillary）是管径最细、分布最广的血管，其分支互相吻合成网。不同组织和器官内毛细血管的密度差异很大，在代谢旺盛的心脏、肺、肾等处，毛细血管网较密，而在代谢较低的组织，如骨组织、肌腱和韧带等处，毛细血管网则较稀疏。

（一）毛细血管的结构

毛细血管的管径一般为 6 ～ 8μm，管壁主要由内皮细胞和基膜组成（图 10-1）。细的毛细血管在横切面上仅由 1 个内皮细胞围成，较粗的毛细血管可由 2 ～ 3 个内皮细胞围成。内皮细胞外的基膜仅有基板。

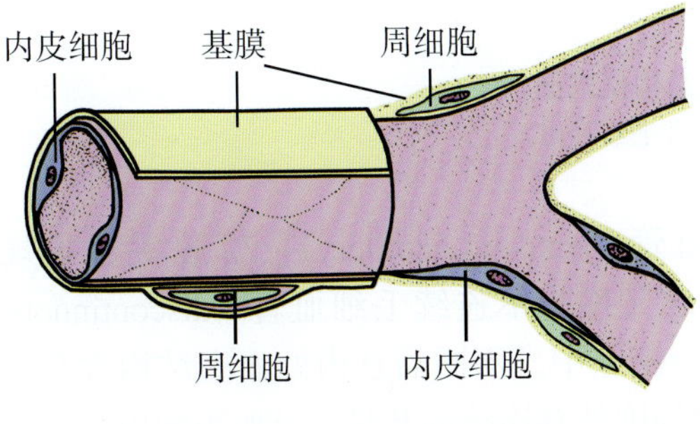

图 10-1　毛细血管结构模式图

内皮细胞衬于血管的腔面，长轴多与血液流动方向一致，表面光滑，利于血液流动。内皮细胞核所在部位略隆起，细胞基底面附着于基膜上。电镜下，内皮细胞的结构特点包括：腔面有稀疏且大小不等的细胞质突起，表面覆以厚 30 ～ 60nm 的细胞衣，相邻细胞间有紧密连接和缝隙连接，细胞质中有吞饮小泡和 W-P 小体（Weibel-Palade body）。吞饮小泡又称为质膜小泡（plasmalemmal vesicle），直径为 60 ～ 70nm，由细胞游离面或基底面的细胞膜内凹形成，经细胞质移向对面，或相互连通形成穿过内皮细胞的暂时性小管，具有向血管内外运输物质的作用。W-P 小体是一种外包单位膜的杆状小体，是内皮细胞特有的细胞器，能够储存 vW 因子（von Willebrand factor，vWF）。W-P 小体内的 vWF 是由内皮细胞合成的一种糖蛋白，与凝血因子Ⅷ结合，参与凝血和止血。W-P 小体在动脉，尤其是近心的动脉内皮分布较多。此外，内皮细胞亦能合成和分泌一些生物活性物质，包括内皮素、前列环素以及一氧化氮等。

在毛细血管内皮细胞与基膜之间散在有一种扁而有突起的细胞，细胞突起紧贴内皮细胞基底面，称为周细胞（pericyte）（图 10-1）。周细胞的功能包括机械性支持管壁及调控管径大小；亦具有未分化的细胞，即干细胞的特性，在血管损伤修复时可分化为内皮细胞、平滑肌细胞或成纤维细胞。

（二）毛细血管的分类

光镜下观察，各种组织和器官中的毛细血管结构很相似。但在电镜下，根据内皮细胞等的结构特征，将毛细血管分为 3 类。

1．连续毛细血管 连续毛细血管（continuous capillary）的内皮细胞相互连续，细胞间有紧密连接等结构，基膜连续完整。内皮细胞含细胞核部分较厚，凸向管腔，不含细胞核部分很薄，细胞质内含有丰富的吞饮小泡。连续毛细血管主要分布于结缔组织、肌组织、肺和中枢神经系统等处。肺和中枢神经系统的毛细血管内皮细胞含吞饮小泡较少（图 10-2）。

2．有孔毛细血管 有孔毛细血管（fenestrated capillary）的内皮细胞相互连续，细胞间也有紧密连接，基膜亦连续完整（图 10-2）。内皮细胞无细胞核部分菲薄，有许多贯穿细胞全层的窗孔，孔的直径为 60 ～ 80nm，有的孔被 4 ～ 6nm 厚的隔膜封闭。有孔毛细血管主要分布于胃肠黏膜、某些内分泌腺及肾血管球等处。

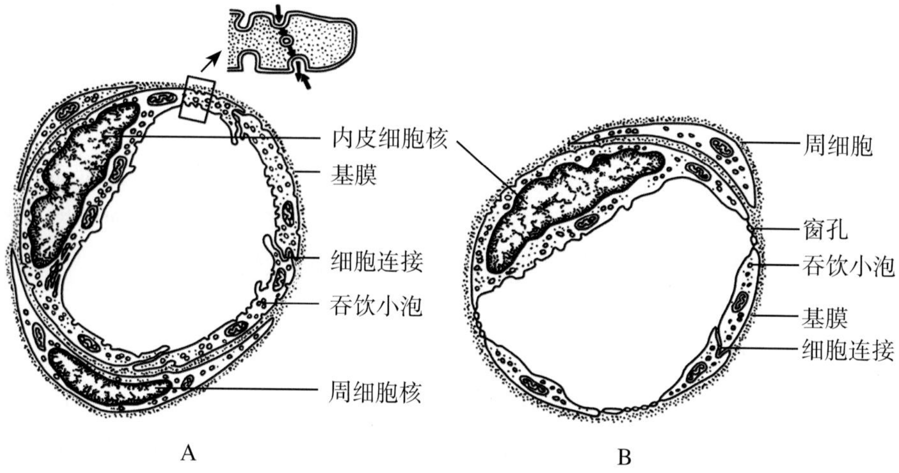

图 10-2 毛细血管电镜结构模式图

A．连续毛细血管；B．有孔毛细血管

3．血窦 血窦（sinusoid）也称为窦状毛细血管（sinusoid capillary），管腔大且不规则，直径可达 40μm，内皮细胞间有较大的间隙，故又称为不连续毛细血管（discontinuous capillary）。血窦主要分布于肝、脾、骨髓和一些内分泌腺中。不同器官内的血窦结构常有较大差别：某些内分泌腺的血窦，内皮细胞有孔，内皮细胞外有连续的基膜；肝血窦的内皮细胞有孔，细胞间隙较宽，基膜不连续或缺如；脾血窦的内皮细胞则呈杆状，细胞间隙较大，基膜不完整，内皮细胞外仅有网状纤维环绕，形成栅栏状结构。

（三）毛细血管与物质交换

毛细血管是血液与周围组织进行物质交换的主要部位。人体毛细血管的总面积很大，体重 60kg 的人，毛细血管的总面积可达 6000m^2。毛细血管的管壁很薄，并与周围的细胞相距很近，有利于进行物质交换。物质透过毛细血管管壁的能力称为毛细血管通透性（capillary permeability）。毛细血管结构与通透性的大小有密切关系，如连续毛细血管主要以吞饮小泡的方式在血液与组织间进行物质交换；有孔毛细血管的内皮窗孔有利于血管内外中、小分子物质的交换；血窦内皮细胞之间较大的间隙，利于大分子物质或血细胞出入血管。

二、动　脉

动脉分为大动脉、中动脉、小动脉和微动脉 4 级，管壁由腔面向外依次分为内膜、中膜和外膜（图 10-3）。各级动脉管径的大小和管壁的结构是渐变的，其间并无明显分界。近心的大动脉管壁含有丰富的弹性纤维，具有较大的弹性，心脏收缩时，其管壁扩张，心脏舒张时，其管壁回缩，使血液持续流动。中动脉管壁平滑肌发达，平滑肌的收缩和舒张使其管径缩小或扩大，从而调节分配到身体各部和各器官的血流量。小动脉和微动脉的收缩或舒张，能显著地调节器官和组织内的血流量。

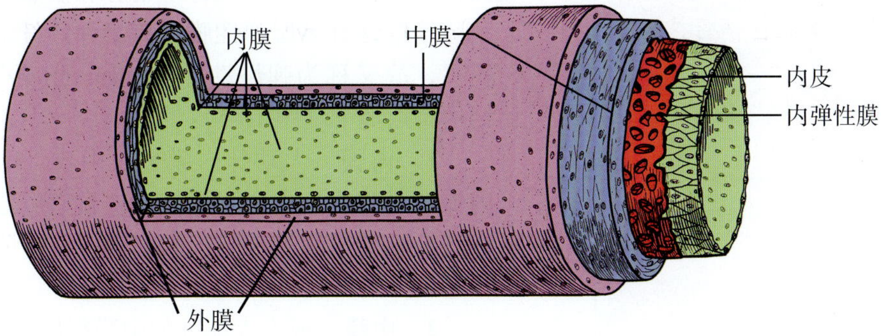

图 10-3　血管壁一般结构模式图

（一）中动脉

除大动脉以外，凡在解剖学上命名的、管径大于 1mm 的动脉大多属于中动脉（medium-sized artery），包括股动脉、腹腔动脉、肾动脉以及它们的分支等。中动脉又称为肌性动脉（muscular artery），具有典型的 3 层结构特点（图 10-4）。

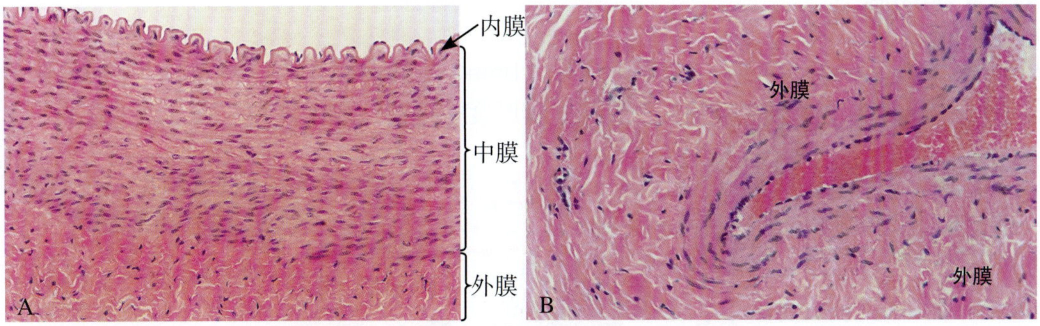

图 10-4　狗中动脉（A）和中静脉（B）横切面光镜像

1．内膜　内膜（tunica intima）位于管壁的最内层，是 3 层膜中最薄的一层，由内皮、内皮下层和内弹性膜构成。内皮下层（subendothelial layer）是位于内皮外的薄层结缔组织，内含少量胶原纤维和弹性纤维，有时有少量纵行平滑肌。内皮下层深面有内弹性膜（internal elastic membrane），是由弹性蛋白形成的膜状结构，膜上有许多窗孔。HE 染色，内弹性膜红染，常因血管壁的收缩而呈波浪状（图 10-4）。内弹性膜可作为内膜与中膜的分界。

2．中膜　中膜（tunica media）位于内膜和外膜之间，较厚，约占管壁厚度的一半，由 10 ~ 40 层环行平滑肌组成。平滑肌间有一些弹性纤维和胶原纤维。平滑肌细胞可分泌多种蛋白质，形成胶原纤维、弹性纤维和基质。在病理状况下，中膜的平滑肌细胞可迁移至内膜，增生并产生结缔组织成分，使内膜增厚，是动脉硬化发生的重要病理过程。

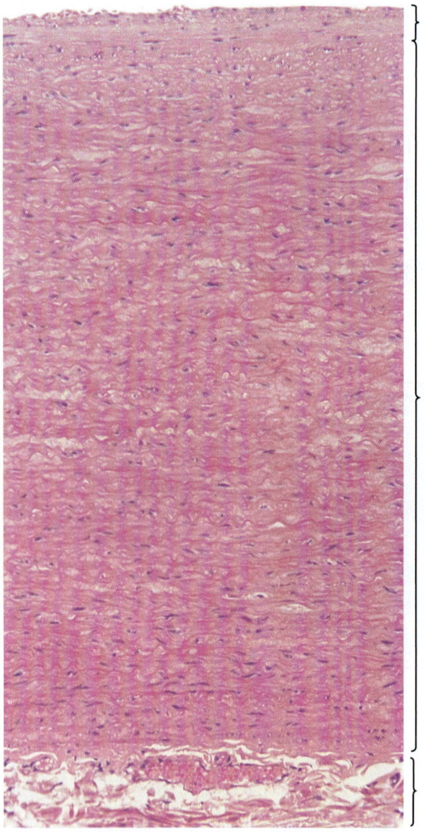

图 10-5 人大动脉横切面光镜像

3．外膜 外膜（tunica adventitia）的厚度与中膜接近，由疏松结缔组织组成。多数中动脉在外膜与中膜交界处可见外弹性膜（external elastic membrane），由密集的弹性纤维组成。外膜内尚含有营养血管、淋巴管和神经纤维。

（二）大动脉

大动脉（large artery）包括主动脉、肺动脉、头臂干、颈总动脉、锁骨下动脉和髂总动脉等。大动脉管壁含有多层弹性膜与大量弹性纤维，平滑肌较少，故又称为弹性动脉（elastic artery），其管壁结构特点如下（图 10-5）：

1．内膜 大动脉内膜也由内皮、内皮下层和内弹性膜构成。内皮下层较厚，含有胶原纤维、弹性纤维和少量的平滑肌。内弹性膜与中膜的弹性膜相连续，故内膜与中膜的分界不清。

2．中膜 成人大动脉的中膜很厚，含 40 ~ 70 层弹性膜，膜上有许多窗孔。各层弹性膜之间由弹性纤维相连，弹性膜之间有环行平滑肌和少量胶原纤维。

3．外膜 外膜较薄，由结缔组织组成，大部分为胶原纤维，还有少量弹性纤维，没有明显的外弹性膜。外膜内含有较多的营养血管、淋巴管和神经纤维。

（三）小动脉

小动脉（small artery）的管径一般为 0.3 ~ 1mm，也属肌性动脉。较大的小动脉有明显的内弹性膜，中膜有 3 ~ 4 层平滑肌，外膜与中膜厚度接近，一般无外弹性膜（图 10-6）。

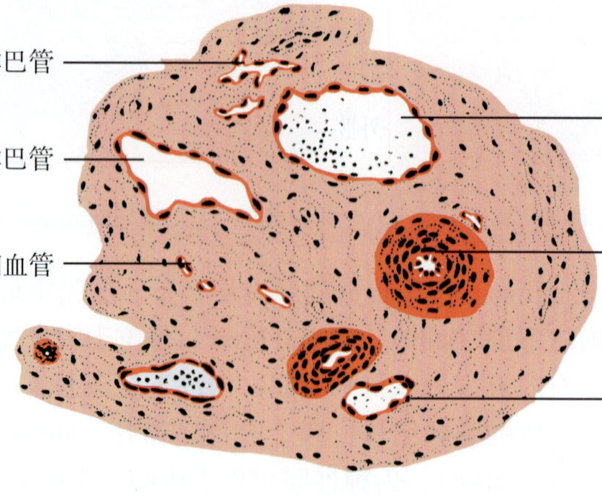

图 10-6 小动脉、小静脉、毛细血管和小淋巴管光镜结构模式图

（四）微动脉

管径在 0.3mm 以下的动脉称为微动脉（arteriole），内膜无内弹性膜，中膜仅有 1 ~ 2 层

平滑肌和少量胶原纤维，外膜薄。

三、静 脉

静脉由细至粗逐级汇合，可分为微静脉、小静脉、中静脉和大静脉。静脉管壁大致也分为内膜、中膜和外膜 3 层，但 3 层膜的分界常不明显。静脉管壁结构的变异较大，甚至一条静脉的不同段落也常有较大差异。与伴行的动脉比较，静脉的管壁薄，管腔大而不规则，管壁中平滑肌和弹性纤维较少，但结缔组织较多。

（一）微静脉

微静脉（venule）的管腔不规则，管径为 50 ~ 200μm，内皮外有或无平滑肌，外膜薄。与毛细血管相接的一段微静脉，称为毛细血管后微静脉（postcapillary venule），其管壁结构与毛细血管相似，但管径略粗，内皮细胞间隙较大，故通透性较高。

（二）小静脉

小静脉（small vein）的管径为 0.2 ~ 1mm，内皮外有一至数层较完整的平滑肌，外膜逐渐变厚（图 10-6）。

（三）中静脉

除大静脉以外，凡有解剖学名称的静脉大都属于中静脉（medium-sized vein）。中静脉管径 1 ~ 10mm，内膜很薄，内弹性膜不发达或没有。中膜比其相应的中动脉薄得多，环行平滑肌分布稀疏。外膜较中膜厚，无外弹性膜，有时可见少许纵行的平滑肌束（图 10-4）。

（四）大静脉

大静脉（large vein）的管径大于 10mm，包括上腔静脉、下腔静脉、头臂静脉和颈静脉等。内膜较薄。中膜很不发达，由几层稀疏的环行平滑肌组成，甚或平滑肌缺如。外膜较厚，结缔组织内有较多纵行排列的平滑肌束（图 10-7）。

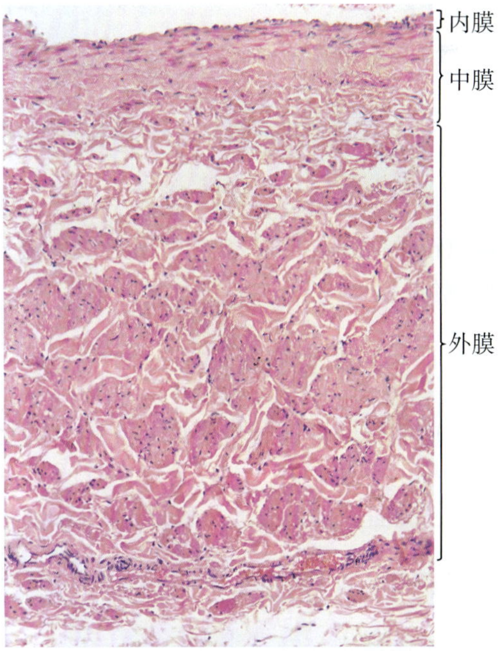

图 10-7 人大静脉横切面光镜像图

（五）静脉瓣

管径在 2mm 以上的静脉常有静脉瓣（valves of vein）。静脉瓣是内膜向静脉管腔内凸入折叠而成的，表面覆以内皮，内部为含有弹性纤维的结缔组织。静脉瓣为两个半月形薄片，彼此相对，其游离缘朝向血流方向，可防止血液逆流。

四、微循环的血管

微循环（microcirculation）是指微动脉到微静脉之间的微细血管的血液循环，是血液循环的基本功能单位。人体组织器官中的微循环血管由以下几部分组成（图 10-8）：

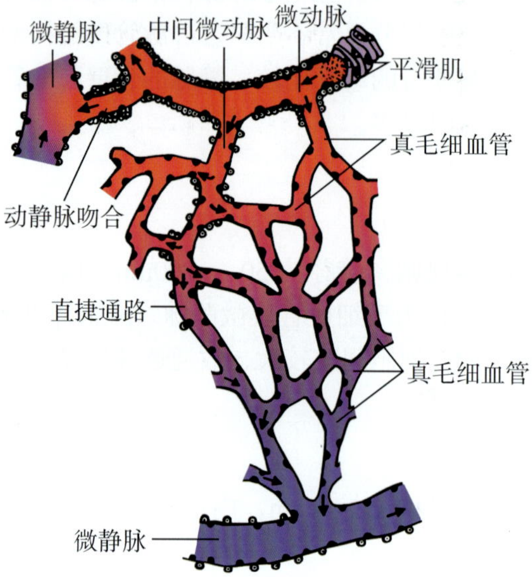

图 10-8 微循环血管模式图

（一）微动脉

微动脉管壁平滑肌的舒缩活动起控制微循环总闸门的作用。

（二）毛细血管前微动脉和中间微动脉

微动脉的分支称为毛细血管前微动脉（precapillary arteriole），后者继而分支为中间微动脉（meta-arteriole），其管壁平滑肌稀疏分散，已不成层，平滑肌的舒缩可调节毛细血管网的血流量。

（三）真毛细血管

中间微动脉的分支形成相互吻合的毛细血管网，称为真毛细血管（true capillary），即通常所称的毛细血管。在真毛细血管的起点处，有少量由环行平滑肌组成的毛细血管前括约肌（precapillary sphincter），是调节微循环的分闸门。

（四）直捷通路

直捷通路（thoroughfare channel）又称通血毛细血管，是中间微动脉的延伸，管壁结构与真毛细血管相似，但管径稍粗。直捷通路与真毛细血管汇成微静脉。在组织处于静息状态时，微动脉的血液大部分经中间微动脉和直捷通路入微静脉，血流速度较快，很少与组织间进行物质交换。当组织功能活跃时，毛细血管前括约肌开放，大部分血液流经真毛细血管网，血液与组织间可进行充分的物质交换。

（五）动静脉吻合

动静脉吻合（arteriovenous anastomosis）是微动脉与微静脉之间的短路血管，使微动静脉直接相通。此段血管的管壁较厚，有发达的纵行平滑肌和丰富的神经末梢。动静脉吻合是调节局部组织血流量和体温的重要结构。一般情况下，动静脉吻合处于关闭状态，微动脉的血液流入真毛细血管；应激失血时，血液经动静脉吻合直接回流入心脏，以保障主要器官的血液供应。皮肤内的动静脉吻合较多，控制着皮肤热量的散失。

（六）微静脉

已如上述。

五、血管壁的营养血管和神经

管径在 1mm 以上的动脉和静脉的管壁中都分布着营养血管壁的小血管，称为营养血管（vasa vasorum）。这些小血管进入外膜后分支形成毛细血管，分布到外膜和中膜。内膜一般无血管，其营养由血管腔内的血液直接渗透供给。

在血管壁上亦存在神经丛，主要分布在中膜和外膜交界部位。其神经递质有去甲肾上腺素、乙酰胆碱、神经肽 Y（neuropeptide Y，NPY）、血管活性肠肽（vasoactive intestinal peptide，VIP）和降钙素基因相关肽（calcitonin gene-related peptide，CGRP）等，具有调节血管舒缩等作用。

六、血管壁的特殊感受器

血管壁内有一些特殊的感受器，如颈动脉体、颈动脉窦和主动脉体。颈动脉体位于颈总动脉分叉处管壁的外面，是直径为 2 ~ 3mm 的扁平小体，主要由排列不规则的上皮细胞团、索和丰富的血窦组成。电镜下，上皮细胞分为两型（图 10-9）：Ⅰ型细胞聚集成群，细胞质内有许多含有致密核芯的小泡，神经纤维终止于Ⅰ型细胞的表面；Ⅱ型细胞位于Ⅰ型细胞的周围，细胞质内颗粒少或无。生理学研究表明，颈动脉体是感受动脉血中氧、二氧化碳含量和血液 pH 变化的化学感受器，可将这些信息传入中枢神经系统，调节心血管系统和呼吸系统的功能活动。主动脉体在结构和功能上与颈动脉体相似。颈动脉窦是颈总动脉分叉处的膨大部分，该处血管壁的中膜薄，外膜中有丰富的来自舌咽神经的感觉神经末梢，能感受血压上升时血管壁扩张的刺激，通过一系列反射性调节，降低血压。

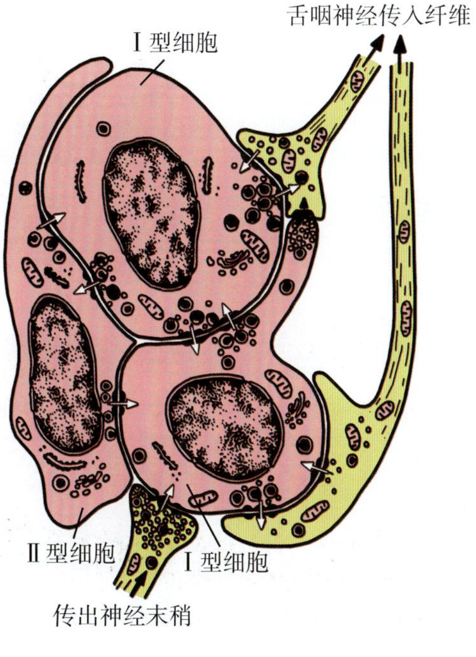

图 10-9　大鼠颈动脉体电镜结构模式图

七、心　脏

心脏是肌性的有腔器官。心脏的规律舒缩推动血液在血管中不断地循环流动，使全身的器官和组织得到充分的血液供应，并将机体代谢产物运至排泄器官以排出体外。

（一）心壁的结构

心壁也由 3 层膜组成，从腔面向外依次为心内膜、心肌膜和心外膜（图 10-10）。

1．心内膜　心内膜（endocardium）包括内皮、内皮下层和心内膜下层。内皮与大血管的内皮相延续，内皮下层除结缔组织外，也有少量的平滑肌。心内膜下层（subendocardial layer）位于心内膜最深层，由较疏松的结缔组织构成，内有小血管和神经。心室的心内膜下层内还分布有心传导系的分支，即浦肯野纤维（图 10-10）。

2．心肌膜　心肌膜（myocardium）主要由心肌构成，在心房较薄，在心室较厚，尤以左心室最厚。心肌纤维聚集成束，呈螺旋状排列，大致分为内纵、中环和外斜 3 层。心肌纤维间、肌束间的结缔组织中有丰富的毛细血管（图 10-10）。

在心房和心室交界处的房室孔周围，致密的胶原纤维束构成心脏的支架结构，称为心骨骼（cardiac skeleton）。心骨骼包括室间隔膜部、纤维三角和纤维环。心房和心室的心肌分别附着于心骨骼，两部分心肌相互独立、并不相连。

心房肌纤维比心室肌纤维短而细，电镜下，部分心房肌纤维中可见质膜包被的、有致密核芯的分泌颗粒，称为心房特殊颗粒，内含心房钠尿肽，简称心钠素，具有很强的利尿、排钠、扩血管和降低血压的作用。

3．心外膜　心外膜（epicardium）为心包膜的脏层，其结构为浆膜（serous membrane，serosa）。外表面被覆间皮，间皮下薄层的结缔组织与心肌膜相连。心外膜内含血管、神经，并常见脂肪组织（图 10-10）。

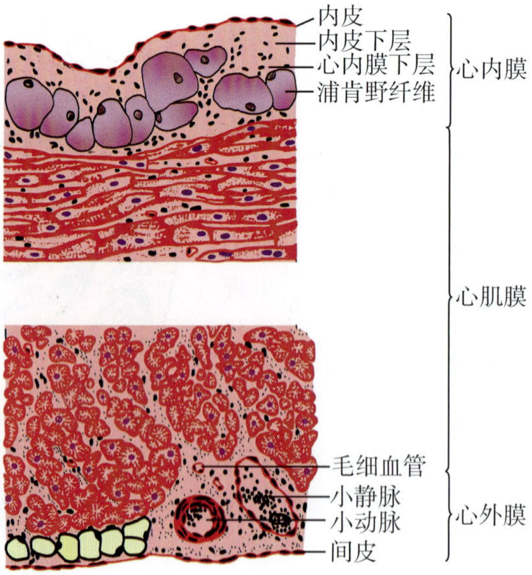

图 10-10　心壁光镜结构模式图

4．心瓣膜　心瓣膜（cardiac valve）是心内膜凸向心腔折叠而成的薄片状结构，表面覆以内皮，内有致密结缔组织与心骨骼的纤维环相连。其功能是阻止血液逆流。

（二）心传导系

心传导系由特殊的心肌纤维组成，具有发生冲动、传导冲动至心脏的各部位，从而调节心脏节律性舒缩的作用。该系统包括：窦房结、房室结、房室束及其分支（图 10-11）。除窦房结位于右心房心外膜深部外，其余各部分均分布于心内膜下层。组成心传导系的心肌纤维有以下 3 型细胞：

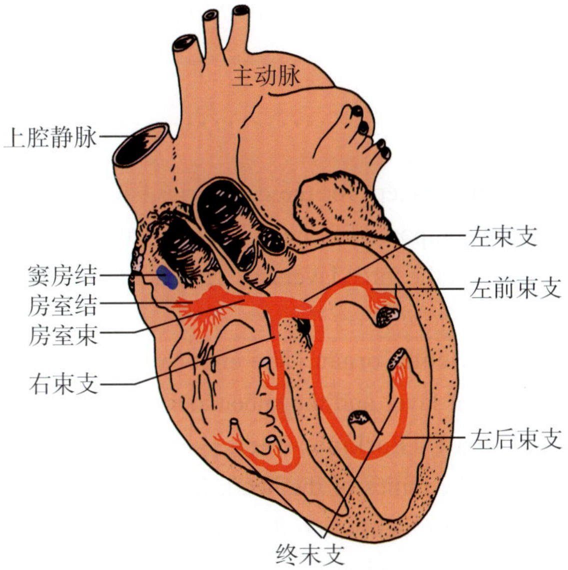

图 10-11 心传导系分布模式图

1．起搏细胞 起搏细胞（pacemaker cell）简称为 P 细胞，位于窦房结和房室结。细胞较小，呈梭形或多边形，细胞质内细胞器较少，有少量肌原纤维和吞饮小泡，糖原较多。起搏细胞是心肌兴奋的起搏点。

2．移行细胞 移行细胞（transitional cell）主要位于窦房结和房室结的周边及房室束。细胞结构介于起搏细胞和心肌纤维之间，比心肌纤维细而短，细胞质内所含的肌原纤维较起搏细胞多。移行细胞主要起传导冲动的作用。

3．浦肯野纤维 浦肯野纤维（Purkinje fiber）或称为束细胞，组成房室束及其分支。此型细胞比心肌纤维短而粗，细胞中央有 1 ～ 2 个细胞核，细胞质内含有丰富的线粒体和糖原，肌原纤维较少，且多位于细胞周边，相邻细胞间有发达的闰盘相连。浦肯野纤维穿入心室肌层，与心肌纤维相连续，将冲动快速传至心室各处，引发心肌同步收缩。

八、淋巴管系统

人体除软骨、骨、骨髓、胸腺和牙等处无淋巴管分布外，其余组织和器官中大都有淋巴管。

（一）毛细淋巴管

毛细淋巴管（lymphatic capillary）的结构特点是管腔大而不规则，管壁薄，仅由内皮和极薄的结缔组织构成，无周细胞。电镜下，内皮细胞间有较宽的间隙，无基膜，故通透性大（图 10-6）。

（二）淋巴管

淋巴管（lymphatic vessel）管壁的结构与静脉相似，但管径粗、管壁薄。管壁由内皮、少量平滑肌和结缔组织构成，瓣膜较多。

（三）淋巴导管

淋巴导管（lymphatic duct）管壁的结构与大静脉相似，但管壁较薄，3 层膜分界更不明显。

SUMMARY

The cardiovascular system，except for the capillaries, shares common structural features. The walls of blood vessels are composed of three layers: the tunica intima, the tunica media and the tunica adventitia. In the heart, the three layers are termed the endocardium，the myocardium and the epicardium.

The heart is a hollow muscular organ. The endocardium consists of three layers: the endothelium，the subendothelial layer and the subendocardium. The branches of the impulse-conducting system of the heart（Purkinje fibers）can be seen in the subendocardium. Myocardium is the thickest of the tunics of the heart. It is richly supplied with capillaries. The cardiac muscle cells are arranged roughly into the inner longitudinal layer, the middle circular layer and the outer oblique layer. The epicardium is a serous membrane.

Arteries can be classified according to their sizes into four groups: large, medium-sized, small and arterioles. Since the change in size and corresponding structure of the arteries are usually gradual, no clearly defined limits exist between different groups of arteries. The large arteries belong to the elastic arteries, because they contain a large number of elastic membranes in their walls. Except for the large arteries，most of the named arteries in the human body belong to the medium-sized arteries. They have 10-40 layers of concentrically arranged smooth muscle cells in their media；hence they are termed muscular arteries.

Capillaries have the simplest structure. Their wall only consists of a layer of endothelial cells, a basal lamina and pericytes with long cytoplasmic processes that partially surround the endothelial cells. The capillaries can be classified into three types: continuous，fenestrated and discontinuous sinusoidal capillaries.

In contrast to their corresponding arteries，veins possess the following features:（a）they have a large diameter and thinner walls than their accompanying arteries;（b）the boundaries between the three tunics of vein walls are not as clear as in arteries，because the inner and external elastic membranes are often absent in veins;（c）the adventitia is the thickest layer of a vein; and（d）many veins, especially veins in the limbs, are provided with semilunar-like valves which prevent back-flow of the blood.

冠状动脉旁路移植术

冠状动脉旁路移植术是治疗冠状动脉粥样硬化性心脏病的有效方法之一，已有 30 多年的临床历史。冠状动脉旁路移植术是指跨过严重狭窄的冠状动脉病变部位，在主动脉和管腔尚好的远端冠状动脉之间搭桥，使主动脉的血液通过移植的血管“桥”供应到冠状动脉的远端，恢复相应心肌的血液供应，改善心肌缺血状态，解除心绞痛症状，使患者能够正常生活和工作，还可以预防心肌梗死和猝死。

用于冠状动脉旁路移植术的“桥”血管有自体血管、异体异种血管和人造血管 3 大类。人造血管和异种动物的血管来源广泛，但近期通畅率低，因此临床上不采用。自体血管中胸廓内动脉（内乳动脉）是目前最理想的搭桥材料，10 年通畅率可以达到 85% ~ 95%。胸廓内动脉管径与冠状动脉相近，内膜结构完整、致密，中层主要由弹性纤维和 10 ~ 15 层平滑肌组成，致密的内弹性膜和弹性纤维可以阻止平滑肌细胞迁移进入内膜增生，避免出现管腔狭窄性阻塞。但胸廓内动脉长度有限，常需与大隐静脉混合使用。大隐静脉取材容易，是目前最常用的搭桥材料。但大隐静脉管壁薄口径较大，吻合口缝线不均和过分折叠、动脉血流压力大等因素可使内皮受损，激活血小板，在术后早期导致血栓形成。此外，静脉血管在承受动脉压力后，比动脉更易形成腔内血栓，主要原因是静脉内皮细胞释放的一氧化氮（NO）较动脉内皮少。活化的血小板和巨噬细胞、受损的内皮细胞可释放细胞因子、介质，促进静脉桥中膜平滑肌细胞迁移至内膜并增殖、分泌结缔组织成分，在术后 1 个月至 1 年，内膜明显增厚。在此基础上，静脉桥血管逐渐形成粥样斑块，导致管腔狭窄甚至堵塞。静脉桥 10 年通畅率仅约 45%，解决静脉桥再狭窄已成为一个亟待解决的问题。

思考题

1. 简述 3 类毛细血管的分布和管壁结构特点。
2. 简述中动脉的管壁结构；与其对比，中静脉管壁结构有何不同？
3. 为什么大动脉被称为弹性动脉？

（崔慧林）

第11章 免疫系统

免疫系统（immune system）主要由淋巴器官（lymphoid organ）、淋巴组织（lymphoid tissue）和免疫细胞（immune cell）组成。免疫系统主要有3个方面的功能：①免疫防御：识别和清除侵入体内的病原微生物、异体大分子物质及异体细胞（nonself cell）等；②免疫监视：识别和清除体内表面抗原发生变异的细胞，包括肿瘤细胞和病毒感染细胞；③免疫稳定：识别和清除体内衰老死亡的细胞，维持内环境的稳定。

免疫系统上述功能的生物学基础是由于所有体细胞表面都有主要组织相容性复合分子（major histocompatibility complex molecules），简称为MHC分子。MHC分子具有种属和个体差异性，在不同个体（单卵孪生者除外）的MHC分子具有差别，而同一个体所有细胞的MHC分子相同，因此，MHC分子是自身细胞的标志。MHC分子又分为MHC-Ⅰ类和MHC-Ⅱ类分子，前者分布于机体所有有核细胞表面，后者主要分布于抗原呈递细胞、活化T细胞等表面，有利于细胞之间的互相协作。如果机体自身的免疫系统与其自身正常组织或分子发生免疫排斥反应，将引起自身免疫病（autoimmune diseases）。

一、免疫细胞

免疫细胞包括淋巴细胞、巨噬细胞、抗原呈递细胞、浆细胞、肥大细胞和粒细胞等，上述的部分细胞已在第四章结缔组织和第六章血液中述及，本章将叙述体内主要的免疫细胞群体。

（一）淋巴细胞

淋巴细胞是一个多种类的细胞群体，根据淋巴细胞的发生部位、形态结构、表面标记和免疫功能不同分为3类：

1．胸腺依赖淋巴细胞 胸腺依赖淋巴细胞简称为T细胞，是骨髓来源的淋巴干细胞在胸腺内分化而成的。从胸腺产生的淋巴细胞为初始T细胞（naive T cell，Tr），进入外周淋巴器官或淋巴组织后，保持静息状态。一旦接受相应抗原的刺激，T细胞经过多次分裂增殖，大部分形成效应T细胞（effector T cell），小部分恢复静息状态，形成记忆性T细胞（memory T cell）。效应T细胞寿命较短，具有杀伤靶细胞的功能。这种以细胞直接作用的免疫应答形式称为细胞免疫（cellular immunity）。记忆性T细胞寿命可长达数年，甚至终生。根据T细胞的功能可将T细胞分为3个亚群：①辅助性T细胞（helper T cell，Th），占T细胞总数的50%～70%，Th细胞能够识别抗原，分泌多种淋巴因子，既能辅助B细胞活化，产生抗体，又能辅助细胞毒性T细胞产生细胞免疫应答。艾滋病病毒可破坏Th细胞，导致患者免疫系统瘫痪。②调节性T细胞（regulatory T cell），又称为抑制性T细胞（suppressor T cell，Ts），数量较少，常在免疫应答后期增多，抑制免疫应答，调节免疫应答的强度。③细胞毒性T细胞（cytotoxic T cell，Tc），占T细胞总数的20%～30%，能直接攻击带异抗原的肿瘤细胞、病毒感染细胞和异体细胞，直接杀伤靶细胞（target cell）。

2．骨髓依赖淋巴细胞　骨髓依赖淋巴细胞简称为 B 细胞，由骨髓中的淋巴干细胞分化而来，其在抗原刺激下转变成大量浆细胞（plasma cell），执行体液免疫（humoral immunity）。

3．自然杀伤细胞　自然杀伤细胞简称 NK 细胞，由骨髓中淋巴干细胞分化而来。它缺乏 B 细胞、T 细胞的分子标记特征，可直接杀伤病毒感染细胞、肿瘤细胞和异体细胞。NK 细胞形似大淋巴细胞，在细胞质内有许多大小不等的嗜天青颗粒，故又称为大颗粒淋巴细胞（large granular lymphocyte，LGL）。

（二）巨噬细胞和单核吞噬细胞系统

巨噬细胞（macrophages）是由血液单核细胞穿出血管后分化形成的，广泛分布于机体各组织器官内，具有强大的吞噬功能。1972 年，世界卫生组织正式提出将单核细胞及由单核细胞分化而来的有吞噬功能的细胞，统称为单核吞噬细胞系统（mononuclear phagocyte system）。单核吞噬细胞系统包括单核细胞、疏松结缔组织和淋巴组织中的巨噬细胞、骨组织的破骨细胞、肝巨噬细胞、神经组织的小胶质细胞、肺巨噬细胞以及浆膜腔巨噬细胞等。

（三）抗原呈递细胞

体内捕获、吞噬和处理抗原，并将抗原呈递给 T 细胞，激发 T 细胞活化、增殖的一类细胞，统称为抗原呈递细胞（antigen presenting cell，APC），主要有树突细胞和巨噬细胞等。

树突细胞（dendritic cell，DC）在体内数量少，但分布广泛，细胞的共同特点是具有树突状突起，细胞形态不规则。树突细胞主要包括血液中的树突细胞，表皮及消化管内的朗格汉斯细胞（Langerhans cell），淋巴窦内的面纱细胞，心脏、肺、肝和肾等器官结缔组织中的间质树突细胞，以及淋巴组织和淋巴器官中的交错突细胞。树突细胞表面表达大量的 MHC-Ⅱ类分子，其抗原呈递能力远强于巨噬细胞。

二、淋巴组织

淋巴组织（lymphoid tissue）是以网状组织（reticular tissue）构成网状支架，网孔内充满大量淋巴细胞、巨噬细胞和少量交错突细胞（interdigitating cell）或滤泡树突细胞（follicular dendritic cell，FDC）的组织。该组织分为 2 类：

1．弥散淋巴组织　弥散淋巴组织（diffuse lymphoid tissue）是在网状组织内弥漫分布着大量淋巴细胞和少量巨噬细胞、浆细胞，与周围组织没有明显分界的淋巴组织（图 11-1）。其中含有毛细血管后微静脉（postcapillary venule），或称为高内皮微静脉（high endothelial venule），它是淋巴细胞从血液重新进入淋巴组织的重要通道。

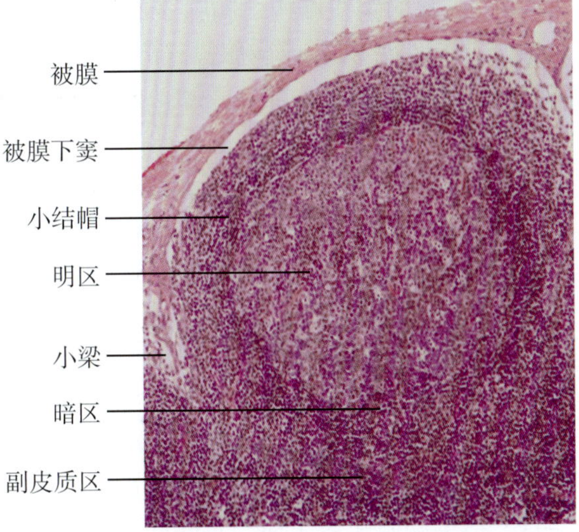

图 11-1　兔淋巴小结和弥散淋巴组织光镜像

2．淋巴小结　淋巴小结（lymphoid nodule）又称为淋巴滤泡（lymphoid follicle），呈球形或椭圆形，边界清楚，主要含有大量 B 细胞和一定量的 Th 细胞、滤泡树突细胞、巨噬细胞等。淋巴小结受到抗原刺激后增大，中央染色较浅，可见较多的分裂细胞，称为生发中心（germinal center）（图 11-1）。生发中心分为暗区（dark zone）和明区（light zone），其内侧份为暗区，该区聚集着大量染色深的大淋巴细胞。大淋巴细胞的核染色浅；细胞质多，嗜碱性强，染色深。大淋巴细胞幼稚，分裂能力很强，可不断分裂、增殖、分化为明区的细胞。生发中心的外侧份为明区，该区聚集着中等大小的淋巴细胞、较多的网状细胞、巨噬细胞和滤泡树突细胞，故染色较浅。生发中心的周边有一层密集的小型 B 细胞，着色较深，形成似新月状的小结帽（nodule cap）。它们是由生发中心周边的中等淋巴细胞继续增殖、分化，并向淋巴小结周边推移而成的。这些小淋巴细胞多为记忆性 B 细胞和浆细胞的前体。滤泡树突细胞与一般树突细胞不同，滤泡树突细胞不表达 MHC- Ⅱ类分子，却有大量 Fc 受体和 C3 受体，在 B 细胞活化和体液免疫调节中起重要作用。无生发中心的淋巴小结较小，称为初级淋巴小结（primary lymphoid nodule）；有生发中心的淋巴小结较大，称为次级淋巴小结（secondary lymphoid nodule）。

三、淋巴器官

淋巴器官是以淋巴组织为主构成的器官。根据其发生的时间和功能分为 2 类：①中枢淋巴器官（central lymphoid organ），包括胸腺（thymus）、骨髓（bone marrow）（人类）和腔上囊（bursa of Fabricius）（禽类）。这些器官发生较周围淋巴器官早，是淋巴干细胞（lymphoid stem cell）增殖、分化成 T 细胞或 B 细胞的场所，在此处增殖不需要外界抗原的刺激。中枢淋巴器官向周围淋巴器官输送 T 细胞或 B 细胞并决定它们的发育，但中枢淋巴器官不直接参加机体的免疫功能。②周围淋巴器官（peripheral lymphoid organ），包括淋巴结（lymphoid node）、脾（spleen）和扁桃体（tonsil）等。这些器官发育较晚，接受中枢淋巴器官输送来的淋巴细胞，在抗原刺激下，器官内的淋巴细胞活化、增殖，成为进行免疫应答（immune response）的主要场所。该类器官的淋巴细胞增殖需外界抗原的刺激，并直接参与机体的免疫功能。

（一）胸腺

在胚胎早期，胸腺原基由人胚胎发育中第 3 对咽囊腹侧份的内胚层和外胚层分化而成。当淋巴干细胞迁移至胸腺原基后，才发育为具有特殊功能的中枢淋巴器官，即成为 T 细胞分化发育的唯一场所。胸腺的重量随年龄而有明显变化，婴儿时期重 10 ～ 15g，青春期重 30 ～ 40g，而至老年期只重 15g 左右，且多为脂肪组织。

1．胸腺的组织结构 胸腺表面被覆由结缔组织构成的被膜（capsule），并以片状分支伸入实质形成小叶间隔或胸腺隔（thymic septum），将胸腺实质分隔成许多不完整的胸腺小叶（incomplete thymic lobules）。每一小叶又分为周边深染的皮质和中央浅染的髓质。皮质不完全包裹髓质，因此相邻小叶的髓质彼此相连成片（图 11-2，图 11-3）。

胸腺实质由胸腺基质细胞（thymic stromal cell）和胸腺细胞（thymocyte）组成。胸腺基质细胞包括胸腺上皮细胞（thymic epithelial cell）、交错突细胞、巨噬细胞、嗜酸性粒细胞、肥大细胞、成纤维细胞等，这些细胞构成胸腺细胞分化发育的微环境。胸腺细胞是胸腺内分化发育中的 T 细胞的前体细胞。胸腺上皮细胞形态多样，主要特点是其细胞质中含有角蛋白丝，细胞突起相连接处有桥粒。

（1）皮质：胸腺皮质（cortex）位于胸腺小叶周边，以胸腺上皮细胞为支架，网眼中有密集的胸腺细胞、少量巨噬细胞等，着色较深（图 11-2，图 11-3）。

胸腺上皮细胞：皮质的胸腺上皮细胞分为两类。①被膜下上皮细胞（subcapsule epithelial cell），位于胸腺实质表面、小叶间隔两侧和血管周围。细胞呈扁平形，在实质侧有一些突起（图 11-4）。该细胞分泌胸腺素和胸腺生成素。另外，由于它分布于胸腺实质表面等部位，构

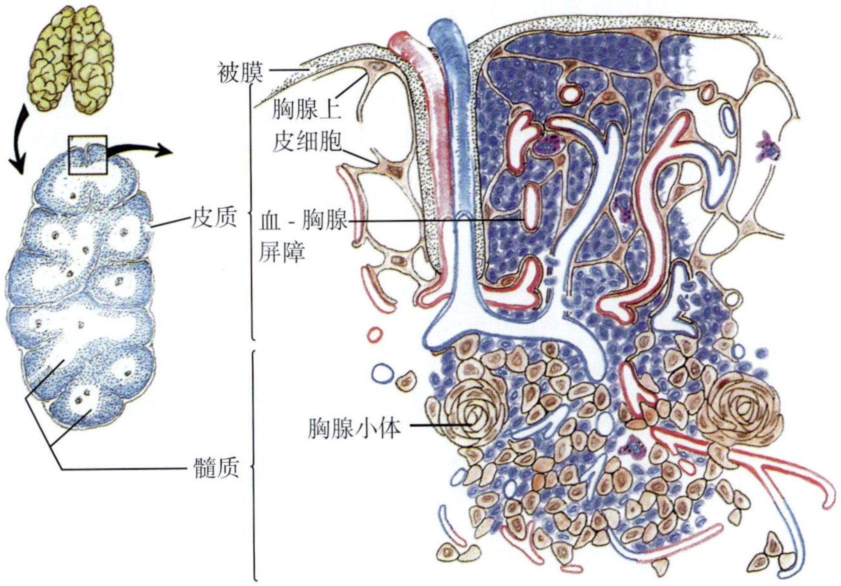

图 11-2　胸腺结构模式图

成了胸腺内、外环境的屏障。②星形上皮细胞（stellate epithelial cell），呈星状多突形，突起较长，相互连接构成皮质内的立体网架，网间分布着密集的胸腺细胞。其细胞膜与胸腺细胞膜直接接触，对诱导胸腺细胞的分化十分重要。在胸腺皮质浅层，有一种细胞质丰富、细胞体积大、球形、包裹着 20 ～ 100 个未成熟的胸腺细胞，称为胸腺哺育细胞（thymic nurse cell）。它是星形上皮细胞的亚型，对胸腺细胞的发育具有重要作用。

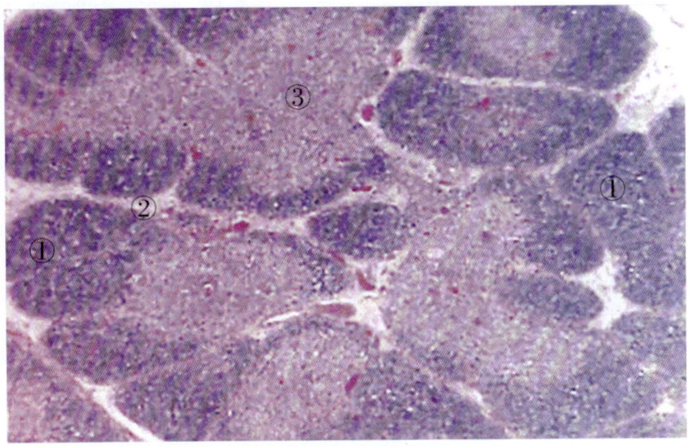

图 11-3　人胸腺低倍光镜像

①皮质；②胸腺隔；③髓质

胸腺细胞：来自骨髓的淋巴干细胞经血液由皮、髓质交界处进入胸腺，迁移至被膜下区，发育为体积较大、具有强烈增殖能力的早期胸腺细胞群。随后，这些细胞从外层皮质向内层皮质、再向髓质迁移。到达髓质的胸腺细胞，体积变小，发育为成熟 T 细胞（或称为初始型 T 细胞）。这些细胞虽然形态成熟，但由于从未接触过体外抗原，尚不能执行细胞免疫功能。只有当其离开胸腺、被输送到周围淋巴器官后才可行使免疫功能。

T 细胞只能在胸腺内发育分化，因为只有胸腺基质细胞构成的微环境才能诱导胸腺细胞的分化成熟。这种诱导通过 2 种方式进行：一是依赖于各类基质细胞与发育中的胸腺细胞直接接触相互作用；二是依赖于上皮细胞、巨噬细胞等分泌的细胞因子的作用。同时，T 细胞的发育成熟还受到了精密的检查和严格的筛选，这种筛选主要发生在皮质。在 T 细胞发育过程中，凡是能与机体自身抗原结合而攻击自身组织的胸腺细胞则被淘汰而凋亡（apoptosis），90% 以上的未成熟胸腺细胞都会凋亡，只有 3% ～ 5% 的胸腺细胞最终发育成熟为初始型 T 细胞，并经血管或淋巴管离开胸腺而到达周围淋巴器官。

（2）髓质：胸腺髓质（medulla）由大量胸腺上皮细胞和少量成熟的胸腺细胞、交错突细胞和巨噬细胞构成，着色较浅（图 11-2 ～图 11-4）。

髓质的上皮细胞：髓质的上皮细胞也分为 2 类。①髓质上皮细胞（medullary epithelial

cell），其体积较大，呈多边形或球形，数量较多，较短的细胞突起相互连接成网架，连接处有桥粒。有些细胞的细胞质内粗面内质网发达，含大量囊泡，具有合成分泌功能，是分泌胸腺激素的主要细胞。②胸腺小体上皮细胞（thymic corpuscle epithelial cell）呈扁平形，数层至十几层同心圆排列，形成大小不等的球形结构，称为胸腺小体（thymic corpuscle）（图 11-2 ～图 11-4）。

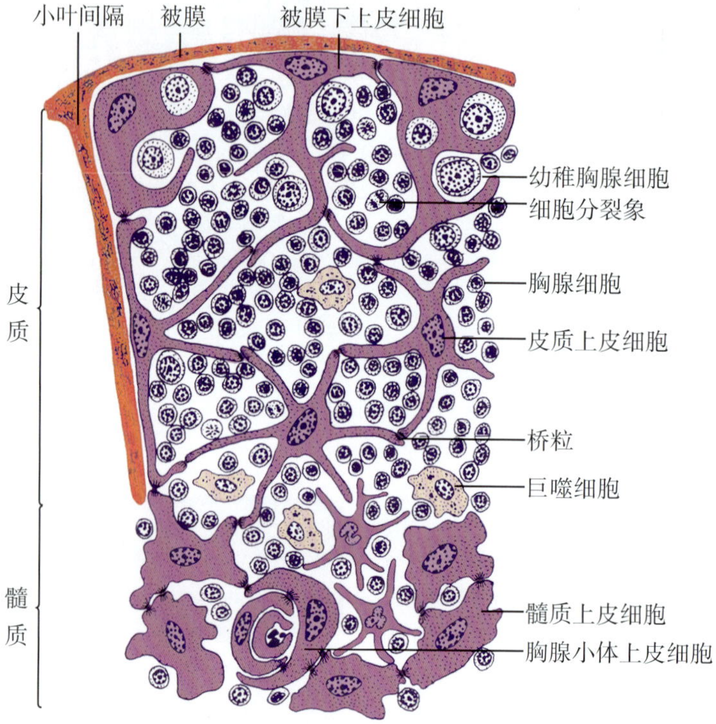

图 11-4 胸腺内各种细胞相互关系模式图

胸腺小体又称为哈索尔小体（Hassall's corpuscle），是胸腺髓质的特征性结构，直径为 30 ～ 150μm，散在分布于髓质中（图 11-5）。胸腺小体外层上皮细胞较幼稚，可见呈分裂状的细胞，细胞核呈新月形，细胞质嗜酸性，细胞间有桥粒；中层的细胞较成熟，细胞质内含较多角蛋白；中心的细胞退化解体，结构不清，呈嗜酸性染色。胸腺小体的功能尚不清楚。

胸腺的巨噬细胞：胸腺的巨噬细胞广泛分布于皮质和髓质，在皮、髓质交界处尤为丰富。细胞质内含有大量溶酶体和吞噬体，主要吞噬不能成熟而凋亡的胸腺细胞。巨噬细胞还分泌多种细胞因子，可刺激胸腺细胞的增殖和分化。

2．胸腺的功能 胸腺的主要功能是产生和培育 T 细胞，并向周围淋巴器官输送 T 细胞。另外胸腺上皮细胞可分泌多种胸腺激素，即胸腺生成素（thymopoietin）、胸腺素（thymosin）、胸腺体液因子（thymus humoral factor）等，参与构成 T 细胞增殖、分化的微环境。

3．血 - 胸腺屏障 血 - 胸腺屏障（blood-thymus barrier）是血液与胸腺皮质间的屏障结构（图 11-6），由以下 5 层组成：①连续性毛细血管内皮，内皮间有紧密连接；②内皮外完整的基膜；③血管周间隙，间隙中可有巨噬细胞、组织液等；④胸腺上皮细胞基膜；⑤连续的胸腺上皮细胞。这种屏障结构使得血液中的大分子物质（抗原物质、某些药物）很难与胸腺细胞接触，从而维持胸腺内环境的稳定，保证胸腺细胞的正常发育。

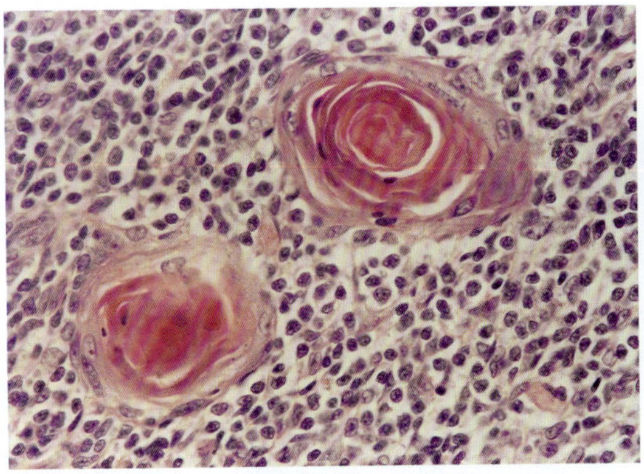

图 11-5　人胸腺小体高倍光镜像

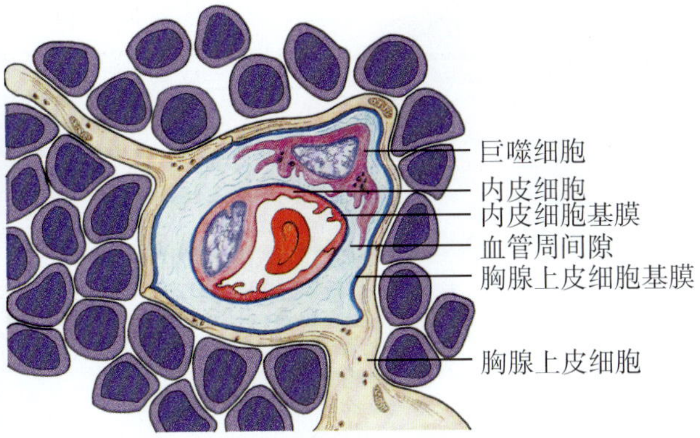

图 11-6　血 - 胸腺屏障结构组成模式图

（二）淋巴结

1．淋巴结的组织结构　淋巴结是周围淋巴器官，沿淋巴管分布于机体淋巴所必经的部位。淋巴结呈椭圆形、豆形，大小不等，长径介于 1 ~ 20mm（图 11-7，图 11-8）。

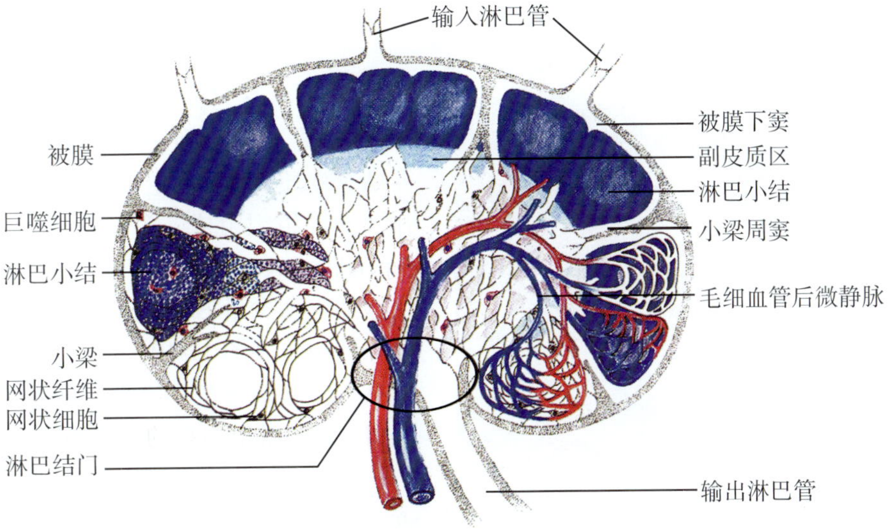

图 11-7　淋巴结结构模式图

淋巴结表面被覆由致密结缔组织构成的被膜。有 15 ~ 20 条输入淋巴管（afferent lymphatic vessel）穿过被膜进入淋巴结实质。在淋巴结的凹面有淋巴结门（hilus），此处结缔组织较丰富，其中有 2 ~ 3 条输出淋巴管（efferent lymphatic vessel）、血管和神经出入。被膜及淋巴结门处的结缔组织（神经、血管伴随）深入实质形成小梁（trabecula），构成淋巴结的粗网架。在粗网架之间为不同类型的淋巴组织。淋巴结的实质分为皮质和髓质 2 部分（图 11-7，图 11-8）。

（1）皮质：皮质位于被膜下方，由浅层皮质、副皮质区及皮质淋巴窦等构成（图 11-9 ~图 11-12）。各部的结构与厚度随免疫功能状态的不同而有很大变化。

浅层皮质：浅层皮质（superfacial cortex）是邻近被膜处的淋巴组织，主要含 B 细胞。当受到抗原刺激后，可出现大量的、主要由 B 细胞密集而成的球状淋巴小结，小结周边为少量弥散淋巴组织。功能活跃的淋巴小结中心浅染，生发中心明显（图 11-9），小结帽朝向被膜侧。

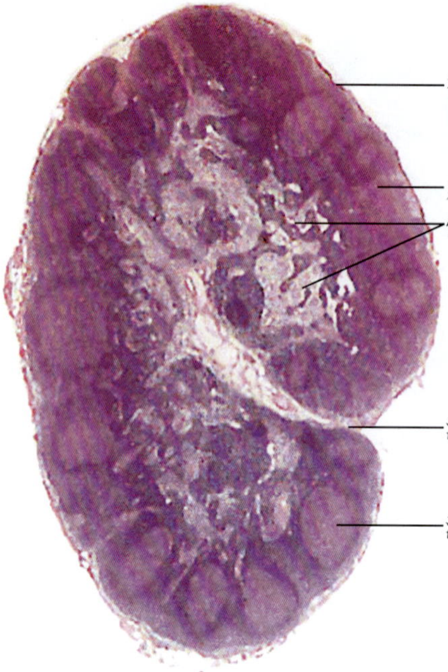

图 11-8 人淋巴结低倍光镜像

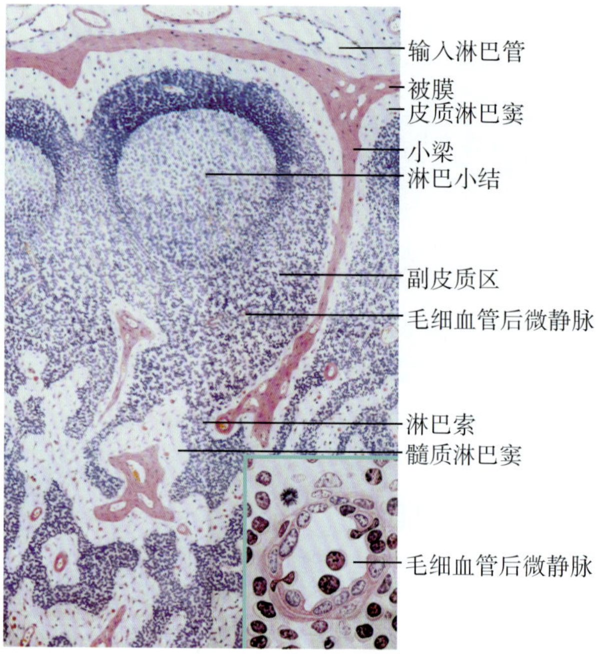

图 11-9 淋巴结皮质光镜结构模式图

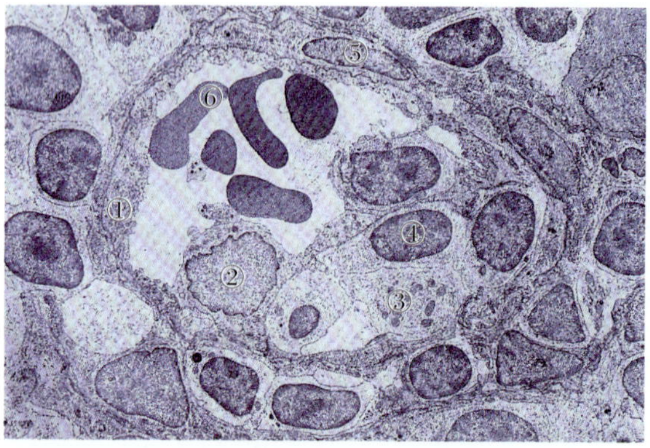

图 11-10 淋巴结毛细血管后微静脉电镜像

①内皮细胞；②内皮细胞核；③淋巴细胞；④淋巴细胞核；⑤周细胞核；⑥红细胞

副皮质区（paracortical zone）：又称为深层皮质（deep cortex），位于皮、髓质交界处（皮质深层），主要由含大量 T 细胞的弥散淋巴组织组成，为胸腺依赖区（thymus dependent area），另外，还包含交错突细胞、巨噬细胞和少量 B 细胞。此区有毛细血管后微静脉通过（图 11-10），其结构特点为管腔明显，内皮细胞呈立方形。此处是血液内淋巴细胞进入淋巴组织的重要通道。

皮质淋巴窦：皮质淋巴窦（cortical sinus）包括被膜下窦（subcapsular sinus）和小梁周窦（peritrabecular sinus）。被膜下窦是被膜下方的扁囊，包绕整个淋巴结实质，在被膜侧有数条输入淋巴管与之相通。小梁周窦位于小梁周边，其末端多为盲端，但位于副皮质区处的小梁周窦可与髓质淋巴窦直接相通，由于连接处的管腔狭窄，故称为窄通道。

皮质淋巴窦的结构特点为：扁平连续的内皮细胞（endothelial cells）围成窦壁，内皮细胞外有薄层的基板、少量的网状纤维和一层扁平的网状细胞。窦腔内为星形的内皮细胞支撑，窦腔内或窦壁上有游离或附着的巨噬细胞和少量淋巴细胞（图 11-11）。

（2）髓质：位于淋巴结的中央，由髓索和髓窦构成（图 11-13，图 11-14）。

髓索：髓索（medullary cord）即髓质的淋巴索（lymphoid cord），主要由 B 细胞和浆细胞组成，与副皮质区相连。网状组织构成的网架内，淋巴细胞呈索条状分布，并相互连接呈网状。髓索内还可见少量嗜酸性粒细胞、巨噬细胞和肥大细胞。在慢性炎症的组织中，浆细胞增多。另外，在髓索的中央多有扁平内皮细胞围成的毛细血管后微静脉走行。

髓窦：髓窦（medullary sinus）与皮质淋巴窦结构相似，但窦腔更宽大、走行更迂回。窦腔内常含较多的星形内皮细胞和巨噬细胞，故具有较强的滤过作用。

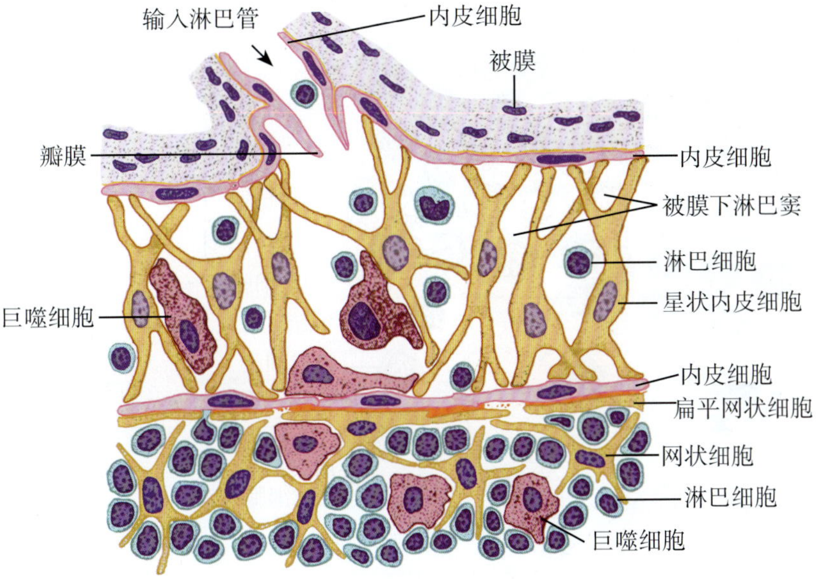

图 11-11　淋巴结被膜下窦结构模式图

（3）淋巴结内的淋巴通路：淋巴液由输入淋巴管进入被膜下窦后，部分淋巴液经窄通道进入髓窦，部分经淋巴组织渗入髓窦而后流向输出淋巴管。淋巴液在淋巴窦腔内流动缓慢，有利于巨噬细胞清除细菌、异物或处理抗原。同时，产生的淋巴细胞也可通过淋巴液进入血液循环。

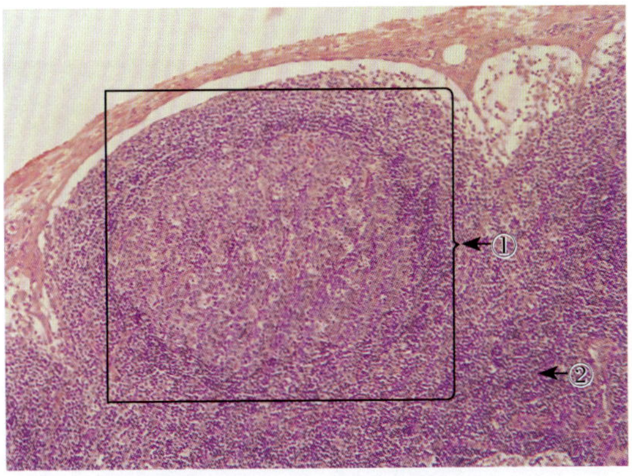

图 11-12　淋巴结皮质光镜像
①淋巴小结；②胸腺依赖区

2．淋巴细胞再循环　周围淋巴器官和淋巴组织内的淋巴细胞经淋巴管、静脉进入血液循环周游全身后，又通过毛细血管后微静脉，再回到周围淋巴器官及淋巴组织内（图 11-15），如此周而复始，反复循环，称为淋巴细胞再循环（recirculation of lymphocyte）。因而，淋巴细胞从一个淋巴器官或一处淋巴组织到另一个淋巴器官或另一处淋巴组织，不仅有利于淋巴细胞识别抗原，同时也携带有关信息到机体各处，动员有关细胞协同参与免疫应答。通过淋巴细胞再循环，机体各处的淋巴细胞相互联系形成功能上的整体，对提高整个机体的免疫能力具有重要意义。体内大部分淋巴细胞都参与再循环，其中以记忆性 T 细胞和记忆性 B 细胞最为活跃。

3．淋巴结的功能

（1）滤过淋巴液：当细菌、病毒等抗原物质侵入机体后，很容易进入毛细淋巴管随淋巴液流入淋巴结。在流经淋巴窦时，窦内的巨噬细胞可以及时地清除它们，起到防御、保护作用。

（2）进行免疫应答的场所：淋巴结是重要的免疫应答器官，当抗原物质进入淋巴结后，巨噬细胞和交错突细胞可以识别、捕捉、处理和呈递抗原给 T 细胞、B 细胞，使之转化，并大量增殖和分化，而致使局部淋巴结肿大。在淋巴结内，T 细胞约占 70%，B 细胞约占 28%，它们在抗原的刺激下淋巴母细胞化，分别参与机体的细胞免疫和体液免疫（图 11-16）。在引起体液免疫时，淋巴小结数量增多，体积增大，生发中心明显，B 细胞增多，淋巴索内的浆细胞

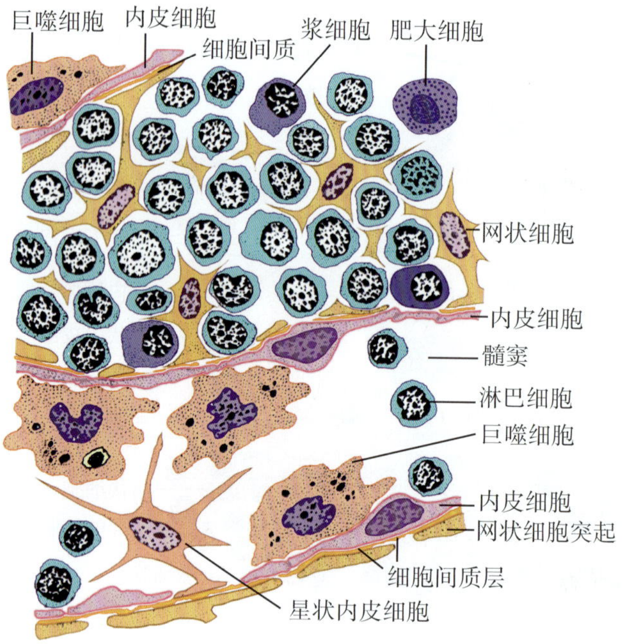

图 11-13 淋巴结髓索和髓窦光镜结构模式图

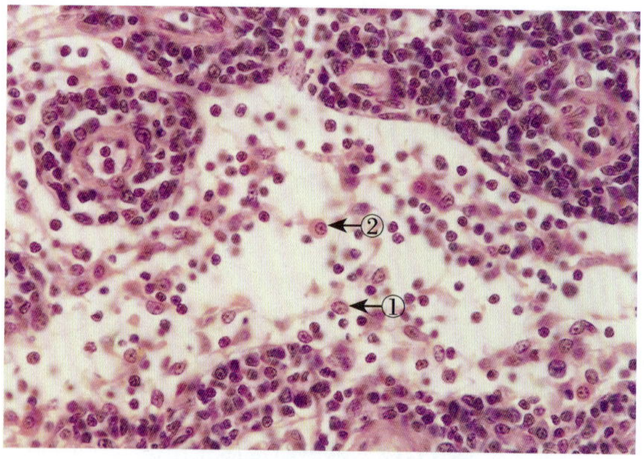

图 11-14 淋巴结髓质光镜像
①网状细胞；②巨噬细胞

也增多。在引起细胞免疫时，副皮质区明显扩大，T 细胞增多。

（三）脾

脾是体内最大的周围淋巴器官，位于血液循环的通路上。

1. 脾的组织结构 脾的表面被覆由致密结缔组织构成的被膜，内含丰富的弹性纤维及散在的平滑肌纤维。被膜外面覆有间皮。脾的一侧凹陷为脾门，结缔组织较多，并有血管、神经和淋巴管进出。被膜和脾门处的

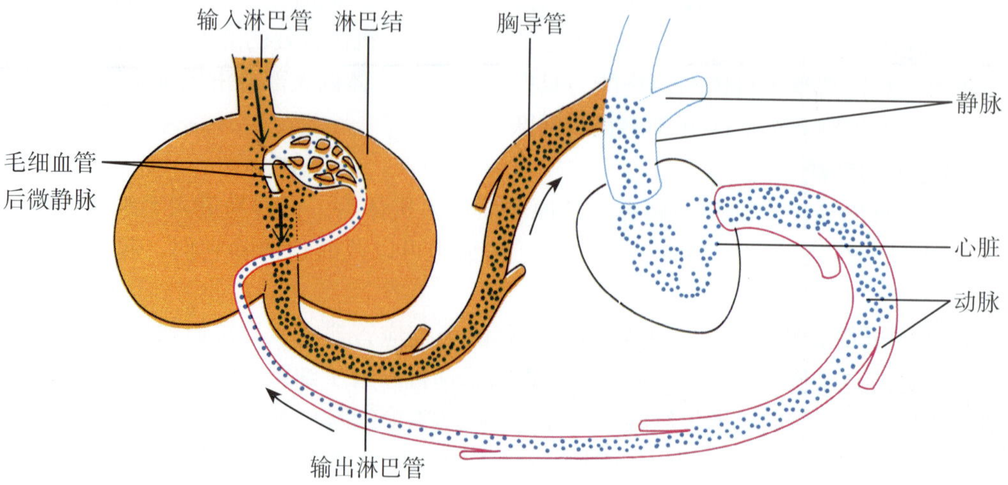

图 11-15 淋巴细胞再循环模式图

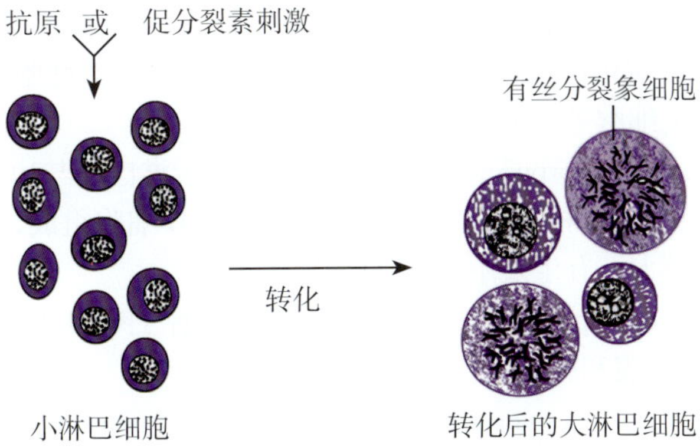

图 11-16　淋巴细胞的转化模式图

结缔组织深入脾实质形成脾小梁（图 11-17），内含小梁动脉和小梁静脉、神经和淋巴管等。脾小梁在脾实质相互连接，构成脾内的粗网架。网状组织位于小梁之间构成多孔隙的微细网架，网孔中分布着淋巴细胞、浆细胞、巨噬细胞以及各种血细胞。

脾的实质分为白髓、红髓和边缘区 3 部分。

（1）白髓：白髓（white pulp）散在分布于脾的实质（图 11-17，图 11-18）。新鲜的脾切面，可见白髓呈大小不等的灰白色小点状。白髓由密集的淋巴组织构成，沿中央动脉周围分布，又分为动脉周围淋巴鞘和脾小体。

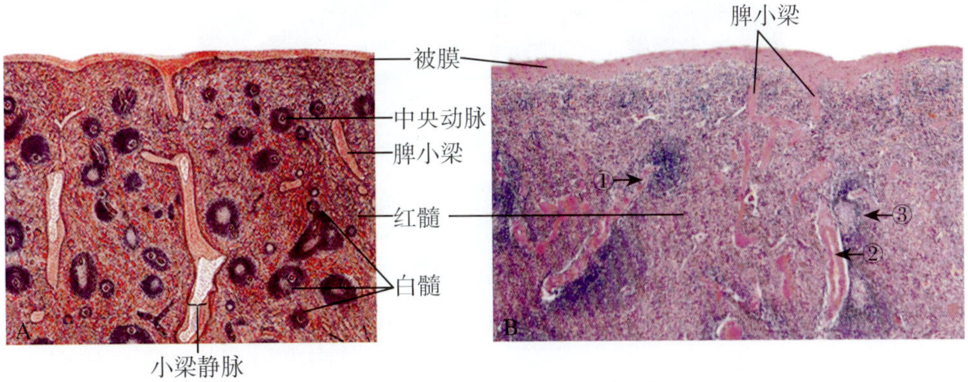

图 11-17　人脾光镜结构模式图（A）和低倍光镜像（B）

①中央动脉；②小梁动脉；③脾小体

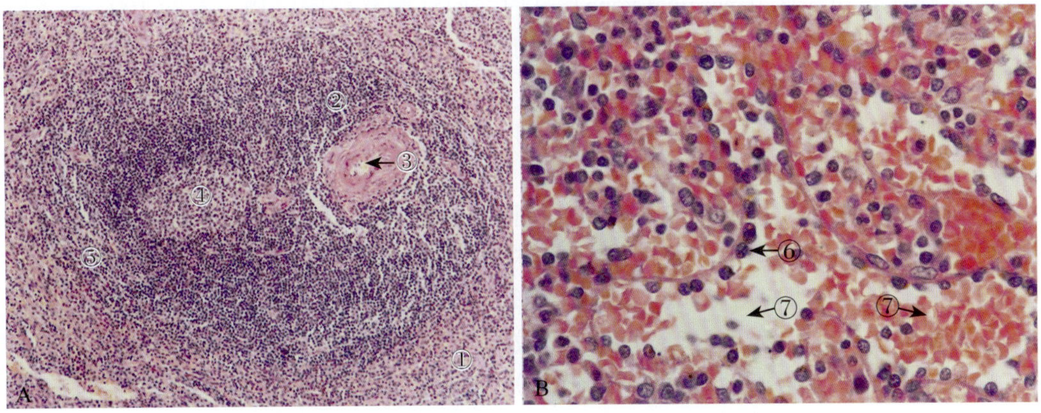

图 11-18　人脾白髓（A）和红髓（B）高倍光镜像

①红髓；②淋巴鞘；③中央动脉；④脾小体；⑤边缘区；⑥内皮细胞核；⑦血窦腔

动脉周围淋巴鞘：动脉周围淋巴鞘（periarterial lymphatic sheath）简称为淋巴鞘，由位于中央动脉（central artery）周围的淋巴组织构成。主要含有大量 T 细胞，属于胸腺依赖区，同时含有巨噬细胞、交错突细胞等，但无毛细血管后微静脉。

脾小体：脾小体（splenic corpuscle）即淋巴小结，位于淋巴鞘与边缘区之间，大部分嵌入淋巴鞘内。其结构与淋巴结的淋巴小结相同，主要由大量 B 细胞组成，同时含有巨噬细胞等。产生免疫应答时脾小体较大，有生发中心，其帽部朝向红髓。

（2）红髓：红髓（red pulp）位于白髓和边缘区的周围（图 11-17，图 11-18），约占脾实质的 2/3，又分为脾（血）窦和脾索。

脾（血）窦：脾（血）窦（splenic sinusoid）为腔大、不规则的血窦，并相互通连成网，腔内充满血液。窦壁由长杆状的内皮细胞沿其长轴排列而成，细胞外有不完整基膜和少量网状纤维。内皮细胞间有较宽裂隙，窦壁呈栅形多孔状。此结构有利于血细胞从脾索进入脾窦。在横断面上，窦壁内皮细胞的细胞核呈圆形或椭圆形，凸向窦腔内。细胞质内含有微丝，可调节内皮细胞之间的裂隙。另外，可见巨噬细胞附着在血窦壁外，常见其伪足伸在裂隙间（图 11-19）。

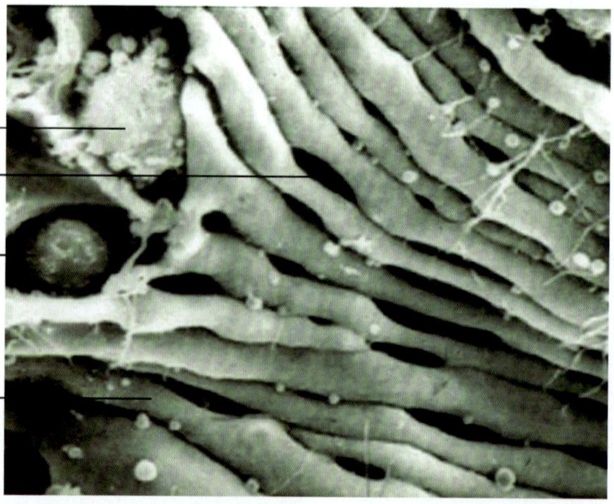

图 11-19 脾（血）窦内皮扫描电镜像

脾索：脾索（splenic cord）为相邻脾窦之间的淋巴组织。切片观呈条索状，立体观呈海绵网状。网状组织构成网架，网孔中含 B 细胞、各种血细胞、巨噬细胞和一些浆细胞，这些细胞可以穿过内皮细胞之间的裂隙进入脾窦。

（3）边缘区：边缘区（marginal zone）是白髓向红髓移行的区域，宽约 100μm，结构疏松，含有大量的巨噬细胞和一些 T 细胞、B 细胞，以 B 细胞较多。该区具有很强的吞噬滤过作用。中央动脉末端在白髓和边缘区之间膨大形成边缘窦（marginal sinus），它是血液内抗原和淋巴细胞进入淋巴组织的重要通道。白髓内的淋巴细胞也可经此通道进入血窦，参与再循环。

2. 脾的血液循环 脾动脉自脾门进入脾后，沿脾小梁分支成小梁动脉（trabecular artery）。小梁动脉沿途分支并离开脾小梁进入淋巴鞘，称为中央动脉。中央动脉沿途发出一些小的分支形成毛细血管供应白髓，其末端膨大形成边缘窦。中央动脉的主干在穿出白髓进入脾索时分支形成一些直行的微动脉，形似笔毛，故称为笔毛微动脉（penicillar arteriole）。笔毛微动脉在脾内分为 3 段：髓微动脉（pulp arteriole），其内皮细胞外有 1 ～ 2 层的平滑肌；鞘毛细血管（sheathed capillary），其内皮细胞外有许多巨噬细胞排列成一层鞘；动脉毛细血管（artery capillary），除一小部分毛细血管直接与脾窦通连外，大部分毛细血管末端扩大成喇叭状开放于脾索。血液由脾索穿过脾窦壁进入脾（血）窦。脾（血）窦逐渐汇合成扁平内皮细胞围成的髓微静脉（pulp venule），然后再汇合成小梁静脉（trabecular vein）经脾静脉出脾门（图 11-20，图 11-21）。

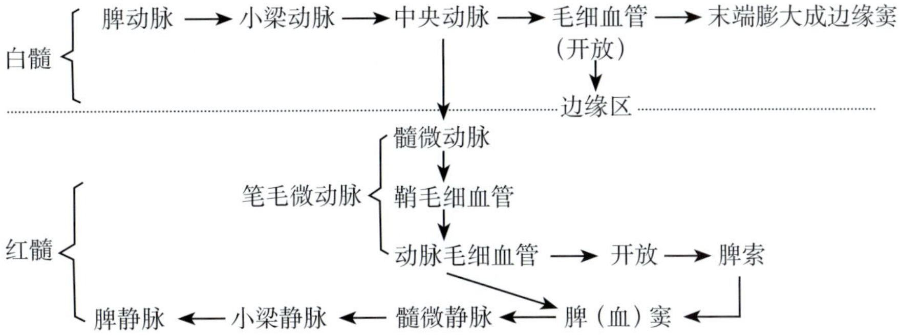

图 11-20　脾的血液循环

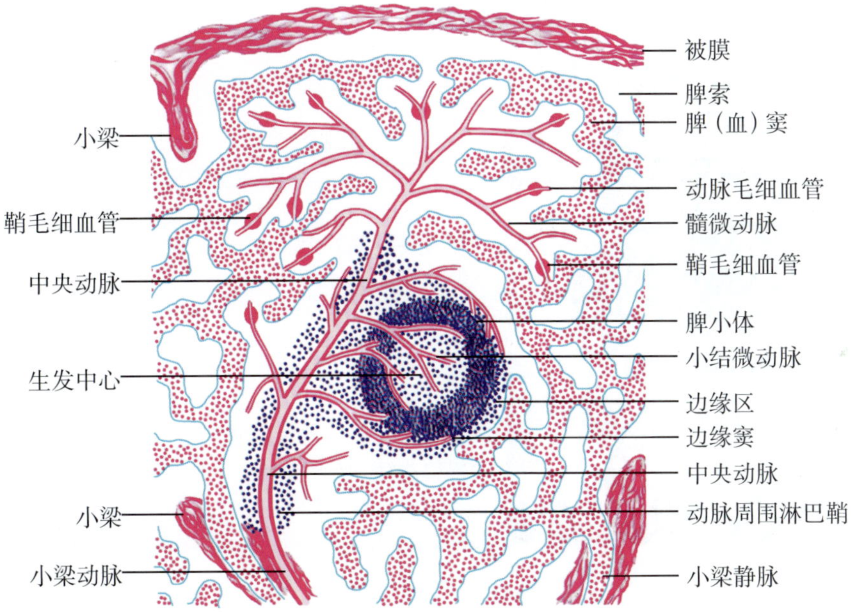

图 11-21　脾血液循环模式图

3．脾的功能

（1）滤过血液：脾内含有大量的巨噬细胞，当血液流经脾的边缘区和脾索时，巨噬细胞可吞噬和清除血液中的病菌、异物、抗原和衰老的细胞、血小板等。

（2）进行免疫应答的场所：血液内的淋巴细胞通过淋巴细胞再循环，有 50% 通过脾，因此脾是淋巴细胞再循环的中心。脾内的淋巴细胞中，T 细胞约占 40%，B 细胞约占 60%，它们分别参与机体的细胞免疫和体液免疫。

（3）造血：脾在胚胎时期有造血功能，出生后脾逐渐转变为免疫应答器官，产生 T 细胞和 B 细胞。但成人脾中仍有少量造血干细胞，因此，当机体大出血或严重缺血时，脾可恢复造血功能。

（4）储存血液：脾窦、脾索和其他部位可储存约 40ml 的血液。当机体需要血液时，脾的弹性纤维和平滑肌收缩可将所储存的血液排出，并加速脾内的血流，使血进入血液循环，补充血容量。

（四）扁桃体

扁桃体是位于舌根、咽部周围上皮下的邻近外界的周围淋巴器官，包括腭扁桃体、咽扁桃体和舌扁桃体，其中以腭扁桃体最大。现就其组织结构简述如下：

腭扁桃体为一对实质性周围淋巴器官（图 11-22），位于舌腭弓与咽腭弓之间，呈椭圆形。其黏膜表面为复层扁平上皮，上皮深陷至固有层结缔组织内形成 10 ~ 20 个隐窝。上皮下及隐窝周围结缔组织内分布着大量淋巴小结（主要由 B 细胞组成）及弥散淋巴组织（含 T 细胞、B 细胞、巨噬细胞等）。上皮内常有大量的淋巴细胞侵入，形成淋巴上皮组织（lymphoepithelial tissue）。淋巴小结的生发中心比较明显。弥散淋巴组织的区域也可见毛细血管后微静脉。在隐窝内，可见脱落的上皮细胞、淋巴细胞、白细胞和细菌等。淋巴细胞也可通过上皮细胞间的通道由上皮表面排出，通道的表面常覆盖一种扁平形的微皱褶细胞（microfold cell）。深部为结缔组织被膜，与其他组织无明显的分界。

扁桃体是 T 细胞、B 细胞增殖的场所，淋巴细胞在此直接参与机体的细胞免疫和体液免疫，同时具有很重要的防御保护作用。

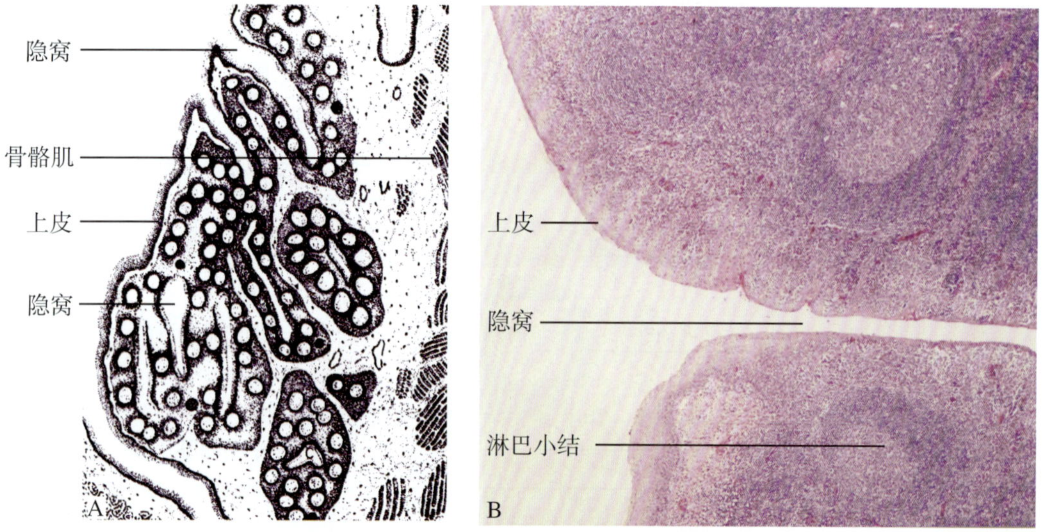

图 11-22 人腭扁桃体

A．光镜结构模式图；B．低倍光镜像

SUMMARY

The immune system consists of the lymphoid organs, lymphoid tissues and immune cells. There are two types of lymphoid organs, which are composed of lymphoid tissue. The central lymphoid organs include the thymus, bone marrow and bursa of Fabricius, whereas the peripheral lymphoid organs include the lymph nodes, spleen and tonsils. Lymphoid tissue consists of reticular tissue-encapsulated networks of reticular cells and fibrils between which lie a layer of free cells including lymphocytes, macrophages, dendritic and plasma cells. Lymphocytes are the major component. There are 2 types of lymphoid tissue: diffuse and nodular. In diffuse lymphoid tissue, a meshwork of reticular cells and reticular fibrils predominates, and free cells（mainly lymphocytes）are diffuse. In the nodular lymphoid tissue, groups of lymphocytes are arranged as spheres, called lymphoid nodules or lymphoid follicles that primarily contain B lymphocytes. These immunologically active nodules are found in all of the lymphoid organs except the thymus.

The thymus has a connective capsule that penetrates the parenchyma and divides it into incomplete lobules, so that there is continuity between the cortex and medulla of adjoining lobules. Each lobule has a peripheral dark zone known as the cortex and a central light zone called the medulla. The cortex is composed of an extensive population of T cell precursors（also called thymocytes), dispersed epithelial reticular cells, and macrophages. Because the cortex is richer in small lymphocytes than the medulla, it stains more darkly. The blood-thymus barrier is present only in the cortex. The medulla contains epithelial reticular cells, many differentiated T lymphocytes, and structures called thymic corpuscles or Hassall corpuscles, which are characteristics of this region, although their function is unknown. The thymus is the site of the terminal differentiation and selection of T lymphocytes.

The lymph node cortex is divided into the peripheral cortex, which contains lymphoid nodules with B lymphocytes, the paracortical zone, which mainly contains T lymphocytes, and the lymphoid sinus, which also contains numerous lymphocytes and macrophages. The medulla consists of medullary cords composed of lymphoid tissue, in which many plasma cells reside, and the intervening medullary sinuses.

The spleen is an important site of defense against microorganisms that enter the circulation and is also the site of destruction of many effete old red cells. A capsule of dense connective tissue that sends out trabeculaes surrounds spleen. The parenchyma of the spleen is comprised of white pulp, red pulp and the marginal zone. The white pulp consists of splenic corpuscles or lymphoid nodules, and the periarterial lymphatic sheaths. The red pulp consists of the splenic sinusoid and splenic cord. The marginal zone lies between the white pulp and red pulp, and consists of some lymphocytes, many sinuses and active macrophages.

The tonsils constitute a lymphoid tissue that lies beneath, and in contact with, the epithelium of the initial portion of the digestive tract. Depending on location, tonsils in the mouth and pharynx are called palatine, pharyngeal, or lingual.

树突状细胞

树突状细胞（dendritic cell，DC）因成熟时其表面具有许多树枝状的突起而得名。美国洛克菲勒大学的 Steinmen 和 Cohn 于 1973 年首先从小鼠脾内发现并分离出了 DC，且同时对其进行了一系列研究，为科学家们深入研究 DC 奠定了基础。1992 年，Steinmen 等又应用重组粒细胞 - 巨噬细胞集落刺激因子从小鼠骨髓中大规模培养出 DC。

研究表明，人体内的 DC 按其来源可分为髓系 DC 和淋巴系 DC 两类，两者均起源于骨髓多能造血干细胞，其数量虽少但分布广泛，是目前所知的功能最强大的专职抗原呈递细胞，它能有效地激活、诱导初始 T 细胞的增殖和活化，引发机体的免疫反应或免疫耐受，其抗原呈递能力远高于巨噬细胞和 B 细胞，是机体免疫应答的始动者。

在此后的研究中，科学家们又不断地建立和完善了多种体外分离、培养、扩增 DC 的方法，使得可以对 DC 的生物学特性和功能进行深入研究，极大地推动了 DC 的研究进展。近几年来，随着对 DC 在免疫过程中重要作用的发现和在分子水平上的深入研究，人们认识到 DC 在临床中，特别是在肿瘤治疗、器官移植、艾滋病防治等方面具有广泛的应用前景。目前，DC 的研究备受国内外生物医学界的关注，人们期待对 DC 的生物学特性及功能有更深入的了解。

思考题

1．试述胸腺皮质的结构。
2．简述血 - 胸腺屏障的定义、结构组成及意义。
3．试比较淋巴结和脾结构和功能的异同点。

（李银生　苏衍萍）

第12章 皮肤

皮肤（skin）是人体面积最大、最重的器官，成人面积可达 1.5 ～ 2.0m^2，质量占体重的 15% ～ 20%。

皮肤由表皮和真皮两部分构成，借皮下组织与深层组织相连。皮肤中含有毛、汗腺、皮脂腺、指（趾）甲等皮肤附属器（skin accessory organ），它们都是表皮衍生物（图 12-1，图 12-2）。皮肤与外界直接接触，能阻挡异物和病原体侵入，防止体液丢失，抵御紫外线损伤，具有重要的屏障保护作用。皮肤内有丰富的感觉神经末梢，能感受外界的多种刺激。皮肤还具有吸收、排泄、调节体温、参与合成维生素 D 等功能。

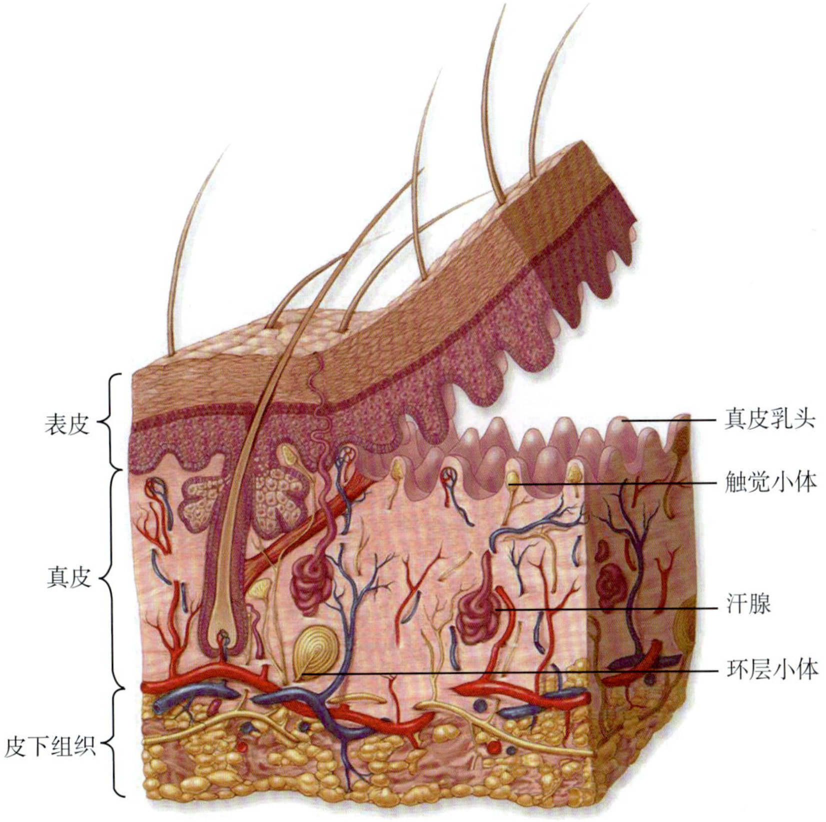

图 12-1　皮肤立体结构模式图

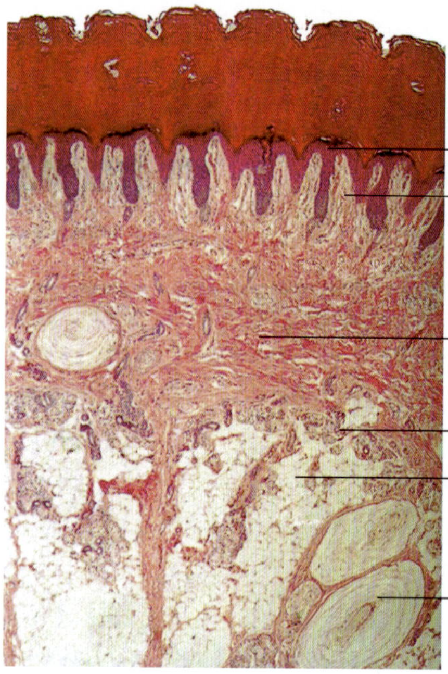

图 12-2 人手指掌面皮肤低倍光镜像

一、表 皮

表皮（epidermis）位于皮肤的浅层，由角化的复层扁平上皮构成。皮肤的厚度因不同个体或同一个体的不同部位而异，为 0.5 ~ 3mm。根据表皮的厚度，皮肤可分为厚皮和薄皮两类。手掌和足底的表皮最厚，为 0.4 ~ 1.4mm，属厚皮；其余部分为薄皮，厚 0.07 ~ 0.15mm。

表皮细胞分为两类：一类是角质形成细胞，占表皮细胞 90% 以上；另一类是非角质形成细胞，散在分布于角质形成细胞之间，包括黑素细胞、朗格汉斯细胞和梅克尔细胞三种（图 12-3）。

（一）角质形成细胞

角质形成细胞（keratinocyte）是构成表皮的主要细胞，其功能主要是合成角蛋白，参与表皮的分层和角化。厚皮的表皮从基底部至表面可依次分为基底层、棘层、颗粒层、透明层和角质层 5 层结构（图 12-3，图 12-4）。薄皮的表皮除基底层外，各层均较薄，一般无透明层。

1．基底层 基底层（stratum basale）附着于基膜上，由一层矮柱状或立方形的嗜碱性基底细胞（basal cell）组成（图 12-4）。电镜下，基底细胞与相邻细胞间以桥粒相连，其基底面借半桥粒与基膜相连。细胞质内含有丰富的游离核糖体和散在或成束的角蛋白丝。角蛋白丝直径约为 10nm，又称为张力丝（tonofilament）。基底细胞是表皮的干细胞，不断增殖和分化，新生的细胞脱离基膜后逐渐向浅层推移，并逐渐分化为其余各层细胞，故基底层又称为生发层，在皮肤的创伤愈合过程中起到重要的修复作用。

2．棘层 棘层（stratum spinosum）位于基底层上方，由 5 ~ 10 层体积较大的多边形细胞组成。该层细胞的表面有许多短小的棘状突起，故称为棘细胞（图 12-4），相邻细胞的突起互相嵌合。棘细胞的细胞核较大，呈圆形，位于细胞中央，细胞质丰富，呈弱嗜碱性，内含张力原纤维（tonofibril）。电镜下，相邻细胞的突起嵌合处可见桥粒连接，细胞质内含有较多游离核糖体和角蛋白丝。棘细胞具有较旺盛的合成蛋白质，即角蛋白丝的功能。角蛋白丝常集合成束，形成光镜下所见的张力原纤维。张力原纤维从细胞核周呈放射状延伸至桥粒的附着板

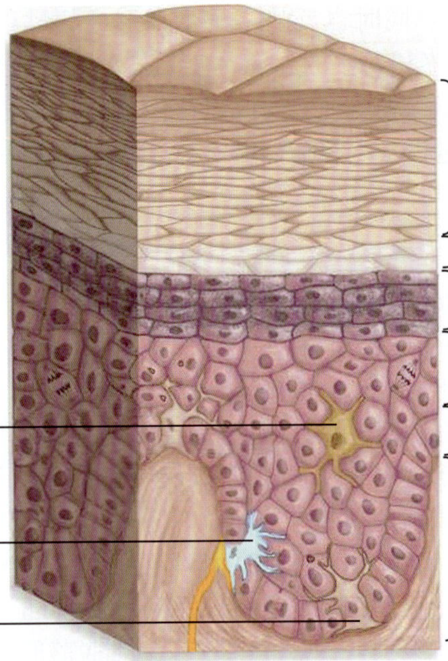

图 12-3 厚表皮立体结构模式图

上。合成的外披蛋白（involucrin）沉积在细胞膜的内侧，使细胞膜增厚。另外，细胞质周边出现一种膜被颗粒，电镜下呈明暗相间的板层状，故称为板层颗粒（lamellated granule），其主要成分是糖脂。板层颗粒以胞吐方式将其内容物排放到表皮细胞间隙，形成膜状物，构成表皮保护屏障的重要组成部分。

3．颗粒层 颗粒层（stratum granulosum）位于棘层上方，由 3 ~ 5 层梭形细胞组成（图 12-3，图 12-4）。颗粒层细胞的细胞核和细胞器渐趋退化，细胞质内充满形状不规则、强嗜碱性的透明角质颗粒（keratohyalin granule）。电镜下，透明角质颗粒呈致密均质状，无质膜包被，主要成分为富含组氨酸的蛋白质，角蛋白丝穿入其中。板层颗粒也明显增多，若表皮擦伤损及颗粒层，破坏了由板层颗粒释放的物质形成的屏障作用，组织液便经表皮渗出，同时病原微生物极易侵入，发生感染。

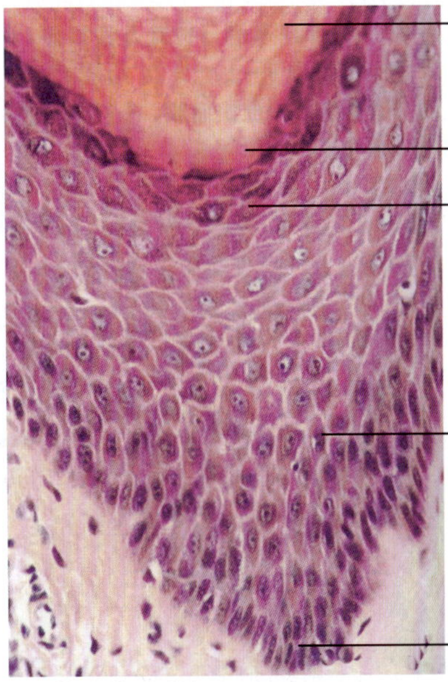

图 12-4 人手指皮肤表皮高倍光镜像

4．透明层 透明层（stratum lucidum）仅存在于厚表皮，位于颗粒层上方，由 2 ~ 3 层扁平细胞组成。细胞界线不清，细胞核和细胞器已消失（图 12-3，图 12-4）。HE 染色下，该层呈强嗜酸性，折光性强。细胞的超微结构与角质层相似。

5．角质层 角质层（stratum corneum）又称为角化层，位于表皮最浅层，由多层扁平的角质细胞组成（图 12-1 ~图 12-4）。角质细胞是完全角化的干硬的死细胞，光镜下呈嗜酸性均质状。电镜下，细胞内充满粗大的角蛋白丝束和均质状物质。细胞膜因内面有一层外皮蛋白沉积而增厚坚固。细胞间隙充满由板层颗粒释放的脂质构成的膜状物。该层浅表部位的角质细胞间因桥粒解体，细胞连接松散，脱落后成为皮屑。

表皮由基底层到角质层的结构变化，反映了角质形成细胞增殖、分化、向表层逐层推移、最终脱落的动态变化过程；同时也反映了角蛋白形成的过程（即角化）。角质形成细胞更新周期为 3 ～ 4 周，这种脱落和新生的平衡，使表皮各层得以保持正常的结构和厚度。银屑病（牛皮癣）是因某些因素干扰表皮细胞的成熟角化过程，表皮细胞增殖加速，更新时间缩短为 3 ～ 4 天，导致表皮角化过程发生紊乱，出现银白色鳞屑现象。

（二）非角质形成细胞

非角质形成细胞（non-keratinocyte）数量少，散在分布于角质形成细胞之间，与角化无直接关系，但各自具有其特定功能。

1．黑素细胞 黑素细胞（melanocyte）是生成黑色素的细胞。细胞体常散在于基底细胞之间，突起常伸入基底细胞和棘细胞之间。在 HE 染色切片中，细胞体呈圆形，细胞核深染，细胞质透明，突起不易分辨。电镜下，黑素细胞与角质形成细胞之间无桥粒连接。细胞质内含有丰富的粗面内质网和发达的高尔基复合体，还有许多质膜包被的椭圆形小体，称为黑素体（melanosome）（图 12-5）。黑素体由高尔基复合体生成，其内含酪氨酸酶，能将酪氨酸转化为黑色素。当黑素体内充满黑色素后，改称为黑素颗粒（melanin granule），于光镜下呈黄褐色。黑素颗粒迁移、聚集在黑素细胞突起末端，然后突起末端脱落形成泡状结构，再与角质形成细胞融合，这样，黑素颗粒便转移至角质形成细胞内，位于细胞核周围。故黑素颗粒在黑素细胞内很少，于角质形成细胞内反而较多。黑色素能吸收和散射紫外线，以保护角质形成细胞核内 DNA 免受辐射损伤；紫外线也可以刺激酪氨酸酶的活性，促进黑色素合成和黑素颗粒的快速释放。

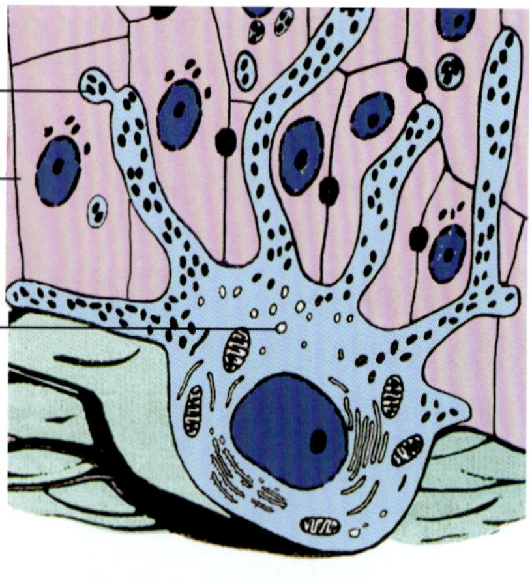

图 12-5 黑素细胞电镜结构模式图

人种间的黑素细胞数量无明显差别，肤色主要取决于黑素颗粒的数量、大小、稳定性及分布。黑种人的黑素颗粒多而大，不易被酶分解，分布于表皮全层；白种人的黑素颗粒少而小，易被酶分解，主要分布于基底层；黄种人简介于两者之间。此外，肤色也与表皮厚度、血液供应、胡萝卜素的含量有关。

2．朗格汉斯细胞 朗格汉斯细胞（Langerhans cell）散在分布于棘层浅部，在 HE 染色切片中，细胞体呈圆形，细胞核深染，细胞质清亮；经 ATP 酶组织化学染色，在光镜下可显示该细胞具有树枝状突起（图 12-6）。电镜下，朗格汉斯细胞的细胞核呈弯曲形，细胞质内含有质膜包被的伯贝克颗粒，呈杆状或网球拍状，中等电子密度，其一端或中间可有一圆形透明膨大（图 12-7）。伯贝克颗粒参与抗原的处理。朗格汉斯细胞是一种抗原呈递细胞，它能捕获皮肤中的抗原物质，处理后形成抗原肽 -MHC 分子复合物，分布于细胞表面，然后细胞游走出表皮，进入真皮毛细淋巴管，随淋巴流迁至淋巴结，将抗原呈递给 T 细胞，引发免疫应答，故朗格汉斯细胞是皮肤免疫功能的重要细胞。

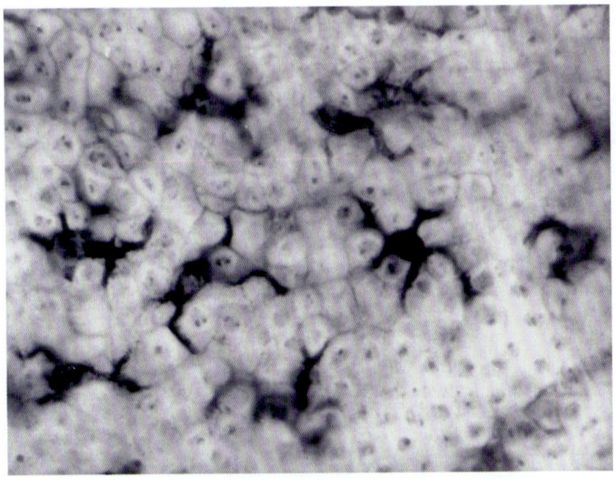

图 12-6 小鼠皮肤表皮朗格汉斯细胞光镜像（组织化学 ATP 酶染色法）

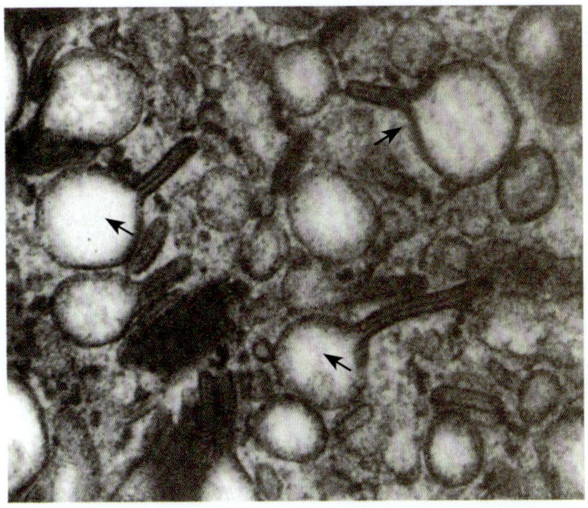

图 12-7 小鼠皮肤表皮朗格汉斯细胞电镜像
箭头示伯贝克颗粒

3. 梅克尔细胞 梅克尔细胞（Merkel cell）位于基底层，数量很少，在 HE 染色标本上不易辨别。电镜下，梅克尔细胞呈扁圆形，有短指状突起伸入表皮的基底细胞之间，细胞核较小，呈不规则形，基底部细胞质内含许多高尔基复合体合成的、含致密核芯的神经内分泌颗粒，直径约 80nm。细胞的基底面与盘状的感觉神经末梢紧密接触，形成类似于突触的结构（图 12-8）。目前，梅克尔细胞的功能还不确切，推测其是能够接受机械刺激的感觉上皮细胞。

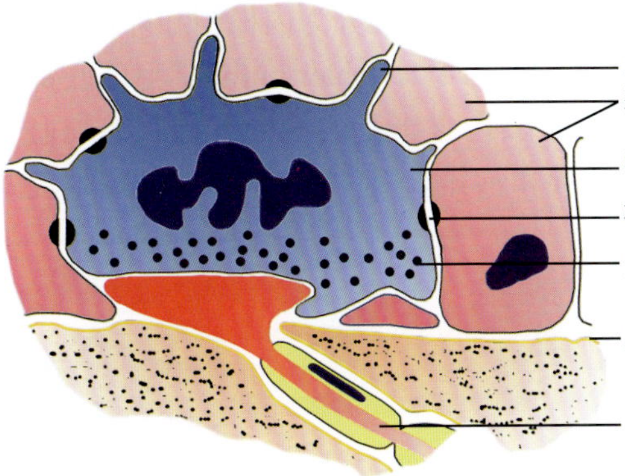

图 12-8 梅克尔细胞电镜结构模式图

二、真 皮

真皮（dermis）位于表皮下方，由致密结缔组织组成，分为乳头层和网织层，两者无明显分界（图 12-1）。真皮的厚度因部位而异，一般厚度为 1 ~ 2mm，背部最厚，达 4mm，眼睑等处最薄，约 0.6mm。

1. 乳头层 乳头层（papillary layer）为紧邻表皮的薄层较致密结缔组织。此层的结缔组织局部突向表皮，形成许多真皮乳头（dermal papilla）（图 12-1），该结构有效地扩大了表皮与真皮的连接面，有利于两者牢固连接，并便于表皮从真皮的组织液中获取营养。乳头层毛细血管丰富，含许多游离神经末梢，在手指掌侧的真皮乳头中常有较多的触觉小体（图 12-1）。

2. 网织层 网织层（reticular layer）为乳头层下方的厚层不规则致密结缔组织，内含的粗大胶原纤维束交织成网，并含有许多弹性纤维，使皮肤有较大的韧性和弹性。随着年龄的增长，此层中的部分胶原纤维变性、弹性纤维减少或弹性减弱，皮肤变得松弛且皱纹增加。网织层内还含有较多的血管、淋巴管和神经，深部可见环层小体（图 12-1）。

三、皮下组织

皮下组织（hypodermis）即解剖学中所称的浅筋膜，由疏松结缔组织和脂肪组织组成（图 12-1）。皮下组织将皮肤与深部的组织连接一起，使皮肤有一定的可动性，同时还有缓冲、保温、能量储存等作用。皮下组织的厚度因个体、年龄、性别和部位而有较大的差别。腹部皮下组织中的脂肪组织丰富，厚度可达 3cm 以上，眼睑、阴茎和阴囊等部位皮下组织最薄，不含脂肪组织。大量的血液供应可促进皮下注射药物的快速吸收。

四、皮肤的附属结构

（一）毛

人体除手掌、足底等部位外，大部分皮肤都长有毛（hair）。毛的粗细、长短和颜色因部位、年龄、遗传不同而有差别，但毛的基本结构相同。

1. 毛的结构 露在皮肤外面的称为毛干（hair shaft），埋在皮肤内部的称为毛根（hair root）（图 12-9 ~图 12-11）。毛干和毛根由排列规则的角化上皮细胞组成，细胞内充满角蛋白并含有数量不等的黑色素。包绕毛根的组织为毛囊（hair follicle），毛囊是由内层的上皮根鞘和外层的结缔组织鞘组成的。毛囊上皮根鞘又分为内根鞘和外根鞘，内根鞘紧贴毛根外周。毛根和毛囊的下端合为一体并膨大，称为毛球（hair bulb）。毛球底部向内凹陷，结缔组织凸入其中，形成毛乳头（hair papilla），其内含丰富的神经末梢和毛细血管。毛球是毛和毛囊的生长点，毛乳头对毛的生长起到诱导和营养作用。若毛乳头被破坏，毛即停止生长并脱落。

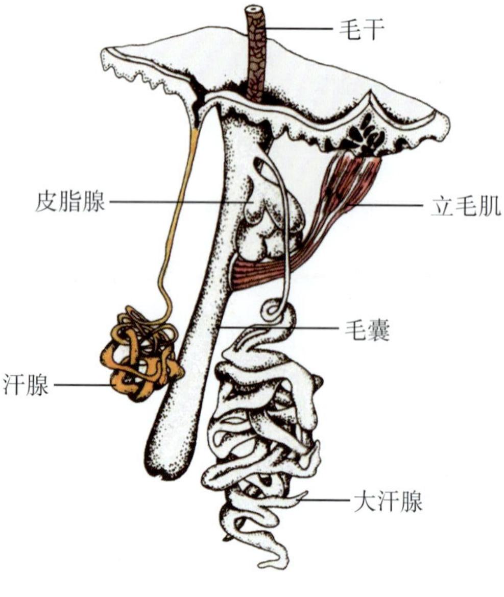

图 12-9 皮肤附属器立体结构模式图

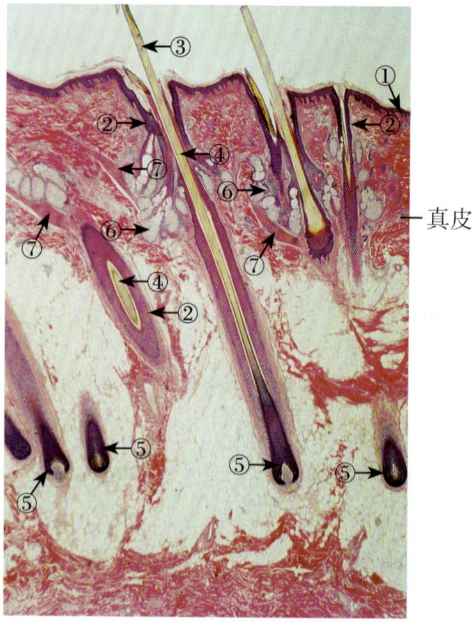

图 12-10 人头皮低倍光镜像
①表皮；②毛囊；③毛干；④毛根；⑤毛球；⑥皮脂腺；⑦立毛肌

毛球含有毛母质细胞（hair matrix cell）和黑素细胞。毛母质细胞是干细胞，呈柱状或立方形，可不断分裂增殖，向上迁移，逐渐分化形成毛根和上皮根鞘的细胞。黑素细胞位于毛母质细胞之间，可产生并输送黑素颗粒至形成毛的上皮细胞中。不同个体毛的颜色差异较大。黑色或棕黑色毛的黑素颗粒富含黑色素；灰色毛的黑素颗粒及其内含黑色素均较少；白色毛无黑素颗粒；金黄色和红色毛的黑素颗粒含褐黑色素。

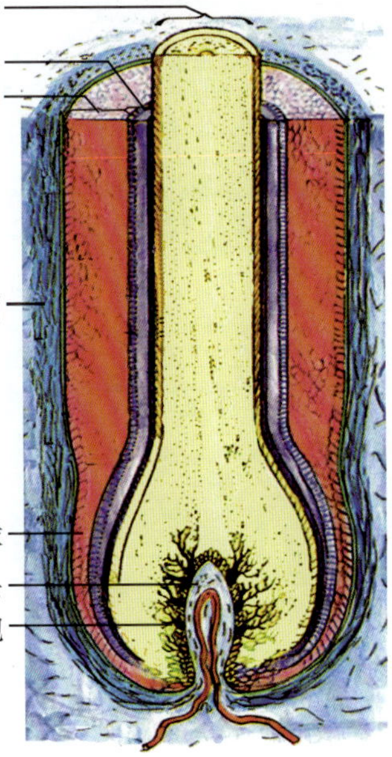

图 12-11 毛和毛囊立体结构模式图

毛和毛囊斜长在皮肤内，在毛根与皮肤表面成钝角的一侧有一束平滑肌，连接在毛囊和真皮之间，称为立毛肌（arrestor pilli muscle）。立毛肌受交感神经支配，当寒冷或情绪紧张激动时，立毛肌收缩，可使毛发竖立，皮肤表面出现许多小的隆起，即“鸡皮疙瘩”。

2. 毛的生长和更新 毛有一定的生长周期，身体各部位毛的生长周期长短不等，有的仅有数月，头发生长周期较长，可达 3 ~ 5 年。生长期的毛囊长，毛球和毛乳头也大。此时毛母质细胞分裂活跃，使毛生长。由生长期转入退化期，即是换毛的开始。此时毛囊变短，毛球和毛乳头萎缩，毛母质细胞停止分裂并发生角化，毛根与毛球和毛囊连接不牢。在旧毛脱落之前，毛囊底端出现新的毛球和毛乳头，形成新毛。新毛长入原有毛囊内，将旧毛推出。

（二）皮脂腺

除手掌、脚掌等处外，其余部位的皮肤均含皮脂腺，头皮和面部皮脂腺更为密集。在有毛皮，皮脂腺（sebaceous gland）位于毛囊和立毛肌之间；在无毛皮，皮脂腺则分布于真皮浅层。皮脂腺为泡状腺，由分泌部和导管部组成（图 12-12）。

1. 分泌部 皮脂腺的分泌部由一个或几个囊状腺泡构成。腺泡周边部是一层较小的幼稚细胞，称为基细胞。基细胞小，呈立方形，细胞核染色浅，细胞质嗜碱性。电镜下，基细胞含有许多游离核糖体、线粒体和大量的张力丝，核质比例高，可见小脂滴。基细胞是干细胞，有活跃的增殖能力，可不断生成新的腺细胞。新生的腺细胞逐渐变大，并向腺泡中心移动，细胞质中形成越来越多的小脂滴。腺泡中心的细胞又称为皮脂细胞（sebaceous cell），属于脂类分泌细胞。皮脂细胞更成熟，体积更大，呈多边形，电镜下可见细胞内充满脂滴，细胞核固缩，细胞器消失。近导管处的皮脂细胞解体，经导管排出以脂质为主的分泌物，即为皮脂（sebum），这种分泌方式为典型的全浆分泌。

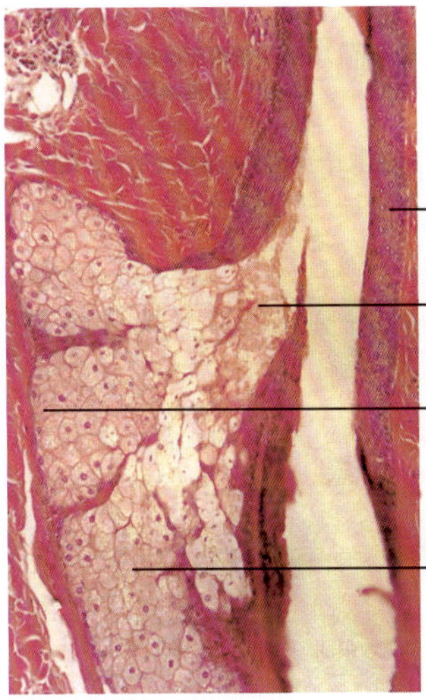

图 12-12 人头皮皮脂腺光镜像

2. 导管部 导管部由复层扁平上皮构成，短而粗，开口于毛囊上部或直接开口于皮肤表面（无毛皮）。

性激素可促进皮脂腺的分泌，故青春期分泌活跃。若皮脂腺分泌过于旺盛，容易导致排出不畅，引发炎症，形成痤疮。皮脂能润泽皮肤和毛发。随着年龄的增长，皮脂腺萎缩，皮脂分

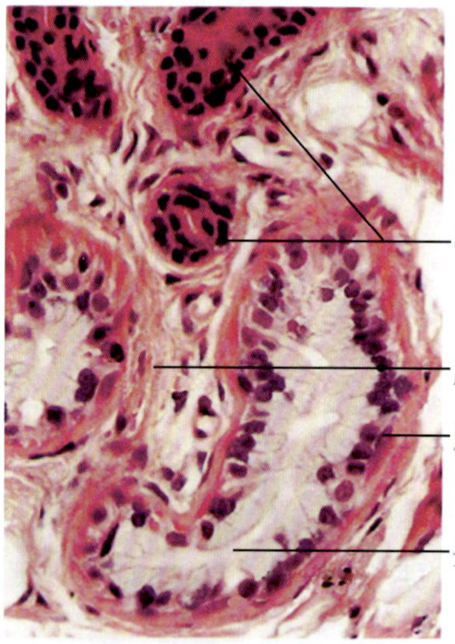

图 12-13 人皮肤外泌汗腺光镜像

泌减少，以至皮肤和毛发均干燥且失去光泽。

（三）汗腺

汗腺（sweat gland）为单曲管状腺，根据分泌方式、分泌物的性质以及腺所在的部位可分为外泌汗腺和顶泌汗腺两种。

1．外泌汗腺 外泌汗腺（eccrine sweat gland）又称为局泌汗腺，即通常所指的汗腺，其广泛分布于全身皮肤中（图 12-1，图 12-9，图 12-13），以手掌和足底等处最多。分泌部盘曲成团，位于真皮深层和皮下组织中。腺上皮由淡染的 1 ～ 2 层锥体形和矮柱状细胞组成，在腺细胞与基膜之间有肌上皮细胞，其收缩有助于腺细胞以胞吐（即局浆分泌）的方式排出汗液。汗腺的导管较细，由两层较小的立方形细胞组成，细胞质嗜碱性、着色较深。导管在真皮中直行，进入表皮后，呈螺旋状走行，开口于皮肤表面的汗孔。

腺细胞分泌的汗液中除有大量水分外，还有钠、钾、氯、乳酸盐和尿素等。汗液分泌具有调节体温、湿润皮肤和排泄代谢产物等作用。

2．顶泌汗腺 顶泌汗腺（apocrine sweat gland）又称为大汗腺，主要分布在腋窝、乳晕、肛门及会阴等处。其分泌部管径较粗，管腔大，由一层扁平、立方或矮柱状细胞围成。分泌时，顶部细胞质连同分泌物一起排放到腺腔（即顶浆分泌）。导管细而直，由两层立方细胞围成，开口于毛囊上端。分泌物为较黏稠的乳状液，含蛋白质、糖类和脂质等，当被细菌分解后产生臭味。若分泌过盛而致气味过浓时，则发生狐臭。腺体的分泌活动受性激素的影响，青春期分泌较旺盛，至老年时逐渐退化。在女性随着月经周期的变化，大汗腺可有周期性的分泌活动。

（四）指（趾）甲

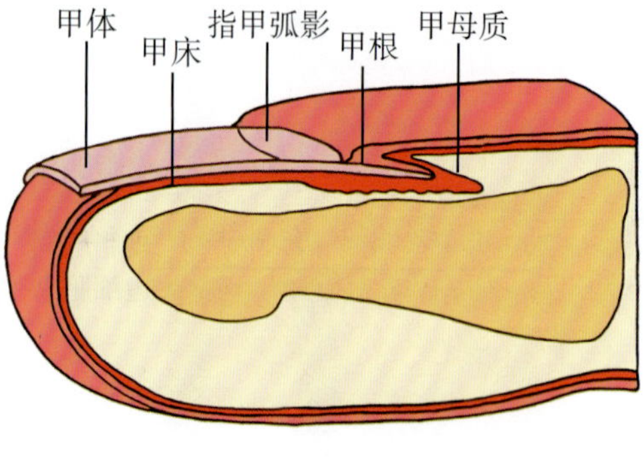

图 12-14 指甲纵切面模式图

指（趾）甲（nail）是指（趾）端背面的硬角质板，由多层紧密排列的角化细胞组成。指（趾）甲由甲体（nail body）及其周围和下方的几部分组织组成（图 12-14）。甲体是长在指（趾）末端背面的外露部分，由多层连接牢固的角化细胞构成。甲体下面的组织称为甲床（nail bed），由表皮的基底层、棘层和真皮延续组成，真皮内富含血管，并有特别的动静脉吻合，还有丰富的感觉神经末梢。甲体的近端埋在皮肤内，称为甲根（nail root）。甲体两侧嵌在皮肤所形成的甲襞（nail fold）内。甲襞与甲体之间的沟为甲沟。甲体近侧部位表面显现半月形白色区域，称为指（趾）甲弧影，以拇指最为明显。甲根附着处的甲床，其基底层细胞分裂活跃，称为甲母质（nail matrix），是甲体的生长区。甲母质新生的细胞发生角化，并向甲体方向移动，不断形成甲体的细胞，使甲体生长，指（趾）甲受损或拔出后，如甲母质保留，甲仍能再生。甲的生长速度受年龄、外界温度和其他因素的影响，平均每个月生长 1 ～ 2mm。甲对指（趾）末节起保护作用。

SUMMARY

The skin covers the surface of the body. It is the largest and heaviest organ of the body, accounting for about 5%-15% of total body weight and in the adult it presents 1.5-2.0 m^2 of surface to the external environment. The skin consists of the epidermis, the surface epithelial layer, and the dermis, the subjacent layer of connective tissue. Beneath the dermis lie the hypodermis, a loose connective tissue, and adipose tissue. The skin appendages include hair, nails, and sebaceous and sweat glands. The epidermis consists of a stratified squamous keratinized epithelium. The cells of the epidermis can be classified into two types: keratinocytes and non-keratinocytes. Keratinocytes are the main cells of the epidermis. Non-keratinocytes are less abundant and found between the keratinocytes. They include melanocytes, Langerhans cells，and Merkel cells. The epidermis of the palms and soles is the thickest and has the best typical structure, in which five layers can be distinguished: the stratum basale, stratum spinosum, stratum granulosum, stratum lucidum, and stratum corneum. The dermis can be subdivided into two layers: the papillary layer and reticular layer. The papillary layer is thinner, consisting of loose connective tissue with many projections. The reticular layer is thicker and composed of irregular dense connective tissue. Its bundles of coarse collagenous and elastic fibers run in various directions and form a fibrous network.

皮纹与皮纹学

皮肤真皮浅层的结缔组织向表皮突出，形成许多嵴或乳头状凸起，称为皮嵴或真皮乳头。皮嵴间为皮沟，沟嵴相间分布排列，称为皮纹。人体不同部位的皮纹俗称为指（趾）纹、掌纹和足纹。1856 年，人类学家 Welker 把自己 55 岁与 35 岁的指纹进行了对比研究，首先证实了指纹的不变性。1877 年，英国驻印度的内务官 Hersche 统计了居民的契约、收据及犯罪登记等按印指纹后，最先证实指纹不会重复，因人而异。皮纹的形成是从胚胎时期的第 13 ~ 19 周由外胚层发育分化的，直到第 24 周细部纹线发育完成并固定终生，即使出生后经劳动磨损或受伤后再生的皮纹也还是与原来的相同。人皮纹的排列模式为多基因遗传，因此个体间的皮纹具有唯一性、终生不变性和遗传性。1926 年，Harold Cummins 教授于美国形态学会上提出皮纹学（dermatoglyphics）这个专有名词。至此，皮纹学正式成为专业研究领域新型分支科学。皮纹学目前应用于法医学、生物识别、人类学、医学和体育人才选拔等领域。在医学界，通过研究皮纹的排列模式，皮嵴的高低、密度、数量和三叉点的位置即皮纹测试，可以对某些遗传性疾病进行初步筛查诊断。如唐氏综合征，因染色体发生变化，影响皮纹的发育和分化，可形成断掌纹路等；另外，科学家还发现皮纹与脑发育密切相关，脑部异常的病例常有异于常人的皮纹。因此科学家们一直都在试图寻找皮纹的人种群体特征规律以及与特定疾病的相关关系，这也是皮纹学研究的魅力所在，但目前还没有足够的证据将皮纹与人的性格品质直接关联，所以皮纹学不是“手相学”。

思考题

1．试述厚皮表皮的分层和角化。
2．简述皮肤表皮非角质形成细胞的种类及其功能。
3．试述毛的结构。

（孙美群 梁 玉）

第13章 内分泌系统

内分泌系统（endocrine system）由独立的内分泌腺（如甲状腺、肾上腺和垂体等）和分布于其他器官内的内分泌组织或内分泌细胞（如胰岛、卵泡、睾丸间质细胞和胃肠内分泌细胞等）组成。内分泌系统是机体内一个重要的调节系统，与神经系统功能活动相辅相成，共同维持机体内环境的稳定，调节机体的生长发育和组织细胞的新陈代谢，控制生殖，影响机体的免疫功能和行为等过程。

内分泌腺（endocrine gland）的结构特点是：腺细胞排列成索状、团状或围成滤泡状，腺细胞间有少量结缔组织和丰富的毛细血管，无输送分泌物的导管。内分泌细胞的分泌物称为激素（hormone）。大多数内分泌细胞分泌的激素通过血液循环作用于远处的特定细胞。少部分内分泌细胞分泌的激素可直接作用于邻近的细胞，称为旁分泌（paracrine）。每种激素作用的特定器官或特定细胞，称为这种激素的靶器官（target organ）或靶细胞（target cell）。靶细胞具有与相应激素结合的受体，含氮激素受体位于靶细胞的细胞膜上，类固醇激素受体一般在靶细胞的细胞质内，激素与受体结合后激发生物学效应。

根据内分泌细胞分泌激素的化学性质的不同分为含氮激素（包括氨基酸衍生物、胺类、肽类和蛋白质类激素）和类固醇激素两大类，相应内分泌细胞也分为含氮激素分泌细胞和类固醇激素分泌细胞两类。机体绝大部分内分泌细胞为含氮激素分泌细胞，其电镜结构特点与蛋白质分泌细胞相似，即细胞质内含有丰富的粗面内质网和发达的高尔基复合体，以及有质膜包被的分泌颗粒等。类固醇激素分泌细胞仅包括肾上腺皮质和性腺的内分泌细胞，其电镜结构特点是，细胞质内含有丰富的滑面内质网、较多的管状嵴线粒体和大量的脂滴，无膜被分泌颗粒。

一、甲 状 腺

甲状腺（thyroid gland）位于颈前部，分左右两叶（lobe），中间以峡部（isthmus）相连。甲状腺表面包被有薄层结缔组织被膜（capsule）。结缔组织伸入腺实质（parenchyma），将其分成许多大小不等、界线不清的小叶（lobule）。每个小叶内含有 20 ~ 40 个甲状腺滤泡（thyroid follicle）和许多滤泡旁细胞，滤泡（follicle）间有少量结缔组织以及丰富的有孔毛细血管和毛细淋巴管（图 13-1，图 13-2）。甲状腺滤泡是甲状腺的结构和功能单位，呈圆形、椭圆形或不规则形，大小不等，直径为 0.02 ~ 0.9mm。滤泡由单层的滤泡上皮细胞围成，滤泡腔内充满胶质（colloid），它是滤泡上皮细胞的分泌物在腔内的贮存形式，即碘化甲状腺球蛋白（iodinated thyroglobulin），在 HE 染色切片上呈均质状、嗜酸性。胶质边缘常见空泡，是滤泡上皮细胞吞饮胶质所致。

（一）滤泡上皮细胞

滤泡上皮细胞（follicular epithelial cell）是组成甲状腺滤泡的主要细胞，呈单层围成滤泡。滤泡上皮细胞通常为立方形，可随功能状态不同而发生形态变化。功能活跃时，滤泡上皮细

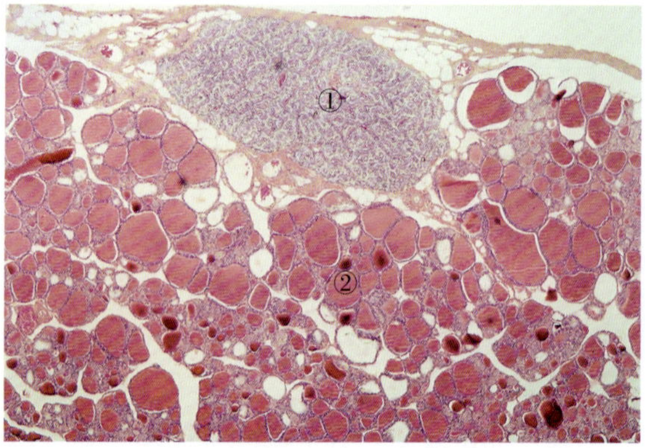

图 13-1 狗甲状腺及甲状旁腺低倍光镜像
①甲状旁腺；②甲状腺

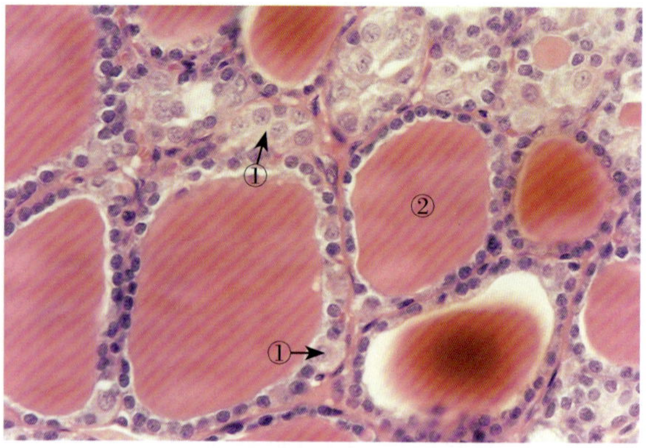

图 13-2 狗甲状腺高倍光镜像
①滤泡旁细胞；②滤泡腔

胞增高呈柱状，滤泡腔内胶质减少；反之，细胞变矮呈扁平状，滤泡腔内胶质增多。细胞核圆形，位于中央，细胞质呈弱嗜碱性（图 13-2）。电镜下，滤泡上皮细胞的游离面有少量微绒毛，细胞质内有较丰富的粗面内质网和较多的线粒体，溶酶体呈散在分布，较发达的高尔基复合体位于细胞核上区。顶部细胞质内含有电子密度中等、体积很小的分泌颗粒，还有从滤泡腔内摄入的低电子密度的胶质小泡。滤泡上皮基底面有完整的基膜。基膜外结缔组织中富含有孔毛细血管和毛细淋巴管（图 13-3）。

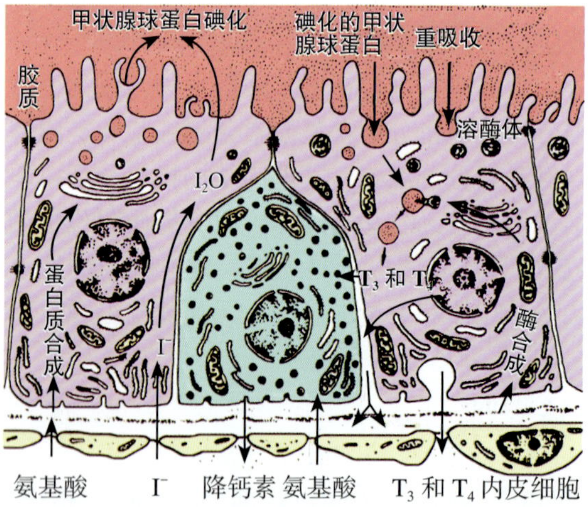

图 13-3 甲状腺滤泡上皮细胞和滤泡旁细胞电镜结构模式图及甲状腺激素和降钙素合成与分泌示意图

滤泡上皮细胞合成和分泌甲状腺激素（thyroid hormone）。甲状腺激素主要包括四碘甲腺原氨酸（T_4）和三碘甲腺原氨酸（T_3）。甲状腺激素的形成经过合成、贮存、碘化、重吸收、分解和释放等过程（图 13-3）。滤泡上皮细胞从血中摄取氨基酸，在粗面内质网合成甲状腺球蛋白的前体，继而在高尔基复合体加糖并浓缩形成分泌颗粒，再以胞吐方式排放到滤泡腔内贮存。滤泡上皮细胞能从血中摄取 I^-，它在过氧化物酶的作用下活化，再进入滤泡腔与甲状腺球蛋白结合成碘化甲状腺球蛋白。

滤泡上皮细胞在腺垂体分泌的促甲状腺激素的作用下，胞吞滤泡腔内的碘化甲状腺球蛋白，成为胶质小泡。胶质小泡与溶酶体融合，小泡内的甲状腺球蛋白被水解酶分解，形成大量甲状腺素（thyroxine，T_4）[即（3,5,3′,5′- 四碘甲腺原氨酸）] 和少量三碘甲腺原氨酸 [即 3,5,3′- 三碘甲腺原氨酸（3,5,3′-triiodothyronine，T_3）]，T_3 和 T_4 于细胞基底部释放入毛细血管。

甲状腺激素能促进机体的新陈代谢，提高神经兴奋性，促进生长发育；尤其对婴幼儿的骨骼发育和中枢神经系统发育影响显著。小儿甲状腺功能低下，不仅身材矮小，而且脑发育障碍，导致呆小症。成人甲状腺功能低下则引起新陈代谢率和中枢神经系统兴奋性降低，表现为精神呆滞、记忆力减退、毛发稀少以及黏液性水肿等。甲状腺功能过高时，可导致甲状腺功能亢进症，出现明显的中枢神经系统兴奋性增高的表现，同时引起心血管、消化等系统功能的紊乱。

（二）滤泡旁细胞

滤泡旁细胞（parafollicular cell）又称为亮细胞（clear cell）或 C 细胞，常成群分布于滤泡间的结缔组织内或单个散在于滤泡上皮细胞之间。在 HE 染色标本上，滤泡旁细胞比滤泡上皮细胞稍大，胞质着色略淡（图 13-2）。镀银染色可明显显示其分布位置和形态（图 13-4）。电镜下，滤泡上皮细胞之间的滤泡旁细胞位于基膜上，顶部常被邻近的滤泡上皮细胞覆盖，不与滤泡腔胶质接触。细胞质内含有丰富的线粒体、发达的高尔基复合体和许多质膜包被的分泌颗粒（图 13-3）。细胞以胞吐方式释放颗粒内的降钙素。降钙素（calcitonin）是一种多肽，可抑制破骨细胞的溶骨作用，促进成骨细胞的活动，使骨盐沉着于类骨质，并抑制胃肠道和肾小管对 Ca^{2+} 的吸收，从而使血钙浓度降低。此外，滤泡旁细胞还合成和分泌降钙素基因相关肽（calcitonin gene related peptide，CGRP），参与调节机体的多种活动。

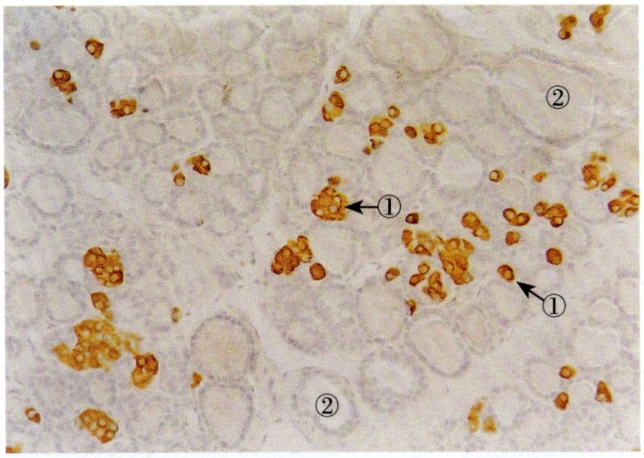

图 13-4　狗甲状腺镀银染色光镜像，示滤泡旁细胞
①滤泡旁细胞；② 滤泡腔

二、甲状旁腺

甲状旁腺（parathyroid gland）有上下两对，呈扁椭圆形，位于甲状腺左、右叶的背面。甲状旁腺表面包有薄层结缔组织被膜，实质内腺细胞排列成团索状，间质中有少量结缔组织和丰富的有孔毛细血管。腺细胞分主细胞和嗜酸性细胞两种（图 13-5）。

1. 主细胞　主细胞（chief cell）数量最多，体积较小，呈多边形，细胞核圆形，居中，HE 染色细胞质着色浅。主细胞分泌甲状旁腺激素（parathyroid hormone），主要作用于骨细胞和破骨细胞，使骨盐溶解，并能促进肠及肾小管吸收钙，从而使血钙浓度升高。在甲状旁腺激素和降钙素共同调节下，维持血钙浓度的恒定。

2. 嗜酸性细胞　嗜酸性细胞（oxyphil cell）单个或成群分布于主细胞之间，细胞为多边形，体积较主细胞大，细胞核较小，染色深，细胞质内含有许多嗜酸性颗粒。电镜下，细胞质内的嗜酸性颗粒为线粒体。嗜酸性细胞从青春期开始出现，并随年龄增长而增多，但其功能目前仍不清楚。

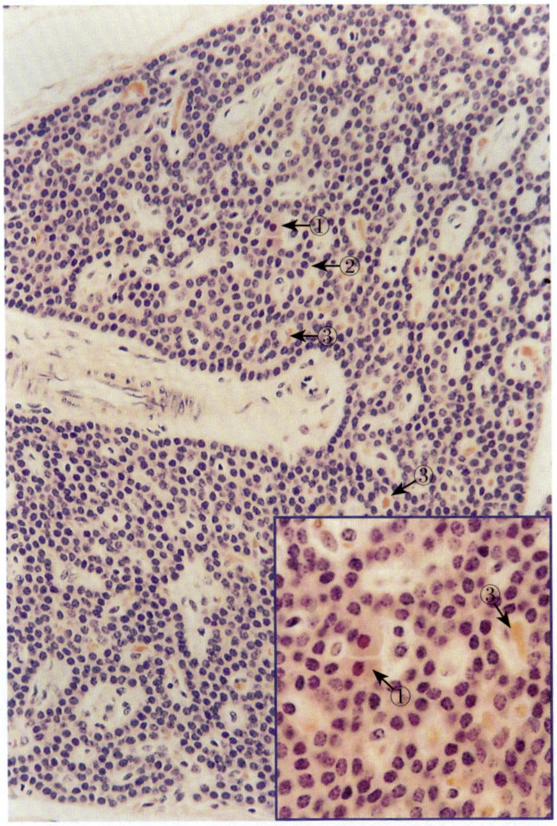

图 13-5　猴甲状旁腺低倍和高倍（右下图）光镜像
①嗜酸性细胞；②主细胞；③毛细血管

三、肾上腺

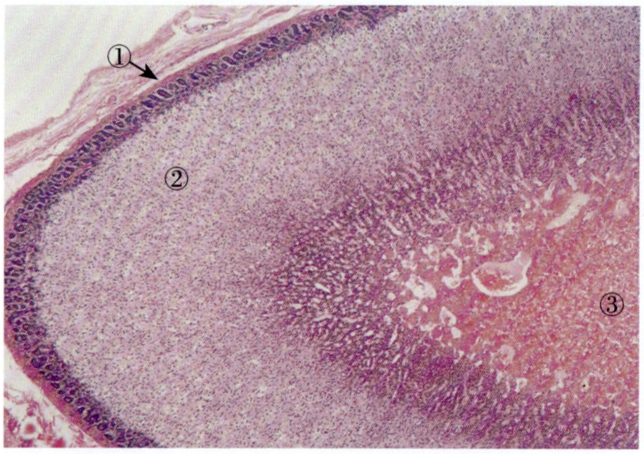

图 13-6　猴肾上腺低倍光镜像

①被膜；②皮质；③髓质

肾上腺（adrenal gland）位于左、右肾的上方，右侧呈锥体形，左侧呈半月形。肾上腺表面以结缔组织被膜包被，少量结缔组织伴随血管和神经伸入腺实质内。肾上腺实质由周边的皮质和中央的髓质两部分构成（图 13-6）。皮质来自中胚层，髓质来自外胚层。

（一）皮质

皮质（cortex）占肾上腺体积的 80% ~ 90%，根据皮质细胞的形态结构和排列特征，可将皮质分为 3 个带，即球状带、束状带和网状带，3 个带之间并无截然的界线（图 13-6，图 13-7）。

1．球状带　球状带（zona glomerulosa）位于被膜下方，较薄，约占皮质总体积的 15%。细胞聚集成许多大小不等的球团，细胞团之间为窦状毛细血管和少量结缔组织（图 13-8）。细胞较小，呈矮柱状或多边形，细胞核小、染色深，细胞质较少，内含少量脂滴。球状带细胞分泌盐皮质激素（mineralocorticoid），主要是醛固酮（aldosterone），可促进肾远曲小管和集合小管重吸收 Na^+ 及排出 K^+，同时也刺激胃黏膜、唾液腺及汗腺导管吸收 Na^+，使血 Na^+ 浓度升高，K^+ 浓度降低，维持血容量于正常水平。盐皮质激素的分泌受肾素 - 血管紧张素系统（renin-angiotensin system）的调节

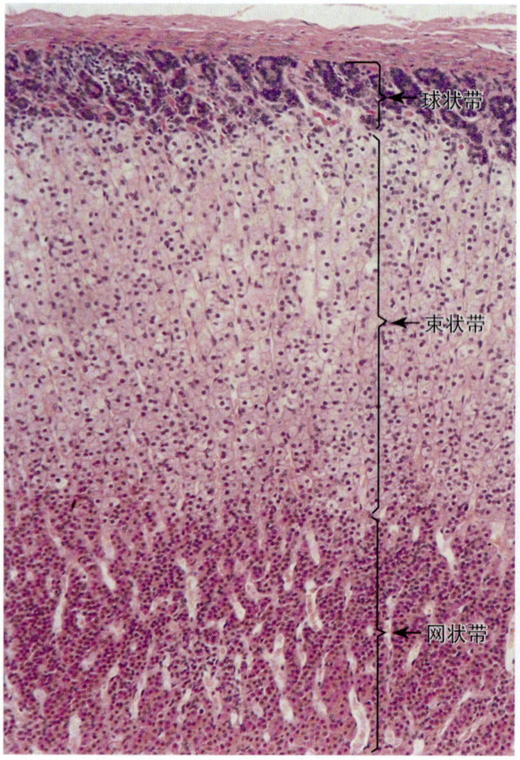

图 13-7　猴肾上腺皮质高倍光镜像

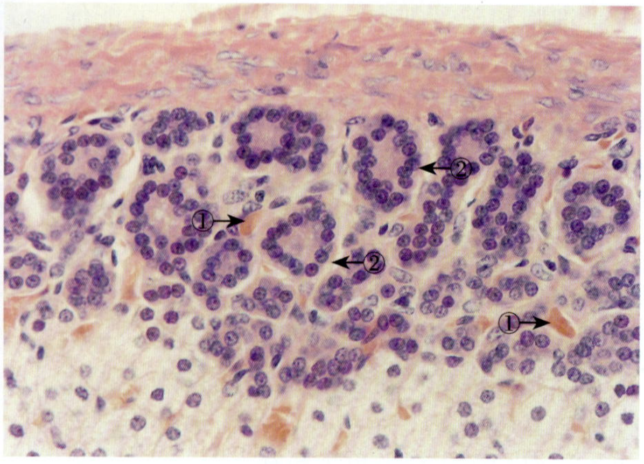

图 13-8　猴肾上腺皮质球状带高倍光镜像

①毛细血管；②球状带细胞

2. 束状带　束状带（zona fasciculata）是皮质中最厚的部分，约占皮质总体积的 78%。细胞排列成单行或双行细胞索，细胞索间为窦状毛细血管和少量结缔组织。细胞体积较大，呈多边形，细胞核圆形，较大，着色浅。细胞质内含大量脂滴，在常规 HE 染色标本中，因脂滴被溶解，故细胞质染色浅而呈泡沫状（图 13-9）。束状带细胞分泌糖皮质激素（glucocorticoid），主要为皮质醇（cortisol），可促使蛋白质及脂肪分解并转变成糖（糖异生），还有抑制免疫应答及炎症反应等作用。糖皮质激素的分泌受腺垂体细胞分泌的促肾上腺皮质激素（adrenocorticotropic hormone，ACTH）的调节。

3. 网状带　网状带（zona reticularis）位于皮质最内层，约占皮质总体积的 7%。细胞排列成条索状并相互吻合成网，其间为窦状毛细血管和少量结缔组织。细胞较小，细胞核小、染色较深，细胞质内含较多脂褐素（lipofuscin）和少量脂滴，故染色深（图 13-10）。网状带细胞主要分泌雄激素（androgen）、少量雌激素（estrogen）和糖皮质激素，受促肾上腺皮质激素（ACTH）的调节。

电镜下，肾上腺皮质细胞均具有类固醇激素分泌细胞的超微结构特点，即胞质内含丰富的滑面内质网、较多的脂滴和管状嵴的线粒体，于皮质束状带细胞尤其典型。

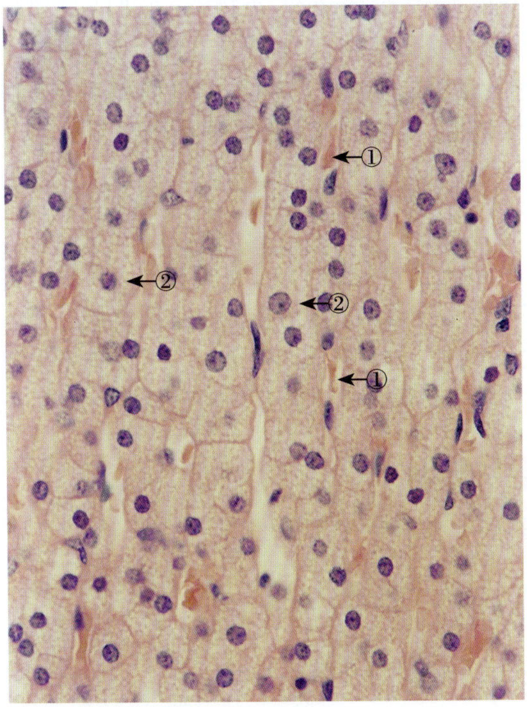

图 13-9　猴肾上腺皮质束状带高倍光镜像
①毛细血管；②束状带细胞

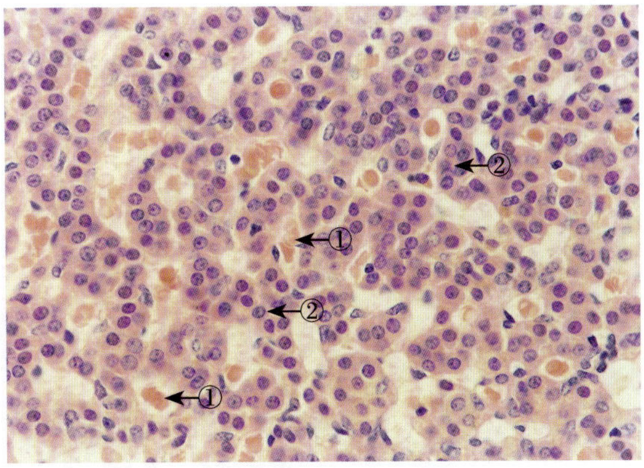

图 13-10　猴肾上腺皮质网状带高倍光镜像
①毛细血管；②网状带细胞

（二）髓质

髓质（medulla）位于肾上腺的中央，主要由排列成团状或索状的髓质细胞（medullary cell）组成，其间为窦状毛细血管和少量结缔组织，髓质中央有中央静脉（图 13-11）。髓质细胞较大，呈多边形，如用含铬盐的固定液固定标本，细胞质内可见黄褐色的嗜铬颗粒，因而髓质细胞又称为嗜铬细胞（chromaffin cell）。另外，髓质内还有少量交感神经节细胞，其细胞体积较大，散在分布于髓质内（图 13-12）。

电镜下，嗜铬细胞具有含氮激素分泌细胞的超微结构特点，细胞质内含大量电子密度高的膜被分泌颗粒。根据颗粒内含物的不同，可将嗜铬细胞分为 2 种：一种为肾上腺素细

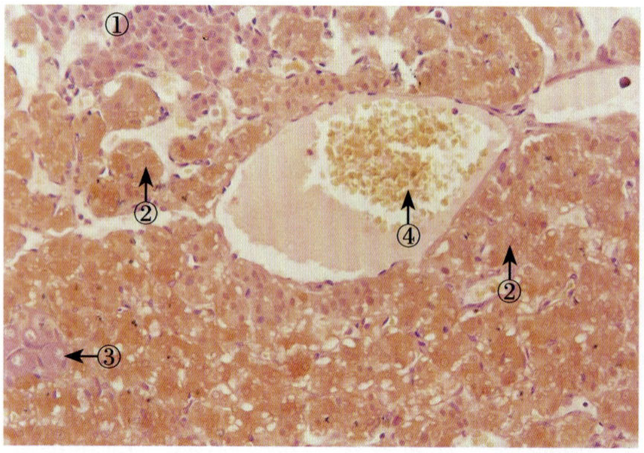

图 13-11 猴肾上腺髓质低倍光镜像，示嗜铬细胞
①网状带；②嗜铬细胞；③交感神经节细胞；④中央静脉

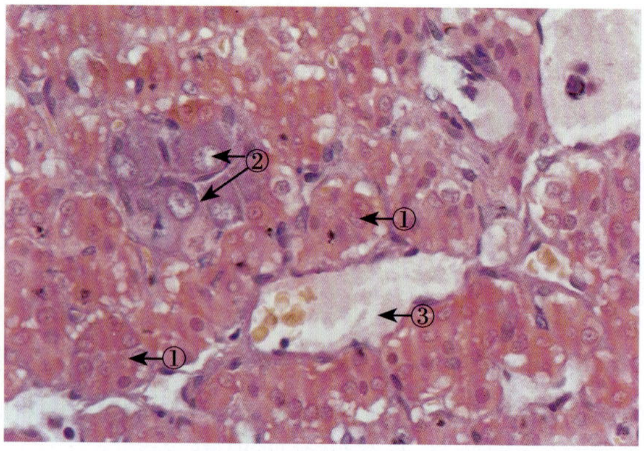

图 13-12 猴肾上腺髓质高倍光镜像，示交感神经节细胞
①嗜铬细胞；②交感神经节细胞；③中央静脉

胞（epinephrine cell），颗粒内含肾上腺素（epinephrine）。肾上腺素细胞数量多，约占髓质细胞的 80% 以上。另一种为去甲肾上腺素细胞（norepinephrine cell），颗粒内含去甲肾上腺素（norepinephrine）。肾上腺素和去甲肾上腺素为儿茶酚胺（catecholamine）类物质，它们与嗜铬颗粒蛋白等组成复合物贮存在颗粒内。嗜铬细胞的分泌活动受交感神经节前纤维支配，交感神经兴奋时，神经末梢释放乙酰胆碱，引起髓质细胞释放肾上腺素或去甲肾上腺素。肾上腺素使心率加快、心脏和骨骼肌的血管扩张；去甲肾上腺素使血压增高，心脏、脑和骨骼肌内的血流加速。

（三）肾上腺的血管分布

肾上腺动脉进入被膜后，形成小动脉血管网，其中大部分小动脉分支进入皮质，形成窦状毛细血管网，并经皮质进入髓质，与髓质毛细血管相连。少数小动脉分支穿过皮质直接进入髓质，形成窦状毛细血管。髓质内的毛细血管汇合成小静脉，再有多条小静脉汇合成一条中央静脉，经肾上腺静脉离开肾上腺（图 13-13）。因此，流经髓质的血液大部分来自皮质，含较高

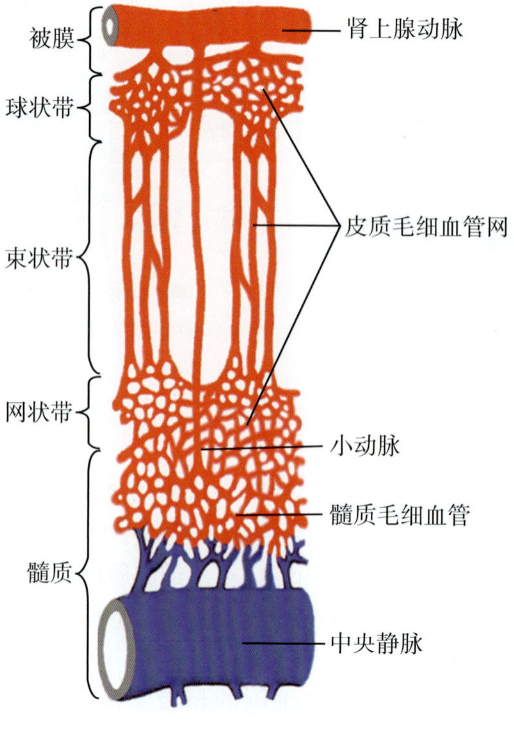

图 13-13 肾上腺血管分布模式图

浓度的皮质激素，其中的糖皮质激素可增强嗜铬细胞所含的 *N*- 甲基转移酶的活性，使去甲肾上腺素甲基化，成为肾上腺素，故髓质中肾上腺素细胞多于去甲肾上腺素细胞。由此可见，肾上腺皮质与髓质在功能上是密切相关的一个整体。

四、垂　体

垂体（hypophysis）是位于颅底蝶鞍垂体窝内的一个椭圆形小体，借助垂体柄悬吊于下丘脑的下方，重约 0.5g。表面包被有结缔组织被膜。垂体由腺垂体（adenohypophysis）和神经垂体（neurohypophysis）两部分组成。腺垂体分为远侧部、中间部和结节部 3 部分。神经垂体分为神经部和漏斗 2 部分，漏斗与下丘脑相连，包括漏斗柄和正中隆起。远侧部最大，中间部位于远侧部和神经部之间，结节部围在漏斗周围。远侧部又称为前叶（anterior lobe），神经垂体的神经部和腺垂体的中间部合称为后叶（posterior lobe）（图 13-14）。

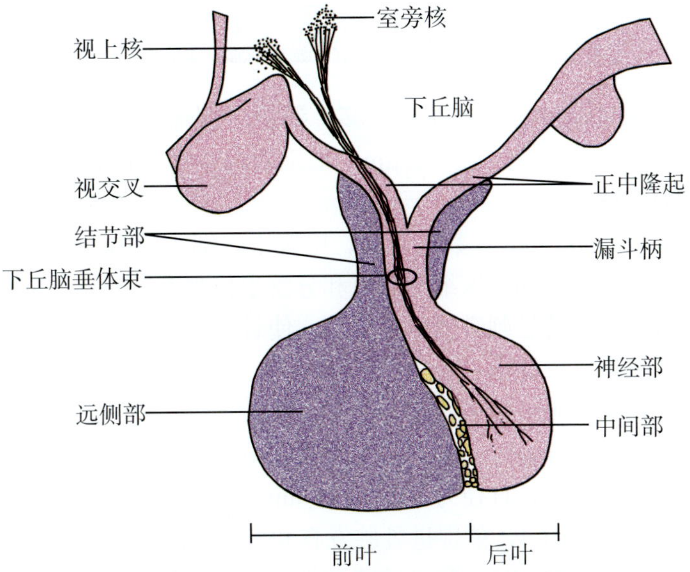

图 13-14　人下丘脑与垂体矢状面结构模式图

- 垂体
  - 腺垂体
    - 结节部
    - 远侧部（前叶）
    - 中间部 ─┐ 后叶
  - 神经垂体
    - 神经部 ─┘ 后叶
    - 漏斗
      - 正中隆起
      - 漏斗柄

（一）腺垂体

1．远侧部　远侧部（pars distalis）是垂体的主要部分，约占垂体的 75%。腺细胞排列成团索状或围成小滤泡，其间有丰富的窦状毛细血管和少量结缔组织。在 HE 染色切片中，依据腺细胞着色的差异，可将其分为嗜色细胞（chromophil cell）和嫌色细胞（chromophobe cell）

两类，嗜色细胞又分为嗜酸性细胞和嗜碱性细胞两种（图 13-15）。各种腺细胞均具有含氮激素分泌细胞的电镜结构特点，并根据腺细胞分泌的不同激素进行命名。

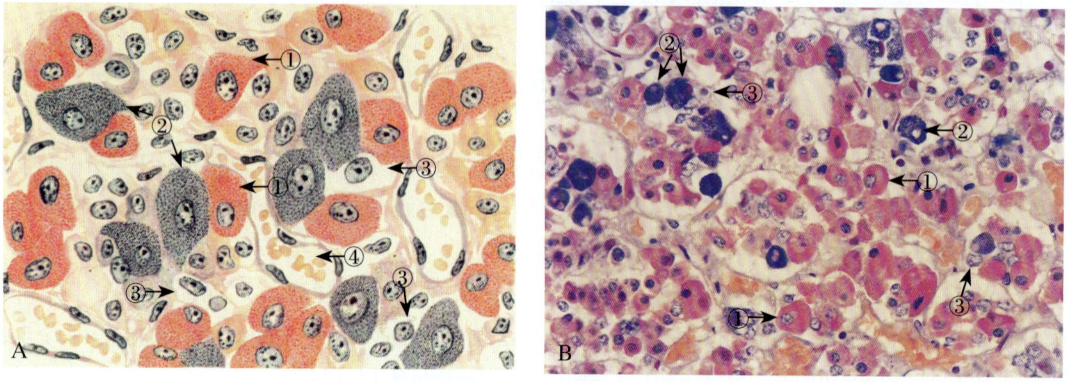

图 13-15 人垂体远侧部

A．高倍光镜模式图；B．高倍光镜像

①嗜酸性细胞；②嗜碱性细胞；③嫌色细胞；④毛细血管

（1）嗜酸性细胞（acidophil cell）：数量较多，约占远侧部腺细胞总数的 40%。细胞呈圆形或椭圆形，细胞体较大，直径为 14 ~ 19μm，细胞质内含嗜酸性颗粒。根据所分泌激素的不同，嗜酸性细胞分为两种：

①生长激素细胞（somatotroph）：数量较多，电镜下，细胞质内可见许多高电子密度的膜被分泌颗粒，直径为 300 ~ 400nm。该细胞合成和分泌生长激素（growth hormone，GH）。GH 能促进体内多种代谢过程，尤其是刺激骺软骨生长，使骨增长。在未成年时期，生长激素分泌不足可致侏儒症（midgetism），分泌过多则引起巨人症（gigantism）；成人生长激素分泌过多会引发肢端肥大症（acromegaly）。

②催乳激素细胞（mammotroph）：男女两性的垂体均有此种细胞，女性更多。电镜下，细胞质内分泌颗粒较少，大小不一，直径为 200 ~ 700nm，在妊娠和哺乳期细胞增多、增大。该细胞分泌催乳素（prolactin，PRL），能促进乳腺发育和乳汁分泌。

（2）嗜碱性细胞（basophil cell）：数量较嗜酸性细胞少，约占远侧部腺细胞总数的 10%。细胞呈椭圆形或多边形，直径为 15 ~ 25μm。细胞质内含嗜碱性颗粒。嗜碱性细胞分为三种：

①促甲状腺激素细胞（thyrotroph）：电镜下，细胞质内含直径为 100 ~ 150nm 的内分泌颗粒，分布在细胞质边缘。该细胞合成和分泌促甲状腺激素（thyroid-stimulating hormone，TSH）。TSH 能促进甲状腺激素的合成和释放。

②促肾上腺皮质激素细胞（corticotroph）：电镜下，细胞质内含直径为 150 ~ 250nm 的内分泌颗粒。该细胞合成和分泌促肾上腺皮质激素（adrenocorticotropic hormone，ACTH）和促脂解素（lipotropic hormone，LPH）。ACTH 主要促进肾上腺皮质束状带细胞分泌糖皮质激素。LPH 作用于脂肪细胞，使其产生脂肪酸。

③促性腺激素细胞（gonadotroph）：电镜下，细胞质内含直径为 200 ~ 400nm 的内分泌颗粒。该细胞合成和分泌促卵泡激素（follicle-stimulating hormone，FSH）和黄体生成素（luteinizing hormone，LH）。FSH 在女性促进卵泡发育，在男性则刺激生精小管的支持细胞合成雄激素结合蛋白，以促进精子的发生。LH 在女性促进排卵和黄体形成，在男性则刺激睾丸间质细胞分泌雄激素，故又称为间质细胞刺激素（interstitial cell stimulating hormone，ICSH）。

（3）嫌色细胞：数量多，约占远侧部腺细胞总数的 50%，体积小，呈圆形或多边形，细胞质少，着色浅，细胞界线不清楚。电镜下，部分嫌色细胞的细胞质内含少量分泌颗粒，因此认为这些细胞可能是脱颗粒的嗜色细胞，或是处于形成嗜色细胞的初期阶段；其余大多数嫌色细胞具有长的分支突起，伸入腺细胞之间起支持作用。

2．中间部　中间部（pars intermedia）是位于远侧部与神经部之间的狭窄部分（图 13-16A，图 13-17）。人垂体的中间部不发达，只占垂体的 2% 左右，由嫌色细胞、嗜碱性细胞和一些由立方上皮细胞围成的大小不等的滤泡组成，滤泡内含胶质。鱼类和两栖类动物的中间部嗜碱性细胞分泌黑素细胞刺激素（melanocyte stimulating hormone，MSH）。人类的垂体也分泌 MSH，但分泌 MSH 细胞散在分布于腺垂体中。MSH 作用于皮肤黑素细胞，促进黑色素的合成和扩散，使皮肤颜色变深。

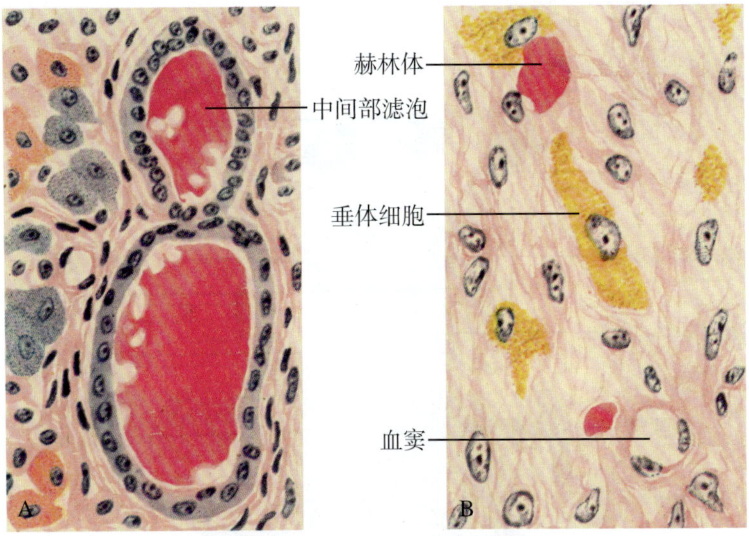

图 13-16　人垂体中间部（A）和神经部（B）光镜结构模式图

3．结节部　结节部（pars tuberalis）包围着神经垂体的漏斗，在漏斗的前方较厚，后方较薄或缺如。此部含有丰富的纵行毛细血管，腺细胞呈索状纵向排列于血管之间，细胞较小，主要是嫌色细胞，其间有少量嗜酸性和嗜碱性细胞。此处的嗜碱性细胞分泌促性腺激素（FSH 和 LH）。

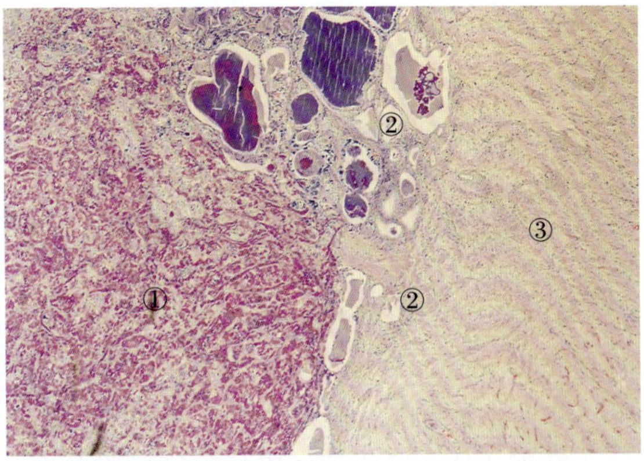

图 13-17　人垂体远侧部、中间部、神经部光镜像

①远侧部；②中间部；③神经部

4．腺垂体的血管分布及其与下丘脑的关系　腺垂体主要由垂体上动脉供应血液。垂体上动脉从结节部上端伸入神经垂体的漏斗，在该处分支并吻合形成袢状的窦状毛细血管网，称为第一级（初级）毛细血管网。这些毛细血管网汇集形成数条垂体门微静脉，下行进入远侧部，再度分支吻合形成窦状毛细血管网，称为第二级（次级）毛细血管网。垂体门微静脉及其两端的毛细血管网共同构成垂体门脉系统（hypophyseal portal system）。远侧部的毛细血管最后汇集成小静脉，注入垂体周围的静脉窦（图 13-18）。

下丘脑的弓状核（arcuate nucleus）等神经核的神经元，具有内分泌功能，称为神经内分泌细胞（neuroendocrine cell）。这些细胞的轴突伸至神经垂体漏斗，构成结节漏斗束（tuberoinfundibular tract），将弓状核处的神经内分泌细胞产生的多种激素通过轴突运输并释放入漏斗处的第一级毛细血管网，继而经垂体门微静脉到达腺垂体远侧部的第二级毛细血管网，分别调节远侧部各种腺细胞的分泌活动（图 13-18）。其中对腺细胞分泌起促进作用的激素，称为释放激素（releasing hormone，RH）；对腺细胞分泌起抑制作用的激素，则称为释放抑制激素（release inhibiting hormone，RIH）。目前已知的释放激素有：生长激素释放激素（GRH）、催乳激素释放激素（PRH）、促甲状腺激素释放激素（TRH）、促肾上腺皮质激素释放激素（CRH）、促性腺激素释放激素（GnRH）及黑素细胞刺激素释放激素（MSRH）等。释放抑制激素有：生长激素释放抑制激素（或称为生长抑素，SOM）、催乳激素释放抑制激素（PIH）和黑素细胞刺激素释放抑制激素（MSIH）等。由此可见，下丘脑通过所产生的释放激素和释放抑制激素，经垂体门脉系统调节腺垂体内各种细胞的分泌活动，使下丘脑和腺垂体形成一个功能整体，故将此称为下丘脑 - 腺垂体系。

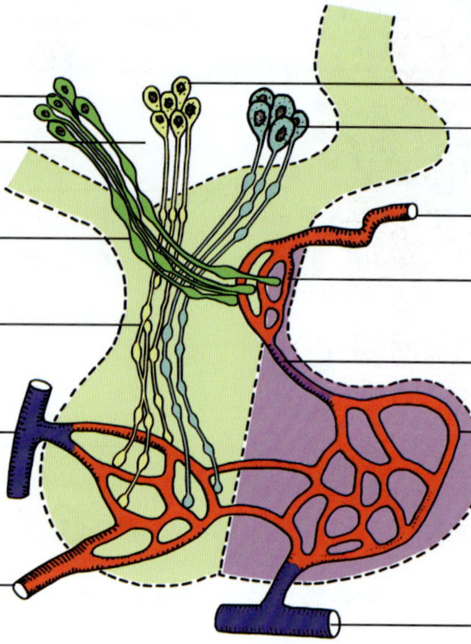

图 13-18　下丘脑与垂体的关系及垂体血管分布模式图

（二）神经垂体

1．神经垂体的结构　神经垂体主要由无髓神经纤维和神经胶质细胞组成，含有较丰富的窦状毛细血管（图 13-16B，图 13-17，图 13-18）。

（1）无髓神经纤维：神经垂体的无髓神经纤维（unmyelinated nerve fiber）来自于下丘脑视上核（supraoptic nucleus）和室旁核（paraventricular nucleus）的神经内分泌细胞的轴突。它们的轴突经漏斗进入神经垂体的神经部，组成下丘脑垂体束，是神经部无髓神经纤维的主要来源（图 13-18）。这些神经内分泌细胞除具有一般神经元的结构外，细胞体内还有许多分泌颗粒。分泌颗粒沿轴突下行运输到神经部，在轴突沿途和终末，分泌颗粒常于轴突的不同部位聚集成团，使轴突呈串珠状膨大，在 HE 染色标本中呈现为大小不等的嗜酸性团块，称为赫林体（Herring body）（图 13-19），即轴突内分泌颗粒大量聚集所形成的结构。

（2）神经胶质细胞：神经部的胶质细胞（glial cell）又称为垂体细胞（pituicyte），分布于无髓神经纤维之间，细胞形状和大小不一，通常有数个突起（图 13-16B，图 13-19），有的垂体细胞含较多脂滴和脂褐素。垂体细胞具有支持和营养神经纤维的作用。

2．神经垂体及其与下丘脑的关系　视上核和室旁核的神经内分泌细胞合成分泌抗利尿激素（antidiuretic hormone，ADH）和催产素（oxytocin，OXT），通过其轴突运输至神经部贮存或释放，由此进入神经部窦状毛细血管，再经血液到达靶器官（图 13-18）。抗利尿激素主要促进肾远曲小管和集合管重吸收水，使尿液浓缩。抗利尿激素分泌若减少，会导致尿崩症（diabetes insipidus）；若分泌超过生理剂量，可导致小动脉平滑肌收缩，血压升高，故抗利尿

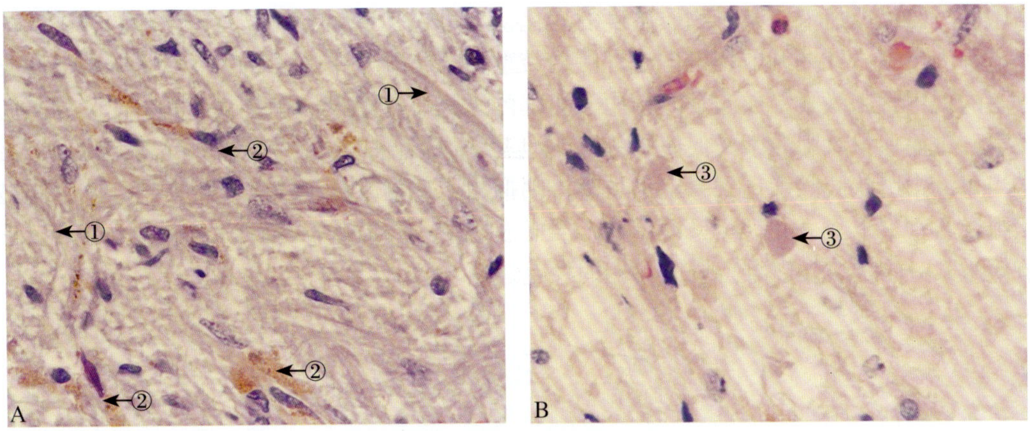

图 13-19　人垂体神经部光镜像

①无髓神经纤维；②垂体细胞；③赫林体

激素又称为血管升压素（vassopressin）。催产素可引起子宫平滑肌收缩，有助于孕妇分娩，还可促进乳汁分泌。由此可见，神经垂体和下丘脑是结构和功能的统一体，两者之间的神经纤维构成下丘脑垂体束（hypothalamohypophyseal tract），神经垂体是下丘脑激素的贮存和释放部位。

（三）下丘脑和腺垂体与其他内分泌腺的相互关系

内分泌腺的分泌活动除受神经系统的调控外，内分泌腺之间的相互协调也是很重要的，其中下丘脑和垂体与其他几种腺体之间的相互调节最为重要（图 13-20）。一方面，下丘脑弓状核等处的神经内分泌细胞分泌的释放激素和释放抑制激素，通过垂体门脉系统调节腺垂体各种腺细胞的分泌活动；腺垂体分泌的各种激素又调节相应的靶器官和靶细胞的活动。另一方面，

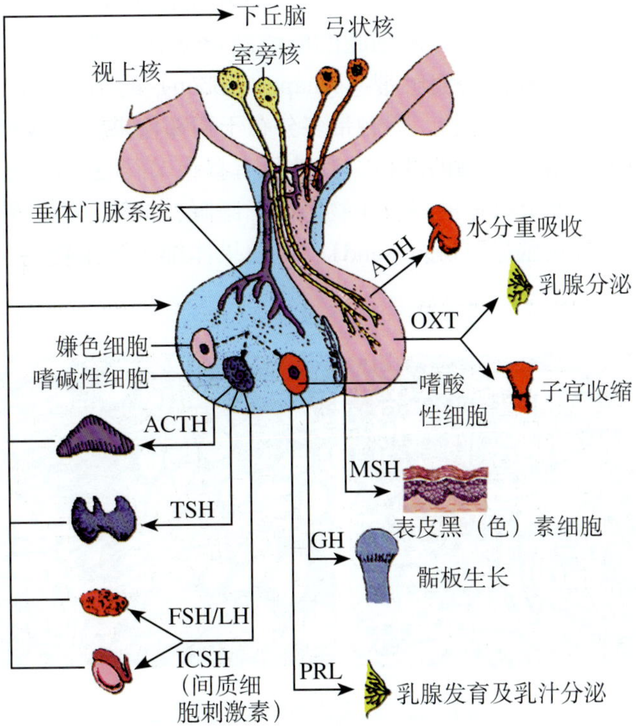

图 13-20　下丘脑和腺垂体与其他内分泌腺的关系示意图

靶细胞的分泌物或血液中某种物质浓度的变化，反过来又可影响相应内分泌腺的分泌活动，这种调节称为反馈。反馈调节是机体生理活动最重要的调节方式。譬如，下丘脑的神经内分泌细胞分泌的促甲状腺激素释放激素，作用于腺垂体远侧部的促甲状腺激素细胞，使其分泌促甲状腺激素，进而促甲状腺激素又促使甲状腺滤泡上皮细胞合成和分泌甲状腺激素，此为正反馈调节；当血液中甲状腺激素达到一定水平时，则抑制下丘脑或腺垂体相应激素的分泌，使血液中甲状腺激素水平下降，此为负反馈调节。当血液中甲状腺激素下降到一定水平时，再以正反馈调节使激素分泌增多，以维持机体功能的稳定。

五、松果体

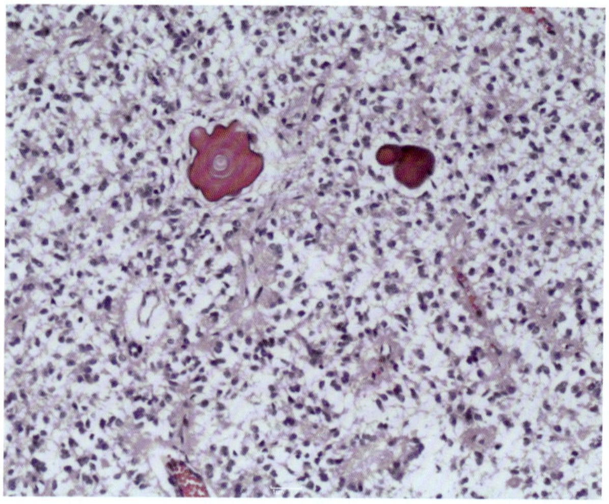

图 13-21 松果体光镜像

松果体（pineal body）因外形似松果而得名，又称为松果腺（pineal gland）或脑上体（epiphysis），呈扁圆锥形，以细柄连于第三脑室顶。松果体表面包以软脑膜，软脑膜结缔组织伴随血管深入实质，将实质分成若干不规则的小叶。实质主要由松果体细胞（pinealocyte）、神经胶质细胞和无髓神经纤维等组成。松果体细胞数量较多，约占实质细胞的 90%。在 HE 染色切片中，细胞体呈圆形或不规则形，细胞核圆或椭圆形，较大，染色浅，核仁明显，细胞质少，呈弱嗜碱性（图 13-21）。在镀银染色的标本中，可见细胞具有两个或多个突起，短而细的突起终止在邻近细胞之间，长而粗的突起多终止在血管周围，在血管附近形成膨大的终末（图 13-22）。电镜下，松果体细胞具有含氮激素分泌细胞的电镜结构特点，细胞质内常见圆形膜被分泌颗粒。此外，细胞质内尚有一种称为突触带（synaptic ribbon）的结构，它由电子致密的杆状体和周围的许多小泡组成。在哺乳动物，突触带多分布于相邻松果体细胞相互接触处，或松果体细胞与细胞外间隙或脑脊液相接触的部位，其数目有昼夜节律变化。松果体细胞分泌褪黑素（melatonin）。褪黑素参与调节机体的昼夜生物节律、睡眠、情绪、性成熟等生理活动。

在成人的松果体内常见脑砂（brain sand），是松果体细胞分泌物钙化而成的同心圆结构，其意义不明。

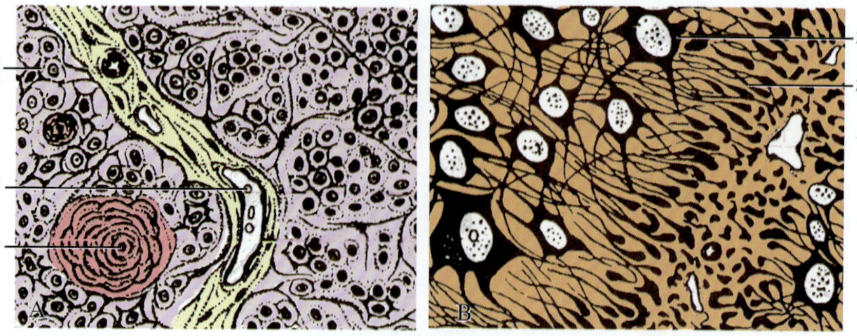

图 13-22 松果体光镜结构模式图

A. HE 染色；B. 镀银技术

六、弥散神经内分泌系统

除了独立的内分泌腺外，人体许多器官内还存在大量散在的内分泌细胞。这些内分泌细胞都能够摄取胺前体（氨基酸），并在细胞内脱羧，产生胺和肽，或只产生肽，具有这种特性的细胞统称为摄取胺前体脱羧细胞（amine precursor uptake and decarboxylation cell），简称为 APUD 细胞。

随着对 APUD 细胞研究的不断深入，后来发现神经系统内的许多神经元也能合成和分泌与 APUD 细胞相同的胺类和肽类物质。因此人们提出，将这些具有分泌功能的神经元（如下丘脑室旁核和视上核的神经内分泌细胞）和 APUD 细胞（如消化管、呼吸道的内分泌细胞），统称为弥散神经内分泌系统（diffuse neuroendocrine system，DNES）。因此，DNES 是在 APUD 细胞基础上的进一步发展和扩充。至今已知 DNES 有 50 多种细胞。DNES 把神经系统和内分泌系统两大调节系统统一起来构成一个整体，共同调节机体的生理活动。

SUMMARY

The endocrine system is composed of endocrine glands and individual endocrine cells that are present within certain organs. Endocrine glands are ductless glands. Their cells are arranged in cords, clusters, or follicles surrounded by blood and lymph capillaries. Each endocrine gland synthesizes and secretes one or more hormone. Hormones are released into the circulating blood or lymph and act on certain target organs and cells through their interaction with specific receptors. The hormones exert an influence on the structure and function of the targeted organs and cells.

The thyroid gland is composed of follicles consisting of a simple epithelium enclosing a cavity, which is filled with colloids. The follicles selectively absorb iodine from the blood for the production of thyroid hormones. The colloid is rich in thyroglobulin. The thyroid gland contains, in addition to the follicular epithelial cells, a small population of parafollicular cells. The follicular epithelial cells of the thyroid gland synthesize and release thyroid hormones. Parafollicular cells synthesize and secrete calcitonin. The chief cells of the parathyroid gland synthesize and secrete parathyroid hormones.

The adrenal gland consists of cortex and medulla. The cortex can be subdivided into three layers: the outer zona glomerulosa, which secretes mineralocorticoids; the middle zona fasiculata, which secretes glucocorticoids; and the inner zona reticularis, which secretes androgens and a small amount of estrogen. The adrenal medulla is composed mainly of medullar cells. The medullar cells synthesize and secrete epinephrine and norepinephrine.

The pituitary gland or hypophysis consists of two major parts: The adenohypophysis and the neurohypophysis. The adenohypophysis is subdivided into three portions: the pars distalis, the pars tuberalis, and the pars intermedia. The cells of the pars distalis are composed of chromophobes and chromophils. The chromophils are subdivided into acidophils and basophils. In the pars distalis, there are two types of acidophils: somatotropic cells synthesizing and secreting growth hormone（GH）; and mammotropic cells synthesizing and secreting prolactin. There are three types of basophils: thyrotropic cells synthesizing and secreting thyroid-stimulating hormone（TSH）; corticotropic cells synthesizing and secreting adrenocorticotropic hormone（ACTH）; and gonadotropic cells synthesizing and secreting both follicle-stimulating hormone（FSH）and luteinizing hormone（LH）. The posterior pituitary or neurohypophysis stores and releases antidiuretic hormone（ADH）and oxytocin, which are synthesized by secreting neurons in the supraoptic and paraventricular nuclei of the hypothalamus.

碘与人类健康

碘由法国药剂师贝尔纳德·库特瓦（B. Courtois，1777—1838）在 1811 年发现。不同地理环境含碘量不同。碘可随食物、饮水和空气等进入机体，消化道是机体吸收碘的主要途径。进入机体的碘，约 1/3 被甲状腺摄取，以合成甲状腺激素。机体内约 90% 的碘随尿排出，5% ~ 10% 经粪便排出，少量随汗液或呼吸排出，哺乳期经乳汁也排出一定量碘。

碘是甲状腺合成甲状腺激素的重要原料。甲状腺激素能促进机体的新陈代谢，提高神经兴奋性，影响器官系统功能，促进生长发育，尤对婴幼儿骨骼发育和中枢神经系统发育影响显著，因此有“智力元素”之称。机体碘摄入过少，造成甲状腺激素合成不足，导致碘缺乏病，如儿童或成人期缺碘引起的地方性甲状腺肿、胚胎期缺碘导致的呆小症等。若长期摄入过量碘或一次摄入高剂量碘也可致病，称为碘过多病，包括高碘性甲状腺肿、碘致甲状腺功能亢进或减低、碘致自身免疫性甲状腺病、碘过敏和碘中毒等，其机制目前不完全明了。研究表明，碘摄入不足或过多还可能与甲状腺肿瘤有关。可见，碘与人类健康息息相关，其摄入不足或过量都会对人体健康造成损害。因此，碘的补充应考虑所处地理环境和自身状况，遵循适量原则。

思考题

1. 甲状腺激素是甲状腺的何种结构产生的？其结构特点如何？
2. 肾上腺皮质由几部分组成？各部分的结构特点如何？
3. 试述腺垂体的组织结构特点及其与下丘脑的关系。
4. 试述神经垂体的结构特点及其与下丘脑的关系。

（张旭东　白咸勇）

第14章 消化管

消化系统由消化管和消化腺组成，主要功能是对食物进行机械消化和化学消化，将摄入的大分子物质分解为小分子的氨基酸、葡萄糖、甘油酯和脂肪酸后吸收，供给机体生长发育和能量代谢的需要。消化管是一条从口腔到肛门的连续性管道，包括口腔、咽、食管、胃、小肠、大肠和肛门。这些器官具有相似的组织结构特征，各段管壁又具有与其功能相适应的结构特点。

一、消化管壁的一般结构

消化管壁（除口腔和咽外）自内向外依次分为黏膜、黏膜下层、肌层和外膜4层（图14-1）。

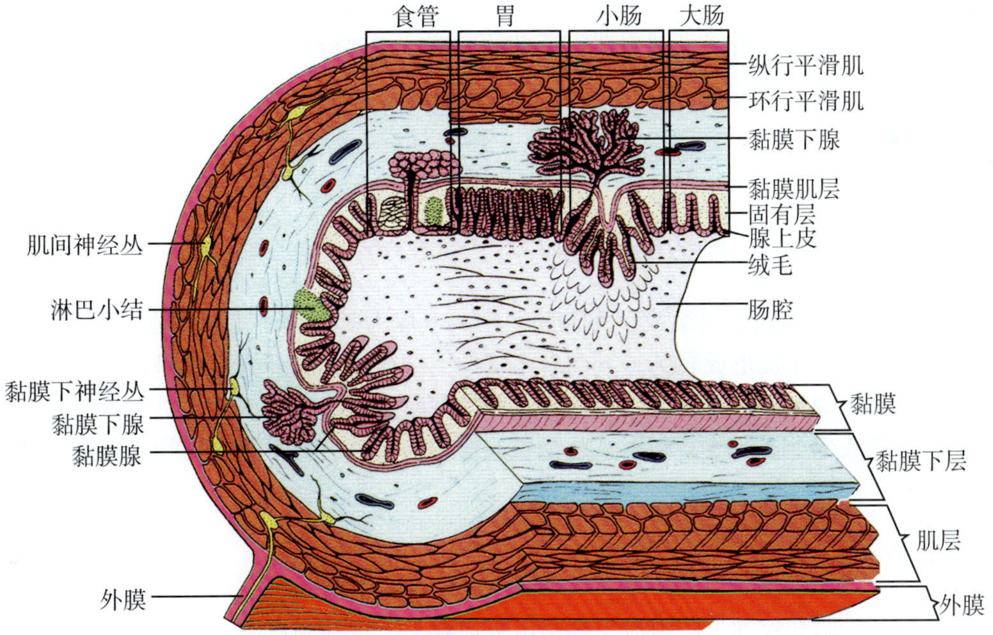

图14-1 消化管壁一般结构模式图

（一）黏膜

黏膜（mucosa）直接与食物接触，是消化管各段结构差异最大、功能最重要的部分，由上皮、固有层和黏膜肌层组成。

1．上皮 上皮的类型依部位而异。消化管的两端，即口腔、咽、食管和肛门为复层扁平上皮，以保护功能为主，其余各段均为单层柱状上皮，以消化、吸收功能为主。胚胎时期，上皮向管壁内生长并分化形成多种腺体。

2．固有层 固有层（lamina propria）为疏松结缔组织，细胞较多，纤维细密，富含血管和淋巴管。胃、肠固有层内还富含小消化腺和淋巴组织。

3．黏膜肌层 黏膜肌层（muscularis mucosae）为薄层平滑肌，其收缩可使黏膜形态改变，促进固有层内腺体分泌物排出和血液运行，有利于食物的消化和吸收。

（二）黏膜下层

黏膜下层（submucosa）为连接黏膜与肌层的结缔组织，内含血管、淋巴管和黏膜下神经丛。黏膜下神经丛由副交感神经元和无髓神经纤维组成，可调节黏膜肌层的收缩和黏膜腺的分泌。在食管和十二指肠的黏膜下层内分别含有食管腺和十二指肠腺。黏膜和部分黏膜下层在食管、胃和小肠等部位可共同向消化管腔内突起，形成皱襞（plica）。

（三）肌层

除了口腔、咽、食管上段和肛管的肌层（muscularis externa）为骨骼肌外，其余大部分均为平滑肌。肌层一般分为内环行肌和外纵行肌两层，其间含有肌间神经丛，具有与黏膜下神经丛相似的结构，可调节肌层的运动。

（四）外膜

外膜（adventitia）分为纤维膜和浆膜。纤维膜（fibrosa）由薄层结缔组织构成，主要分布于食管和大肠末段，与周围组织连接并得以固定。浆膜（serosa）由薄层结缔组织及表面覆盖的间皮共同构成，表面光滑，可减少器官运动的摩擦，主要分布于胃、小肠和大肠的大部分。

二、口 腔

（一）口腔黏膜的一般结构

口腔黏膜由上皮和固有层组成，无黏膜肌层。上皮为复层扁平上皮，在硬腭处有角化层。固有层结缔组织突向上皮形成乳头，其内含丰富的毛细血管，使新鲜黏膜呈现红色。乳头及上皮内有许多感觉神经末梢。固有层内还含有黏液性和浆液性的小唾液腺，黏膜深层与骨骼肌或骨膜相连。口腔底部上皮菲薄，利于某些物质的通透与吸收，舌下含服药物就是依据这种的结构基础研制的。

（二）舌

舌由表面的黏膜和深部舌肌组成。黏膜由复层扁平上皮和固有层构成；舌肌由纵横交错的骨骼肌纤维组成。舌根部黏膜内含有许多淋巴小结，构成舌扁桃体。舌底部黏膜较薄，表面光滑；舌背部黏膜较厚，表面较粗糙。上皮和固有层向表面突出形成许多乳头状隆起，称为舌乳头（lingual papillae），人的舌乳头主要包括丝状乳头、菌状乳头和轮廓乳头3种。

1．丝状乳头 丝状乳头（filiform papillae）数量最多，遍布于舌背。乳头呈圆锥状，锥尖略向咽部倾斜（图14-2），浅层上皮细胞角化脱落，与黏液及食物残渣混合形成舌苔。舌苔的改变对疾病的诊治有一定意义。

2．菌状乳头 菌状乳头（fungiform papillae）数量较少，散在分布于丝状乳头之间，多位于舌尖与舌缘。乳头呈蘑菇状，表面光滑，上皮轻度角化或不角化，内有味蕾。固有层内毛细血管丰富，使乳头外表呈现红色。

3．轮廓乳头 轮廓乳头（circumvallate papillae）位于舌界沟前方，有6～14个。体积较大，顶部平坦，周围的黏膜凹陷形成环沟，沟两侧的上皮内有许多味蕾（图14-2）。固有层有较多的浆液性味腺，导管开口于环沟底部。味腺分泌稀薄液体，可不断冲洗味蕾表面的食物残渣，利于味蕾感受新的食物刺激。味蕾（taste bud）是味觉感受器，为卵圆形小体（图14-3），主要分布于菌状乳头和轮廓乳头，少量散在分布于软腭、会厌及咽部等上皮内，成人有2000～3000个味蕾。味蕾顶端有小孔，称为味孔，基底位于基膜上，由长梭形的明细胞、暗细胞以及味蕾底部锥体形的基细胞构成。电镜下，明细胞和暗细胞游离面均有微绒毛伸入味孔，细胞基底部含有突触小泡样颗粒，并与味觉神经末梢形成突触。基细胞是未分化细胞，先分化为暗细胞，再成熟为明细胞，其寿命为10～12天。舌不同部位的味蕾感受不同的味觉刺激，舌尖部主要感受甜、咸味刺激，舌侧面主要感受酸味刺激，舌背部和软腭部主要感受苦味刺激。

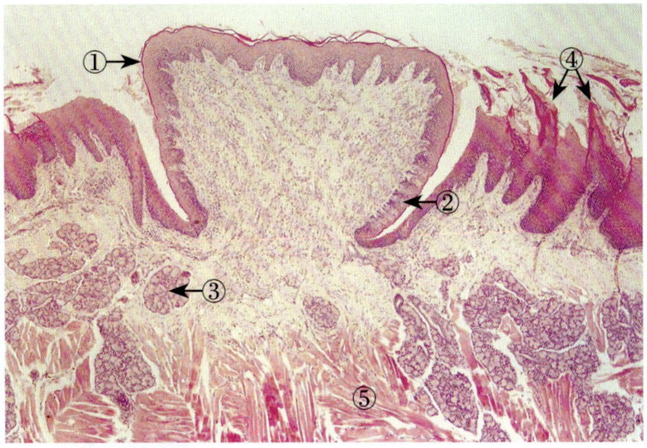

图14-2 舌切面光镜像

①轮廓乳头；②味蕾；③味腺；④丝状乳头；⑤舌肌

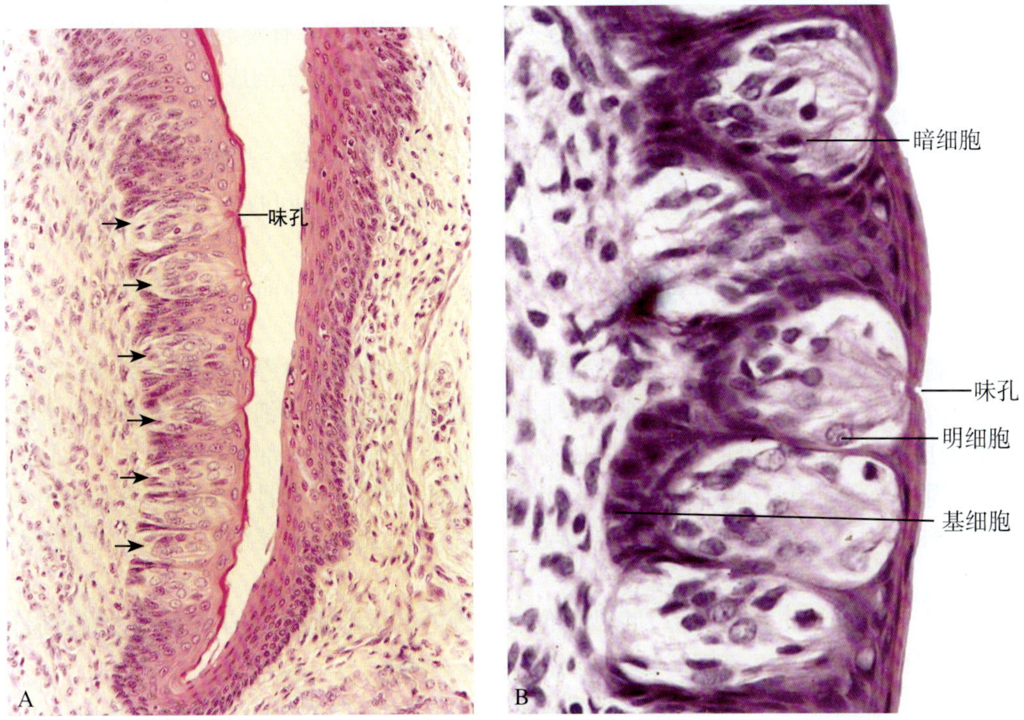

图14-3 兔舌味蕾光镜像

A．低倍光镜像（箭头：味蕾）；B．高倍光镜像

（三）牙

牙分为3部分，外露部分为牙冠，埋在牙槽骨内的为牙根，两者交界部分为牙颈。牙的中央是牙髓腔，腔内充满牙髓，含结缔组织、血管和神经，开口于牙根底部的根尖孔。牙由牙本质、釉质和牙骨质构成。牙根周围的牙周膜、牙槽骨的骨膜和牙龈统称为牙周组织（图14-4）。

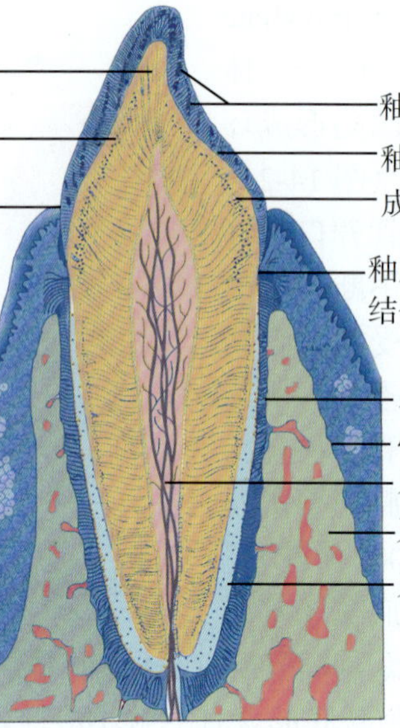

图 14-4 人牙结构模式图

1．牙本质 牙本质（dentin）包绕牙髓腔，构成牙的主体，质地坚硬，无机成分占72%，主要由牙本质小管（dentinal tubule）、成牙本质细胞（odontoblast）和间质构成。牙本质小管呈放射状排列，成牙本质细胞位于牙本质内表面，呈单层排列，有突起伸入到牙本质小管内，形成牙本质纤维（dentinal fiber）。间质由胶原原纤维和钙化的基质构成，分布于牙本质小管之间。牙本质对冷、热、酸、甜和机械刺激敏感。

2．釉质 釉质（enamel）包在牙冠表面，无机成分占96.5%，是体内最坚硬的组织。由釉柱和少量间质构成，每个釉柱由一个或几个成釉质细胞（ameloblast）形成，釉柱从与牙本质交界处向牙冠表面呈放射状排列。

3．牙骨质 牙骨质（cementum）位于牙根部，包在牙本质外面，其结构与骨质相似，但没有血管穿入。

4．牙髓 牙髓（dental pulp）为疏松结缔组织，内含血管、淋巴管和神经纤维，对牙本质和釉质具有营养作用。牙髓与牙本质间有一层排列整齐的成牙本质细胞。牙髓神经从牙根孔进入牙髓腔形成神经末梢，一部分神经末梢包绕成牙本质细胞，另一部分进入牙本质小管。

5．牙周膜 牙周膜（peridental membrane）是位于牙根和牙槽骨之间的致密结缔组织，其内的胶原纤维束对牙根与牙槽骨的牢固连接起重要作用。当牙周膜萎缩时，可导致牙松动或脱落。

6．牙龈 牙龈（gingiva）是口腔黏膜包覆牙颈的部分，由复层扁平上皮和固有层构成。牙龈萎缩可导致牙颈外露。

三、咽

咽分为口咽、鼻咽和喉咽3部分，咽壁由黏膜、肌层和外膜组成。

1．黏膜 由上皮和固有层组成。口咽和喉咽表面为未角化的复层扁平上皮，鼻咽主要覆以假复层纤毛柱状上皮。固有层结缔组织中含有丰富的淋巴组织、混合腺以及弹性纤维网。

2．肌层 由内纵行与外斜行或环行排列的骨骼肌组成，其间可有黏液腺。

3．外膜 为纤维膜，含有丰富的血管和神经纤维。

四、食 管

食管是运送口腔食物到胃的通道，其肌层发达，环行肌的张力使黏膜与部分黏膜下层突向管腔，形成 7 ~ 10 条纵行皱襞，食物通过时皱襞消失（图 14-5）。

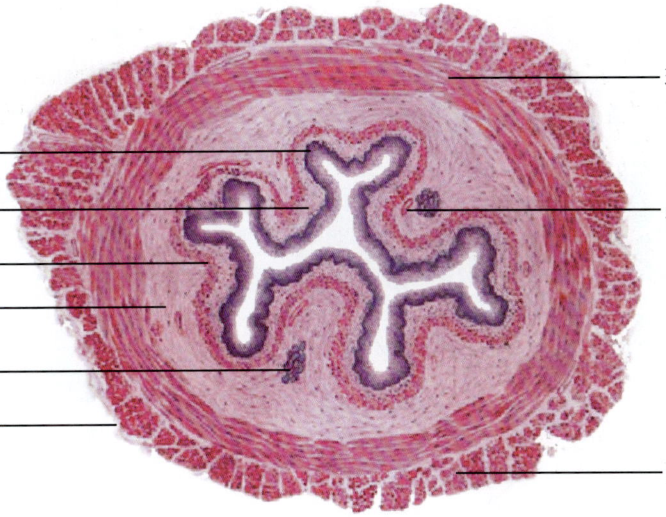

图 14-5 人食管横切面光镜结构模式图

1．黏膜 上皮为未角化的复层扁平上皮，下端与胃贲门部的单层柱状上皮骤然相接，该处是食管肿瘤的好发部位之一。固有层为细密的结缔组织，并形成乳头突入上皮，食管两端的固有层内可见少量黏液腺。黏膜肌层主要由纵行的平滑肌束和其间的弹性纤维网组成。

2．黏膜下层 为结缔组织，含有黏液性的食管腺，其导管穿过黏膜肌层与固有层，开口于食管腔。食管腺周围可见较多的淋巴细胞，偶见淋巴小结。

3．肌层 肌层分为内环行和外纵行两层。食管上 1/3 段为骨骼肌，下 1/3 段为平滑肌，中 1/3 段包括骨骼肌和平滑肌。食管上、下两端的环行肌增厚，分别形成食管上、下括约肌，具有防止气体进入食管和阻止食物反流的功能。

4．外膜 外膜为纤维膜。

五、胃

胃是消化管最膨大的部分，呈囊袋状，空虚时腔面可见许多纵行皱襞，进食后皱襞消失。胃具有暂时贮存食物，初步消化食物，吸收部分水、无机盐和醇类等的功能。胃黏膜含有多种内分泌细胞，分泌的激素对消化系统各器官的功能调节起重要作用。

（一）黏膜

胃黏膜表面有许多纵横交错的浅沟，将黏膜分成许多直径为 2 ~ 6mm 的胃小区（gastric area）。黏膜表面还遍布有大约 350 万个不规则小孔，称为胃小凹（gastric pit）。每个胃小凹底部有 3 ~ 5 条胃腺开口（图 14-6，图 14-7A）。

1．上皮 上皮主要由呈单层柱状的表面黏液细胞（surface mucous cell）构成，其间含少量内分泌细胞。表面黏液细胞的细胞核呈椭圆形，位于细胞基底部；顶部的细胞质内充满大量黏原颗粒，在 HE 染色切片中，黏原颗粒着色浅淡，使核上区呈透明状或空泡状（图 14-7B）。

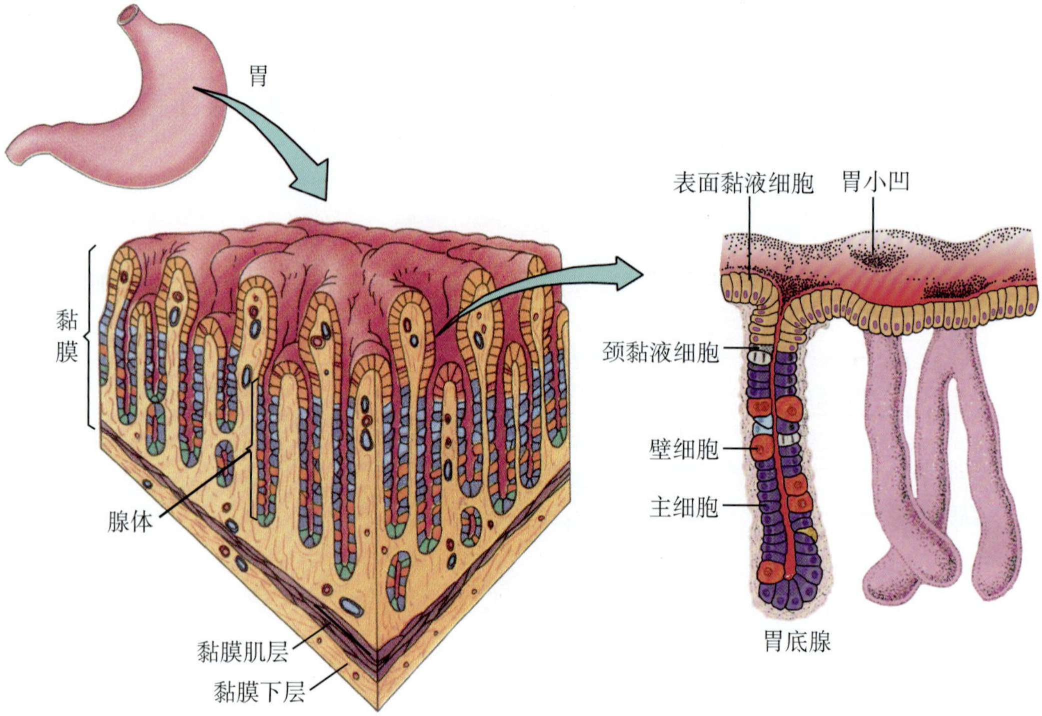

图 14-6 胃立体结构和胃腺细胞结构模式图

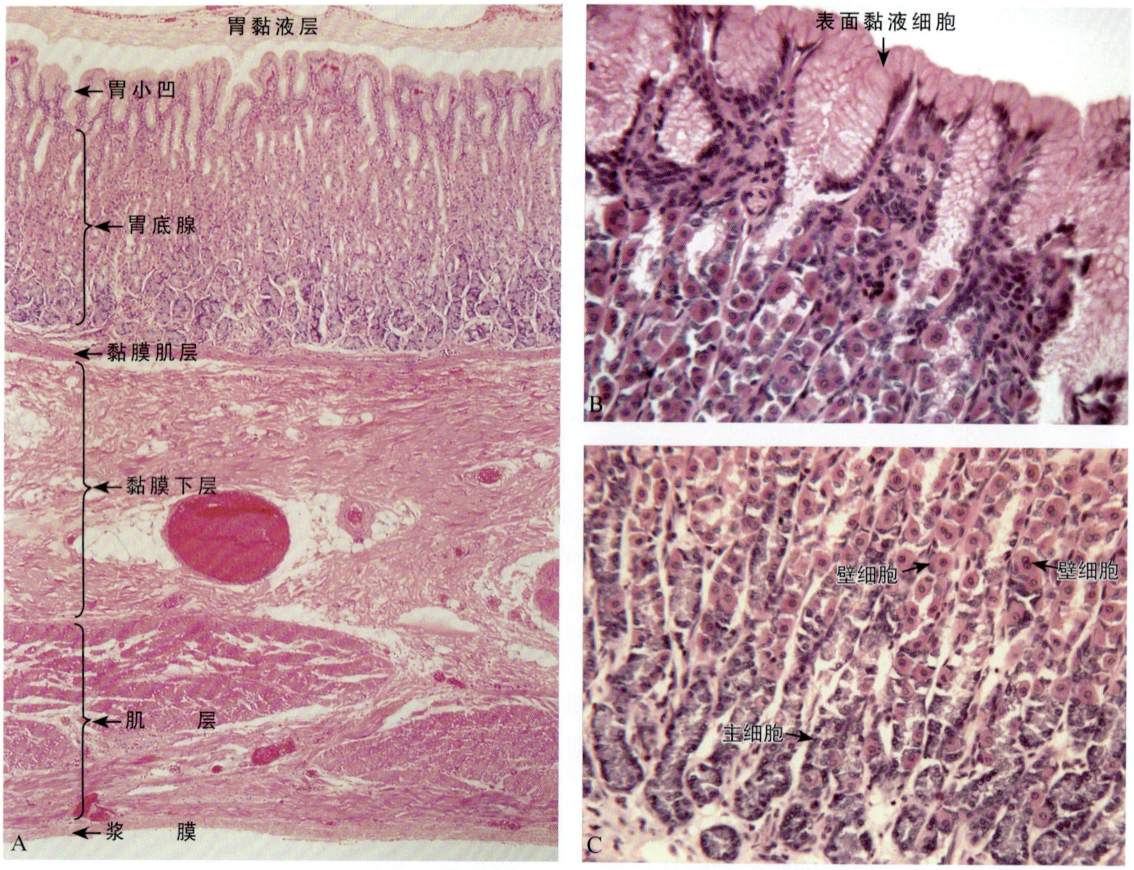

图 14-7 胃底光镜像

A．低倍光镜像；B．高倍光镜像；C．胃底腺细胞高倍光镜像表面黏液细胞的分泌物在上皮表面形成一层不溶性黏液，含 HCO_3^- 等碱性离子。黏液除了可以润滑胃黏膜，使其免受食物中坚硬物质的机械损伤外，还与 HCO_3^- 一起对胃黏膜有重要的保护作用（见后文）。表面黏液细胞不断脱落，由胃小凹底部的干细胞增殖补充，更新周期为3～5天。

2. 固有层 固有层为含有大量胃腺的结缔组织。结缔组织内含成纤维细胞、浆细胞、肥大细胞、嗜酸性粒细胞和较多淋巴细胞。胃腺为管状腺，依分布部位不同可分为胃底腺、贲门腺和幽门腺。其中胃底腺最多，功能最重要。

（1）胃底腺：胃底腺（fundic gland）分布于胃底和胃体，为单管状或分支管状腺，约有1500万条。每个胃底腺分为颈部、体部和底部3部分，由主细胞、壁细胞、颈黏液细胞、干细胞和内分泌细胞组成（图14-6，图14-7）。

①主细胞（chief cell）：亦称为胃酶细胞（zymogenic cell），数量多，主要分布于腺体的体部和底部。细胞体积较小，形态呈锥形或柱状，细胞核圆形，位于细胞基底部（图14-7C）。细胞核下方细胞质内含有丰富的粗面内质网，使细胞核周围和基底部的细胞质在HE染色切片上呈强嗜碱性。高尔基复合体发达，位于细胞核上方细胞质内。顶部细胞质内充满了酶原颗粒（图14-8）。颗粒内含胃蛋白酶原，以胞吐方式释出后，被盐酸激活为有活性的胃蛋白酶，可对蛋白质进行初步的化学消化。

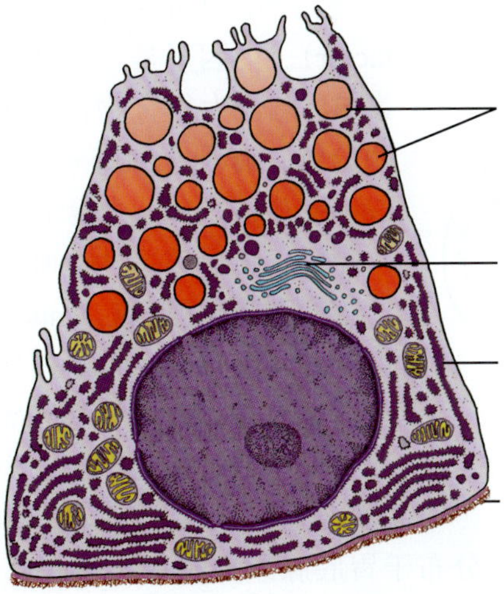

图14-8 主细胞电镜结构模式图

②壁细胞（parietal cell）：亦称为泌酸细胞（oxyntic cell）或盐酸细胞，主要分布在腺体的颈部和体部。壁细胞的体积较大，多呈圆形或锥体形；细胞核圆形，居中，可见双核；细胞质呈强嗜酸性，HE染色呈鲜红色（图14-7C）。电镜下，壁细胞游离面的细胞膜内陷形成迂曲分支的小管，称为细胞内分泌小管（intracellular secretory canaliculus）。细胞内分泌小管的腔面有许多微绒毛，其周围的细胞质内分布有许多表面光滑的小管与小泡，称为微管泡系统（tubulovesicular system）。细胞内分泌小管和微管泡系统因细胞的功能状态不同而表现出明显的差异（图14-9）。在静止期，细胞内分泌小管多不与腺腔相通，微绒毛短而稀疏，微管泡系统却十分发达。在分泌期，细胞内分泌小管开放，长而迂曲，微绒毛增长，数量亦增多，使细胞表面积增大，微管泡系统数量却锐减。故认为微管泡系统是细胞内分泌小管的储备形式，二者的质膜结构可进行膜循环而相互转换。壁细胞还含有丰富的线粒体、少量粗面内质网和高尔基复合体。

壁细胞能合成分泌盐酸。其过程是：细胞从血液摄取的或代谢产生的 CO_2，在碳酸酐酶的作用下与 H_2O 结合形成 H_2CO_3。H_2CO_3 解离为 H^+ 和 HCO_3^-，H^+ 被主动运输至分泌小管，

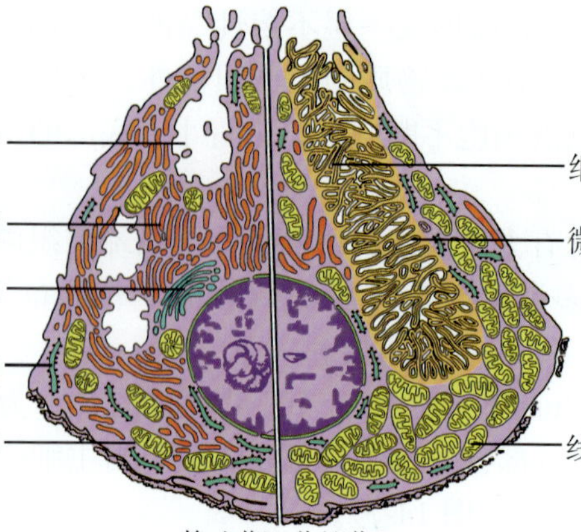

图 14-9 壁细胞电镜结构模式图

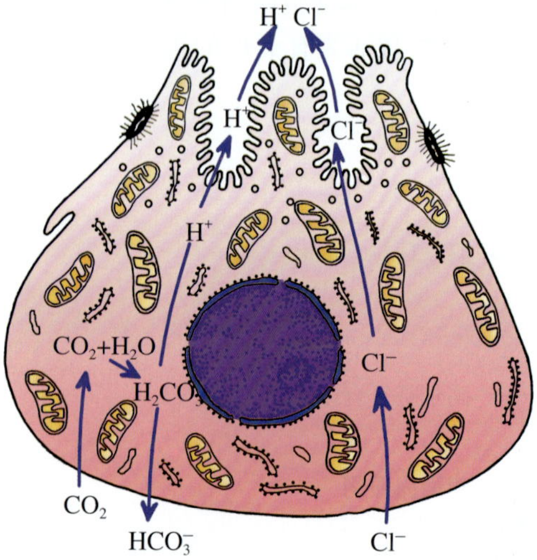

图 14-10 壁细胞合成盐酸示意图

HCO_3^- 与来自血液的 Cl^- 交换，Cl^- 也被运输到分泌小管，与 H^+ 结合形成盐酸（图 14-10）。盐酸具有杀菌作用，还能激活胃蛋白酶原，使其转化为胃蛋白酶。人的壁细胞还可分泌内因子（intrinsic factor）。内因子是一种糖蛋白，可与食物中的维生素 B_{12} 结合为复合物，防止维生素 B_{12} 在小肠内被酶分解，有利于回肠对维生素 B_{12} 的吸收，以供给红细胞生成所需。如果内因子缺乏，维生素 B_{12} 吸收障碍，将导致恶性贫血。

③颈黏液细胞（mucous neck cell）：数量少，位于胃底腺颈部，常呈楔形夹在其他细胞之间。细胞核扁平，位于细胞基底部，细胞核上方含有丰富的黏原颗粒，HE 染色浅淡。该细胞分泌可溶性的酸性黏液。

④干细胞（stem cell）：数量少，分布于胃底腺颈部至胃小凹底部，在常规染色标本上不易辨认，可用放射自显影等方法显示。干细胞具有多向分化能力，能不断分裂，分化为表面黏液细胞或其他胃底腺细胞。

⑤内分泌细胞（endocrine cell）：种类较多，散在分布于上皮及腺体内。HE 染色切片不易辨认，可用银染或免疫组织化学方法显示。

（2）贲门腺（cardiac gland）：分布于近贲门 1 ~ 3cm 的区域，为分支管状的黏液腺，含有少量壁细胞。

（3）幽门腺（pyloric gland）：分布于胃幽门部 4 ~ 5cm 的区域，为分支较多而弯曲的管状黏液腺，分泌黏液，含有较多的内分泌细胞。

胃底腺、贲门腺和幽门腺的分泌物共同组成胃液，成人每日分泌 1.5 ~ 2.5L，胃液 pH 0.9 ~ 1.5，含有盐酸、胃蛋白酶、内因子、黏蛋白、水和电解质等成分。

3．黏膜肌层 由内环行和外纵行两薄层平滑肌组成。

胃黏膜的自我保护机制：胃液内含有腐蚀力极强的盐酸和分解蛋白质的胃蛋白酶，但正常情况下却不能侵蚀和破坏胃黏膜，主要是由于在胃黏膜表面存在着黏液 - 碳酸氢盐屏障（mucous-HCO_3^- barrier）。在胃黏膜上皮表面覆盖着一层厚 0.25 ~ 0.5mm 的不溶性凝胶黏液，其中含有大量 HCO_3^-（图 14-11）。凝胶黏液层可阻断胃蛋白酶与上皮接触，高浓度的 HCO_3^- 与

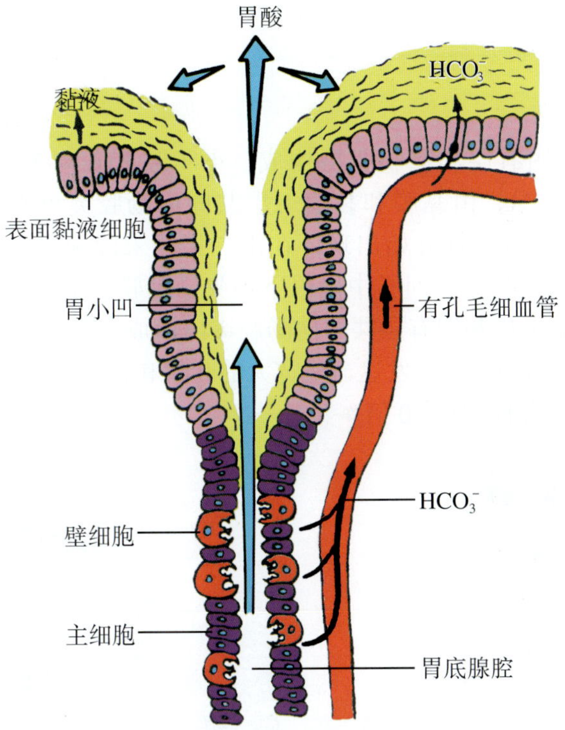

图 14-11 胃黏液 - 碳酸氢盐屏障示意图

渗入的 H^+ 结合形成 H_2CO_3，经碳酸酐酶分解为 H_2O 和 CO_2，使近上皮侧的 pH 约为 7.0，这样既中和了盐酸，防止高浓度盐酸对上皮的侵蚀，又抑制了胃蛋白酶的活性。此外，胃上皮细胞之间的紧密连接、充足的胃黏膜血流及胃上皮细胞的快速更新，也是构成胃黏膜自我保护的因素。黏液 - 碳酸氢盐屏障的破坏（如胃酸分泌过多或黏液分泌减少、阿司匹林及一些有害物质的侵蚀等），可导致盐酸和胃蛋白酶对黏膜的自身腐蚀和消化，形成消化性溃疡。

（二）黏膜下层

黏膜下层由疏松结缔组织构成，含有较粗大的血管、淋巴管和神经，可见淋巴细胞、肥大细胞和成群的脂肪细胞。

（三）肌层

由内斜行、中环行和外纵行 3 层平滑肌组成，较厚。胃能贮存、混合、研磨食物和排空食糜，都依赖其肌性结构。环行肌在贲门和幽门部增厚，分别形成贲门括约肌和幽门括约肌。

（四）外膜

外膜为浆膜。

六、小 肠

小肠是消化管中最长的一段，分为十二指肠、空肠和回肠。小肠腔内有胆汁、胰液和小肠液，含各种消化酶，是消化、吸收的主要部位。小肠腔面有环行皱襞，黏膜表面有许多肠绒毛，黏膜上皮中吸收细胞游离面有发达的微绒毛。环行皱襞、肠绒毛及微绒毛可使小肠腔表面积扩大约600倍。

（一）黏膜

小肠黏膜由上皮、固有层和黏膜肌层构成。小肠腔面有许多环行皱襞（circular folds, plicae circulares）（图14-12），由黏膜和黏膜下层共同向肠腔突出而成，使肠腔表面积扩大约3倍。皱襞从距幽门约5cm处开始出现，在十二指肠末段和空肠头段最发达，高度可达10mm，往下逐渐减少和变低，至回肠中段以下消失。黏膜表面有许多细小突起，称为肠绒毛（intestinal villus），由上皮和固有层共同向肠腔突出而成（图14-13，图14-14）。肠绒毛长0.5～1.5mm，在十二指肠和空肠最发达，呈宽大的叶状和长指状，至回肠则逐渐变为短锥体形。肠绒毛进一步扩大肠腔面积约10倍。

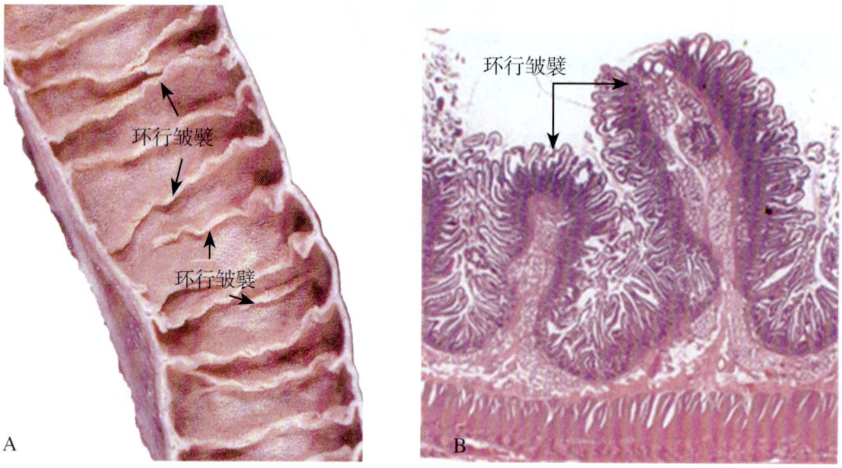

图14-12 小肠环行皱襞解剖（A）及光镜像（B）

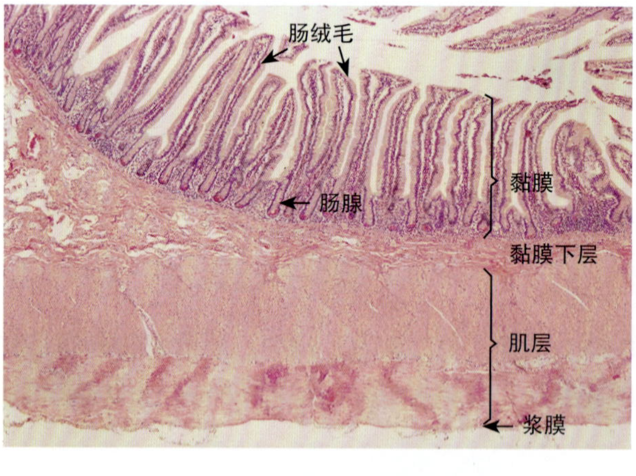

图14-13 人小肠壁纵切面低倍光镜像

1．上皮 小肠黏膜上皮为单层柱状，由吸收细胞、杯状细胞和少量内分泌细胞组成。

（1）吸收细胞（absorptive cell）：数量最多，呈高柱状，细胞核椭圆形，位于细胞基底部。

光镜下，吸收细胞游离面可见明显的纹状缘（图14-14），电镜下则为密集而规则排列的微绒毛。每个吸收细胞有2000～3000根微绒毛，使细胞游离面面积扩大约20倍。

微绒毛表面还有一层厚0.1～0.5μm的细胞衣，由吸收细胞产生的糖蛋白构成，内含消化糖类和蛋白质的双糖酶和肽酶，同时还吸附有胰蛋白酶和胰淀粉酶等，故细胞衣是消化、吸收的重要部位。微绒毛内有纵行微丝束，向下汇入细胞顶部的终末网。吸收细胞的细胞质内含有丰富的线粒体和滑面内质网，滑面内质网膜含有多种酶类，可合成三酰甘油，再与胆固醇、磷脂和载脂蛋白结合，经高尔基复合体加工，形成乳糜微粒，进行脂肪的吸收和转运。相邻细胞顶部之间有紧密连接、中间连接等特殊结构，可阻止肠腔内物质经细胞间隙进入深部组织，保证选择性吸收的进行。吸收细胞还参与分泌性免疫球蛋白A的释放过程，在十二指肠和空肠上段的吸收细胞还能分泌肠激酶，可激

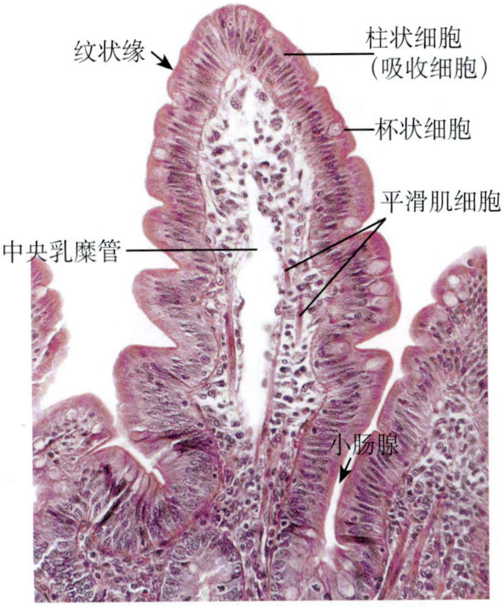

图 14-14 肠绒毛光镜像

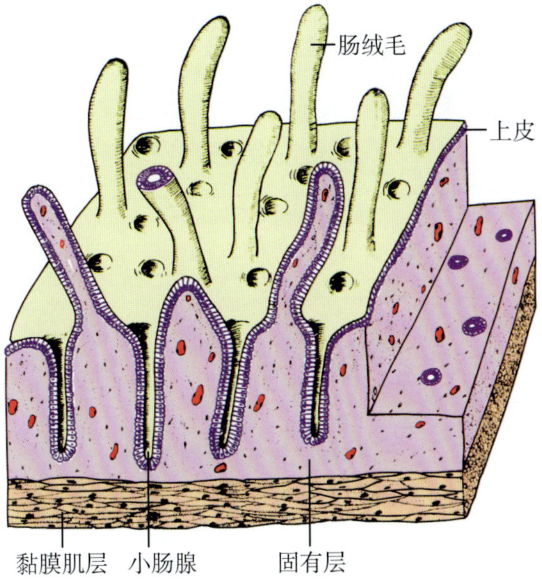

图 14-15 肠绒毛与小肠腺立体结构模式图

活胰腺分泌的胰蛋白酶原，使之转化为具有活性的胰蛋白酶。

（2）杯状细胞（goblet cell）：散布于吸收细胞之间，分泌黏液，起润滑和保护作用。从十二指肠至回肠，杯状细胞的数量逐渐增多。

（3）内分泌细胞（见后文）。

2．固有层 固有层由细密的结缔组织组成，含丰富的淋巴细胞、浆细胞、巨噬细胞、嗜酸性粒细胞、肥大细胞和大量的小肠腺（small intestinal gland）。小肠腺为单管状腺，由上皮向固有层下陷形成，直接开口于肠腔（图 14-15）。构成小肠腺的细胞除吸收细胞、杯状细胞、内分泌细胞外，还有帕内特细胞（又称为潘氏细胞）和干细胞（图 14-16）。

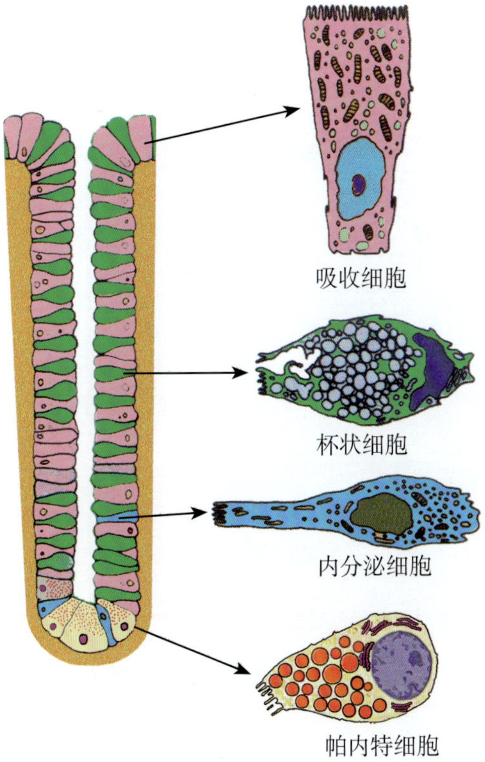

图 14-16 小肠腺细胞光镜结构模式图

帕内特细胞（Paneth cell）：是小肠腺的特征性细胞，常三五成群分布在小肠腺底部，尤以回肠为多。细胞呈锥体形，细胞核上方的细胞质内充满粗大的嗜酸性分泌颗粒（图 14-16，图 14-17）。分泌颗粒内含有与防御功能相关的蛋白，包括肠防御素、溶菌酶等，参与黏膜免疫，在调节肠道菌群平衡中可能发挥重要作用。

干细胞：位于小肠腺下半部，散在于其他细胞间。干细胞可增殖分化为小肠上皮的各种细胞。肠绒毛上皮的更新周期通常为 3 ~ 6 天。

固有层淋巴组织丰富，在十二指肠和空肠多为弥散淋巴组织或孤立淋巴小结，在回肠则为众多淋巴小结聚集而成的集合淋巴小结（aggregated lymphoid nodules），又称为派尔斑（Peyer's patches），可穿越黏膜肌层，到达黏膜下层（图 14-18）。

肠绒毛是小肠的特征性结构，其表面为上皮，中轴为固有层结缔组织，内有 1 ~ 2 条纵

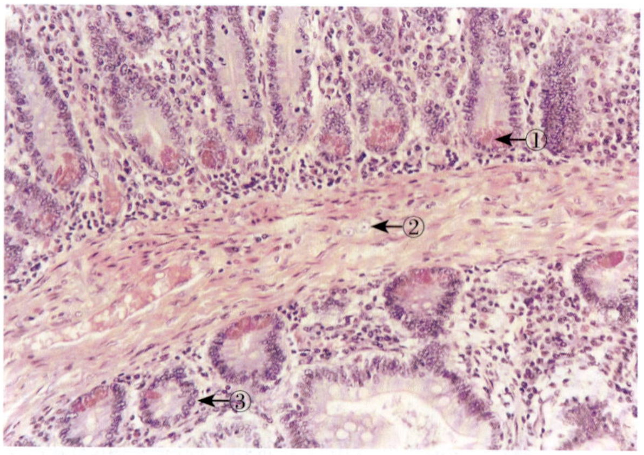

图 14-17 人小肠腺光镜像

①帕内特细胞；②黏膜下神经丛；③肠腺横断面

行毛细淋巴管，称为中央乳糜管（central lacteal）。中央乳糜管腔大，内皮细胞间隙宽，无基膜，利于吸收细胞释放出的乳糜微粒进入其管腔内后输出。中央乳糜管的周围有丰富的有孔毛细血管网，肠上皮吸收的氨基酸、葡萄糖等水溶性物质经此入血。肠绒毛内还有少量纵行平滑肌纤维，其收缩有利于物质吸收和血液运行（图 14-14，图 14-15）。

3．黏膜肌层 黏膜肌层由内环行和外纵行两薄层平滑肌组成。

（二）黏膜下层

黏膜下层结缔组织中有较大的血管和淋巴管。十二指肠黏膜下层含有复管泡状的十二指肠腺（duodenal gland），又称为布伦纳腺（Brunner's gland）（图 14-19），开口于小肠腺底部，分泌碱性黏液（pH 8.2 ~ 9.3），可保护十二指肠黏膜免受酸性胃液的侵蚀。十二指肠腺还可分泌表皮生长因子（epidermal growth factor，EGF），促进小肠上皮细胞增殖。

小肠上皮和腺体的分泌物统称为小肠液，成人每日分泌 1 ~ 3L，pH 约为 7.6。

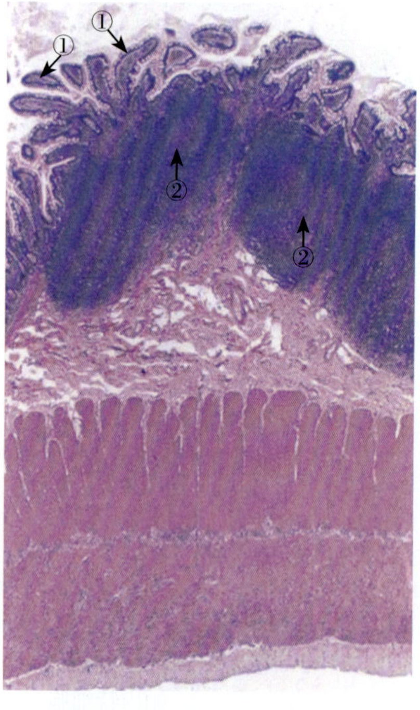

图 14-18 回肠低倍腺光镜像

①肠绒毛；②集合淋巴小结

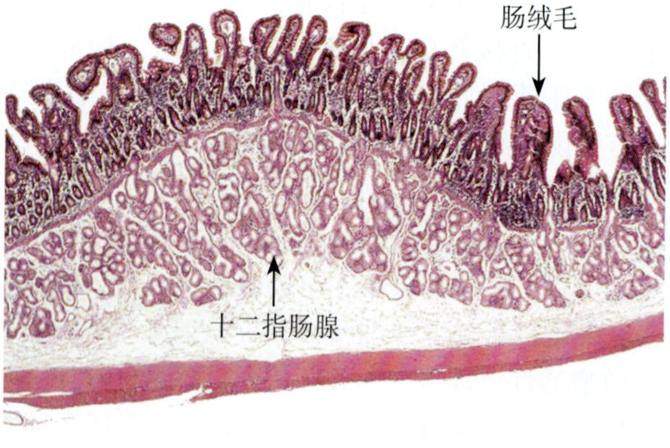

图 14-19 十二指肠光镜像

（三）肌层

由内环行和外纵行两层平滑肌组成。

（四）外膜

除十二指肠后壁为纤维膜外，小肠其余部分均为浆膜。

七、大 肠

大肠由盲肠、阑尾、结肠、直肠和肛管组成，具有吸收水分与电解质、形成粪便的功能。

（一）盲肠与结肠

1．黏膜 黏膜表面光滑，无肠绒毛。上皮为单层柱状，由柱状细胞和大量杯状细胞组成。固有层内含有大量单管状的大肠腺，由柱状细胞、杯状细胞、少量干细胞和内分泌细胞组成。固有层内可见孤立淋巴小结。黏膜肌由薄层内环行和外纵行平滑肌组成（图 14-20，图 14-21）。

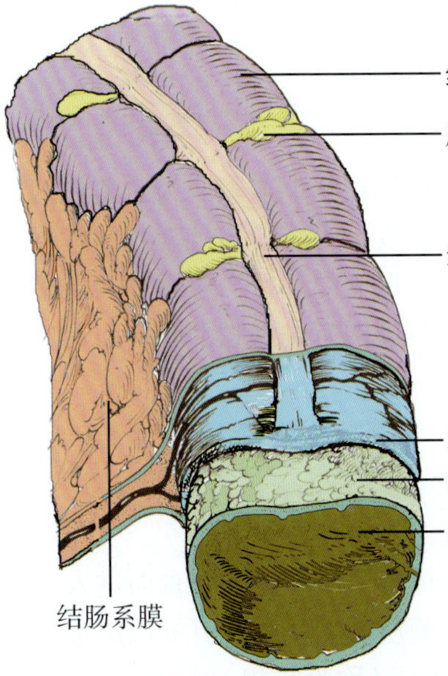

图 14-20 结肠解剖立体结构模式图

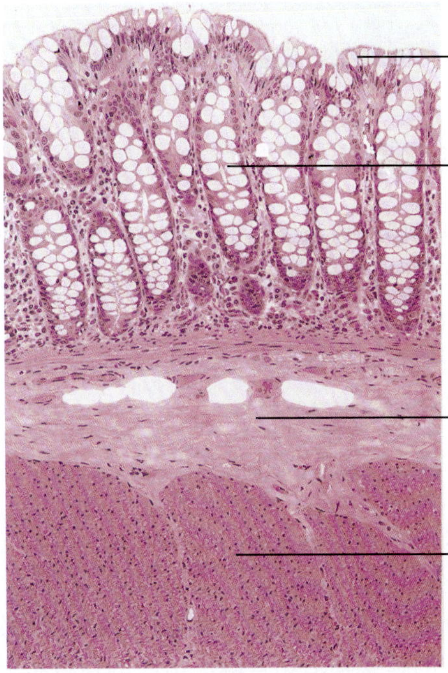

图 14-21 结肠光镜像

2．黏膜下层 结缔组织内含有小动脉、小静脉和淋巴管，可见成群分布的脂肪细胞。

3．肌层 肌层由内环行和外纵行两层平滑肌组成。内环行肌节段性增厚形成结肠袋，外纵行肌局部增厚形成 3 条结肠带，带间纵行肌减少甚至缺如（图 14-20）。

4．外膜 外膜除升结肠与降结肠后壁和直肠下段大部分为纤维膜外，盲肠、横结肠、乙状结肠及其余各部均为浆膜。外膜结缔组织内可见大量脂肪细胞积聚，形成肠脂垂。

（二）阑尾

阑尾管腔细小、不规则，肠腺短而少。固有层内含有丰富的淋巴组织，形成许多淋巴小结，并突入黏膜下层，使黏膜肌层不完整。肌层由薄层内环行肌与外纵行肌构成。外膜为浆膜（图 14-22）。

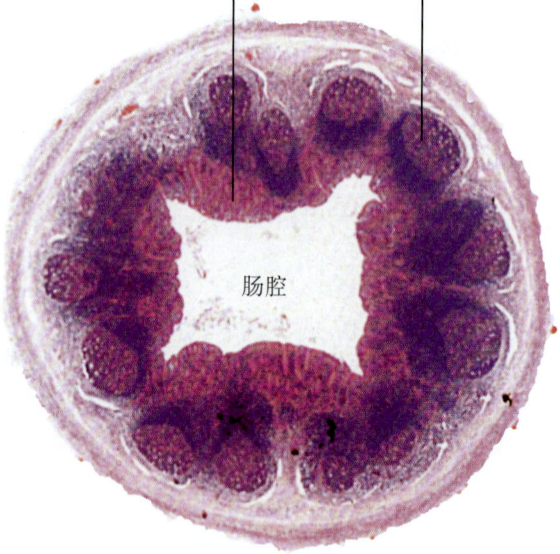

图 14-22 阑尾横断面光镜像

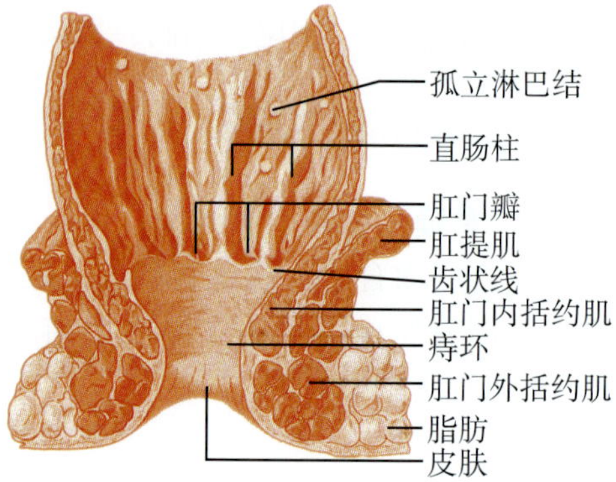

图 14-23 直肠解剖结构模式图

（三）直肠

直肠黏膜在齿状线以上的结构与结肠相似，在齿状线处，单层柱状上皮骤变为未角化的复层扁平上皮，肠腺与黏膜肌消失。痔环以下为角化的复层扁平上皮，含有较多色素。黏膜下层的结缔组织中含有丰富的静脉丛，若静脉淤血扩张则形成痔。肌层为内环行、外纵行两层平滑肌，环行肌在肛管处增厚形成肛门内括约肌。近肛门处，纵行肌周围有骨盆底部骨骼肌形成的肛门外括约肌（图 14-23）。

八、肠相关淋巴组织

消化管与外环境相通，各种细菌、病毒、寄生虫卵等病原体不可避免地随饮食而进入。其中大部分被胃酸、消化酶以及帕内特细胞分泌的防御素和溶菌酶所破坏，其余有的以原形排出体外，有的则受到消化管淋巴组织的免疫抵御。消化管淋巴组织又称为肠相关淋巴组织（gut-associated lymphoid tissue），包括黏膜淋巴小结，固有层中弥散分布的淋巴细胞、浆细胞、巨噬细胞，上皮内的淋巴细胞等成分以及肠系膜淋巴结。肠相关淋巴组织能接受消化管内的抗原刺激，并通过向消化管内分泌免疫球蛋白进行应答，它们与肠上皮共同构成机体的第一道防线。

在肠集合淋巴小结处，局部黏膜向肠腔呈圆顶状隆起，无小肠绒毛和肠腺。此处上皮内有散在的微皱褶细胞（microfold cell），又称为 M 细胞。M 细胞游离面有一些微皱褶与短小的微绒毛，基底面的质膜内陷形成一穹窿状凹腔，凹腔内含有一至多个淋巴细胞。M 细胞下方的基膜多不完整，有利于淋巴细胞通过。电镜下，M 细胞的细胞质很少，有较多线粒体和丰富的囊泡，后者是细胞转运抗原物质的一种形式。M 细胞可将摄取的抗原物质传递给凹腔内的 B 细胞，后者进入黏膜淋巴小结和肠系膜淋巴结内分化增殖，经淋巴细胞再循环途径大部分返回肠黏膜，并转变为浆细胞。浆细胞合成和分泌免疫球蛋白 A（IgA），与吸收细胞产生的分泌片（secretory piece）结合，形成分泌性 IgA（secretory IgA，sIgA）。sIgA 再被吸收细胞内吞进入细胞质，继而释入肠腔（图 14-24）。sIgA 能特异性地与肠腔内抗原结合，中和病毒，抑制细菌增殖，减少抗原物质与上皮细胞的黏着与进入，保护肠黏膜。此外，部分增殖的淋巴细胞还可经血流至其他器官（如呼吸道黏膜、女性生殖道黏膜和乳腺等），发挥相似的免疫作用，使消化管免疫成为全身免疫的一部分。

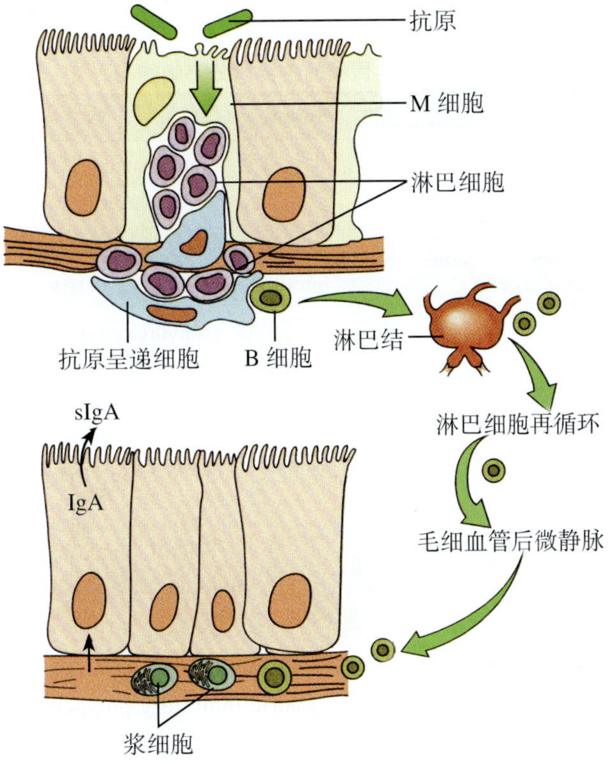

图 14-24 肠相关淋巴组织功能示意图

九、胃肠道的内分泌细胞

在消化管的上皮及腺体中散布着许多内分泌细胞（表 14-1），尤以胃幽门部和十二指肠上段较多。由于胃肠道黏膜面积巨大，其细胞总数超过所有内分泌腺腺细胞的总和。因此，从某种意义上说，胃肠是体内最大、最复杂的内分泌器官。所分泌的激素主要协调胃肠道自身的消化、吸收功能，也参与调节其他器官的生理活动。

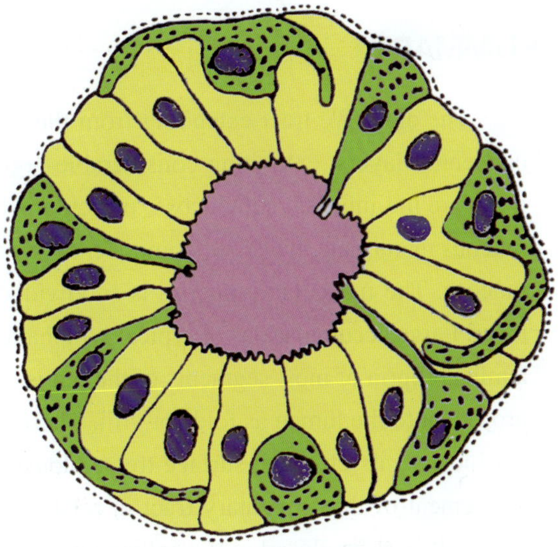

图 14-25 消化管内分泌细胞模式图

胃肠内分泌细胞大多单个夹于其他上皮细胞之间，呈不规则的锥体形；基底部附于基膜，并可有基底侧突与邻近细胞相接触。细胞最显著的形态特点是底部细胞质中含有大量分泌颗粒，故又称为基底颗粒细胞（basal granular cell）（图 14-25）。分泌颗粒的大小、形状与电子密度依细胞种类而异。绝大多数细胞顶部达到腔面，称为开放型，游离面上有微绒毛，可感受腔内食物或消化液的刺激而分泌激素。少数细胞顶部被相邻细胞覆盖而未露出腔面，称为封闭型，主要受胃肠运动的机械刺激或其他激素的调节而改变其内分泌状态。

细胞的分泌颗粒含肽和（或）胺类激素，多在细胞基底面释出，经血液循环运送并作用于靶细胞；少数激素可直接作用于邻近细胞，以旁分泌方式调节靶细胞的生理功能。在 HE 染色切片上，胃肠内分泌细胞不易辨认，目前多用免疫组织化学方法显示和鉴别各种内分泌细胞。

表14-1 胃肠的主要内分泌细胞

细胞名称	分布部位	分泌物	主要作用
D 细胞或生长抑素细胞（somatostatin cell）	胃、肠	生长抑素（somatostatin）	抑制胃酸、胰液，以及胰岛 A、B 细胞分泌
D_1 细胞或血管活性肠多肽细胞（vasoactive intestinal poly peptide cell）	胃、肠	血管活性肠多肽（vasoactive intestinal polypeptide，VIP）	血管扩张，促进离子和水分泌
EC 细胞或肠嗜铬细胞（enterochromaffin cell）	胃、肠	5- 羟色胺（5-hydroxytryptamine，5-HT）、P 物质（substance P）	增加胃肠运动，胆囊收缩，抑制胃液分泌
ECL 细胞或组胺细胞（histamine cell）	胃底	组胺（histamine）	刺激壁细胞分泌盐酸
G 细胞或促胃液素细胞（gastrin cell）	幽门、十二指肠	促胃液素（gastrin）	刺激壁细胞分泌盐酸
I 细胞或缩胆囊素细胞（Ivy cell or cholecystokinin cell）	十二指肠、空肠	缩胆囊素 - 促胰液素（cholecystokinin-pancreozymin，CCK-PZ）	促使胆汁和胰液分泌
K 细胞或抑胃多肽细胞（gastrin inhibitory polypeptide cell）	空肠、回肠	抑胃多肽（gastric inhibitory polypeptide，GIP）	抑制胃酸分泌，促进胰岛素分泌
L 细胞或肠高血糖素细胞（enteroglucagon cell）	小肠、大肠	肠高血糖素（enteroglucagon）	促进肌层缓慢运动
S 细胞或肠促胰液素细胞（secretin cell）	十二指肠、空肠	促胰液素（secretin）	刺激胰液分泌，抑制促胃液素释放和胃酸分泌

SUMMARY

The digestive tract extending from the esophagus to the large intestine is made up of four concentric layers, exhibiting considerable regularity. Named in order from the lumen outward, these are the mucosa, submucosa, muscularis externa, and adventitia or serosa. The mucosa, or mucous membrane, has three components: superficial epithelium, lamina propria and muscularis mucosa. The muscularis mucosa is subdivided into an inner circular and an outer longitudinal layer. Large accumulations of typical lymphatic tissues are often present in the stroma. The entire lamina propria of most segments of the gut is a major site of immunologic response. The mucosa projects into the lumen as folds or villi. These invaginations and evaginations of the lining of the gut increase its effective surface tremendously. The mucosa differs considerably from segment to segment of the alimentary tract in relation to the changing functional activity. Considerable emphasis will be placed in the following descriptions on the specialized mucosal cells involved in secretion and absorption. The submucosa is a connective tissue layer, often containing accumulations of lymphatic tissue as well as glands that extend from the mucosa. The muscularis externa contains at least two layers of muscle. The muscle is smooth in all parts except for the upper esophagus and the anal sphincter, where it is composed of skeletal muscle fibers. The muscle fibers of the inner layer are arranged in a circular manner while that of the outer layer are longitudinal. Contraction of the circular layer constricts the lumen whereas contraction of the longitudinal layer shortens the tube. The adventitia is made up of several layers of loose connective tissue composed of interlacing collagenous and elastic fibers. The adventitial layer is customarily defined as the serosa.

炎症性肠病

炎症性肠病（inflammatory bowel disease，IBD）是一组累及胃肠道的慢性非特异性炎症疾病，主要包括溃疡性结肠炎（ulcerative colitis，UC）和克罗恩病（Crohn disease，CD）。患者的主要临床表现为反复发作的腹痛、腹泻和黏液脓血便等。IBD以往在欧美多发，有人称之为“西方疾病”，然而近年亚洲的发病率呈上升趋势，IBD在中国的病例数也在迅速增加。我国的流行病学调查资料显示，南方CD发病率多于北方，而北方以UC发病居多。溃疡性结肠炎是结肠黏膜层和黏膜下层的连续性炎症，疾病通常先累及直肠，逐渐向全结肠蔓延；克罗恩病可累及全消化道，典型的表现是非连续性病变、纵行溃疡和卵石样外观，最常累及部位为末端回肠、结肠和肛周。血清学标志物、消化道内镜和病理组织学是IBD诊断和鉴别诊断的重要手段。目前IBD患者治疗的主要药物包括氨基水杨酸盐、糖皮质激素、免疫抑制剂和生物制剂等。

IBD的病因和发病机制至今尚未明确，目前观点认为是环境因素、肠道菌群、个体易感性之间复杂作用的结果。其可能的发病机制为：环境因素作用于遗传易感者，在肠道菌群的参与下，启动肠道免疫应答，导致肠黏膜屏障损伤、炎性增生、溃疡不愈等病理改变。肠黏膜的免疫反应失控是炎症性肠病的特征性表现。免疫和炎症系统被多种细胞因子调控，这些细胞因子如白介素（IL）、干扰素等通过Janus激酶/信号转导和转录激活因子（JAK/STAT）途径行使其生物功能。其他还可能涉及丝裂原活化蛋白激酶（MAPK）、核因子-κB（NF-κB）、Notch等通路的信号转导。炎症性肠病中所涉及的信号通路与IBD的发病机制关系密切，有望为IBD患者的早期诊断和分子靶向治疗提供新的思路。

思考题

1．消化管壁在组织结构上有哪些共同特征？
2．比较食管、胃、小肠和结肠黏膜的组织结构与功能。
3．正常情况下，胃黏膜为什么不被腐蚀或消化？
4．扩大小肠吸收面积的结构有哪些？简述其结构特征。

（吴春云　朱　梅）

第15章 消化腺

人体的消化腺由位于消化管壁内的小消化腺和构成独立器官的大消化腺组成。大消化腺，如大唾液腺、胰和肝位于消化管壁之外，经导管将分泌物排入消化管，通过各种消化酶的作用，分解食物中的蛋白质、脂肪和糖，使之成为能够吸收的小分子物质。有的消化腺还具有内分泌或其他重要功能。

一、唾液腺

唾液腺（salivary gland）是经导管开口于口腔的外分泌腺的总称，因其分泌物排入口腔内混合成唾液而得名。小唾液腺位于口腔黏膜的固有层、黏膜下层或肌层内，如颊腺、腭腺等。大唾液腺主要包括腮腺、下颌下腺和舌下腺3对，它们均位于口腔周围，为复管泡状腺，并以导管开口于口腔的一定部位。

（一）唾液腺的一般结构

大唾液腺由反复分支的导管和末端的腺泡构成腺的实质。腺体表面被覆薄层结缔组织被膜，其伸入腺体内，构成小叶间隔，将实质分隔成许多小叶，血管、淋巴管和神经走行于小叶间隔内。

1．腺泡　腺泡是腺体的分泌部，呈泡状或管泡状，由单层立方或锥体状腺细胞组成。腺细胞与基膜之间有肌上皮细胞，细胞呈扁平状，有突起，细胞质内含有肌动蛋白丝，肌上皮的收缩有助于腺泡分泌物的排出。

根据腺细胞的形态和分泌物的性质，将腺泡分为浆液性腺泡、黏液性腺泡和混合性腺泡3种类型（图15-1）。

（1）浆液性腺泡（serous acinus）：由浆液性细胞围成。HE染色切片上，浆液性细胞的基底部细胞质呈强嗜碱性，细胞核圆形，靠近细胞基底部（图15-1）。电镜下，细胞质内含大量的粗面内质网和核糖体，顶部细胞质内含有嗜酸性分泌颗粒。腺泡分泌物较稀薄，含唾液淀粉酶。

（2）黏液性腺泡（mucous acinus）：由黏液性细胞围成。HE染色切片上，细胞质染色浅，细胞核扁圆形，贴近细胞基底部（图15-1）。电镜下，顶部细胞质内含有粗大的黏原颗粒。腺泡分泌物黏稠，主要含糖蛋白，其与水结合成为黏液，故又称为黏蛋白。

（3）混合性腺泡（mixed acinus）：由浆液性细胞和黏液性细胞共同组成。常见几个浆液性细胞排成半月形，附着在黏液性腺泡的底部或末端，故称为半月（demilune）。半月的分泌物经黏液性细胞间的小管释放入腺泡腔内。

2．导管　导管反复分支，末端与腺泡相连。它是腺体输送分泌物的管道。根据导管的结构和分布部位可分为以下几段（图15-1）：

（1）闰管（intercalated duct）：直接与腺泡相连，管径细，管壁为单层扁平或单层立方上皮。

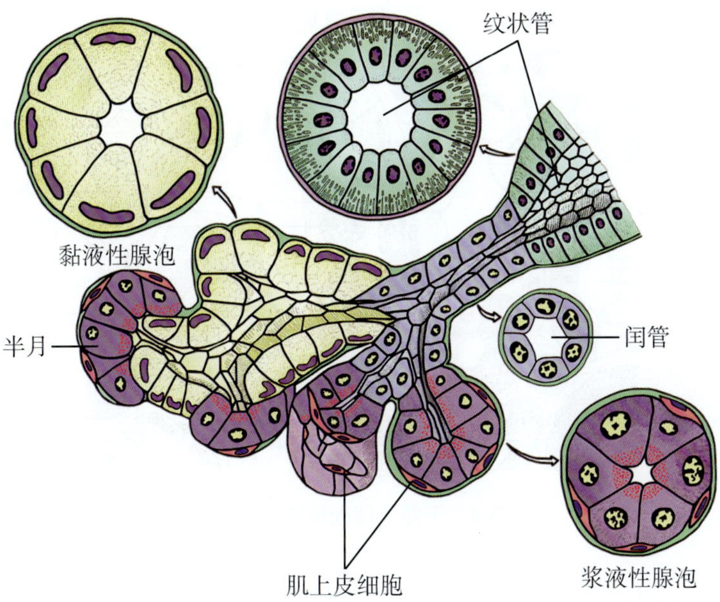

图 15-1 唾液腺腺泡和导管结构模式图

(2) 纹状管 (striated duct)：又称为分泌管 (secretory duct)，与闰管相连接，管径较粗，管壁为单层柱状上皮。细胞核圆形，位于细胞顶部。HE 染色标本上，细胞质呈嗜酸性，细胞基部有明显的纵纹结构，电镜下为质膜内褶和褶间的纵行线粒体。纹状管能主动吸收分泌物中的 Na^+ 并排出 K^+，从而调节唾液的电解质含量和唾液量，还可分泌一些杀菌性的保护蛋白，如免疫球蛋白 IgA、溶菌酶和乳铁蛋白等。

(3) 小叶间导管和总导管：位于小叶间结缔组织内的小叶间导管，由纹状管汇合而成，管径较粗，管壁为单层柱状上皮或假复层柱状上皮。其逐级汇合，最终形成一条或几条总导管，开口于口腔，近开口处渐移行为与口腔黏膜上皮一致的复层扁平上皮。

唾液腺的分泌受交感和副交感神经支配。交感神经兴奋时，分泌少量黏稠的液体，副交感神经兴奋时，分泌大量的稀薄液体。

（二）三对大唾液腺的特点

1. 腮腺 腮腺为机体最大的唾液腺，位于耳前方，为纯浆液性腺，闰管较长，纹状管较短。腺间质中有较多的脂肪细胞。分泌物稀薄，含唾液淀粉酶。

2. 下颌下腺 下颌下腺为混合腺，以浆液性腺泡为主，黏液性和混合性腺泡较少。闰管短，纹状管长（图 15-2）。分泌物除含唾液淀粉酶外，还含生物活性多肽。近年来，已从某些哺乳动物及人的下颌下腺中分离出近 30 种生物活性多肽。这些多肽有的与组织细胞的分化和生长有关，如神经生长因子（NGF）、表皮生长因子（EGF）、内皮生长刺激因子（EGSF）等；有的是内环境稳定因子，如肾素、红细胞生成素。这些多肽可直接入血或随唾液进入消化道，对多种组织和细胞的生理功能起调节作用。

3. 舌下腺 舌下腺是位于腭舌骨肌上方的一对较小的、以黏液性腺泡为主的混合腺，无闰管，纹状管也较短。分泌物以黏液为主。

（三）唾液

唾液由大、小唾液腺的分泌物混合组成，95% 来自 3 对大唾液腺（其中 70% 来自下颌下腺、25% 来自腮腺、5% 来自舌下腺），每天唾液腺分泌的唾液大约有 1500 ml。唾液中的水分

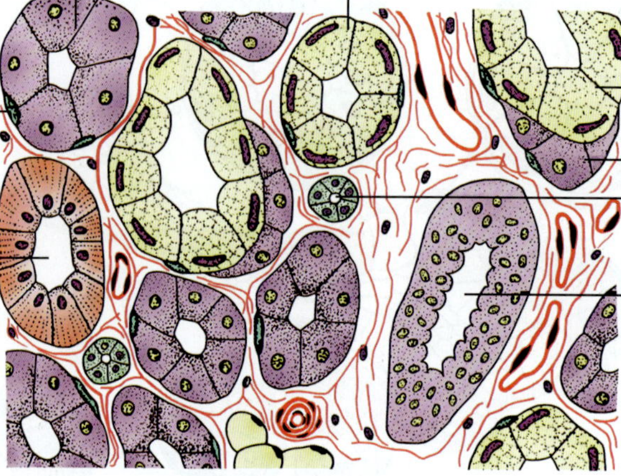

图 15-2 下颌下腺光镜结构模式图

（占 99%）和黏液起润滑口腔的作用，唾液淀粉酶可使食物中的淀粉初步分解为麦芽糖。唾液中还含有溶菌酶和干扰素，具有抵抗细菌和病毒入侵的作用；唾液腺间质中的浆细胞能分泌 IgA，与腺上皮产生的蛋白质分泌片结合形成分泌性 IgA（sIgA），随唾液排入口腔，具有免疫保护功能。咀嚼还可反射性地引起胃液、胰液和胆汁等消化液的分泌。

二、胰

胰（pancreas）表面覆盖薄层结缔组织被膜，结缔组织伸入腺内将实质分隔成许多小叶。胰的实质由外分泌部与内分泌部两部分构成。外分泌部占腺体的绝大部分，分泌的胰液经导管排入十二指肠，有重要的化学性消化作用。内分泌部是散在分布于外分泌部之间的细胞群，称为胰岛，分泌的激素进入血液或淋巴，主要参与糖代谢的调节。

（一）外分泌部

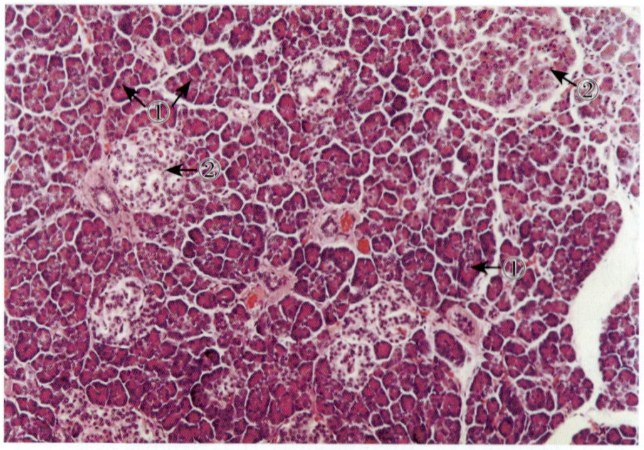

图 15-3 人胰外分泌部和胰岛光镜像
①腺泡；②胰岛

1．腺泡 腺泡为纯浆液性，在基膜与腺细胞之间无肌上皮细胞。腺细胞顶部的分泌颗粒数量，因功能状态不同而有差异，如饥饿时分泌颗粒增多，进食后分泌颗粒减少。腺细胞具有合成和分泌蛋白质旺盛细胞的超微结构特点，合成并分泌胰蛋白酶、胰脂肪酶和胰淀粉酶等组成胰液排入小肠，参与食物的消化。腺泡腔内可见一些小的扁平或立方形细胞，称为泡心细胞（centroacinar cell），细胞质染色浅，细胞核圆形或卵圆形。泡心细胞是延伸入腺泡腔内的闰管上皮细胞（图 15-3，图 15-4）。

2．导管 胰闰管较长，伸入腺泡腔的部分形成泡心细胞，其余为单层扁平或立方上皮。闰管汇合形成小叶内导管，无纹状管。小叶内导管在小叶间结缔组织内再汇合形成小叶间导管，后者最终汇合成一条主导管，贯穿胰全长，在胰头部与胆总管汇合，开口于十二指肠乳

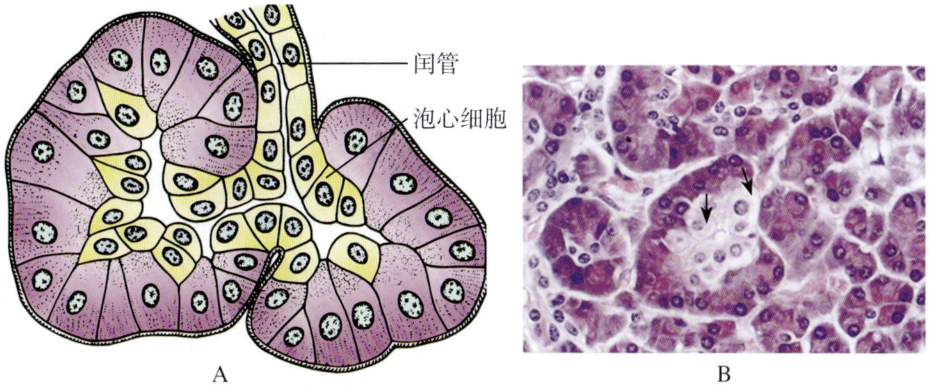

图 15-4 胰腺泡示泡心细胞与闰管关系模式图

A．泡心细胞与闰管关系模式图；B．HE 染色显示泡心细胞（箭头所示，首都医科大学供图）

头。从小叶内导管到主导管，管腔逐渐增大，上皮由单层立方逐渐变为单层柱状，主导管为单层高柱状上皮，其中可见杯状细胞和散在的内分泌细胞。胰导管上皮可以分泌水和电解质，如 Na^+、K^+、Ca^{2+} 和 HCO_3^- 等。

3．胰液 胰液为无色无味的碱性液体，其中的水和电解质主要由导管上皮细胞分泌，电解质成分中 HCO_3^- 的含量最高，能中和进入十二指肠的胃酸。成人每日分泌胰液 1 ~ 2L。胰液中含有由腺细胞分泌的多种消化酶，可分为两类：一类是具有生物活性的酶，如脂肪酶、淀粉酶等，分别分解三酰甘油为脂肪酸、分解淀粉为麦芽糖等；另一类是以酶原形式存在的不具活性的酶，如胰蛋白酶原、糜蛋白酶原、弹性蛋白酶原等。排入小肠后被肠激酶或胰蛋白酶激活，成为有活性的酶，分解蛋白质为小分子的肽和氨基酸。胰细胞还分泌一种胰蛋白酶抑制物，可防止胰蛋白酶对胰组织的自身消化，并阻止胰蛋白酶对其他蛋白水解酶的激活作用。若这种内在的机制失调或某些致病因素使胰蛋白酶原在胰内激活，可引起胰组织的分解破坏，导致胰腺炎。

（二）内分泌部——胰岛

胰岛（pancreas islet）是散在分布于胰外分泌部内的内分泌细胞团，大小不一，体积小的只由数个细胞组成，大的则有数百个细胞，HE 染色浅（图 15-3），易与外分泌部区分。成人约有 100 万个胰岛，约占胰体积的 1.5%，胰尾的胰岛较多，偶见单个胰岛细胞嵌于腺泡或导管上皮细胞之间。胰岛细胞呈团索状分布，细胞间有丰富的有孔毛细血管。人的胰岛有 A、B、D、PP、D1 等多种细胞，可用免疫组织化学方法鉴别各种类型细胞（图 15-5）。

1．A 细胞 又称为 α 细胞，约占胰岛细胞总数的 20%，细胞常呈大的多边形，多分布于

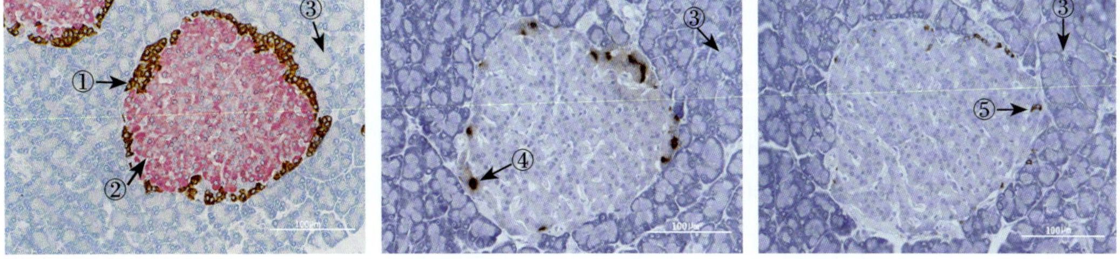

图 15-5 大鼠胰岛免疫组织化学 PAP 法显示 A、B、D 和 PP 细胞

（中日友好医院潘琳供图）

① A 细胞；② B 细胞；③胰腺腺泡；④ D 细胞；⑤ PP 细胞

胰岛的周边（图15-5）。电镜观察，A细胞内含由单位膜包被的分泌颗粒，颗粒较大，呈圆形或卵圆形，含有偏于一侧的致密核芯，质膜与致密核芯之间有电子密度较低的晕。A细胞的主要功能是分泌胰高血糖素（glucagon），其作用是促进糖原分解为葡萄糖，阻止糖原的合成，使血糖升高。

2．B细胞 又称为β细胞，数量最多，约占胰岛细胞总数的70%，细胞较小，多位于胰岛的中央部（图15-5）。光镜下，B细胞的分泌颗粒大小不等。电镜下，B细胞颗粒内有一至数个杆状或不规则的致密核芯，质膜与核芯间有较宽的间隙。由于B细胞是构成胰岛的主要细胞，故其分泌的激素称为胰岛素（insulin）。胰岛素的作用是促进细胞吸收血中的葡萄糖合成糖原或转化为脂肪，使血糖降低。胰岛素和胰高血糖素联合作用，保持血糖的稳定。若胰岛素分泌不足或胰岛素受体减少，可致血糖升高并从尿排出，即为糖尿病。若胰岛素过多，可导致低血糖。

3．D细胞 又称为δ细胞，数量较少，约占胰岛细胞总数的5%。D细胞散在分布于胰岛的A、B细胞之间（图15-5）。电镜观察，D细胞与A、B细胞紧密相贴，细胞间有缝隙连接。D细胞的分泌颗粒较大，内容物呈均质状。D细胞分泌生长抑素（somatostatin），可通过旁分泌方式或直接经缝隙连接作用于邻近的A、B、PP等细胞，抑制这些细胞的分泌活动。生长抑素也可进入血液循环对其他靶细胞起到调节作用。

4．PP细胞 数量很少，除主要存在于胰岛外，也见于外分泌部的导管上皮内或腺泡细胞间（图15-5）。电镜下，PP细胞的分泌颗粒较小，内含胰多肽（pancreatic polypeptide）。人胰多肽是一种抑制性激素，能抑制胰液分泌、胃肠运动及胆囊收缩。

5．D1细胞 数量较少，占胰岛总数的2%～5%，主要分布在胰岛的周边部。可分泌血管活性肠肽（vasoactive intestinal peptide，VIP），VIP能引起胰的腺泡细胞分泌，还能抑制胃酶的分泌，刺激胰岛素和胰高血糖素的分泌。此外，在胰外分泌部和血管周围也有D1细胞。

胰血液循环的特点：胰的内分泌部与外分泌部有着密切的关系。胰动脉发出入岛动脉进入胰岛，分支形成岛内毛细血管，岛内毛细血管汇成出岛血管，出岛血管再一次分支形成外分泌部的毛细血管，构成胰岛-腺泡门脉系统。胰岛分泌的激素可经胰岛-腺泡门脉系统到达腺泡，影响腺泡的分泌活动。如胰岛素可使腺泡对缩胆囊素的敏感性增强，增加腺泡的分泌。

三、肝

肝（liver）是人体第二大器官，重1～1.5kg，约占体重的2%，肝也是体内最大的腺体。作为外分泌腺，肝细胞产生的胆汁注入十二指肠，参与脂类物质的消化和吸收。肝除了参与消化外，还有极复杂多样的生物化学功能，在机体代谢过程中具有合成、分解、转化、贮存、解毒、参与免疫等多种重要的生理功能；胚胎时期的肝还具有造血功能。

肝的表面大部分由浆膜覆盖，小部分由纤维膜覆盖，肝门处的结缔组织随门静脉、肝动脉和肝管的分支深入肝实质，将实质分隔成许多肝小叶，小叶间各种管道聚集的部位是肝门管区。

（一）肝小叶

肝小叶（hepatic lobule）是肝的基本结构和功能单位。肝小叶呈多角棱柱体，长约2mm，宽约1mm，成人肝有50万～100万个肝小叶。肝小叶之间为结缔组织，构成小叶间隔。人的肝小叶间结缔组织很少，使其分界不明显；但有些动物，如猪的肝小叶间结缔组织较多，肝小叶分界非常明显（图15-6，图15-7）。肝小叶中央有一条沿其长轴走行的中央静脉（central vein），围绕中央静脉向周围呈放射状排列的是肝板和肝血窦。肝细胞以中央静脉为中心单行排列成凹凸不平的板状结构，称为肝板（hepatic plate），其切面观呈索状，故称为肝索

(hepatic cord)。相邻肝板分支互相吻合连接成网，称为肝板网。在小叶周边有一环形肝板，称为界板（limiting plate）。肝板之间的血流通路为肝血窦，血窦经肝板上的孔互相连通，形成血窦网。相邻肝细胞的质膜局部凹陷，形成微细的胆小管，在肝板内也相互连接成网。

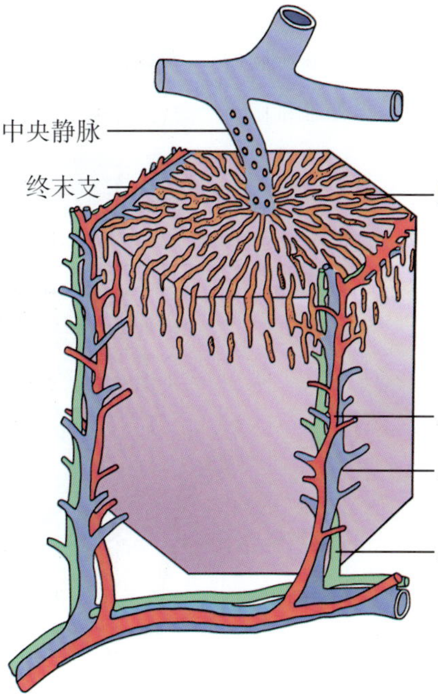

图 15-6 肝小叶立体结构模式图

1．中央静脉 中央静脉位于肝小叶中央，中央静脉管壁由内皮细胞围成，内皮外有少量结缔组织，管壁有肝血窦的开口。中央静脉接受肝血窦的血流，然后汇入小叶下静脉。

2．肝细胞 肝细胞是组成肝最基本的细胞，体积较大，直径为 20 ~ 30μm，呈多面体形。在 HE 染色切片中，肝细胞的细胞质多呈嗜酸性，当蛋白质合成功能旺盛时，出现散在的嗜碱性颗粒。此外，细胞质内还含有较多的糖原颗粒和少量的脂滴。细胞核大而圆，居中，着色浅，有一至数个核仁。部分肝细胞为双核细胞，多倍体核肝细胞数量很多，这是肝细胞的特点之一，可能与肝细胞活跃的功能及物质更新有关，而且与肝的强大再生能力密切相关。电镜下，在肝细胞丰富的细胞质内可见到丰富而发达的各种细胞器和包涵物（图 15-8）。

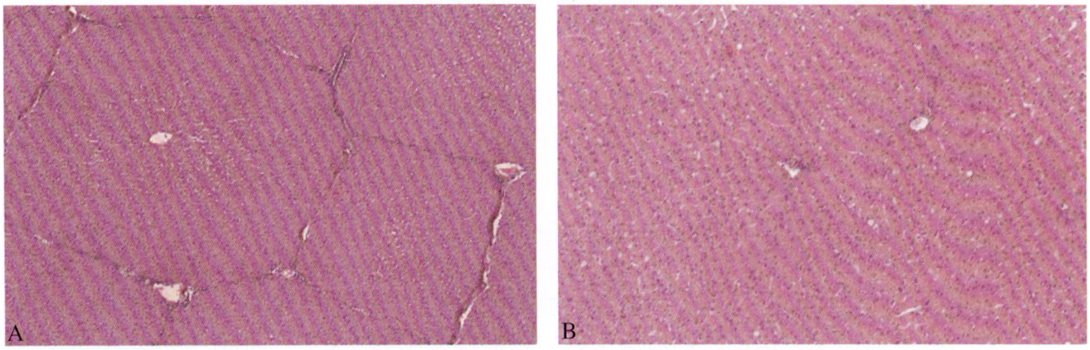

图 15-7 肝小叶光镜像

A．猪肝；B．人肝

（1）线粒体：线粒体数量很多，每个肝细胞有 1000 ~ 2000 个，遍布于细胞质，常移向能量需求较多的部位，为肝细胞的功能活动提供能量。

（2）粗面内质网：粗面内质网成群分布于肝细胞质内，即光镜下散在的嗜碱性颗粒，是合成多种蛋白质的场所，血浆中的白蛋白、大部分凝血酶原、纤维蛋白原、脂蛋白、补体蛋白及许多载体蛋白等均是由粗面内质网合成的，并经内质网池转移至高尔基复合体。

（3）滑面内质网：滑面内质网数量比粗面内质网少，广泛分布于肝细胞质中，其质膜上有多种酶系分布，如氧化还原酶、水解酶、转移酶、合成酶系等，故功能多样。肝细胞摄取的多种有机物在滑面内质网上进行连续的合成、分解、结合、转化等反应。其主要功能是合成胆汁，进行脂肪和激素代谢，对代谢过程中产生的有毒物质及从肠道吸收的有毒物质进行解毒等。如肝硬化时，其对雌激素的灭活能力下降，在过量的雌激素的作用下患者出现肝掌和蜘蛛痣。

（4）高尔基复合体：高尔基复合体数量甚多，每个肝细胞约有 50 个，主要分布在胆小管周围及核附近，参与肝细胞的胆汁分泌，蛋白质的加工、浓缩和贮存，然后组装成运输小泡，

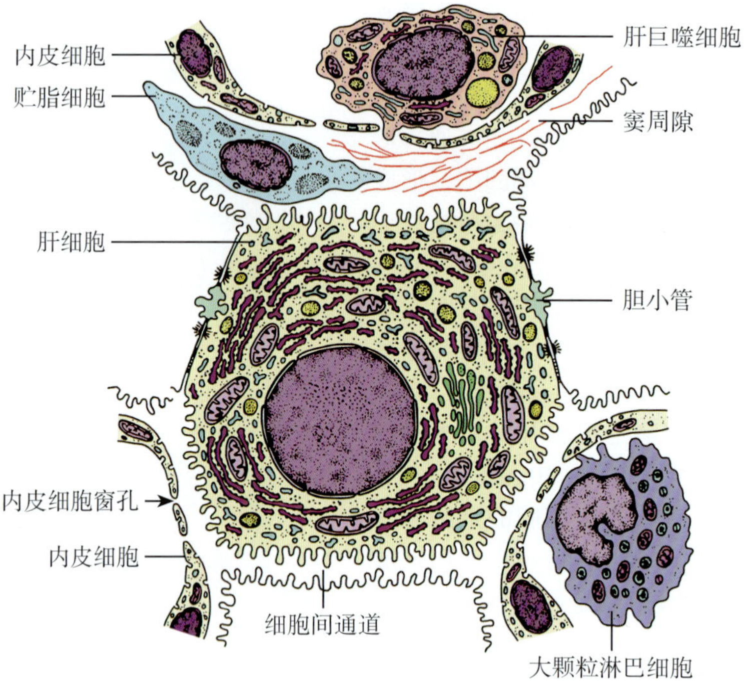

图 15-8 肝细胞、肝血窦、窦周隙和胆小管关系模式图

以出胞方式释放入肝血窦。

（5）溶酶体：溶酶体数量和大小不一，功能活跃，参与肝细胞内的分解代谢，还参与胆色素的代谢、转运和铁的贮存过程。此外，溶酶体在肝细胞结构更新及正常功能的维持中起着重要的作用。

（6）过氧化物酶体：过氧化物酶体又称为微体，多为大小不一的圆形小体，主要含过氧化氢酶和过氧化物酶。过氧化氢酶可将细胞代谢产生的过氧化氢还原成氧和水，以消除过氧化氢对细胞的毒性作用；肝细胞的过氧化物酶体内含特有的黄嘌呤氧化酶，它能将核酸代谢产物黄嘌呤氧化为尿酸，经尿排出；此外，肝细胞的过氧化物酶体内还含有与脂质、乙醇类代谢有关的酶。

（7）包涵物：包括糖原、脂滴、色素等物质，其含量随机体所处的不同生理和病理状况而变化，进食后糖原增多，饥饿时糖原减少；正常肝细胞内脂滴较少，但在某些病理情况下脂滴含量可增加。细胞质内的脂褐素的含量可随机体年龄的增长而增多。

每个肝细胞有 3 种不同的功能面：血窦面、胆小管面和肝细胞连接面。电镜观察，血窦面和胆小管面有发达的微绒毛，使细胞表面积增大。在相邻肝细胞连接面上有紧密连接、桥粒和缝隙连接等结构。

肝除了显示较慢的细胞更新率外，还具有强大的再生潜能。正常成体的肝细胞是一种长寿细胞，极少见分裂象。但在肝受损后，尤其在肝部分切除后，受肝内外诸多因子（肝细胞增殖刺激因子、肝细胞增殖抑制因子和激素类辅助因子等）的调控，残余肝细胞迅速出现快速活跃的分裂增殖，并呈现明显的规律性。肝病患者施行大部或部分肝切除术后也有肝再生能力，一般可在半年内恢复正常肝体积。

3. 肝血窦 肝血窦（hepatic sinusoid）是位于肝板之间的血流通路，腔大、不规则（图 15-9，图 15-10），借肝板上的孔互相吻合成毛细血管网，血流由小叶周边汇入中央静脉。窦壁由一层内皮细胞围成，窦腔内可见肝巨噬细胞和大颗粒淋巴细胞（图 15-8，图 15-9）。肝细胞与窦壁内皮细胞之间存在一狭小的间隙，称为窦周隙。

（1）血窦内皮细胞有孔，细胞扁而薄，细胞质内还有较多的吞饮小泡。细胞连接较松散，

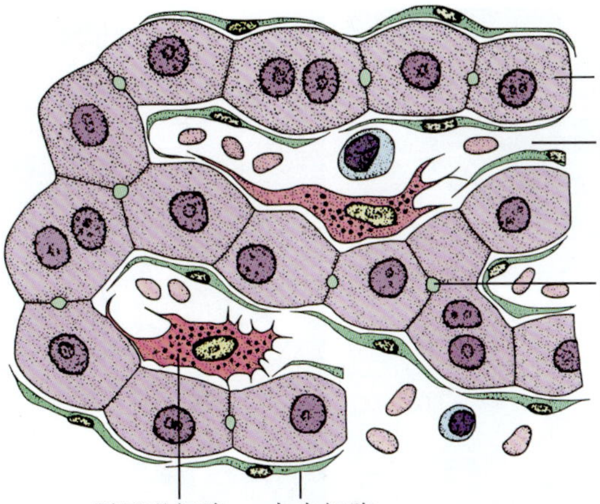

图 15-9 肝索和肝血窦关系模式图

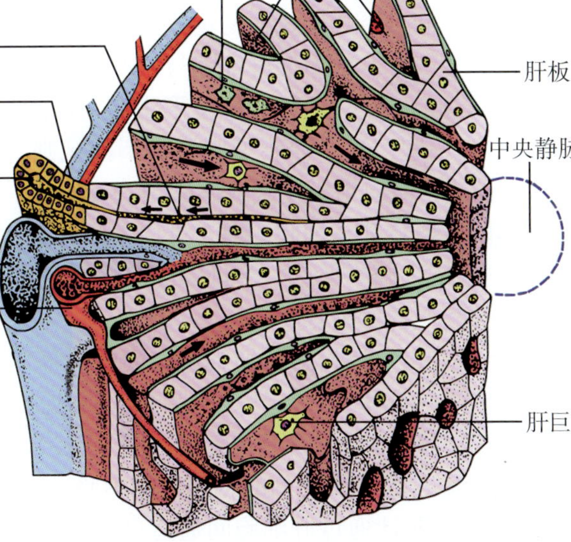

图 15-10 肝板、肝血窦和胆小管模式图

间隙较大，宽 0.1 ～ 0.5μm。内皮外无基膜，仅见散在的网状纤维（图 15-11），其对内皮起支持作用。肝血窦的结构表明其具有较大的通透性，血浆中除乳糜微粒外，其他大分子物质均可自由出入，有利于肝细胞与血液间进行物质交换。

（2）肝血窦内有散在的巨噬细胞，又称为库普弗细胞（Kupffer cell），此种细胞来自血液单核细胞，是体内固定型巨噬细胞中最大的细胞群体。细胞形态不规则，常以其板状或丝状伪足附着在内皮细胞表面或伸出伪足穿过内皮细胞窗孔或内皮细胞间隙伸至窦周隙内（图 15-9）。肝巨噬细胞具有活跃的变形运动和较强的吞噬、吞饮能力，在清除由肠道经门静脉进入肝内的病原微生物及异物等方面发挥着重要的作用，而且能杀伤肿瘤细胞，处理、传递抗原，参与机体的免疫应答，并吞噬、清除衰老和损伤的血细胞。肝血窦内还有较多的大颗粒淋巴细胞（large granular lymphocyte，LGL），此种细胞是具有 NK 细胞活性和表面标志的淋巴细胞，在抵御病毒感染及防止肝肿瘤发生方面起着重要的作用。

（3）窦周隙与贮脂细胞：窦周隙（perisinusoidal space）又常称为 Disse 间隙，是肝细胞与

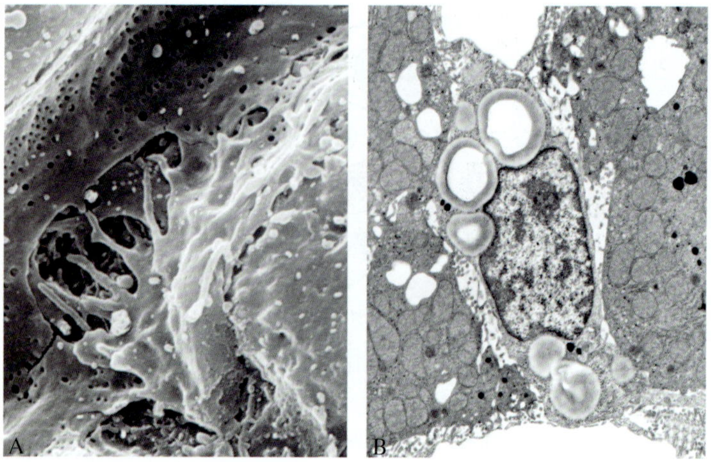

图 15-11 肝血窦和贮脂细胞电镜像

A. 肝血窦扫描电镜像显示血窦内皮细胞孔和肝巨噬细胞；B. 贮脂细胞透射电镜像

血窦内皮细胞之间的狭窄间隙，宽约 0.4μm，窦腔内充满来自血窦的血浆，肝细胞血窦面上的微绒毛浸于其中，是肝细胞与血液之间进行物质交换的场所。电镜下，有的相邻肝细胞间有细胞间通道与窦周隙相连，表面也有微绒毛，从而使肝细胞与血液之间有更大的交换面积。

窦周隙内有贮脂细胞（fat-storing cell），又称为肝星形细胞（hepatic stellate cell，HSC），以及散在的网状纤维，后者由贮脂细胞产生。贮脂细胞形态不甚规则，有突起（图 15-8，图 15-11），在 HE 染色标本中不易辨认，而应用氯化金或硝酸银浸染法，或免疫细胞化学技术均可清楚显示。电镜下，贮脂细胞的主要特征是细胞质内含有许多大脂滴。贮脂细胞的功能是摄取和贮存维生素 A，以及合成细胞外基质和纤维。在慢性肝病时，贮脂细胞异常增生，逐渐向成纤维细胞转化，与肝纤维增生性病变的发生有关。

4．胆小管 胆小管（bile canaliculi）是相邻肝细胞连接面的局部质膜凹陷并对接而成的微细小管，管腔狭小，直径为 0.5 ~ 1.0μm，HE 染色切片中不易看到，用硝酸银浸染法或某些酶组织化学染色可清晰显示它们在肝板内连接成网状管道（图 15-12）。电镜下，构成胆小管壁的肝细胞形成许多微绒毛突入管腔；胆小管周围的相邻肝细胞膜之间形成紧密连接和桥粒，以封闭胆小管周围的细胞间隙，防止胆汁通过肝细胞间通道进入窦周隙内（图 15-12）。当肝

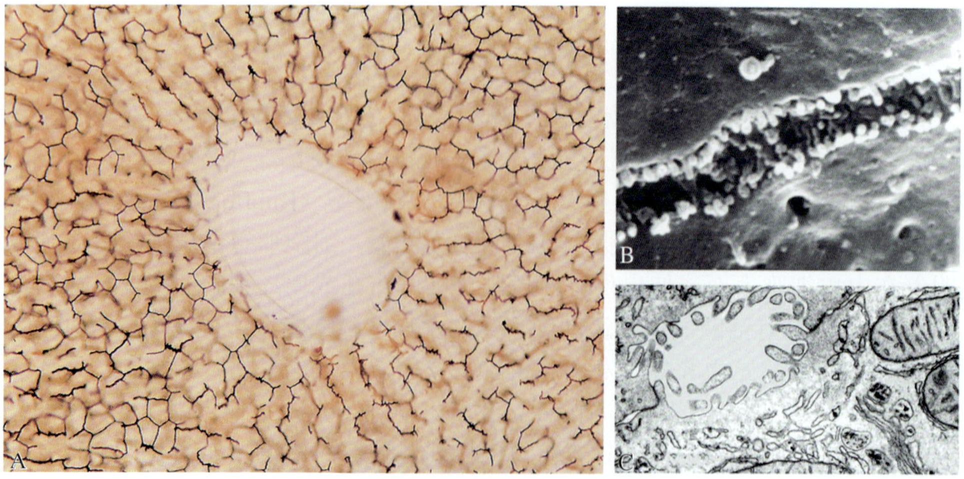

图 15-12 兔肝胆小管光镜和电镜像

A. 银染法显示胆小管；B. 胆小管扫描电镜像；C. 胆小管透射电镜像（首都医科大学王秀琴供图）

细胞发生变性、坏死或胆道堵塞管内压增大时，胆小管正常结构遭到破坏，胆汁可溢入窦周隙，从而进入血液，造成黄疸。

（二）肝门管区

在肝小叶周边的部分区域，结缔组织较多，包含有神经、胆管、淋巴管和血管的分支，可见小叶间静脉、小叶间动脉和小叶间胆管，该区域称为门管区（portal area）（图 15-13）。每个肝小叶周围有 3 ~ 4 个门管区。小叶间静脉是门静脉的分支，管壁薄，腔大而不规则，内皮外仅有极少量平滑肌；小叶间动脉是肝动脉的分支，管径较细，腔小，管壁相对较厚，内皮外有环行平滑肌；小叶间胆管是肝管的分支，管壁由单层立方或低柱状上皮构成。在非门管区的小叶间结缔组织内含有中央静脉汇合形成的小叶下静脉，管壁较厚。小叶下静脉在肝门汇合成肝静脉出肝。

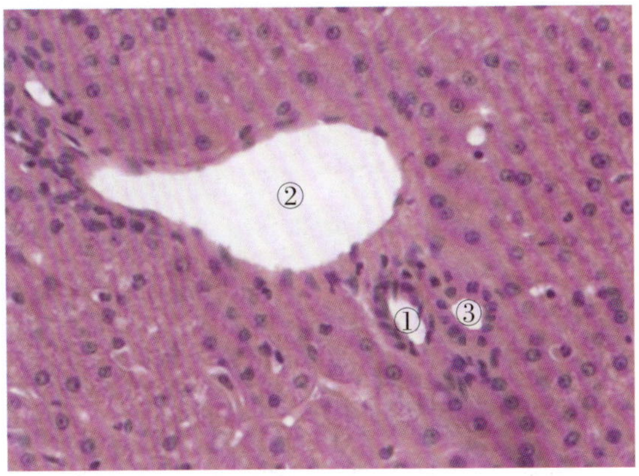

图 15-13　肝门管区光镜像

①小叶间动脉；②小叶间静脉；③小叶间胆管

（三）肝的血液循环

肝的血供非常丰富，由肝门静脉和肝动脉双重供血。门静脉是肝的功能血管，其血量占肝总血量的 80%，主要汇集来自胃肠道等处的静脉血，含丰富的营养物质。肝门静脉在肝门分左右两支进入肝左右叶，继而分支形成小叶间静脉，再分支成终末门微静脉（terminal portal venule）入肝血窦。肝动脉血含氧量高，是肝的营养血管，其血量占肝总血量的 20%。肝动脉入肝后与门静脉伴行分支，首先分支形成小叶间动脉，小叶间动脉也分支形成终末肝微动脉（terminal hepatic arteriole），最终也注入肝血窦。此外，小叶间动脉还分支供应肝被膜、间质和胆管等。因此，肝血窦内含有动、静脉混合血，其血流方向由小叶周边流向中央，最后汇入中央静脉。若干中央静脉汇合成小叶下静脉，单独走行于小叶间结缔组织内，然后再汇集成肝静脉，汇入下腔静脉。

肝血液循环流程

肝动脉→小叶间动脉→终末肝微动脉↘
　　　　　　　　　　　　　　　　　肝血窦→中央静脉→小叶下静脉→肝静脉
门静脉→小叶间静脉→终末门微静脉↗

（四）肝内胆汁排出途径

胆小管以盲端起自中央静脉周围的肝板内，分泌的胆汁经胆小管从肝小叶的中央流向周边，在小叶边缘处汇集成若干短小的闰管（Hering 管）。闰管较细，出肝小叶后，汇入小叶间胆管，小叶间胆管再汇合成左右肝管，于肝门处出肝，形成肝总管，肝总管再与胆囊管汇合形成胆总管，其与胰管汇合开口于十二指肠乳头。

（五）门管小叶和肝腺泡

作为肝的结构和功能基本单位，除了以中央静脉为中心的经典肝小叶外，有人还提出了门管小叶和肝腺泡的概念（图 15-14）。

1．门管小叶 门管小叶（portal lobule）是以门管区为中轴的小叶结构，周围以 3 个相邻经典肝小叶的中央静脉连线为界，其长轴中心为小叶间胆管及伴行血管，切面观为三角形。胆汁从周围流向中央的小叶间胆管，故门管小叶强调了肝的外分泌功能。

2．肝腺泡 肝腺泡（hepatic acinus）是以相邻两个肝小叶间的血液供应关系划分出的肝结构单位，体积较小，大致呈卵圆形，卵圆形长轴的顶点是中央静脉。每个肝腺泡由相邻两个经典肝小叶的各 1/6 部分组成，肝腺泡内的血流是从中轴单向性地流向两端的中央静脉（图 15-14）。肝腺泡强调了肝细胞的血供状态。在某些病理情况下，如酒精中毒、病毒性肝炎、药物中毒等，首先引起中央静脉周围的肝细胞损伤。

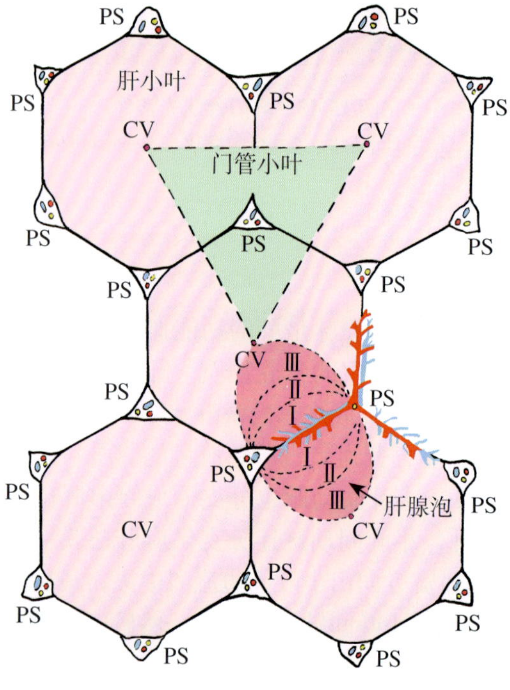

图 15-14 肝小叶、门管区、门管小叶和肝腺泡示意图
PS：门管区；CV：中央静脉

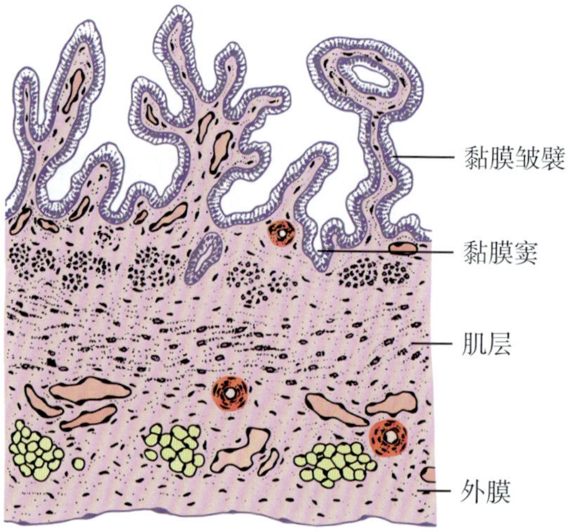

图 15-15 胆囊光镜结构模式图

四、胆囊与胆管

胆囊壁由黏膜、肌层和外膜组成（图 15-15）。

1．黏膜 黏膜形成许多高而分支的皱襞，皱襞表面为单层柱状上皮，皱襞间的上皮向固有层凹陷，形成黏膜窦，窦内易有细菌或异物残留，常引起炎症。当胆囊扩张时，黏膜窦消失。固有层较薄，无腺体，有较多的血管和淋巴管。

上皮细胞具有分泌黏液、吸收胆汁中的水和无机盐的功能。

2．肌层和外膜 肌层较薄，为平滑肌，排列不规则，大致呈纵行和螺旋形排列。外膜大部分为浆膜，少部分为纤维膜。

胆囊管是近胆囊颈的一段，黏膜形成许多螺旋形皱襞，上皮为含少量杯状细胞的单层柱状上皮。固有层有黏液性腺。肌层较厚，以环行肌为主。

胆囊的功能是贮存和浓缩胆汁。脂肪性食物可刺激小肠内分泌细胞分泌缩胆囊素，刺激肌层收缩，排出胆汁。

SUMMARY

The digestive glands are composed of salivary glands, pancreas, liver and gallbladder. They are located outside the digestive tract and have ducts open into the digestive tract. The main functions of the salivary glands are to wet and lubricate the oral cavity and its contents, to initiate the digestion of food. The acinuses of salivary gland consist of serous acinus，mucous acinus and mixed acinus.

The pancreas is a mixed exocrine and endocrine gland. The exocrine portion is a compound tubuloacinar gland. The acinar cell is a serous cell. The cytoplasm near the base of the acinar cells is strongly basophilic and the apical cytoplasm is filled with large numbers of zymogen granules. The main functions of exocrine gland are to produce digestive enzymes that delivers into the small intestine. The endocrine tissue of the pancreas is grouped into small spherical clusters known as islets of Langerhans. The islets consist mainly of the following cell types: Alpha（α）cells which secrete glucagons in response to hypoglycemia to elevate blood glucose; Beta（β）cells secrete insulin, which is in response to hyperglycemia to lower blood glucose; Delta（δ）cells secrete somatostatin, which inhibits hormone secretion from nearby cell; PP-cells secrete pancreatic polypeptide.

The main structural component of the liver is the hepatic lobules, which is the basic structural unit of liver. A hepatic lobule consists of hepatic plate, hepatic sinusoid, perisinusoidal space, bile canaliculi and central vein. The hepatocytes are radically disposed in the liver lobule. The space between these plates constitutes the sinusoid capillaries, i.e. the liver sinusoid. In addition to the fenestrated endothelial cells, the sinusoids also contain phagocytic cells known as Kupffer cells. The endothelial cells are separated from the underlying hepatocytes by a subendothelial space known as the space of Disse, in which contain reticular fibers and microvilli of hepatocytes, and are basal lamina-free. The plasma escaping from the sinusoids has free to this space. The fat-storing cells are star-shaped cells located in the spaces of Disse. The human liver contains three to six portal spaces per lobule, each with a venule（a branch of the portal vein), an arteriole（a branch of the hepatic artery), a duct（part of the bile duct system), and lymphatic vessels.

联合检测肿瘤标记物对肝癌诊断的临床意义

肝癌（hepatic cell cancer，HCC）是全球最常见的恶性肿瘤之一，是高度恶性、侵袭性的肿瘤，我国位居肿瘤死亡率的第二位。临床上诊断肝癌的方式很多，如核磁共振、超声造影、CT 等，但对肝原发性病变的性质有时难以肯定，同时，影像学检查也较难发现体积较小的肿瘤，存在一定的漏检率。肝癌标记物具有比其他早期诊断方法发现更早的优势，肿瘤标记物的检测简单、快捷、可重复操作，不仅对肝癌的诊断具有明显优势，而肝癌早期发现、早期诊断、早期治疗是提高肝癌患者生存率的关键，而且对肝癌疗效的判断及预后监测都具有重要作用。

血清肿瘤标记物是指在血清中存在的由肿瘤组织本身或机体对肿瘤产生反应的一类提示肿瘤存在和程度的生化物质。传统的肝癌早期诊断标记物有甲胎蛋白及其异质体、γ异常凝血酶原、谷氨酰转肽酶同工酶Ⅱ；潜在的肝癌早期诊断标记物有高尔基复合体蛋白、热激蛋白、骨桥蛋白、肿瘤相关抗原、父系表达基因10等。

肝癌肿瘤标记物检测，能比其他方法提前3～5个月发现肿瘤或肿瘤的复发、转移。通过监测肝癌标记物，提高预测和诊断的针对性，从而提高疗效，改善预后。国内外研究证实，单一标记物诊断早期肝癌存在缺陷，而多种标记物联合检测可提高诊断的敏感性和特异性。因为在肝癌进展的不同阶段，肿瘤标记物的种类、数量和含量均发生变化，因此单一肿瘤标记物可能导致检测偏差，多项标记物联合检测能够有效提高肝癌诊断的敏感性，为肝癌的辅助诊断、治疗以及预后提供重要依据。随着相关研究的深入，新的肝癌标记物不断被发现，而寻找灵敏、准确的肝癌标记物定性定量检测方法是十分必要的。多种肝癌标记物联合定性定量检测，必将推动肝癌的早期诊断，也是提高肝癌患者生存率的重要举措。

思考题

1．名词解释：泡心细胞，胰岛，胆小管，窦周隙，贮脂细胞，门管区，肝腺泡。
2．简述3种大唾液腺的结构特点与功能。
3．简述胰外分泌部的结构特点与功能。
4．简述肝小叶的结构特点与功能。
5．简述肝的血液循环及胆汁排出途径。

（孙丽慧　张　萌）

第16章 呼吸系统

呼吸系统由鼻、咽、喉、气管、主支气管和肺组成，分为导气部和呼吸部。导气部从鼻腔开始到肺内终末细支气管，具有保持气道通畅和净化空气的作用。呼吸部从肺内呼吸性细支气管开始直至终末的肺泡，具有气体交换功能。呼吸系统整体完成从外界摄入氧气、排出二氧化碳的功能。此外，鼻还有嗅觉功能，喉有发音功能，肺还参与多种物质的合成与代谢。

一、鼻　腔

鼻是气体进入肺的入口，也是嗅觉器官。鼻腔的内表面为黏膜，由上皮和固有层构成。黏膜深部与软骨膜、骨膜或骨骼肌相连。根据结构和功能不同，鼻黏膜分为前庭部、呼吸部和嗅部。

（一）前庭部

前庭部（vestibular region）为鼻腔入口处、鼻翼内表面的部分。黏膜表面被覆未角化复层扁平上皮，近外鼻孔处与皮肤的表皮相移行，并在此处生有鼻毛，可阻挡吸入气体中的尘埃颗粒。固有层为细密结缔组织，含有毛囊、皮脂腺与汗腺。黏膜深层与鼻软骨的软骨膜相连。

（二）呼吸部

呼吸部（respiratory region）占鼻黏膜的大部分，包括下鼻甲、中鼻甲、鼻道及鼻中隔中下部的黏膜，因血管丰富而呈粉红色。黏膜表面覆盖假复层纤毛柱状上皮，该层上皮含有较多的杯状细胞并具有较厚的基膜。固有层为疏松结缔组织，内含混合腺，称为鼻腺（nasal gland），分泌物经导管排入鼻腔，与上皮内杯状细胞分泌物共同形成黏液层覆盖于黏膜表面。固有层含有丰富的静脉丛和淋巴组织，固有层深部与骨膜相连。

鼻腔上皮细胞纤毛向咽部摆动，可将黏着的细菌或尘粒等异物推向咽部，经口腔咳出。固有层内有丰富的静脉丛，可对吸入的空气进行加温，这也是鼻受外力作用时容易出血的原因。

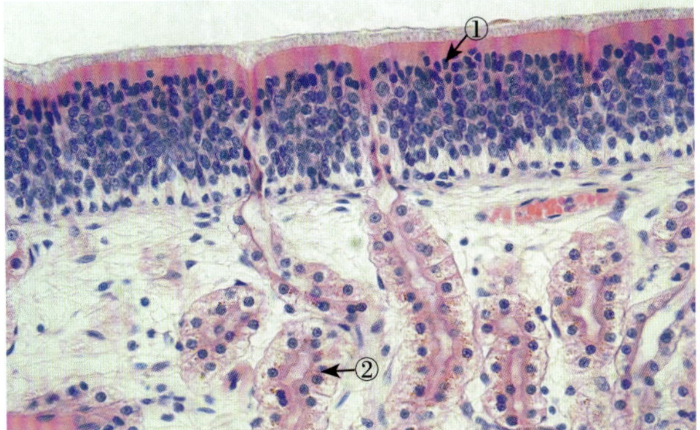

图 16-1　嗅黏膜光镜像

①假复层纤毛柱状上皮；②嗅腺

（三）嗅部

嗅部（olfactory region）位于鼻中隔上部两侧和上鼻甲处。黏膜呈浅黄色，由上皮和固有层组成。人的嗅黏膜约为 $2cm^2$，嗅上皮比呼吸部上皮略厚，由假复层柱状上皮构成，含有嗅细胞、支持细胞

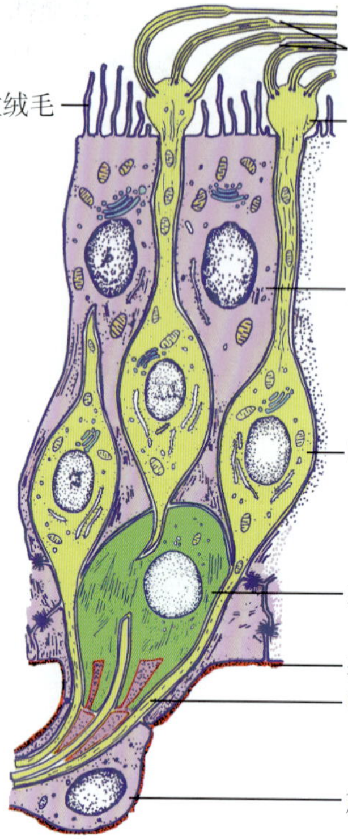

图16-2 嗅上皮细胞电镜结构模式图

和基细胞（图16-1）。

1．嗅细胞 嗅细胞（olfactory cell）为双极神经元，位于支持细胞之间。细胞呈梭形，细胞核居中，染色较浅，树突细长，伸到上皮游离面，末端膨大呈球状，称为嗅泡（olfactory vesicle）。从嗅泡发出数十根嗅毛（olfactory cilia）（图16-2）。嗅毛是一种静纤毛，常向一侧倾倒，浸于上皮表面的嗅腺分泌物中，可感受气味物质的刺激。嗅细胞基部发出细长的轴突，穿过基膜进入固有层，被施万细胞包裹构成无髓神经纤维，多条无髓神经纤维组成嗅神经（olfactory nerve）。在产生嗅觉时，嗅毛首先接受气体的化学物质刺激，产生神经冲动，传入中枢，从而产生嗅觉。

2．支持细胞 支持细胞（supporting cell）数目最多，是顶宽底细的高柱状细胞（图16-2），游离面有较多微绒毛，细胞核卵圆形，位于细胞顶部，细胞质内线粒体较多，可见脂褐素颗粒。支持细胞的侧面与嗅细胞构成连接复合体。支持细胞具有支持、保护和分隔嗅细胞的功能。

3．基细胞 基细胞（basal cell）呈圆形或锥体形，位于上皮基底部（图16-2），是一种干细胞，可分裂增殖、分化为支持细胞和嗅细胞。

嗅黏膜固有层为薄层结缔组织，其深部与骨膜相连。固有层内含有较多浆液性嗅腺（serous olfactory gland）（图16-1），嗅腺导管细而短，腺泡分泌物经导管排出至上皮表面，可溶解一些物质，刺激嗅毛，引起嗅觉。浆液性分泌物不断更新，可保持嗅细胞对有气味物质的高度敏感。固有层内亦含有丰富的血管、淋巴管和神经。

二、喉

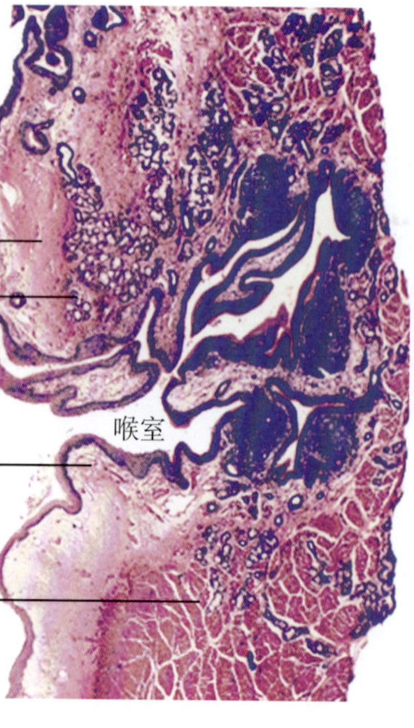

图16-3 喉纵切面光镜像

喉连接咽和气管，具有通气和发声两种功能。喉以软骨为支架，软骨之间以韧带、肌肉或关节相连。会厌舌面及喉面上份的黏膜表面被覆复层扁平上皮，舌面上皮内有味蕾，会厌的喉面下份黏膜上皮为假复层纤毛柱状上皮。会厌各部黏膜固有层均为疏松结缔组织，内含较多弹性纤维、混合腺和淋巴组织，深部与会厌软骨的软骨膜相连。

喉侧壁黏膜形成上下两对皱襞，即室襞（ventricular fold）和声襞（vocal fold），上下皱襞之间为喉室（ventricle of larynx）（图16-3）。室襞黏膜上皮为假复层纤毛柱状上皮，夹有杯状细胞，固有层为细密结缔组织。黏膜下层为疏松结缔组织，含较多混合腺和淋巴组织。声襞即声带（vocal cord），分膜部和软骨部，膜部为声襞的游离缘，较薄；软骨部为声襞的基部。膜部上皮为复层扁平上皮，固有层较厚，其浅层疏松，在炎症时易发生水肿，深层为致密结缔组织，内含大量弹性纤维。固有层下方的骨骼肌构成声带肌。声带软骨部的黏膜表面被覆假复层纤毛柱状上皮，黏膜下层含有混合腺，外膜中有软骨和骨骼肌。

三、气管和主支气管

气管和主支气管为肺外的气体通道，管壁由内向外可分为黏膜、黏膜下层和外膜 3 层。

（一）黏膜

黏膜由上皮和固有层构成，上皮为假复层纤毛柱状上皮（图 16-4），由纤毛细胞、杯状细胞、基细胞、刷细胞和弥散神经内分泌细胞组成。

1．纤毛细胞 纤毛细胞（ciliated cell）数量最多，细胞呈柱状，游离面有纤毛（图 16-5，图 16-6）。纤毛向咽部定向摆动，将黏液和黏附的尘埃颗粒和细菌等异物推向咽部，然后咳出，可见纤毛细胞具有清除异物和净化空气的功能。吸烟或患有慢性支气管炎时，可使纤毛减少、变形、膨胀或消失。

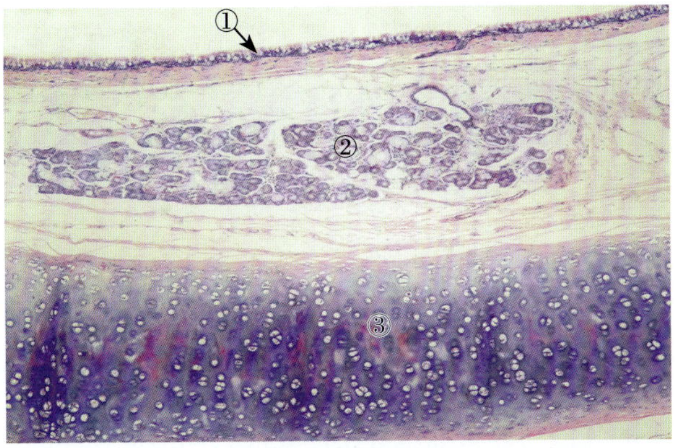

图 16-4 气管光镜像
①假复层纤毛柱状上皮；②气管腺；③透明软骨

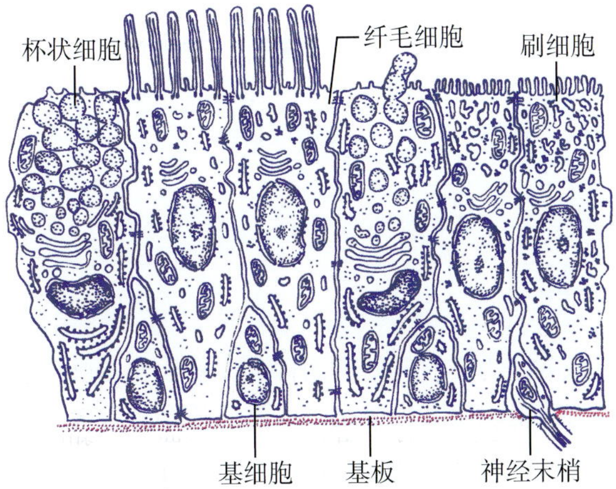

图 16-5 气管上皮电镜结构模式图

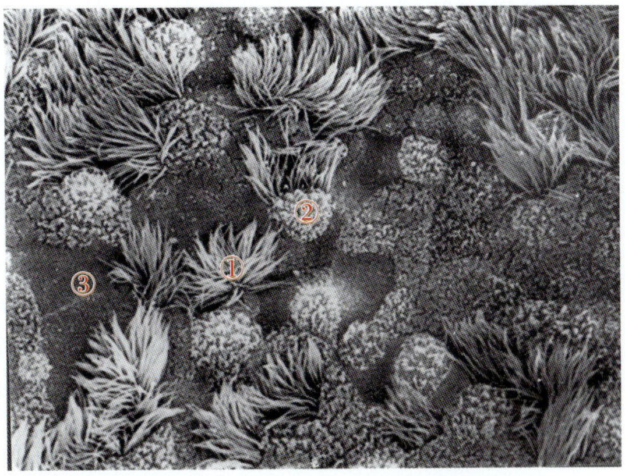

图 16-6 大鼠气管上皮扫描电镜像
①纤毛细胞；②刷细胞；③杯状细胞

2．杯状细胞 杯状细胞（goblet cell）散在于纤毛细胞之间，其分泌的黏液覆盖在黏膜表面（图 16-5，图 16-6），与气管腺的分泌物共同构成黏液屏障，可黏附空气中的尘埃颗粒和细菌等异物，溶解吸入的二氧化硫等有毒气体。

3．基细胞 基细胞（basal cell）位于上皮的深部，细胞矮小，呈锥体形，细胞顶部未达上皮的顶部（图 16-5）。基细胞是一种干细胞，可增殖分化为其他类型的细胞。

4．刷细胞 刷细胞（brush cell）是无纤毛的柱状细胞，游离面有许多细小的微绒毛（图 16-5，图 16-6）。细胞质内含有丰富的粗面内质网，无分泌颗粒。刷细胞的功能尚未确定。据报道，刷细胞基部与感觉神经末梢形成突触，因此刷细胞被认为具有感受刺激的功能。

5．弥散神经内分泌细胞 弥散神经内分泌细胞（diffuse neuroendocrine cell）数量少，细胞呈锥体形，散在于上皮深部，HE 染色标本中不易与基细胞相区别。电镜下，可见细胞质内含有许多致密核芯颗粒，因此又称为小颗粒细胞（small granule cell）。在叶支气管至细支气管的上皮内，特别是小支气管分支处，可见小颗粒细胞成群分布，与神经纤维构成神经上皮小体（neuroepithelial body）。小颗粒细胞的功能尚不十分清楚，免疫细胞化学研究证明，细胞内含有 5- 羟色胺、铃蟾肽（蛙皮素）、降钙素、脑啡肽等物质，分泌物可能通过旁分泌或经血液循环，调节呼吸道和血管的平滑肌收缩和腺体的分泌。

上皮与固有层之间有明显的基膜，是气管上皮的特征之一。固有层为细密结缔组织，含有许多淋巴细胞、浆细胞和肥大细胞，亦含有较多的血管和淋巴管。浆细胞能合成免疫球蛋白 A（immunoglobulin A，IgA），当 IgA 通过黏膜上皮时，与上皮细胞产生的分泌片结合形成分泌性免疫球蛋白 A（secretory immunoglobulin A，sIgA），释放入管腔内，发挥免疫防御作用。在固有层和黏膜下层移行处含有丰富的弹性纤维。

（二）黏膜下层

黏膜下层为疏松结缔组织，与固有层及外膜之间无明显界线。黏膜下层含有血管、淋巴管、神经和较多的气管腺（tracheal gland）。气管腺（图 16-4）为混合性的黏液性腺泡，其分泌的黏液与杯状细胞分泌的黏液共同形成较厚的黏液层，覆盖在黏膜表面；气管腺的浆液性腺泡分泌的稀薄液体，位于黏液层下方，有利于纤毛的正常摆动。黏膜下层内亦有弥散淋巴组织和淋巴小结。

（三）外膜

人的气管和支气管外膜由 16 ~ 20 个“C”字形的透明软骨环（图 16-4）和疏松结缔组织构成，软骨环之间以弹性纤维组成的韧带相连接，使气管保持通畅并有一定弹性。软骨环的缺口处即气管后壁，为膜性部，其中有弹性纤维组成的韧带、平滑肌束和较多的气管腺。咳嗽时平滑肌收缩，气管腔缩小，以利于清除痰液。

四、肺

肺表面被覆光滑的浆膜，即胸膜脏层。肺组织可分为实质和间质两部分，实质包括肺内支气管的各级分支及终末的大量肺泡。间质即肺内结缔组织及其中的血管、淋巴管和神经等。支气管由肺门进入肺内后，分支为叶支气管，左肺 2 支，右肺 3 支。叶支气管继而分支为段支气管。段支气管反复分支，依次为小支气管、细支气管和终末细支气管。从叶支气管到终末细支气管构成肺的导气部。终末细支气管再继续分支为呼吸性细支气管、肺泡管、肺泡囊和肺泡，由于呼吸性细支气管以下各段均存在肺泡，故构成肺的呼吸部。支气管在肺内反复分支呈树枝状，也称为支气管树（bronchial tree）。每一细支气管连同它的各级分支和肺泡组成一个肺小叶（pulmonary lobule）。肺小叶是肺的结构单位，呈锥体形，其尖端朝向肺门，底面向着肺表面，透过胸膜脏层可见肺小叶底部的轮廓，直径约 1.0cm，每叶肺有 50 ~ 80 个肺小叶。临床上小叶性肺炎系指肺小叶范围内的炎症病变。

（一）肺导气部

肺导气部的各段管道随支气管分支，管径逐渐变小，管壁变薄，结构变得简单。

1．叶支气管至小支气管 叶支气管（lobar bronchus）至小支气管（small bronchus）管壁结构与主支气管基本相似，但管径渐细，管壁渐薄，管壁 3 层结构分界渐不明显。主要结构变化如下（图 16-7）：

（1）黏膜上皮：为假复层纤毛柱状上皮，随管径变细，上皮由高变低，杯状细胞逐渐减少。

（2）固有层：变薄，其外侧出现少量环行平滑肌束。

（3）黏膜下层：腺体逐渐减少。

（4）外膜：结缔组织内的软骨由“C”形软骨环变为不规则的软骨片。

2．细支气管 细支气管（bronchiole）管径为 1.0mm 左右，黏膜上皮由起始段的假复层纤毛柱状上皮逐渐变为单层柱状纤毛上皮，杯状细胞很少或消失。管壁内腺体和软骨片逐渐减少至消失。管壁环行平滑肌逐渐增多，黏膜皱襞随管径变细而逐渐明显（图 16-8）。

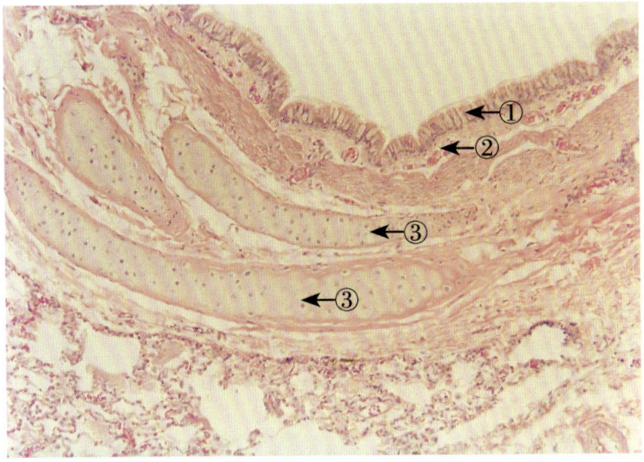

图 16-7 肺内小支气管切面结构光镜像
①上皮；②固有层；③软骨片

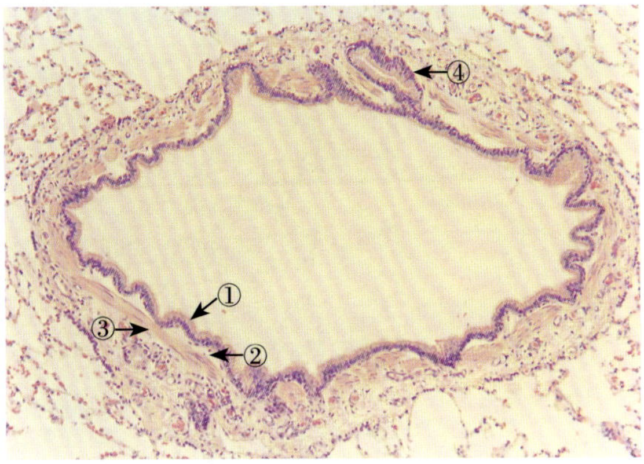

图 16-8 细支气管切面结构光镜像
①上皮；②固有层；③平滑肌；④腺体

3．终末细支气管 终末细支气管（terminal bronchiole）的管径约为 0.5mm，内衬单层纤毛柱状上皮，无杯状细胞。管壁内腺体和软骨片完全消失，出现完整的环行平滑肌层，黏膜皱襞更明显（图 16-9）。光镜下，终末细支气管的上皮由两种细胞组成，即少量的纤毛细胞和数量较多的 Clara 细胞（分泌细胞）。Clara 细胞游离面略高于纤毛细胞，呈圆锥状凸向管腔。电镜下，细胞质顶部可见丰富的滑面内质网和分泌颗粒（图 16-10）。Clara 细胞分泌物稀薄，含有蛋白水解酶，可分解管腔中的黏液，降低分泌物的黏稠度，利于排出。Clara 细胞内含有较多的氧化酶系，可对吸入的毒物或某些药物进行生物转化和解毒。上皮损伤时，Clara 细胞能够分裂增殖，分化为纤毛细胞。

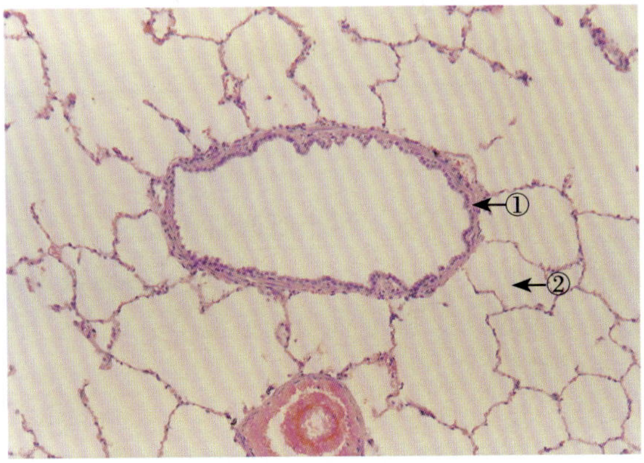

图 16-9 终末细支气管切面结构光镜像
①上皮；②肺泡

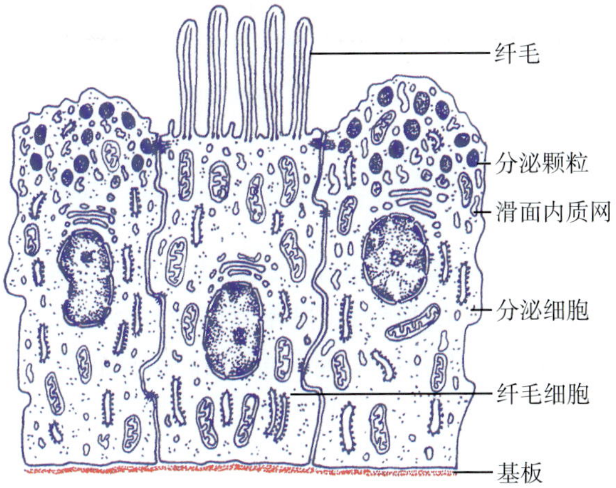

图 16-10 终末细支气管上皮的纤毛细胞及 Clara 细胞电镜结构模式图

（二）肺呼吸部

肺的呼吸部是呼吸系统完成气体交换的部位，其各部组织结构的共同特点是有肺泡。

1．呼吸性细支气管 呼吸性细支气管（respiratory bronchiole）是终末细支气管的分支。每个终末细支气管可分支形成 2 ~ 3 个呼吸性细支气管，它的管壁结构与终末细支气管结构相似，但管壁出现少量肺泡并开口于管腔，使管壁结构不完整。呼吸性细支气管的上皮为单层立方上皮，由纤毛细胞和 Clara 细胞组成。上皮外面有少量环行平滑肌和弹性纤维（图 16-11，图 16-12）。在肺泡开口处，单层立方上皮移行为单层扁平上皮。

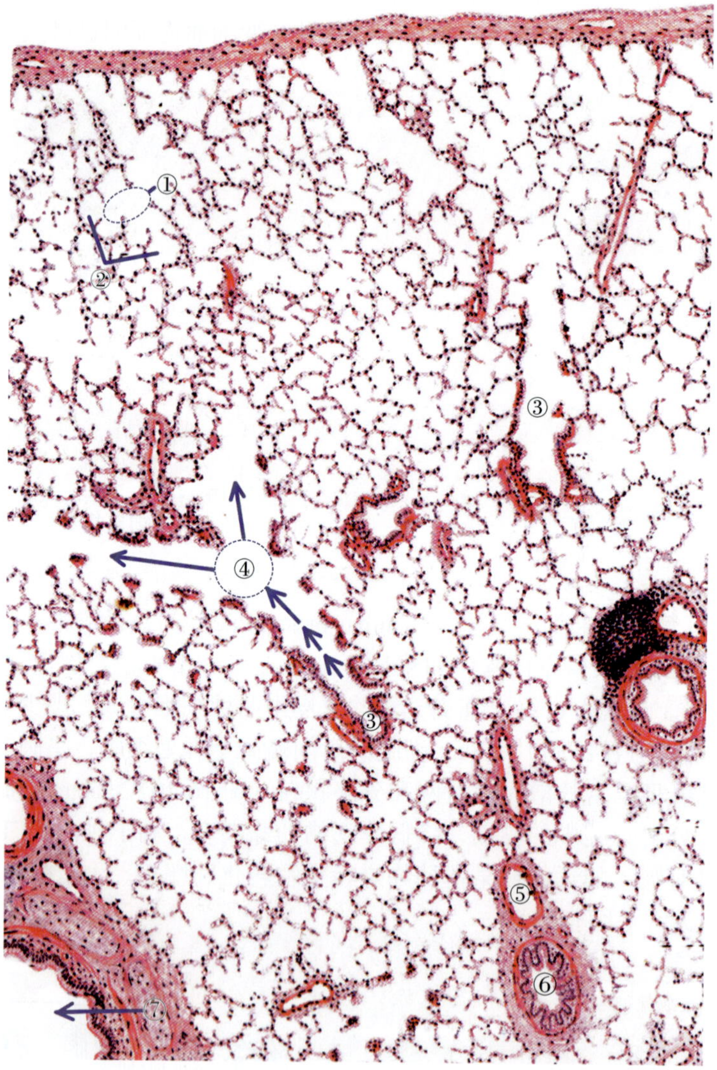

图 16-11 肺光镜结构模式图

①肺泡囊；②肺泡；③呼吸性细支气管；④肺泡管；⑤肺静脉；⑥肺动脉；⑦小支气管

2．肺泡管 肺泡管（alveolar duct）是呼吸性细支气管的分支，每个呼吸性细支气管分支形成 2 ~ 3 个肺泡管。肺泡管与大量肺泡相连，肺泡开口于肺泡管的腔，管壁自身结构很少，仅在相邻肺泡开口之间保留少许，故在切片上呈现结节状膨大。肺泡管表面被覆单层立方或扁平上皮，下方为少量平滑肌束和弹性纤维（图 16-11，图 16-12）。

3．肺泡囊 肺泡囊（alveolar sac）与肺泡管相连，每个肺泡管分支形成 2 ~ 3 个肺泡囊。肺泡囊由肺泡围成，是许多肺泡共同开口而围成的囊腔。相邻肺泡开口之间没有环行平滑肌束，仅有少量结缔组织，故切片中无结节状膨大（图 16-11，图 16-12）。

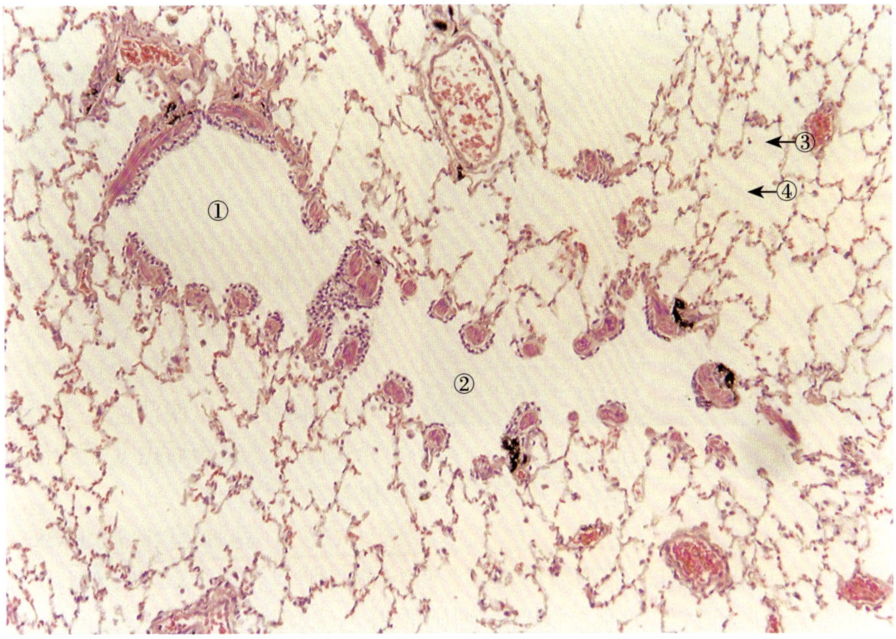

图 16-12　肺呼吸部光镜像，HE 染色

①呼吸性细支气管；②肺泡管；③肺泡；④肺泡囊

4．肺泡　肺泡（pulmonary alveolus）是肺支气管树的终末部分。肺泡为多面形囊泡（图 16-13 ～图 16-15），开口于呼吸性细支气管、肺泡管和肺泡囊的管腔。肺泡直径约为 0.2mm，成人每侧肺有 3 亿～ 4 亿个肺泡，总表面积可达 70 ～ 80m^2。肺泡由单层肺泡上皮和基膜组成。相邻肺泡之间有少量结缔组织，称为肺泡隔（alveolar septum），含有丰富的毛细血管和弹性纤维。

（1）肺泡上皮：由Ⅰ型和Ⅱ型两种肺泡细胞组成。

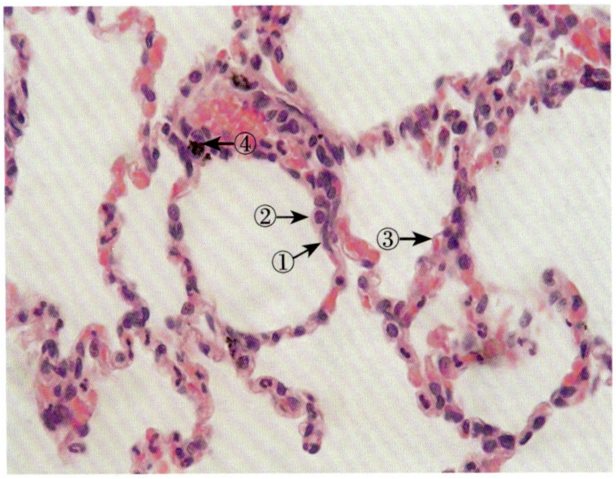

图 16-13　肺泡光镜像，HE 染色

①Ⅰ型肺泡细胞；②Ⅱ型肺泡细胞；③毛细血管；④尘细胞

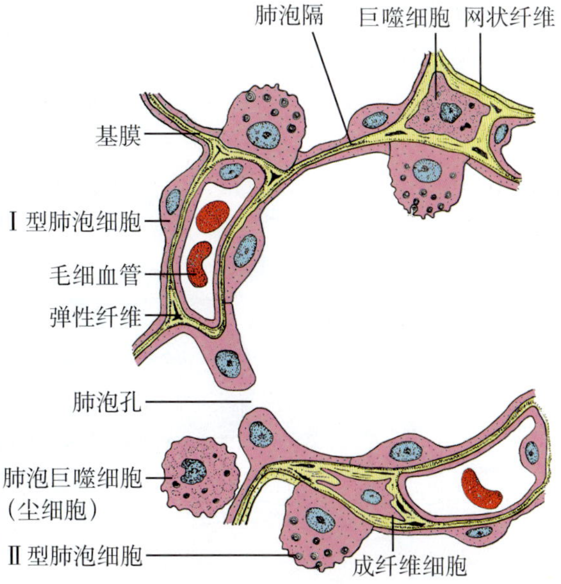

图 16-14　肺泡及肺泡孔高倍光镜结构模式图

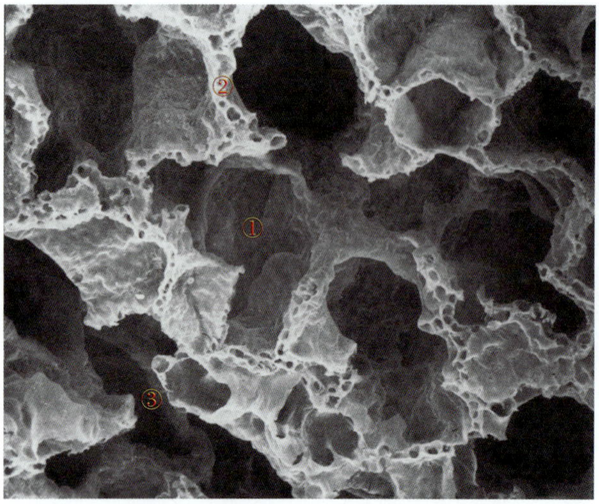

图 16-15 肺泡及肺泡孔扫描电镜像

①肺泡；②肺泡隔；③肺泡孔

① Ⅰ型肺泡细胞（type Ⅰ alveolar cell）：细胞数量较少，但覆盖肺泡表面积的 95%。细胞扁平，细胞核存在部位较厚并向肺泡腔内突出，细胞质菲薄（图 16-13，图 16-14），厚约 0.2μm，参与构成气 - 血屏障。电镜下，相邻的Ⅰ型肺泡细胞间或与Ⅱ型肺泡细胞之间有紧密连接和桥粒，以防止组织液渗入肺泡腔。Ⅰ型肺泡细胞的细胞质内细胞器少，内有较多的吞饮小泡，小泡内含有吞入的表面活性物质和微小尘粒，细胞可将这些物质转运到肺泡外间质内，以便清除。Ⅰ型肺泡细胞无分裂能力，损伤后由Ⅱ型肺泡细胞增殖分化补充。

② Ⅱ型肺泡细胞（type Ⅱ alveolar cell）：位于Ⅰ型肺泡细胞之间，细胞数量较多，但仅覆盖肺泡表面积的 5% 左右。细胞呈立方形或圆形，顶端突入肺泡腔。细胞核圆形，细胞质着色浅，呈泡沫状（图 16-13，图 16-14）。电镜下，细胞游离面有少量微绒毛，细胞质内富含线粒体、溶酶体和粗面内质网，有较发达的高尔基复合体，细胞核上方有较多的分泌颗粒，颗粒大小不等，直径为 0.1 ～ 1.0μm，电子密度高，内有平行排列的板层状结构，称为嗜锇性板层小体（osmiophilic multilamellar body）（图 16-16，图 16-17）。嗜锇性板层小体内的主要成分为磷脂，以二棕榈酰卵磷脂为主，此外还有糖胺多糖及蛋白质等。细胞以胞吐方式将颗粒内物质释放出来，铺展于肺泡表面形成一层薄膜，称为表面活性物质（surfactant），具有降低肺泡表面张力的作用。呼气时肺泡缩小，表面活性物质密度增加，表面张力降低，使肺泡不至于过度塌陷；吸气时肺泡扩张，表面活性物质密度减小，表面张力增大，可防止肺泡过度膨胀。表面活性物质由Ⅱ型肺泡细胞不断产生，经Ⅰ型肺泡细胞吞饮转运，保持不断更新。Ⅱ型肺泡细胞有分裂、增殖和分化为Ⅰ型肺泡细胞的潜能。

表面活性物质的缺乏或变性均可引起肺不张，过度通气可造成表面活性物质缺乏，吸入

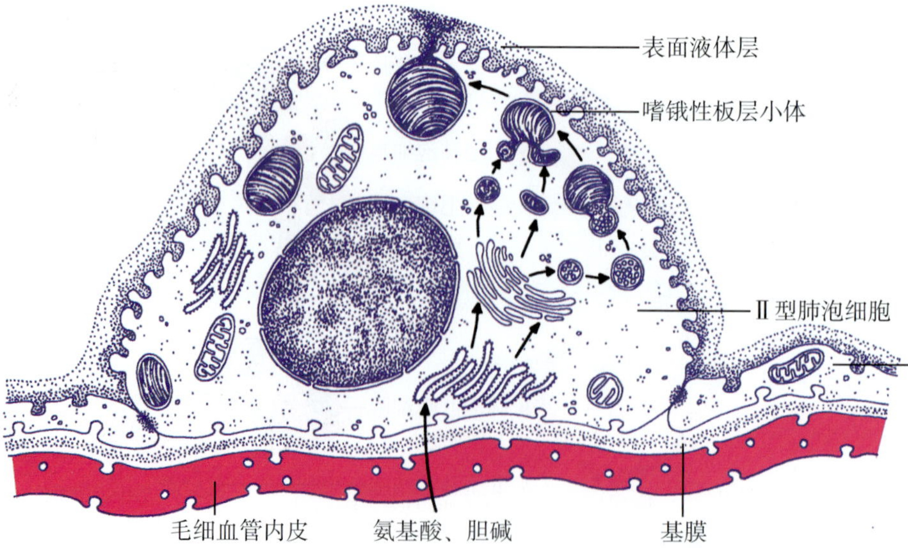

图 16-16 Ⅱ型肺泡细胞电镜结构模式图

毒气可直接破坏表面活性物质。早产儿或新生儿可因Ⅱ型肺泡细胞发育不良，表面活性物质合成和分泌障碍，使肺泡表面张力增大，出生后肺泡不能扩张，出现新生儿呼吸窘迫综合征（neonatal respiratory distress syndrome，NRDS），或者称为新生儿肺透明膜病（hyaline membrane disease，HMD）。

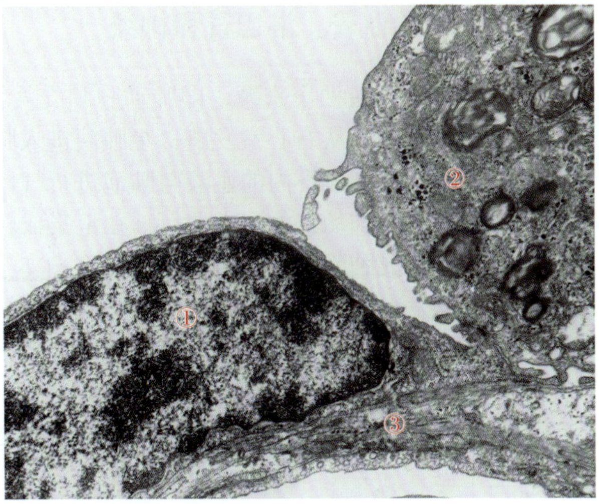

图 16-17　肺泡上皮电镜像

①Ⅰ型肺泡细胞；②Ⅱ型肺泡细胞；③肺泡隔

（2）肺泡隔：肺泡隔（alveolar septum）是相邻肺泡之间的薄层结缔组织，属于肺间质（图 16-14，图 16-15）。肺泡隔内有毛细血管网与肺泡壁相贴，还有丰富的弹性纤维。如果弹性纤维退化变性，或因炎症等破坏了弹性纤维，肺泡弹性将减弱，影响肺的气体交换功能，导致肺气肿。肺泡隔内还有成纤维细胞、巨噬细胞、浆细胞和肥大细胞，此外还有淋巴管和神经纤维。

（3）肺泡孔：肺泡孔（alveolar pore）是相邻肺泡之间相通的小孔，直径为 10 ~ 15μm，是相邻肺泡间的气体通路（图 16-14，图 16-15）。当某个终末细支气管或呼吸性细支气管阻塞时，肺泡孔起侧支通气作用，防止肺泡萎陷。但在肺部感染时，肺泡孔也是炎症蔓延的途径。

（4）气 - 血屏障：肺泡腔内的氧气与肺泡隔毛细血管内血液携带的二氧化碳之间进行气体交换所通过的结构，称为气 - 血屏障（blood-air barrier），其由肺泡表面液体层、Ⅰ型肺泡细胞与基膜、薄层结缔组织、毛细血管基膜与连续内皮构成（图 16-14）。有的部位两层基膜之间没有结缔组织成分，上皮细胞基膜和毛细血管基膜相贴而融合为一层。气 - 血屏障厚 0.2 ~ 0.5μm。当肺纤维化或肺水肿时，导致气 - 血屏障增厚，使肺气体交换功能障碍。

（三）肺间质和肺巨噬细胞

肺内结缔组织及其中的血管、淋巴管和神经构成肺间质。肺间质主要分布于支气管树的周围，随支气管树分支增加，间质逐渐减少。肺间质的组成与一般疏松结缔组织相同，但有较多的弹性纤维和巨噬细胞。

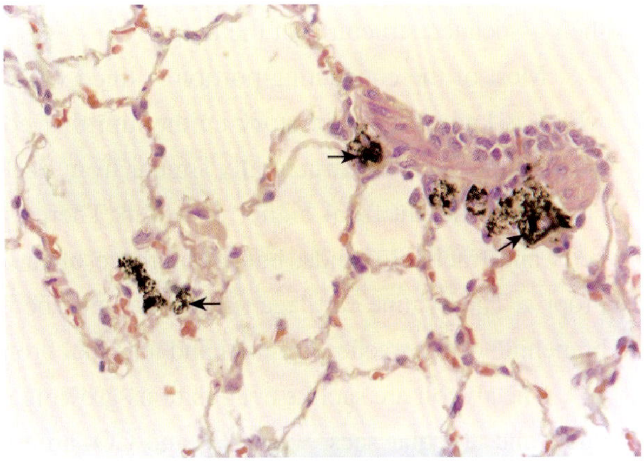
图 16-18　肺泡和肺巨噬细胞（箭头所示）光镜像

肺巨噬细胞（pulmonary macrophage）来源于血液中的单核细胞，数量较多，广泛分布于间质内，细支气管以下的管道周围及肺泡隔内更多，可游走进入肺泡腔。肺巨噬细胞有十分活跃的吞噬、免疫和产生多种生物活性物质的功能，起重要的防御作用。肺巨噬细胞吞噬大量进入肺内的尘埃颗粒后，称为尘细胞（dust cell）（图 16-18）。在心力衰竭导致肺淤血时，大量红细胞穿过毛细血管壁进入肺间质内，被肺巨噬细胞吞噬并分解，此时的肺巨噬细胞含有大量血红蛋白分解产物——含铁血黄素颗粒，被称为心力衰竭细胞（heart failure cell）。

（四）肺的血管、淋巴管和神经

肺的血液供应有两个来源，即肺动脉和支气管动脉。肺动脉是肺的功能血管，管径较粗，为弹性动脉。肺动脉从右心室发出，至肺门进入肺，其分支与各级支气管伴行直至肺泡隔内形成毛细血管网。毛细血管内的血液与肺泡进行气体交换后，汇入小静脉，小静脉行于肺小叶间结缔组织内而不与肺动脉的分支伴行，在汇集成较大的静脉后，才与支气管分支和肺动脉分支伴行，最终汇合成肺静脉出肺门回到左心房。支气管动脉是肺的营养血管，管径较细，为肌性动脉。该动脉发自胸主动脉或肋间动脉，与支气管伴行入肺，沿途在导气部各段管壁内分支形成毛细血管网营养管壁组织。支气管动脉的终末分支主要分布于呼吸性细支气管周围，部分分支形成肺泡隔内毛细血管网，管壁内的毛细血管一部分汇入肺静脉，另一部分则形成支气管静脉，与支气管伴行至肺门出肺。支气管动脉的分支还供应肺淋巴结、浆膜、肺间质及血管壁。

肺内淋巴管分为深丛和浅丛两组。深丛分布于肺支气管树的管壁内、肺泡隔内及肺血管周围，最后汇合成几支淋巴管，伴随肺静脉向肺门方向走行，注入肺门淋巴结。浅丛分布于胸膜下结缔组织内毛细淋巴管网，汇合成几支较大的淋巴管，也注入肺门淋巴结。在走行中深丛淋巴管和浅丛淋巴管有吻合，淋巴液可从前者流入后者，但不能逆流，因浅丛淋巴管内有瓣膜存在。

肺的传出神经纤维和传入神经纤维在肺门形成肺丛，神经纤维伴随支气管和血管的分支入肺。传出神经纤维末梢分布于支气管树管壁的平滑肌、血管壁平滑肌和腺体。传出神经包括交感神经和副交感神经。交感神经为肾上腺素能神经，兴奋时，使支气管平滑肌弛缓、血管平滑肌收缩，抑制腺体分泌；副交感神经为胆碱能神经，兴奋时，作用与肾上腺素能神经相反。肺的传入神经纤维走行在迷走神经内，其末梢分布于支气管树管壁黏膜内、肺泡上皮及胸膜的结缔组织内，将肺内的刺激传入呼吸中枢。

SUMMARY

The respiratory system includes the lungs and a system of tubes that link the pulmonary tissue with the external environment. The respiratory system is customarily separated into 2 principal divisions: a conducting portion and a respiratory portion, consisting of the alveoli and their associated structures of the lung.

Most of the conducting portion is lined with ciliated pseudostratified columnar epithelium, which is known as respiratory epithelium that contains a rich population of goblet cells. The walls of the ducts are structurally similar from trachea to terminal bronchioles, but the epithelium changes in height from higher to lower. There is a gradual decrease in the number of goblet cells and tracheal glands, but an increase of the smooth muscle bundles in the outer lamina propria. The hyaline cartilage rings become to be isolated plates even disappear completely with branching of the trachea, bronchi and terminal bronchioles.

The alveoli are saclike evaginations growing out from the respiratory bronchioles，alveolar ducts and alveolar sacs, where O_2 and CO_2 are exchanged between the air and the blood. The epithelium lining the alveolar wall is composed of type Ⅰ and type Ⅱ alveolar cells. The wall between two neighboring alveoli is called alveolar septum which is rich in elastic fibers, capillary networks and pulmonary macrophages.

过敏性鼻炎

过敏性鼻炎（allergic rhinitis），又称为变态反应性鼻炎，是一种由免疫球蛋白 IgE（immunoglobulin E）介导的鼻黏膜非感染性炎性疾病，好发于春秋两季，故也称为花粉病（pollen disease），也有患者常年发作。该病的发生，是由于特应性个体接触到花粉等致敏原（sensitinogen），诱导机体产生特异的 IgE 抗体，并结合在鼻黏膜固有层结缔组织内的肥大细胞、嗜碱性粒细胞的细胞膜上，使鼻黏膜处于致敏状态。当致敏原再次进入鼻腔时，立即与肥大细胞、嗜碱性粒细胞表面的 IgE 结合，激发肥大细胞、嗜碱性粒细胞细胞膜发生一系列的生化反应并脱颗粒，细胞质及颗粒内的组胺（histamine）、肝素（heparin）、白三烯（leukotriene）、嗜酸细胞活化趋化因子（eotaxin）等介质释放进入鼻黏膜，作用于黏膜固有层血管、神经末梢和腺体，导致阻力血管收缩、容量血管扩张、血管通透性增加、副交感神经兴奋性和敏感性增高、腺体分泌旺盛以及嗜酸性粒细胞浸润。这些改变引起鼻黏膜颜色由生理状态时的粉红色变成灰白或浅蓝色、双侧鼻黏膜水肿、总鼻道及鼻底有清涕。患者临床表现为阵发性喷嚏、清水样鼻涕、鼻塞、鼻痒。鼻分泌物和（或）鼻黏膜刮片检查，肥大细胞、嗜碱性粒细胞及嗜酸性粒细胞阳性，这是过敏性鼻炎的诊断标准之一。临床上常用抗组胺药、肥大细胞稳定剂来治疗过敏性鼻炎。

思考题

1．从叶支气管到终末细支气管的组织结构变化与功能意义是什么？
2．肺泡的基本结构与主要功能有哪些？
3．人为什么会在溺水后死亡？

（马 伟 杜 娟 周德山）

第17章 泌尿系统

泌尿系统由肾、输尿管、膀胱和尿道组成。肾是机体重要的排泄器官，能以形成尿液的形式排出机体的代谢废物，并参与体内水、电解质和酸碱平衡的调节，对维持机体内环境的稳定起重要作用。此外，肾还可分泌肾素、红细胞生成素和前列腺素等生物活性物质。肾产生的尿液经输尿管导入膀胱暂时贮存，再经尿道排出体外。

一、肾

肾（kidney）形似蚕豆，内缘中部凹陷为肾门，是输尿管、血管、神经和淋巴管出入之处。肾表面覆有致密结缔组织构成的被膜，称为肾纤维膜，正常情况下此膜易剥离，但在肾病时，肾纤维膜与肾实质粘连而不易剥离。肾实质由皮质和髓质两部分构成。肾的冠状剖面上，皮质位于外周，呈红褐色，颗粒状，髓质色淡，位于深部，由 10 ~ 18 个肾锥体（renal pyramid）组成（图 17-1）。肾锥体的底与皮质相连接，尖端钝圆，突入肾小盏内，称为肾乳头，其上有 10 ~ 25 个乳头孔，为乳头管的开口，尿液由此排至肾小盏内。从肾锥体底呈辐射状伸入皮质的条纹称为髓放线（medullary ray），位于髓放线之间的肾皮质称为皮质迷路（cortical labyrinth）（图 17-1，图 17-2）。肾锥体间有皮质伸入，称为肾柱（renal column）（图 17-1）。每个髓放线及其周围的皮质迷路组成一个肾小叶（renal lobule），小叶之间有血管走行。一个肾锥体与相连的皮质组成肾叶（renal lobe）。

肾实质由大量弯曲走行的上皮性管道组成，这些小管与尿液的形成有关，故称为泌尿小管（uriniferous tubule）。泌尿小管间有少量的间质，由结缔组织、血管和神经等构成。泌尿小管

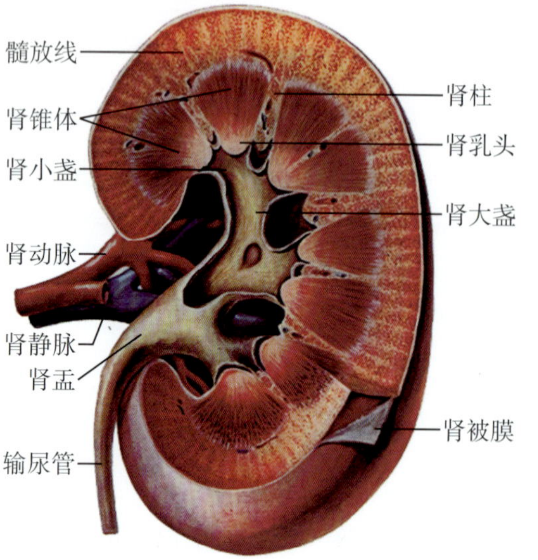

图 17-1　右肾冠状剖面（后面观）立体结构模式图

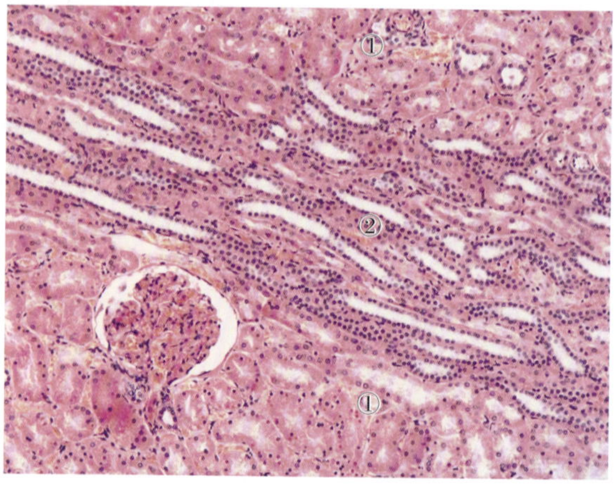

图 17-2　肾皮质低倍光镜像

①皮质迷路；②髓放线

包括肾小管和集合小管系两部分。每条肾小管起始端膨大内陷成双层的肾小囊。肾小囊与血管球共同构成肾小体。每个肾小体和一条与它相连的肾小管构成肾单位。

泌尿小管各段在肾实质内的分布是有规律的，肾小体位于皮质迷路和肾柱内，连接肾小体的为近端小管曲部，又称为近曲小管，盘曲在肾小体周围。近曲小管经髓放线下行至髓质，为近端小管直部，又称为近直小管。随后管径骤然变细，称为细段。细段返折上行，管径又骤然增粗，向上走行于肾锥体和髓放线内，称为远端小管直部，又称为远直小管（表 17-1，图 17-3）。近端小管直部、细段和远端小管直部三者构成“U”形的袢，称为髓袢（medullary loop），又称为 Henle 袢或肾单位袢（nephron loop）。髓袢由皮质向髓质方向下行的一段称为降支，而由髓质向皮质方向上行的一段称为升支。远端小管直部离开髓放线后，在皮质迷路内盘曲走行于原肾小体附近，称为远端小管曲部，又称为远曲小管，最后汇入集合小管系（表 17-1，图 17-3）。

集合小管系可分为弓形集合小管、皮质集合小管和髓质集合小管 3 段。弓形集合小管很短，一端连接远曲小管，呈弧形走行于皮质内，随后进入髓放线与皮质集合小管相连。皮质集合小管沿髓放线直行向下达肾锥体，连接于髓质集合小管。髓质集合小管在肾锥体内下行至肾锥体乳头，改称为乳头管，开口于肾小盏。集合小管下行时沿途有许多远端小管曲部汇入（表 17-1，图 17-3）。

表17-1　肾单位和集合小管系组成及各部分位置

组　成				位　置
肾单位	肾小体	血管球		皮质迷路、肾柱
		肾小囊		
	肾小管	近端小管	曲部（近曲小管）	皮质迷路、肾柱
			直部	髓袢（肾单位袢）：髓放线、肾锥体
		细段		
		远端小管	直部	
			曲部（远曲小管）	皮质迷路、肾柱
集合小管系	弓形集合小管			皮质迷路
	皮质集合小管			髓放线、肾锥体
	髓质集合小管			肾锥体

（一）肾单位

肾单位（nephron）是肾形成尿液的结构和功能单位，每个肾有 100 万个以上的肾单位。根据肾小体在皮质中深浅位置不同，可将肾单位分为浅表肾单位（superfacial nephron）和髓旁肾单位（juxtamedullary nephron）两种。浅表肾单位又称为皮质肾单位（cortical nephron），数量多，约占肾单位总数的 85%，在尿液的形成中起重要作用，其肾小体的体积较小，位于皮质浅部，髓袢和细段均较短。髓旁肾单位数量较少，约占肾单位总数的 15%，对尿液浓缩具有重要的生理意义，其肾小体的体积较大，位于皮质深部，髓袢和细段均较长（图 17-3）。

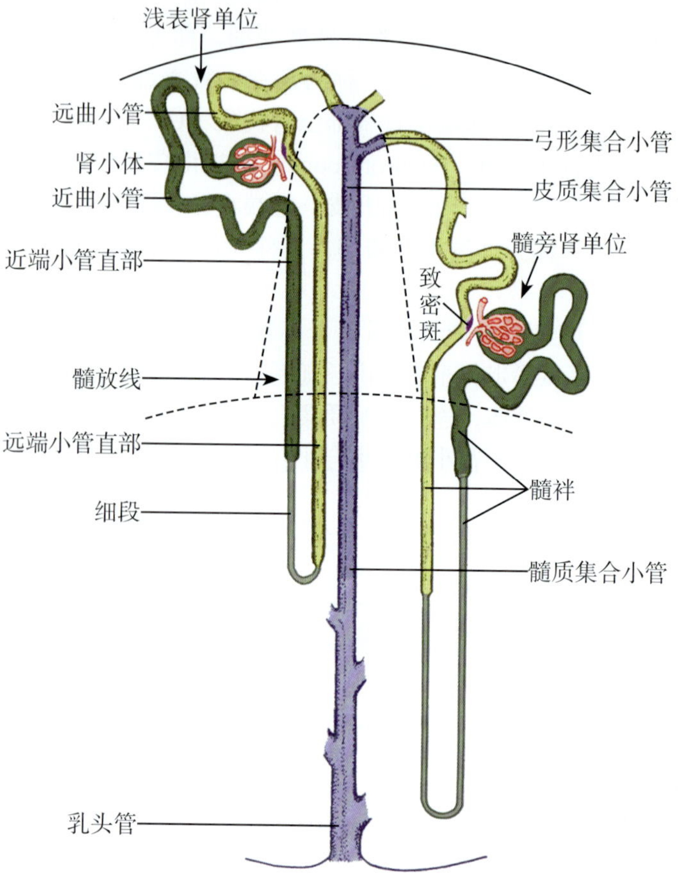

图 17-3 肾泌尿小管模式图

1．肾小体 肾小体（renal corpuscle）似球形，故又称为肾小球，直径约 200μm，由血管球和肾小囊组成（图 17-4，图 17-5）。肾小体有两极，血管出入的一端称为血管极，另一端在血管极的对侧，称为尿极，此处肾小囊与近端小管相连接。

（1）血管球：血管球（glomerulus）是包在肾小囊中的一团盘曲的动脉性毛细血管网。一条入球微动脉从血管极处突入肾小囊内，分成 2 ～ 5 支初级分支，每支再分支形成网状毛细血管袢，每个血管袢之间有血管系膜支持。毛细血管继而又汇成一条出球微动脉，从血管极处离开肾小囊（图 17-4）。皮质肾单位的入球微动脉的管径较出球微动脉粗，故血管球内的压力较一般毛细血管的高，当血液流经血管球时，大量水和小分子物质易于滤出血管而进入肾小囊。电镜下，血管球毛细血管为有孔型，孔径为 50 ～ 100nm，孔上多无隔膜，有利于血液滤过（图 17-6）。在内皮细胞的腔面覆有一层富含唾液酸的糖蛋白（细胞衣），带负电荷。内皮外面大都有基膜，但在面向血管系膜一侧的内皮则无基膜，此处的内皮细胞与系膜直接接触（图 17-6）。血管球基膜较厚（成人的血管球基膜厚约 330nm），光镜下为均质状，PAS 反应阳性。电镜下，基膜分内疏层、致密层和外疏层 3 层。内、外疏层较薄而稀疏，致密层较厚而致密（图 17-7，图 17-10）。基膜内主要含有Ⅳ型胶原蛋白、蛋白多糖和层粘连蛋白，这些成分以Ⅳ型胶原蛋白为骨架形成孔径 4 ～ 8nm 的分子筛，骨架上附有糖胺多糖，带负电荷，可阻止带负电荷的物质通过，故基膜对滤液中的物质有选择性通透作用。

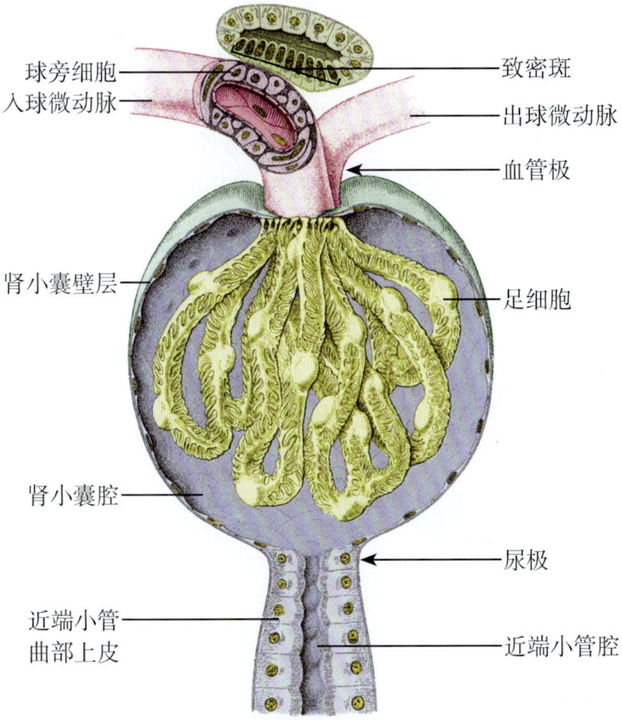

图 17-4　肾小体立体结构模式图

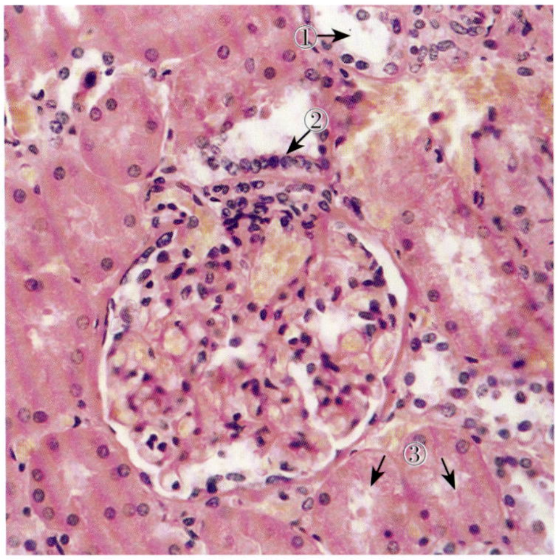

图 17-5　肾皮质迷路光镜像

①远曲小管；②致密斑；③近曲小管

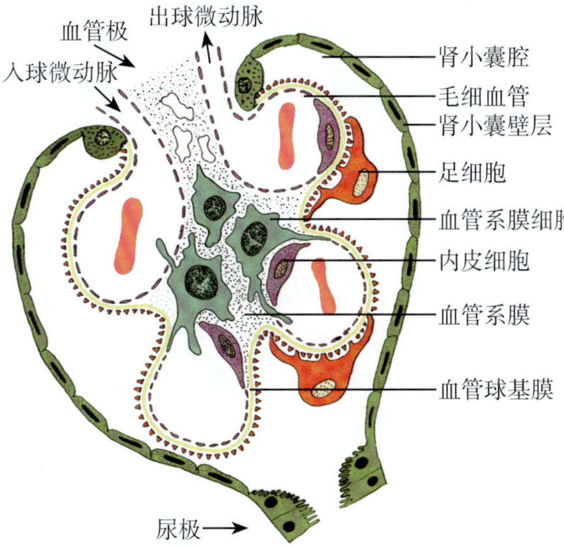

图 17-6　肾血管球毛细血管内皮细胞、足细胞与系膜细胞电镜结构模式图

血管系膜（mesangium）又称为球内系膜（intraglomerular mesangium），位于血管球毛细血管之间，主要由系膜细胞（mesangial cell）和系膜基质组成（图 17-6）。光镜下，系膜细胞与内皮细胞不易区分；电镜下系膜细胞呈星状，有突起，突起可伸至内皮与基膜之间，或经内皮细胞之间伸入毛细血管腔内；细胞核较小，染色较深，细胞质内有发达的粗面内质网、核糖体、高尔基复合体、溶酶体和吞噬体或吞饮小泡等，有时还可见有少量分泌颗粒；细胞体和突起内有微管、微丝和中间丝。系膜细胞有以下功能：①能合成基膜和系膜基质的成分。②可吞噬和降解沉积在基膜上的免疫复合物，以维持基膜的通透性，防止免疫复合物的沉积，并参与基膜的更新和修复。③系膜细胞通过其收缩活动能防止血管球毛细血管因血管内压过高而扩张，以维持毛细血管的管径稳定。④分泌肾素和酶等生物活性物质，可能与血管球内血流量的局部调节有关。正常情况下系膜细胞更新缓慢，但在病理情况下（如肾炎时），细胞增生活跃，吞噬和清除作用也增强。系膜基质填充在系膜细胞之间，在血管球内起支持和通透作用。血管系膜内还可有少量巨噬细胞。

（2）肾小囊：肾小囊（renal capsule）又称为 Bowman 囊，是肾小管起始部膨大凹陷而成的双层囊，似杯状，囊内有血管球。肾小囊外层称为壁层，由单层扁平上皮构成，该上皮在肾小体的尿极处与近曲小管上皮相连续，在血管极处反折为肾小囊内层，称为脏层。脏、壁两层上皮之间的狭窄腔隙称为肾小囊腔，与近曲小管腔相通（图 17-4）。脏层细胞称为足细胞（podocyte），光镜下不易与内皮细胞和系膜细胞区分。电镜下，足细胞体积较大，细胞体凸向肾小囊腔，细胞核染色较浅，细胞质内含有丰富的细胞器；细胞体可伸出几个大的初级突起，继而再分成许多指状的次级突起，相邻的次级突起相互穿插成指状相嵌，形成栅栏状，紧贴在毛细血管基膜外面，相邻突起之间有直径约 25nm 的裂隙，称为裂孔（slit pore）（图 17-8，图 17-9），孔上有一层 4 ~ 6nm 的裂孔膜（slit membrane）覆盖（图 17-10）。突起内含有较多的微丝，微丝的收缩可使突起活动而改变裂孔的大小。裂孔膜的主要成分是肾病蛋白（nephrin），这是一种膜蛋白，对限制蛋白质的滤过起重要作用。若编码肾病蛋白的基因发生变异，可导致蛋白尿和肾病综合征。足细胞是高分化细胞，对毛细血管起支持作用，能合成基膜并参与基膜的修复。同时足细胞还能通过内吞作用清除蛋白质。

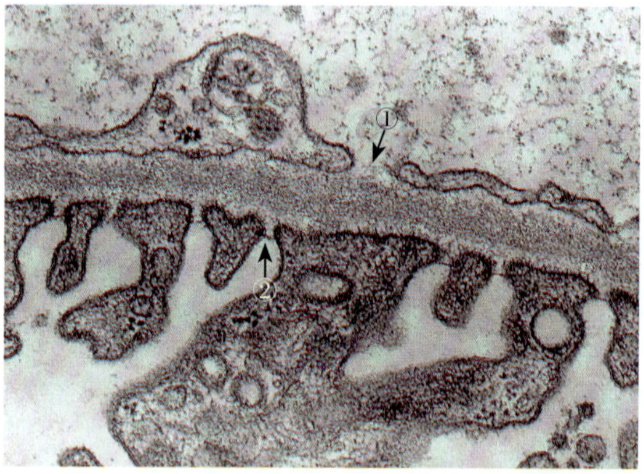

图 17-7 肾小体基膜与滤过膜电镜像
①毛细血管内皮细胞孔；②足细胞裂孔

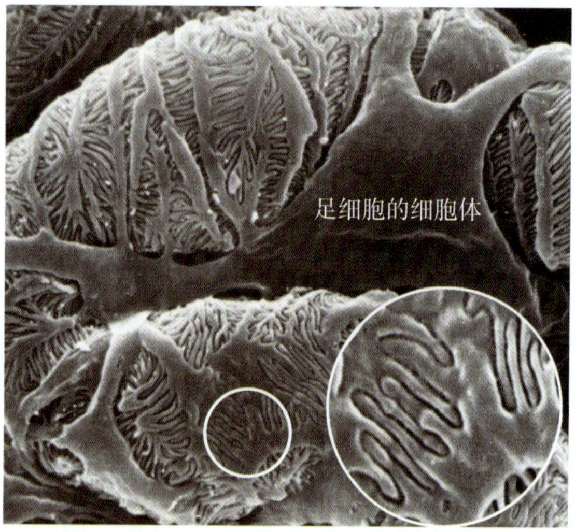

图 17-8 肾血管球扫描电镜像

（3）滤过膜：肾小体滤过膜（filtration membrane）的主要功能是以滤过方式形成滤液，类似一个滤过器。当血液流经血管球毛细血管时，血管内的压力较高，血浆内部分物质经有孔内皮、基膜和足细胞裂孔膜滤入肾小囊腔，这 3 层结构称为滤过膜（图 17-7，图 17-9，17-10），

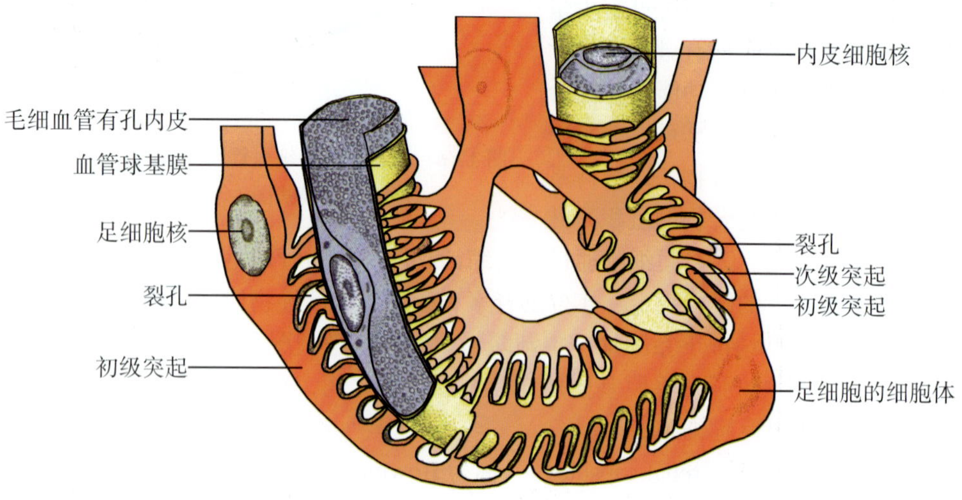

图 17-9 肾血管球毛细血管内皮细胞、足细胞和基膜电镜结构模式图

能对不同大小分子物质的滤过起限制作用，故亦称为滤过屏障（filtration barrier）。滤入肾小囊腔的滤液称为原尿，其成分与血浆相似，但不含大分子的蛋白质。

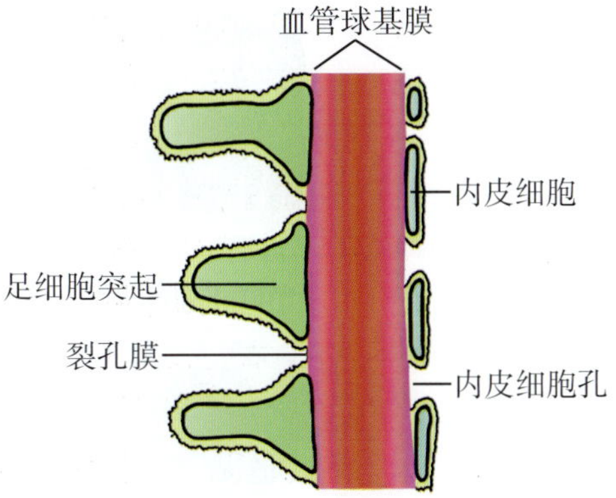

图 17-10　肾小体滤过膜电镜结构模式图

正常人两侧肾全部肾小体的总滤过面积达 $1.5m^2$。不同物质通过滤过膜的能力取决于被滤过物质分子的大小以及其所带的电荷。滤过膜既是分子大小的选择性滤过器，又是分子电荷的选择性滤过器，一般情况下，分子量 70kDa、直径 4nm 以下的物质可通过滤过膜，如葡萄糖、多肽、尿素、电解质和水等，而大分子物质则不能通过或被选择性通透。如分子量为 69kDa 的白蛋白可少量滤过，而分子量在 150 ~ 200kDa 的免疫球蛋白则被阻滞在基膜内不能通过。毛细血管内皮表面和足细胞表面均含有带负电荷的唾液酸糖蛋白，基膜内还有带负电荷的硫酸肝素，这些负电荷的成分可排斥血浆内带负电荷的物质通过滤过膜，这对防止血浆蛋白质滤出具有重要的生理意义。病理情况下，肾滤过膜内带负电荷糖蛋白的丧失，可能是导致蛋白尿的原因之一。一昼夜两肾可形成原尿约 180L（每分钟 125ml）。在某些病理情况下，如急性肾炎时，肾小体滤过率下降，致使滤液减少，是机体出现水肿的原因之一。若滤过膜受损害，血浆大分子蛋白质甚至血细胞可通过滤过膜漏出，出现蛋白尿或血尿。当系膜细胞清除了基膜内沉积物，内皮细胞和足细胞再建新的基膜后，滤过膜功能又可恢复。

2. 肾小管　肾小管（renal tubule）包括近端小管、细段和远端小管，是由单层上皮细胞围成的小管，上皮外方为基膜及少量结缔组织。近端小管与肾小囊相连，远端小管连接集合小管系。肾小管有重吸收原尿中的某些成分和排泌等作用。

（1）近端小管：近端小管（proximal tubule）是肾小管中最长、最粗的一段，管径为 50 ~ 60μm，长约 14mm，约占肾小管总长的一半。近端小管分曲部（近曲小管）和直部（近直小管）两段。

近曲小管：近曲小管（proximal convoluted tubule）位于肾皮质迷路和肾柱内。光镜下，管壁上皮细胞为立方形或锥体形，细胞体积较大，细胞质呈嗜酸性，细胞核球形，位于基底部，细胞分界不清，上皮细胞游离面有刷状缘，基底部有纵纹（图 17-5）。电镜下，近曲小管上皮细胞有以下结构特点：①细胞游离面有大量密集而排列整齐的微绒毛，构成光镜下的刷状缘，使细胞游离面的表面积扩大（两肾近曲小管表面积总计可达 50 ~ $60m^2$）。微绒毛处有丰富的碱性磷酸酶和 ATP 酶等，此酶与细胞的重吸收功能有关。微绒毛基底部之间细胞膜内陷形成顶小管和顶小泡，为小管上皮细胞以胞饮方式重吸收蛋白质的方式。②上皮细胞的侧面有许多侧突，相邻细胞的侧突相互嵌合，或伸入相邻细胞质膜内褶的空隙内，两者构成广泛的弯曲复杂的细胞间迷路，故光镜下细胞分界不清。③细胞基底部有发达的质膜内褶，内褶之间有许多纵向排列的杆状线粒体，形成光镜下的纵纹。基底部质膜上有丰富的 Na^+-K^+-ATP 酶（钠泵），可将细胞内 Na^+ 泵入细胞外基质。侧突和质膜内褶均可使细胞侧面和基底面与间质之间进行物质交换的面积增大（图 17-11，图 17-12）。

近直小管：近直小管（proximal straight tubule）是近端小管曲部的延续，直行于髓放线和锥体内，其结构与近端小管曲部基本相似，但上皮细胞较矮，微绒毛、侧突和质膜内褶等不如近端小管曲部发达（图 17-11，图 17-13）。

近端小管的上述结构特点使其具有良好的吸收功能，成为原尿重吸收的主要场所。原尿中几乎全部葡萄糖、氨基酸和蛋白质以及大部分水、离子和尿素等均在此重吸收。此外，近端小管还向腔内分泌 H^+、NH_3、肌酐和马尿酸等，还能转运和排出血液中的酚红和青霉素等药物。

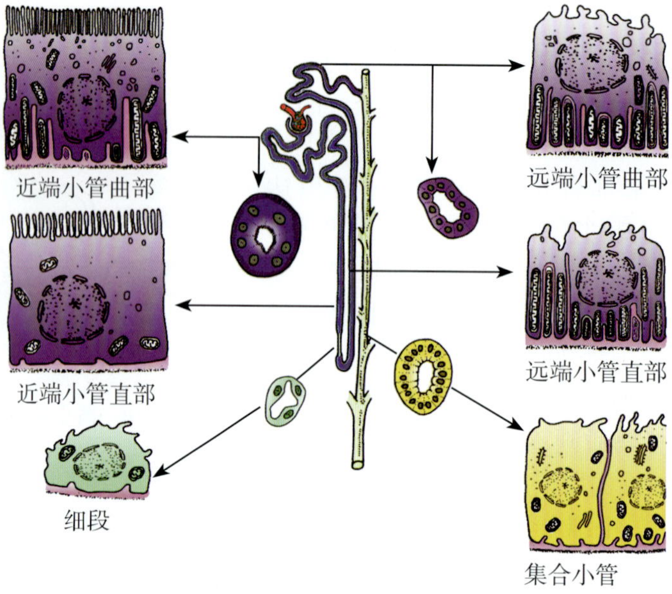

图 17-11 肾泌尿小管各段上皮细胞电镜结构模式图

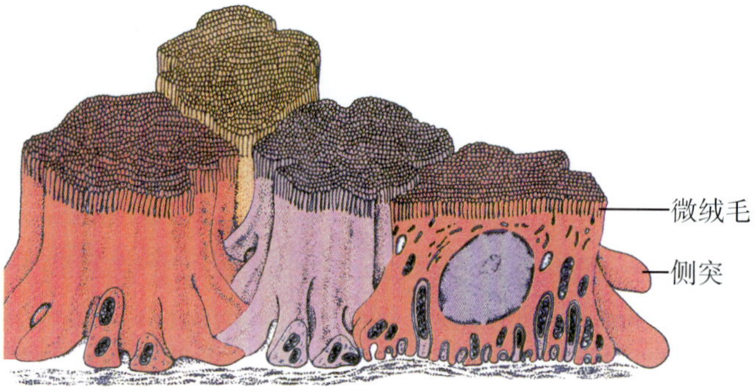

图 17-12 肾近端小管曲部上皮细胞电镜结构立体模式

临床可利用马尿酸或酚红排泄试验检测近端小管的功能状态。

（2）细段：细段（thin segment）位于髓放线和肾锥体内，管径细，直径为 10 ～ 15μm，管壁为单层扁平上皮，细胞含细胞核部分突向管腔，细胞质着色较浅，无刷状缘（图 17-13）。电镜下，上皮细胞游离面有少量短微绒毛，基底面有少量质膜内褶（图 17-11）。细段上皮甚薄，有利于水和离子通透。

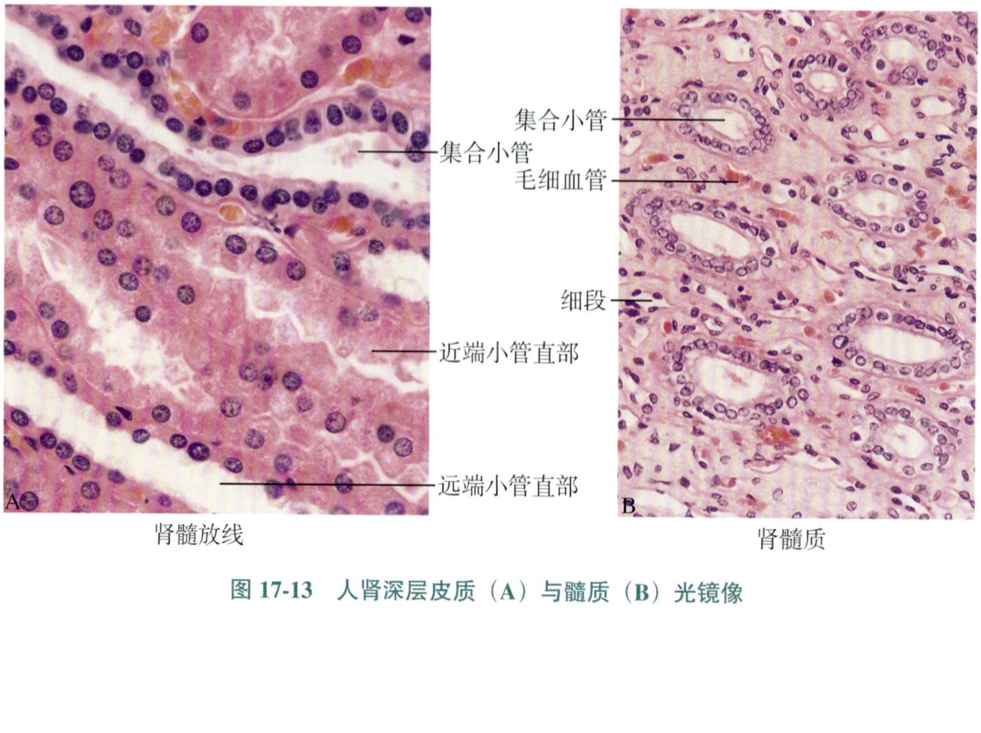

图 17-13 人肾深层皮质（A）与髓质（B）光镜像

(3) 远端小管：远端小管（distal tubule）包括远端小管直部（远直小管）和远端小管曲部（远曲小管）两段。

远直小管：远直小管（distal straight tubule）与细段相连，位于髓质，并经髓放线上行至皮质，是髓袢升支的重要组成部分。管径约 30μm，长约 9mm。光镜下，小管腔较大而规则，管壁上皮细胞呈立方形，体积较近端小管的小，着色浅，细胞分界较清楚，细胞核位于中央，游离面无刷状缘，基底部纵纹较明显（图 17-13）。电镜下，细胞表面有少量短而小的微绒毛，基底部质膜内褶发达，长的内褶可伸达细胞顶部，质膜内褶间的线粒体细长（图 17-11），基底部质膜上有丰富的 Na^+-K^+-ATP 酶，能主动向间质转运 Na^+，细胞膜还可能有一种呈凝状的、不通透水的酸性糖蛋白，致使水不能通过，因而小管液呈低渗状态。重吸收的 Na^+ 被排入间质，造成从肾锥体底至肾乳头的间质内的渗透压逐步增高，有利于集合小管浓缩尿液。

远曲小管：远曲小管（distal convoluted tubule）位于皮质内，直径为 35 ~ 45μm，长 4.6 ~ 5.2mm，其电镜结构与远端小管直部相似，但质膜内褶和线粒体不如其发达（图 17-5，图 17-11）。远曲小管是离子交换的重要部位，细胞有吸收水、Na^+ 和排出 K^+、H^+、NH_3 等的作用，对维持体液的酸碱平衡起重要作用。远曲小管的功能受抗利尿激素和醛固酮的调节，前者能促进此段对水的重吸收，使尿液浓缩，尿量减少，后者能促进重吸收 Na^+、排出 K^+。

（二）集合小管系

集合小管系（collecting tubule system）全长 20 ~ 38mm，包括弓形集合小管（arched collecting ducts）、皮质集合小管（cortical collecting ducts）和髓质集合小管（medullary collecting ducts）3 段，至肾锥体乳头处，称为乳头管（papillary ducts）。集合小管系的管径从皮质至髓质由细（40μm）逐渐变粗（200 ~ 300μm），管壁上皮也由单层立方逐渐增高为单层柱状，至乳头管处成为高柱状上皮。集合小管上皮细胞的细胞质色淡而明亮，细胞分界清楚，细胞核圆形，位于中央，着色较深（图 17-13）。细胞的电镜结构比远端小管简单，细胞器少，亦有少量短微绒毛、侧突和质膜内褶（图 17-11）。但也有部分细胞的细胞器较多，细胞质内有碳酸酐酶，它与细胞分泌 H^+ 或 HCO_3^- 的功能有关。集合小管能进一步重吸收水和交换离子，使原尿进一步浓缩，其功能也受醛固酮和抗利尿激素的调节。

综上所述，肾小管和集合小管系是原尿重吸收的重要场所。原尿在肾小体形成后，在流经肾小管和集合小管的过程中，其中的绝大部分水、营养物质和无机盐等被重吸收入血，部分离子也在此进行交换；此外，肾小管的上皮细胞还分泌排出机体部分代谢产物。肾中最终形成的尿液称为终尿，其量为每天 1 ~ 2L，仅占原尿的 1% 左右。

（三）球旁复合体

球旁复合体（juxtaglomerular complex）也称为肾小球旁器（juxtaglomerular apparatus），由球旁细胞、致密斑和球外系膜细胞组成。它位于肾小体的血管极三角形区域内（图 17-14）。

1．球旁细胞　入球微动脉的平滑肌细胞在近肾小体血管极处转变形成上皮样细胞，称为球旁细胞（juxtaglomerular cell）（图 17-14，图 17-15）。球旁细胞的体积较大，呈立方形，细胞核大而圆，细胞质呈弱嗜碱性，内含有丰富的分泌颗粒，颗粒呈 PAS 反应阳性。电镜下，细胞内肌丝少，粗面内质网和核糖体多，高尔基复合体发达，颗粒大小不等，多数呈均质状，用免疫组织化学法证明颗粒内含有肾素（renin）。在球旁细胞和内皮细胞之间无内弹性膜和基膜相隔，故其分泌物易释放入血，促使血管收缩，血压升高。

2．致密斑　远端小管直部末端靠近肾小体侧的上皮细胞增高、变窄，形成一个椭圆形斑，称为致密斑（macula densa）。致密斑的细胞呈高柱状，细胞质色浅，细胞核椭圆形，排列紧

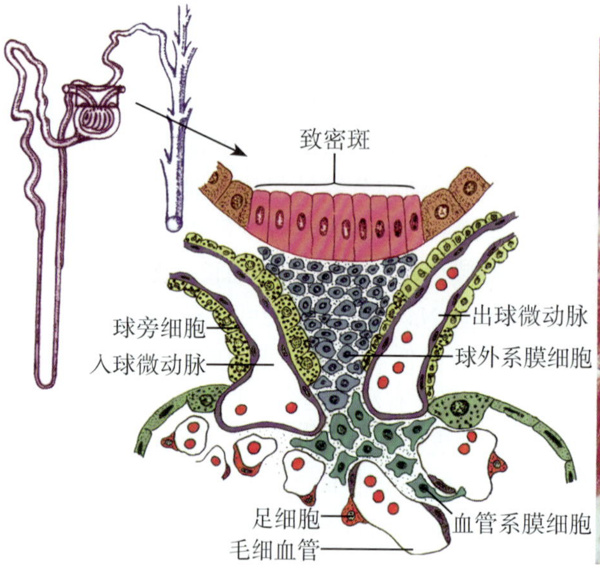

图 17-14 肾小体和球旁复合体光镜结构模式图

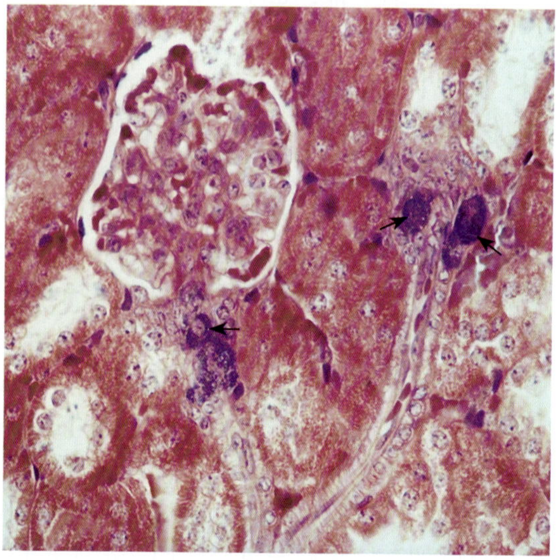

图 17-15 肾小体球旁细胞光镜像（箭头所示）（Bowie 染色）

密，位置近细胞顶部（图 17-5，图 17-14）。致密斑的基膜常不完整，细胞基底部有细小而分支的突起，并可与邻近的球旁细胞和球外系膜细胞连接。致密斑细胞间有细胞间隙，细胞表面缺乏酸性糖蛋白，是髓袢升支中唯一能通透水的上皮区。致密斑是一种离子感受器，能敏锐地感受远端小管内滤液的 Na^+ 浓度变化。当滤液内 Na^+ 浓度降低时，致密斑的细胞将“信息”传递给球旁细胞和球外系膜细胞，促进球旁细胞分泌肾素，进而增强远端小管重吸收 Na^+、排出 K^+ 的作用。

3．球外系膜细胞 球外系膜细胞（extraglomerular mesangial cell）又称为极垫细胞（polar cushion cell），位于出球微动脉、入球微动脉和致密斑围成的三角形区域内。细胞形态结构与球内系膜细胞相似，球外系膜与球内系膜相延续（图 17-14）。球外系膜细胞处于球旁复合体的中央，一方面与致密斑相贴，另一方面与球旁细胞、球内系膜细胞之间有缝隙连接，因此，它被认为在球旁复合体的功能活动中可能起“信息”传递作用。

（四）肾间质

肾泌尿小管之间的少量结缔组织为肾间质。肾皮质内的结缔组织较少，愈接近肾乳头，结缔组织愈多。肾间质中除一般结缔组织成分外，尚有一种特殊的细胞，称为间质细胞（interstitial cell）。间质细胞有较长的细胞突起，其方向与肾小管垂直，细胞质内除含有较多的细胞器外，还有较多的脂滴和许多嗜锇颗粒。间质细胞能合成髓脂素Ⅰ（medullipin-Ⅰ），分泌后在肝中转化为髓脂素Ⅱ（medullipin-Ⅱ），又称为血管舒张剂，可降低血压。细胞突起内微丝的收缩作用，可促进肾间质血管内的血液流动。

（五）肾的血管、淋巴管和神经

1．肾的血管 肾动脉直接由腹主动脉分出，经肾门入肾后分为数支叶间动脉，在肾柱内上行至皮质与髓质交界处，横行分支为弓形动脉。弓形动脉分出若干小叶间动脉，呈放射状走行于皮质迷路内。小叶间动脉沿途向两侧分出许多入球微动脉进入肾小体，形成血管球（图 17-16，图 17-17），末端直达被膜下形成毛细血管网。血管球内毛细血管再汇合成出球微动脉。浅表肾单位的出球微动脉离开肾小体后，又分支形成球后毛细血管网，分布在肾小管周围。毛细血管网依次汇合成小叶间静脉、弓形静脉和叶间静脉，它们与相应动脉伴行，最后形成肾静脉出肾。髓旁肾单位的出球微动脉不仅形成球后毛细血管网，而且还发出若干直小动脉直行降入髓质，而后在髓质的不同深度，又返折直行上升为直小静脉，构成“U”形直小血管袢，与髓袢伴行（图 17-16，图 17-18）。血管袢与髓袢的功能关系密切。

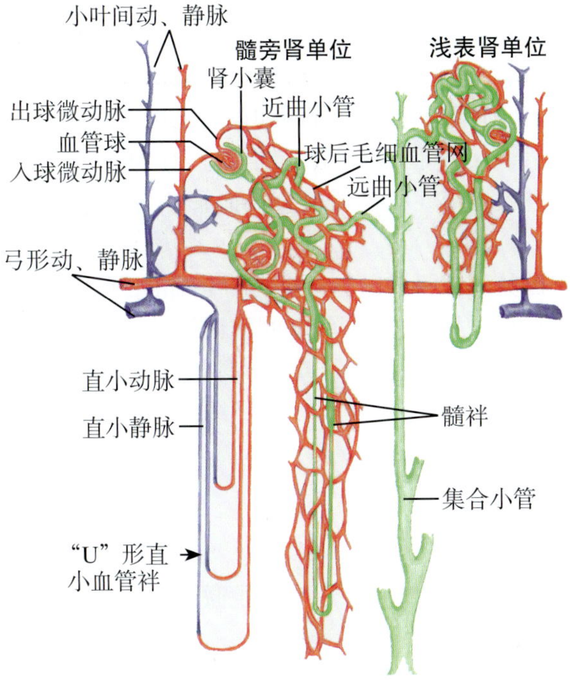

图 17-16　肾血液循环模式图

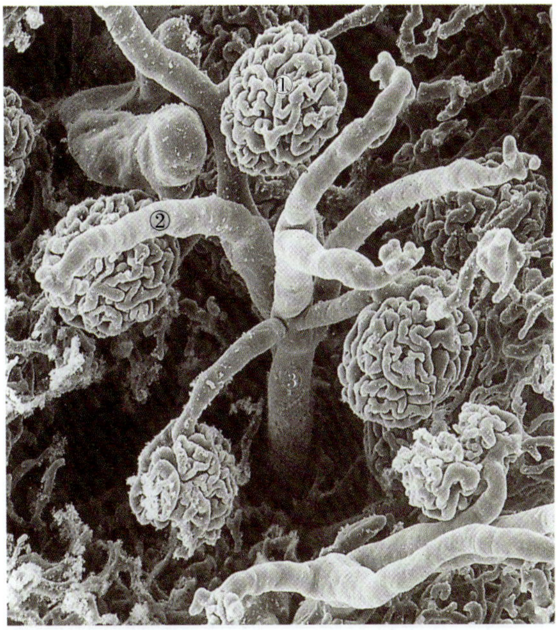

图 17-17　肾小叶间动脉、入球微动脉及血管球扫描电镜像

①血管球；②入球微动脉；③小叶间动脉

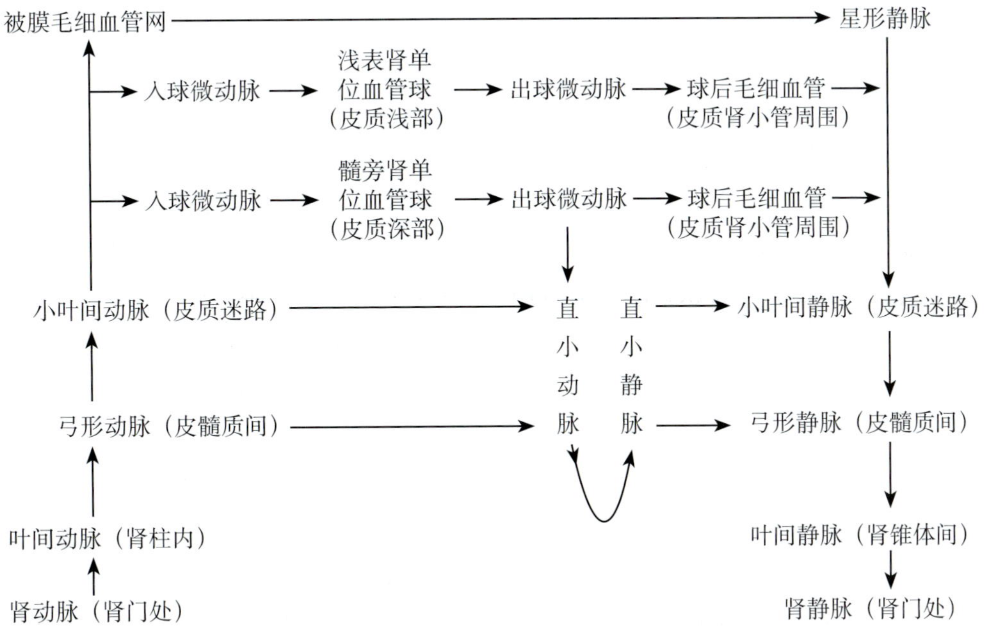

图 17-18　肾的血液循环

肾血液循环与肾的泌尿功能密切相关，其特点是：①肾动脉直接起于腹主动脉，短而粗，

血液流速快，流量大，约占心排血量的 1/4，即每 4 ～ 5 分钟人体内的血液全部流经肾内而被滤过，有利于机体代谢废物的排出。②肾内不同区域的血流量不同，皮质的血流量大，流速快，有利于尿液的形成。髓质的血流量小，仅占肾血流量的 10%，流速亦慢。在急性肾衰竭时，常由于小叶间动脉发生痉挛收缩，致使皮质浅部供血减少甚至中断，大量血液流经髓质直小血管袢短路循环，致使浅表肾单位的滤过功能低下，甚至缺血性坏死，患者出现少尿甚至无尿等症状。③肾小体血管球的毛细血管两端皆为微动脉，入球微动脉管径比出球微动脉粗，使血管球内的血液流量大，压力高，有利于滤过。出球微动脉的平滑肌收缩可主动调节血管球内的压力。④肾内血管通路中出现两次毛细血管网，即血管球毛细血管网和球后毛细血管网，由于血液流经血管球时大量水分被滤出，因此分布在肾小管周围的球后毛细血管内血液的胶体渗透压较高，有利于肾小管上皮细胞重吸收的物质进入血流。⑤髓质内直小血管袢与髓袢伴行，有利于肾小管和集合小管的重吸收和尿液浓缩。

2．肾的淋巴管 肾有两组淋巴丛，即肾内淋巴丛和被膜淋巴丛。肾内的毛细淋巴管分布在肾小体和肾小管周围，沿血管逐级汇成小叶间淋巴管、弓形淋巴管和叶间淋巴管，经肾门淋巴管出肾。被膜内的毛细淋巴管汇合成淋巴管，或与肾内淋巴丛吻合，或汇入邻近器官的淋巴管。

3．肾的神经 肾的神经来自肾丛，包括交感神经和副交感神经，神经纤维伴随肾动脉入肾，分布于肾血管、肾间质和球旁复合体。

（六）肾的其他功能

肾除了泌尿功能，参与体内水、电解质和酸碱平衡的调节外，还有产生激素和某些生物活性物质的功能。

1．合成前列腺素 肾内一些细胞如血管系膜细胞、皮质和髓质集合小管上皮细胞以及髓质中的间质细胞可合成前列腺素。前列腺素可使小叶间动脉、入球微动脉、出球微动脉的管壁平滑肌松弛，降低血管阻力从而增加滤过率，也可通过减弱球内系膜细胞的收缩而使滤过率增加。此外还能促进球旁细胞释放肾素。

2．肾素 - 血管紧张素系统 肾球旁细胞可产生肾素。肾素是一种蛋白水解酶，可使血浆中的血管紧张素原变成血管紧张素Ⅰ，后者在血管内皮细胞分泌的转换酶作用下转变为血管紧张素Ⅱ。血管紧张素Ⅱ在血浆和组织中的氨基肽酶的作用下成为血管紧张素Ⅲ。血管紧张素可使血管平滑肌收缩，血压升高，增强肾小体滤过作用。血管紧张素Ⅱ还可以刺激肾上腺皮质分泌醛固酮，促进肾远曲小管和集合小管吸收 Na^+ 和排出 K^+，同时伴有水的进一步重吸收，导致血容量增大，血压升高。肾素 - 血管紧张素系统为机体调节血压的重要系统。

3．激肽释放酶 - 激肽系统 肾的远曲小管、弓形集合小管上皮细胞含有激肽释放酶，可使激肽原裂解成赖氨酰缓激肽，后者在氨基肽酶的作用下形成缓激肽或激肽。激肽是一种有活性的 8 肽，有利钠和利尿作用，能抑制肾小管对 Na^+ 的重吸收，改变肾髓质的渗透压梯度，同时可使小动脉舒张，使肾血流量增加。

4．合成红细胞生成素 肾小管周围的血管内皮细胞能产生红细胞生成素，刺激骨髓中红细胞的生成。

5．维生素 D 的羟化 近端小管上皮细胞含有 1α- 羟化酶，能使 25-(OH)-D_3 羟化形成 1, 25-$(OH)_2$-D_3。25-(OH)-D_3 为小肠上皮细胞吸收的维生素 D 经肝线粒体的 25- 羟化酶作用后所形成。1, 25-$(OH)_2$-D_3 可促进小肠吸收钙，转运磷，促进肾小管对钙、磷的重吸收和促进骨组织的重建。

二、排尿管道

排尿管道包括肾盏、肾盂、输尿管、膀胱及尿道等。除尿道外，排尿管道各部分的组织结构基本相似，均由黏膜、肌层和外膜构成。

（一）肾盏和肾盂

肾盏的上皮与乳头管上皮相移行，为变移上皮，较薄，仅由 2 ~ 3 层细胞组成。上皮外有少量的结缔组织和平滑肌。肾盂的变移上皮略厚，肌层分为内纵、外环两层平滑肌。

（二）输尿管

输尿管连接于肾盂与膀胱之间，其黏膜形成多条纵行的皱襞，故管腔呈星形（图 17-19）。输尿管黏膜表面的变移上皮较厚，有 4 ~ 5 层细胞，扩张时可变为 2 ~ 3 层，基膜不明显。固有层为结缔组织。肌层为平滑肌，上 2/3 段的肌层为内纵、外环两层，下 1/3 段为内纵、中环和外纵 3 层。外膜为疏松结缔组织，与周围结缔组织相移行。

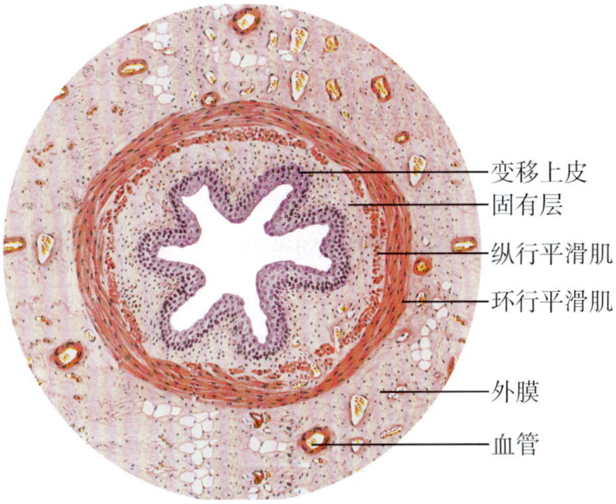

图 17-19 输尿管横切面光镜结构模式图

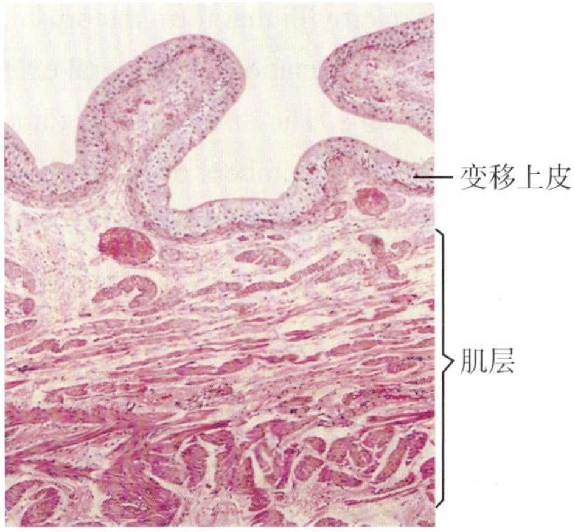

图 17-20 兔膀胱光镜像

（三）膀胱

膀胱是贮存尿液的器官，其黏膜形成许多皱襞，仅膀胱三角处的黏膜平滑。膀胱充盈时，皱襞减少或消失。黏膜变移上皮的细胞形态及层数可随膀胱的胀缩而变化。膀胱空虚时上皮细胞 8 ~ 10 层，表层的细胞大，呈矩形，可见双核；膀胱充盈时上皮细胞仅 3 ~ 4 层，细胞也变扁（图 17-20）。电镜下，表层细胞游离面细胞膜有内褶和囊泡，膀胱充盈时内褶可展开拉平。细胞近游离面的细胞质较为浓密，可防止膀胱内尿液的侵蚀。固有层含较多的胶原纤维和弹性纤维。膀胱肌层由内纵、中环和外纵行 3 层平滑肌组成，各层肌纤维相互交错，分界不清。中层环行肌在尿道口处增厚为括约肌。外膜多为结缔组织，仅膀胱顶部为浆膜。

SUMMARY

The urinary system consists of the kidneys, ureters, bladder and urethra. The kidneys produce urine, which contributes to the maintenance of homeostasis, regulating the fluid and electrolyte balance of the body. The kidneys are also the site of production of the hormones renin and erythropoietin.

The kidneys are composed of numerous uriniferous tubules surrounded by a stroma containing loose connective tissues. The nephron, the functional filtering units of the kidney, is composed of the renal corpuscle and the renal tubule, which can be divided into the proximal tubule, the thin segment and the distal tubule.

The renal corpuscle includes the glomerulus, a tuft of capillaries, and the glomerular or Bowman's capsule, which contains parietal and visceral elements. The parietal layer of Bowman's capsule consists of simple squamous epithelium and the cells of visceral part termed podocytes possessing a large number of foot processes. The glomerulus, which is enclosed by podocytes, forms the filtration barrier which contains three layers: the fenestrated epithelium of capillaries, the basement membrane and the slit-pore membrane between the processes of podocytes. As blood flows through the glomerulus, a portion of the plasma filters into Bowman's capsule and the filtrate is formed.

The renal tubule is the place where water and other molecules from the glomerular filtrate are reabsorbed. The proximal tubule is lined by simple cuboidal epithelium. The cell apex has abundant microvilli that form the brush border. The basal portion of these cells presents abundant membrane invaginations and lateral extensions. The wall of the thin segment consists of flattened squamous cells. The distal tubule is lined by simple cuboidal epithelium. It does not have brush borders or large numbers of microvilli. Cells of the distal tubule have membrane invaginations and lateral extensions. The collecting duct is connected with the distal tubule. Its primary function is to produce concentrated urine.

干细胞与肾再生

急性肾损伤和慢性肾病的发病率逐年升高，全世界范围内大约有 200 万终末期肾病患者，我国慢性肾病发病率为 10%，已经成为严重困扰公众的社会问题，迄今无有效的方法逆转疾病的进展。目前对于终末期肾病的治疗方式主要有两种：血液透析及肾移植。血液透析能够去除代谢废物，帮助维持电解质、酸碱和体液平衡，但不能替代肾的所有功能，比如肾的内分泌作用，并有并发症，且效率较低，长期治疗效果较差，给患者带来较大的痛苦以及经济负担。而肾移植能够完整替代肾的功能，但是存在肾源严重短缺以及严重的免疫排斥反应和终身服用免疫抑制剂等缺陷问题。基于这些限制，寻求更加有效的治疗方法成为医学研究的热点，而干细胞与肾再生医学的发展为这一难题带来了新的希望，可通过肾再生来预防进一步的肾损伤以及恢复肾功能。

人体肾的发生在出生前或出生后不久就停止，虽然成体肾的上皮细胞在受伤后有一定的分化、增殖的能力，使得残存的肾单位能够得到恢复，但却不能形成新的肾单位，即成体哺乳动物的肾缺乏产生新的肾单位的能力，而胚胎时期的肾细胞是唯一能产生新的肾单位的细胞，因此肾病患者要形成新的肾单位，就需要胚胎来源的肾细胞。多能干细胞具有全能性和无限增殖性的特点，可以无限自我增殖，并能在体内分化成为多种类型细胞，目前在肾再生中研究较多的是胚胎干细胞和诱导性多能干细胞。胚胎干细胞来源于胚泡的内细胞群或原始生殖细胞经体外抑制培养而筛选出的细胞，诱导性多能干细胞则主要是利用慢性病毒载体将 Oct4、Sox2、c-Myc、Klf 4 四种转录因子的基因成分转入人体的体细胞，使其分化为类胚胎干细胞，即诱导性多能干细胞，该细胞在基因表达和表观遗传学状态上与胚胎干细胞几乎无区别。利用特殊因子可诱导胚胎干细胞和诱导性多能干细胞定向分化为肾小管样细胞和肾小体足细胞，可是至今诱导及再分化机制仍未阐明，部分的研究都在动物身上进行，要应用于临床还有很多技术和问题需要解决，但干细胞技术无疑是治疗终末期肾病最具前景的方法。

思考题

1. 原尿在哪里形成？请叙述形成原尿部位的组织学结构特点。
2. 原尿需经过哪些结构才能形成终尿？终尿与原尿有什么不同？
3. 什么叫滤过屏障？其由什么构成？作用是什么？
4. 比较近曲小管和远曲小管的结构与功能。
5. 球旁复合体由哪几部分构成？各有什么功能？
6. 肾的血液循环特点与肾功能有什么关系？

（郭泽云）

第18章 男性生殖系统

男性生殖系统由睾丸、生殖管道、附属腺及外生殖器组成（图 18-1）。睾丸能产生精子，分泌雄激素。附睾、输精管、射精管和尿道是运输精子的生殖管道，附睾还有贮存精子、营养精子和促进精子成熟的作用。附属腺包括前列腺、精囊和尿道球腺。附属腺和各段生殖管道的分泌物共同构成精浆，精浆与精子构成精液。

一、睾　丸

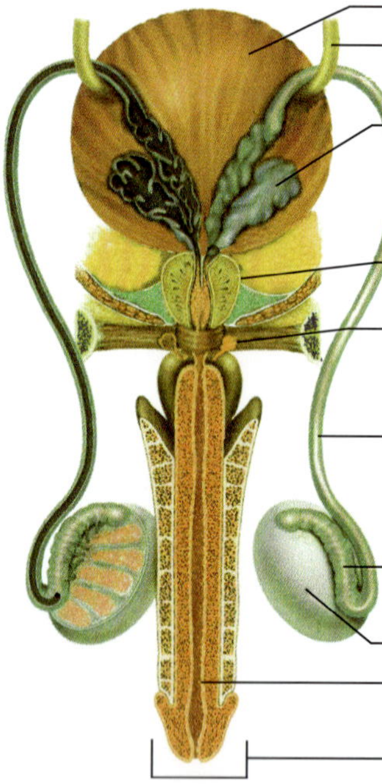

图 18-1　男性生殖系统组成模式图

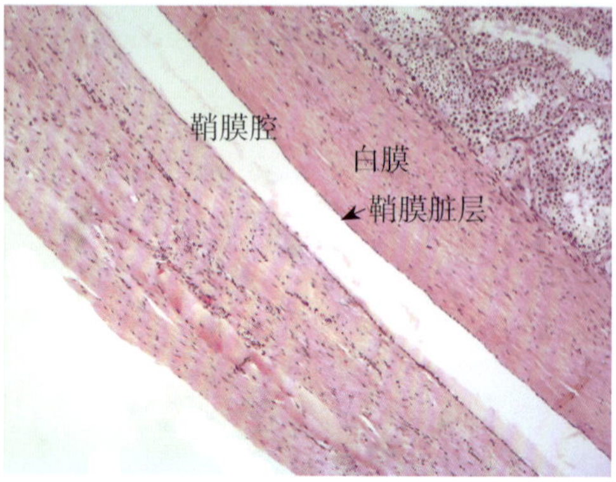

图 18-2　人睾丸被膜光镜像

睾丸（testis）位于阴囊中。阴囊皮肤薄，皮下脂肪少，富含温度感受器，对环境温度的变化很敏感。阴囊皮肤还富含汗腺，易于散发热量。睾丸静脉在阴囊皮下形成蔓状静脉丛（其内血液的温度接近阴囊表面的温度），其分支形成睾丸动脉的精索内动脉，其行程长且弯曲，血流缓慢，与蔓状静脉丛关系密切，可以进行充分的热交换，使进入睾丸实质内的动脉血温度显著降低。阴囊及睾丸血管的特点，使阴囊及睾丸的温度低于正常体温 1.5 ～ 2℃，这是保证正常精子发生的重要因素。隐睾患者因睾丸未下降至阴囊，导致精子发生障碍。

睾丸表面覆以被膜，包括鞘膜脏层、白膜（tunica albuginea）和血管膜 3 层。鞘膜脏层为睾丸被膜的最外层，与阴囊内壁的鞘膜壁层之间有狭窄的鞘膜腔，含有少量液体，有润滑作用（图 18-2）。血管膜为睾丸被膜的最内层，薄而疏松，富含血管，与睾丸间质紧密相连。中间的白膜为致密结缔组织，在睾丸后缘增厚形成睾丸纵隔（mediastinum testis）。纵隔的结缔组织呈放射状伸入睾丸实质，将睾丸实质分成约 250 个锥体形小叶。每个小叶内有 1 ～ 4 条弯曲细长的生精小管，为产生精子的场所。生精小管在近睾丸纵隔处变为短而直的直精小管。直精小管进入睾丸纵隔相互吻合形成睾丸网。生精小管之间的疏松结缔组织称为睾丸间质（图 18-3）。

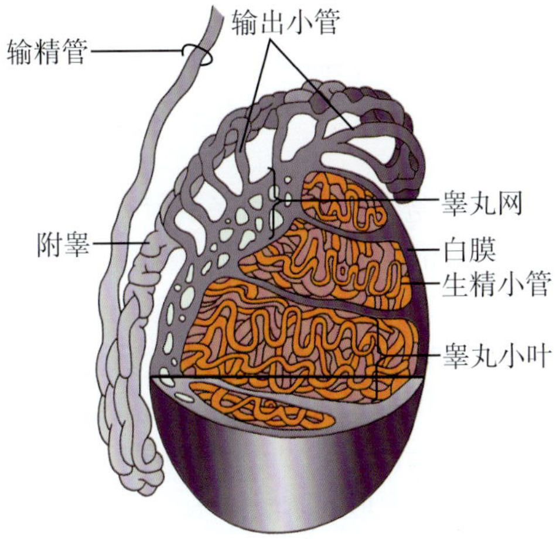

图 18-3　睾丸与附睾立体结构模式图

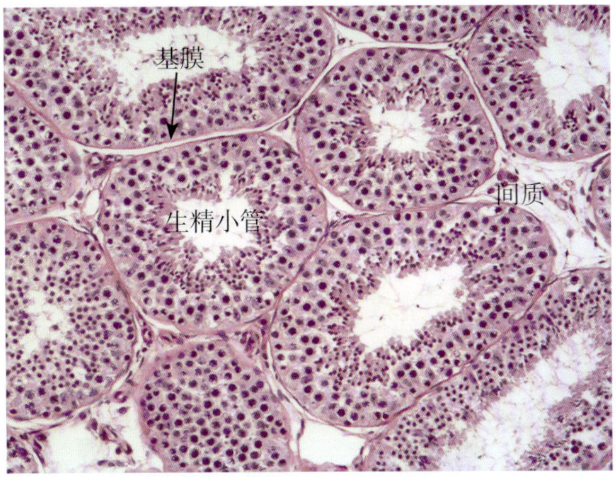

图 18-4　人睾丸生精小管光镜像

（一）生精小管

生精小管（seminiferous tubule）为高度弯曲的上皮性管道。成人的生精小管长 30 ~ 70cm，直径为 150 ~ 250μm，中央为管腔，管壁厚 60 ~ 80μm，由特殊的复层生精上皮（spermatogenic epithelium）构成（图 18-4）。生精上皮由支持细胞和不同发育阶段的生精细胞组成（图 18-5），基膜明显。基膜外有胶原纤维和一些梭形的肌样细胞（myoid cell），收缩时有助于精子排出（图 18-6）。

1. 生精细胞　生精细胞（spermatogenic cell）包括精原细胞、初级精母细胞、次级精母细

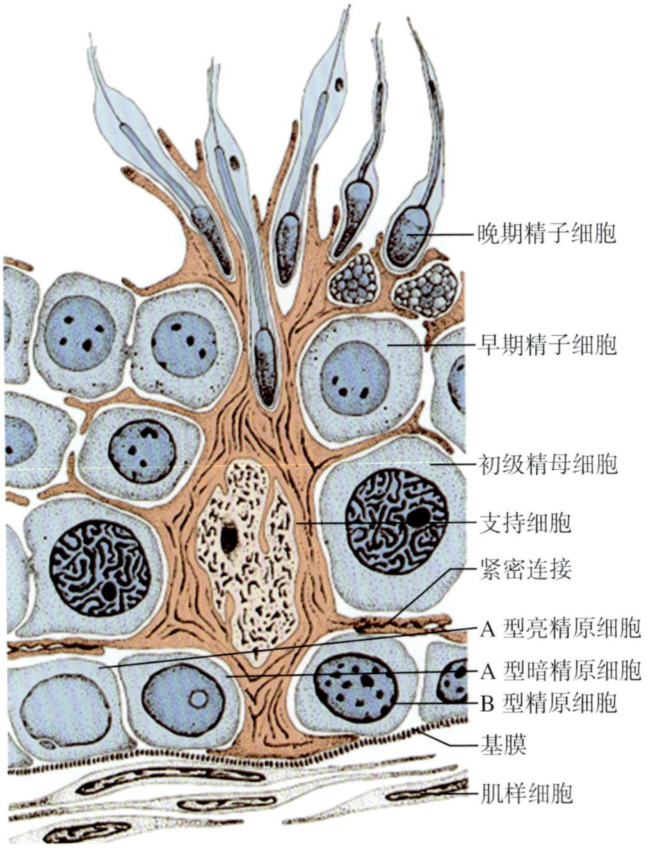

图 18-5　睾丸生精上皮电镜结构模式图

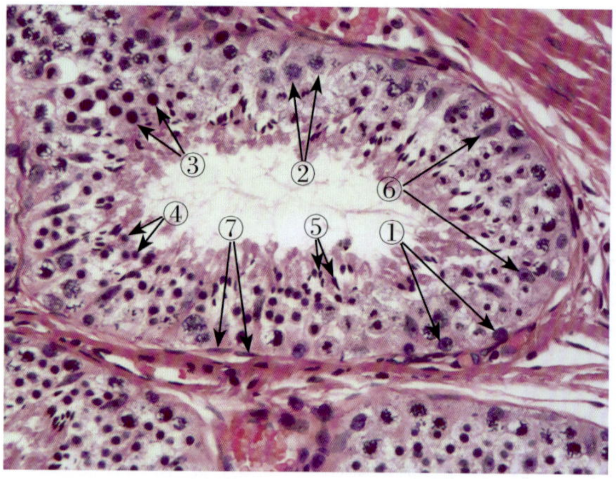

图 18-6 人睾丸生精小管光镜像，示各级生精细胞

①精原细胞；②初级精母细胞；③次级精母细胞；④精子细胞；⑤精子；⑥支持细胞；⑦肌样细胞

胞、精子细胞和精子。在生精上皮中，各级生精细胞从基底到腔面多层排列，镶嵌在支持细胞之间，其代表着男性生殖细胞分化过程的不同发育阶段。

从精原细胞发育成为精子的过程称为精子发生（spermatogenesis）。精子发生包括 3 个阶段：①精原细胞分裂增殖，形成精母细胞的阶段；②精母细胞减数分裂，从二倍体细胞形成单倍体精子细胞的阶段；③圆形精子细胞经过复杂的变态过程，形成蝌蚪形精子的阶段，即精子形成阶段。

在青春期前，生精小管管腔很小或缺如，管壁中主要为精原细胞和支持细胞。自青春期开始，在垂体促性腺激素的作用下，生精细胞不断增殖分化，形成精子。

（1）精原细胞：精原细胞（spermatogonium）紧贴生精上皮基膜，呈圆形或椭圆形，直径约为 12μm（图 18-6）。精原细胞分为 A、B 两型。A 型精原细胞的细胞核呈椭圆形，染色质深染，中央常见淡染小泡；或染色质细密，有 1 ~ 2 个核仁附在核膜上。A 型精原细胞是生精细胞中的干细胞，经过不断地分裂增殖，一部分 A 型精原细胞继续作为干细胞，另一部分则分化为 B 型精原细胞。B 型精原细胞的细胞核呈圆形，核膜上附有较粗的染色质颗粒，核仁位于中央。经过数次分裂后，B 型精原细胞分化为初级精母细胞。

（2）初级精母细胞：初级精母细胞（primary spermatocyte）位于精原细胞近腔侧，体积较大，直径约 18μm；细胞核大，呈丝球状（图 18-6）。初级精母细胞经过 DNA 复制后，染色体核型为 46,XY（4n DNA），进行第一次成熟分裂，同源染色体分离，形成 2 个次级精母细胞。

（3）次级精母细胞：次级精母细胞（secondary spermatocyte）位置靠近管腔，细胞圆形，直径约为 12μm，细胞核圆形，染色较深（图 18-6）。次级精母细胞染色体核型为 23,X 或 23,Y（2n DNA），每条染色体由 2 条染色单体组成。次级精母细胞不进行 DNA 复制，很快进行第二次成熟分裂，染色单体分离，形成 2 个精子细胞。由于次级精母细胞存在时间短，故在生精小管的切片标本中不易见到。

（4）精子细胞：精子细胞（spermatid）位于次级精母细胞的近管腔侧，细胞呈圆形，直径约 8μm，细胞核圆，染色质致密，染色体核型为 23,X 或 23,Y（1n DNA）（图 18-6）。

精子细胞不再分裂，它经过一系列复杂的形态变化，由圆形逐渐分化转变为蝌蚪形的精子，这个过程称为精子形成（spermiogenesis）。精子形成的主要变化是：①细胞核中的染色质高度浓缩，细胞核变长并移向细胞的一侧，构成精子的头部。在精子的细胞核浓缩的过程中，核蛋白的类型发生明显改变。之前的生精细胞及早期精子细胞的核蛋白为组蛋白（histone），富含赖氨酸。在精子形成过程中，富含精氨酸和胱氨酸的鱼精蛋白（protamine）替代了组蛋白，其主要作用是中和 DNA 的电荷，降低 DNA 分子之间的电荷排斥，使染色质高度浓缩。②高尔基复合体形成一些圆形小囊泡，称为前顶体囊泡（preacrosomal vesicle），相互融合逐渐增大，成为一个大的顶体囊泡，凹陷为双层帽状结构，覆盖在细胞核的头端，形成顶体（acrosome）。③中心粒迁移到顶体的对侧，发出轴丝，形成尾部，或称为鞭毛；随着轴丝逐渐增长，精子细胞变长，轴丝为 9 对周围微管和 2 根中央微管的结构。④线粒体从细胞周边汇聚于轴丝近端周围，形成螺旋形的线粒体鞘。⑤多余的细胞质脱落，形成残余体（residual body）。⑥细胞膜包在精子表面，称为精子质膜，它在精子运动、获能和受精等过程中发挥着重要作用（图 18-7）。

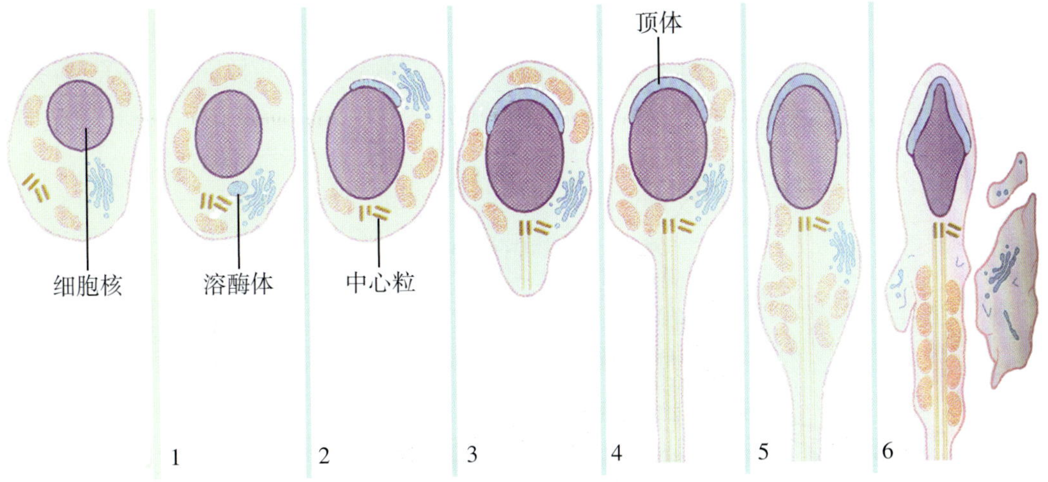

图 18-7 精子形成示意图

一个精原细胞，经过 DNA 复制，两次成熟分裂，染色体数目减少了一半，形成了 4 个单倍体的精子细胞。成熟分裂只发生在生殖细胞，其意义在于确保在两性生殖细胞结合时，重新获得与亲代相同数目的染色体。在分裂过程中，同源染色体之间可进行遗传基因的交换，使精子细胞具有不同的基因组合。

（5）精子：精子（spermatozoon）形似蝌蚪，长约 60μm，分头、尾两部。头部正面观呈卵圆形，侧面观呈梨形。头部内主要有一个染色质高度浓缩的细胞核。细胞核的前 2/3 有顶体覆盖。顶体内含多种水解酶，如顶体蛋白酶、透明质酸酶、酸性磷酸酶等。尾部又称为鞭毛，是精子的运动装置，分为颈段、中段、主段和末段 4 部分。颈段短，其内主要是中心粒，由中心粒发出 9 对周围微管和 2 根中央微管行向尾端，构成尾部中心的轴丝；在中段，轴丝外侧有纵行的外周致密纤维，其外侧再包裹 1 圈线粒体鞘，为精子尾部的摆动提供能量；主段最长，轴丝外无线粒体鞘，代之以致密纤维形成的纤维鞘；末段短，仅有轴丝（图 18-8）。

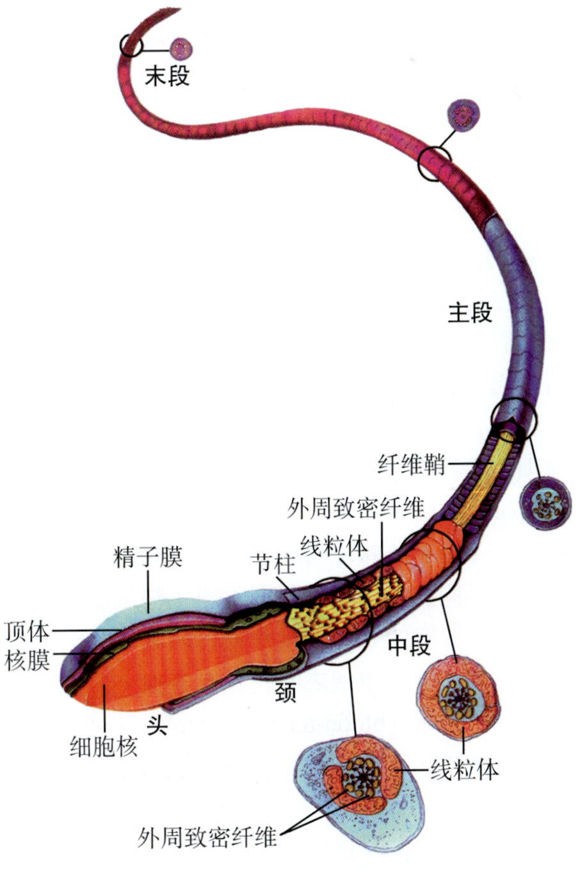

图 18-8 精子电镜结构模式图

在生精过程中，由一个精原细胞增殖分化所产生的各级生精细胞，细胞质并未完全分开，细胞之间有细胞质桥（cytoplasmic bridge）相连，形成一个同步发育的细胞群（图 18-9）。细胞质桥利于信息传递，保证同源的生精细胞能够同步发育。在精子细胞变态之后，细胞质桥断裂，细胞群释放入管腔成为游离精子。精子发生过程中这种以细胞质桥相连的同源细胞同步发育、同时成熟和释放的现象，称为同源群（isogenous group）现象。在生精上皮的不同区域内，精原细胞生成精子的过程是不同步的，故生精上皮可以持续不断地产生精子。在人类，从精原细胞发育为成熟的精子需要 64 ± 4.5 天。成年人每克睾丸组织在每秒钟内可产生 300 ~ 600 个精子，每天双侧睾丸可产生上亿个精子。

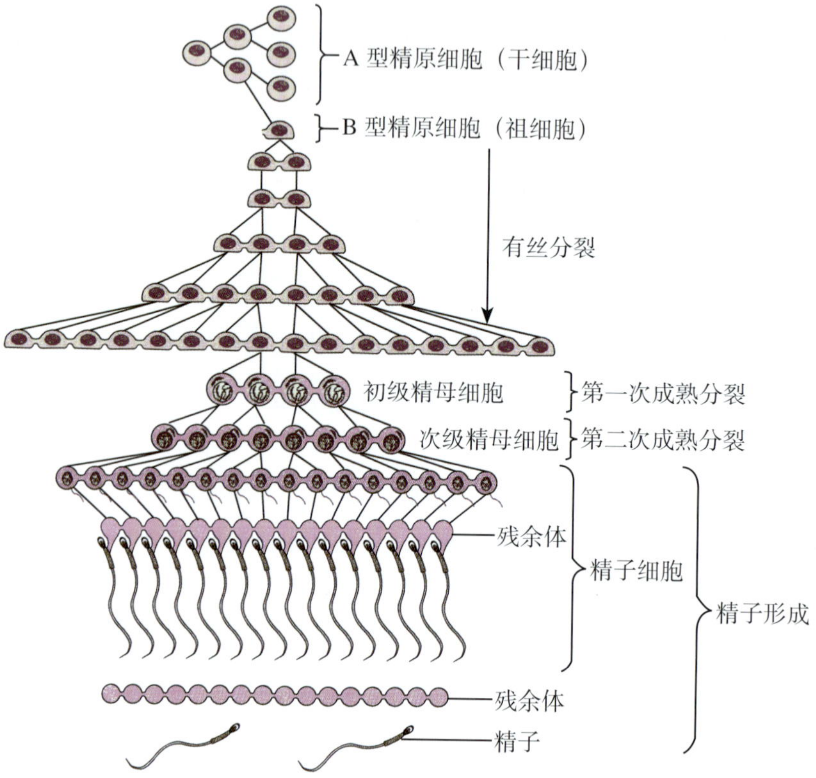

图 18-9 精子发生同源群现象示意图

2．支持细胞 支持细胞（sustentacular cell）又称为 Sertoli 细胞（Sertoli cell）。光镜下，成熟的支持细胞轮廓不清楚，细胞质染色浅，细胞核呈椭圆形或不规则形，核仁明显（图 18-6）。电镜下，支持细胞呈不规则高锥体形，基底面宽大，附于基膜，顶部直达管腔，侧面和腔面有许多不规则凹陷，其内镶嵌着各级生精细胞。支持细胞的细胞质中含有丰富的滑面内质网、发达的高尔基复合体和粗面内质网，有许多线粒体和溶酶体，细胞顶端还有微管和微丝。细胞核中异染色质少，着色浅，核膜常有许多凹陷。相邻支持细胞侧面近基底部的细胞膜形成紧密连接，将生精上皮分成基底室（basal compartment）和近腔室（abluminal compartment）2 部分。基底室位于生精上皮基膜和支持细胞紧密连接之间，内有精原细胞；近腔室位于紧密连接上方，内有精母细胞、精子细胞和精子（图 18-5）。基底室和近腔室内的微环境是不同的，以利于不同阶段生精细胞的发育。精原细胞发育过程中，渐渐脱离基膜，向腔面移动，原有的紧密连接开放，而其下方又开始形成新的紧密连接。

生精小管与血液之间，存在着血 - 生精小管屏障（blood-seminiferous tubule barrier），又称为血 - 睾屏障（blood-testis barrier），由睾丸间质的有孔毛细血管内皮及基膜、结缔组织、生精上皮基膜和支持细胞紧密连接组成。其中支持细胞的紧密连接是构成血 - 生精小管屏障的主要结构。血 - 生精小管屏障可阻止某些物质进出生精上皮，形成并维持有利于精子发生的微环境，还能防止精子抗原物质逸出到生精小管外而发生自体免疫反应。支持细胞之间也存在着缝隙连接，它在协调生精上皮内精子发生的各个环节上可能起着重要的作用。

支持细胞是唯一与生精细胞相接触的细胞，有多方面的功能，对精子发生起着非常重要的作用：①对生精细胞起支持、营养和保护作用。②其微丝和微管的收缩可使生精细胞向腔面移动，分泌的液体有助于精子的运送，促使精子释放入管腔。③支持细胞的紧密连接参与形成血 - 生精小管屏障。④吞噬和消化精子形成过程中脱落下来的残余细胞质。⑤支持细胞有旺盛的分泌功能，能合成和分泌多种蛋白质、生长因子等。如支持细胞在 FSH 和雄激素的作用下，能合成雄激素结合蛋白（androgen-binding protein，ABP），ABP 与雄激素结合，以保持生精小管内雄激素的水平，促进精子发生。支持细胞还能合成转铁蛋白、视黄醇结合蛋白、硫酸糖蛋白以及 TGF-α、TGF-β、IGF-1、IL-1 等生长因子，调节精子发生及睾丸的其他功能。⑥支持细胞还可分泌激素，如胚胎时期支持细胞分泌中肾旁管抑制素，使中肾旁管退化。此外，支持细胞还分泌抑制素（inhibin）和激动素（activin），刺激或抑制 FSH 的合成和分泌。⑦支持细胞能将孕烯雌酮和黄体酮转化为睾酮，还能使睾酮转化为雌二醇。其分泌雌二醇的量与年龄相关，幼年和老年时期较多，青春期和成年期相对较少。

（二）睾丸间质

生精小管之间的疏松结缔组织为睾丸间质，富含血管和淋巴管。间质内除有结缔组织细胞外，还有一种重要的间质细胞（interstitial cell），又称为 Leydig 细胞（Leydig cell）。间质细胞有明显的年龄变化，一般将其发育分为胚胎期、婴幼儿期、青春期前、青春期、成年期及老年期间质细胞等几个阶段。在人胚胎发育第 14 ～ 18 周，睾丸间质细胞发育为胚胎成熟型，雄激素的分泌出现第一个高峰。随后，胚胎期间质细胞变性退化，至出生时几乎消失。婴儿出生后约 2 个月，间质细胞再次发育，出现雄激素分泌的第二个高峰，而约 1 年后，这种婴幼儿型间质细胞只有极少数保留。在青春期前，睾丸间质中出现一种未成熟的静止型间质细胞，无合成、分泌雄激素的功能。到青春期，间质细胞开始具有成年期间质细胞的形态结构特点，细胞内出现丰富的与类固醇激素合成相关的酶，而体内出现雄激素分泌的第三次高峰。至成年期，间质细胞的数量、结构和功能保持相对稳定。随着年龄的增长，一般来说，老年期的间质细胞出现退行性改变，数量减少，雄激素分泌下降。

成年期间质细胞成群分布，体积较大，呈圆形或多边形，细胞核圆形，常偏位，染色浅，核仁明显。细胞质嗜酸性较强（图 18-10），具有分泌类固醇激素细胞的超微结构特点。间质细胞的主要功能是合成和分泌雄激素，在胚胎期主要是刺激男性生殖管道的发育和分化，在青春期和成年期主要是启动和维持精子发生，促进男性生殖器官的发育与分化以及激发和维持男性第二性征和性功能等。

（三）直精小管和睾丸网

生精小管近睾丸纵隔处变成短而直的管道，管径较细，称为直精小管（tubulus rectus）（图 18-11）。直精小管的管壁被覆单层矮柱状上皮，生精细胞消失，只有支持细胞。直精小管进入睾丸纵隔内分支吻合成网状的管道，为睾丸网（rete testis）（图 18-12），由单层立方上皮组成，管腔大而不规则。生精小管产生的精子经直精小管和睾丸网出睾丸进入附睾。

（四）睾丸功能的内分泌调节及年龄性变化

下丘脑分泌的 GnRH 刺激腺垂体远侧部的促性腺激素细胞分泌 FSH 和 LH。在男性，LH 又称为间质细胞刺激素（ICSH），可刺激间质细胞合成和分泌雄激素；而 FSH 则可促进支持细胞合成雄激素结合蛋白。同时，支持细胞分泌的抑制素和间质细胞分泌的雄激素又可反馈抑制 GnRH、FSH 和 LH 的分泌。幼儿的睾丸生精小管发育不完善，管壁主要由未分化的精原细

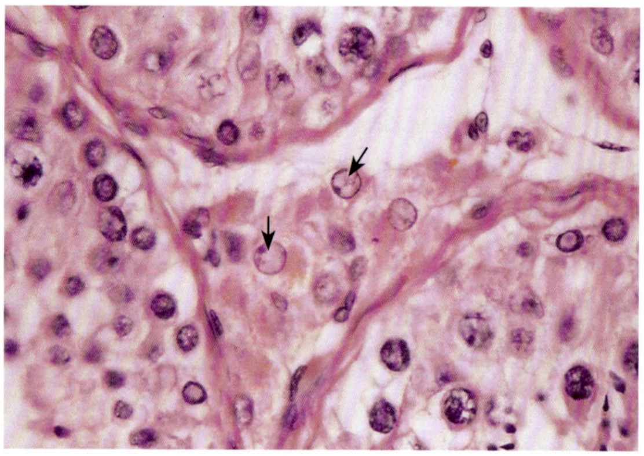

图 18-10 人睾丸间质光镜像
箭头示间质细胞

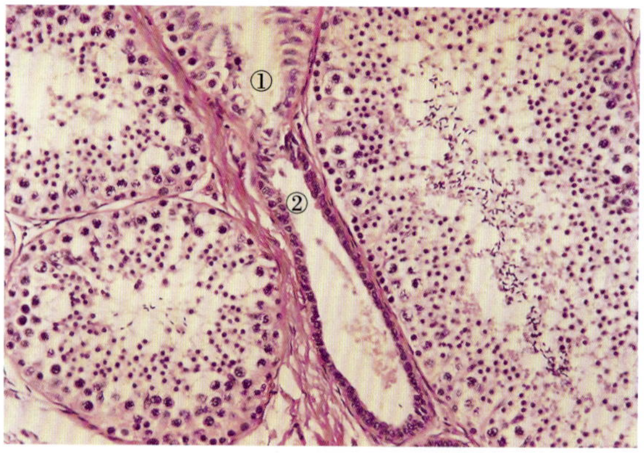

图 18-11 生精小管和直精小管关系光镜像
①生精小管；②直精小管

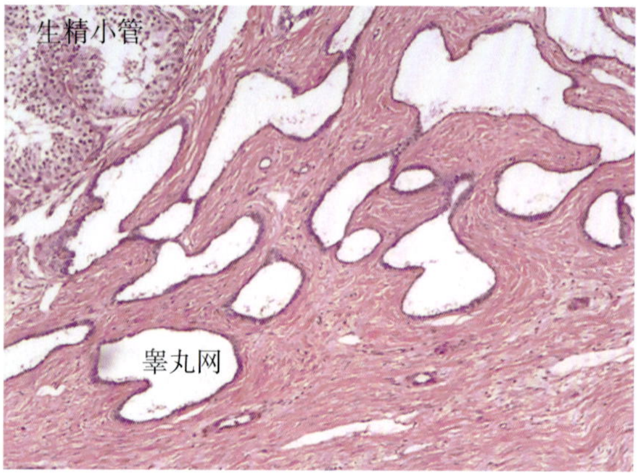

图 18-12 睾丸网光镜像

胞和支持细胞构成。青春期以后睾丸发育很快，体积增大，生精小管的生精上皮开始分化，出现各级生精细胞，并有成熟精子产生。成人至 25 岁左右，睾丸生精细胞和间质细胞的发育最旺盛。30 岁以后生精小管开始出现退行性变化。40 岁以后间质细胞开始减少，睾丸的生精活动逐渐减退。但睾丸的衰老退化在不同个体差异很大。

二、生殖管道

（一）附睾

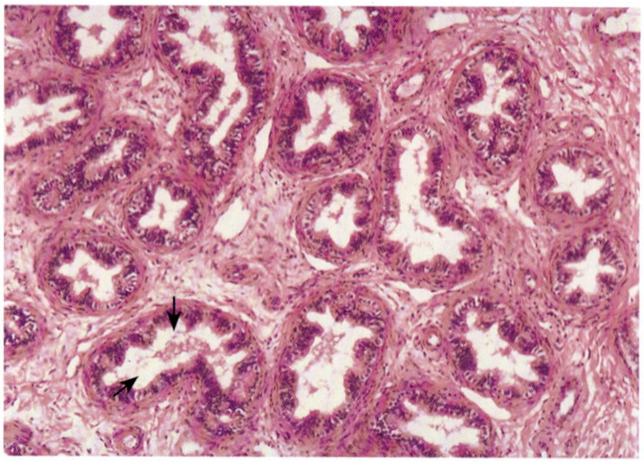

图 18-13 人附睾输出小管（箭头所示）光镜像

附睾（epididymis）分头、体和尾三部分，头部主要由输出小管组成，体部和尾部由附睾管组成。附睾具有重吸收、分泌、合成和免疫屏障等功能，可将流入的睾丸液进行重吸收，并分泌甘油磷酸胆碱、唾液酸和肉毒碱等多种重要物质，为精子成熟、贮存提供适宜的内环境。精子在附睾中进一步成熟，并获得主动运动的能力。

1. 输出小管 输出小管（efferent duct）是与睾丸网连接的 8 ~ 12 根弯曲小管，构成附睾头的大部，其远端与附睾管相连。输出小管上皮由高柱状纤毛细胞和低柱状无纤毛细胞相间排列而成，故管腔面呈波浪状起伏不平（图 18-13）。无纤毛细胞具有吸收生精小管分泌的液体的功能，纤毛细胞的纤毛摆动有助于推动精子向前移动。上皮下的基膜周围有环行平滑肌和少量结缔组织。

2．附睾管　附睾管（epididymal duct）是一条长 4 ～ 6m 的极度盘曲的管道，管腔规则，腔内充满精子和分泌物。附睾管上皮为假复层柱状上皮，由高柱状细胞和基细胞组成。高柱状细胞可分泌促进精子成熟的物质，其细胞表面有成簇排列的粗而长的微绒毛，又称为静纤毛（stereocilium）。附睾管的上皮基膜外有薄层平滑肌围绕，并从管道的头端至尾端逐渐增厚，肌层的收缩有助于管腔内的精子向输精管方向缓慢移动。管壁外为富含血管的疏松结缔组织（图 18-14）。

（二）输精管

输精管是壁厚腔小的肌性管道，管壁由黏膜、肌层和外膜 3 层组成。黏膜表面为假复层柱状上皮，与附睾管相似。固有层结缔组织中弹性纤维丰富。肌层厚，由内纵、中环、外纵行排列的平滑肌纤维组成（图 18-15）。在射精时，肌层做强力收缩，将精子快速射出。外膜为疏松结缔组织，富于血管、淋巴管和神经。

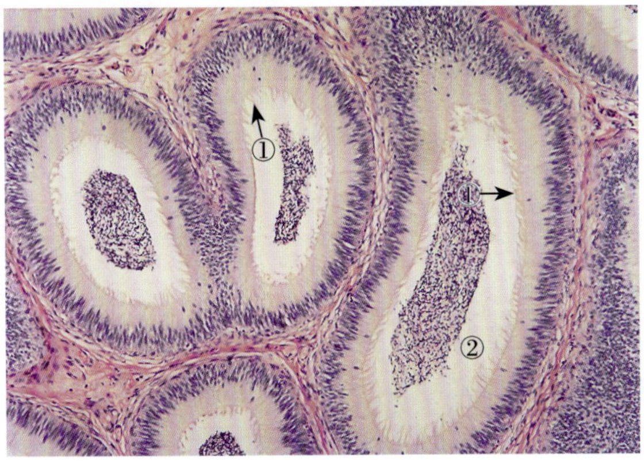

图 18-14　人附睾管光镜像
①静纤毛；②附睾管

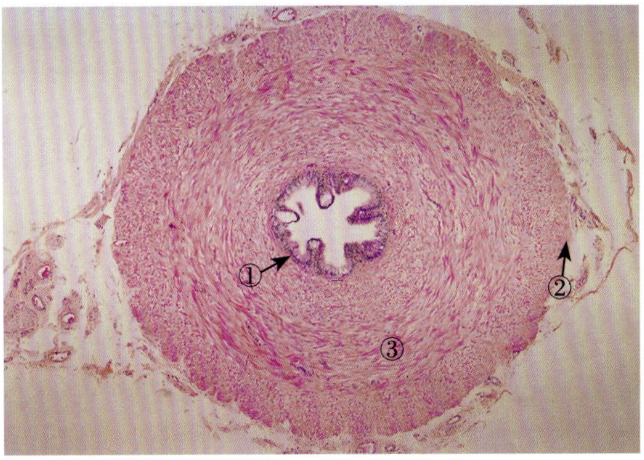

图 18-15　人输精管光镜像
①黏膜；②外膜；③肌层

三、附属腺

附属腺和生殖管道的分泌物以及精子共同组成精液（semen）。

（一）前列腺

前列腺（prostate）呈栗形，环绕于尿道起始段。左右射精管在腺上端后部穿入，开口于尿道。前列腺被膜由结缔组织和丰富的平滑肌组成，伸入腺实质内，分隔和包围腺泡和导管。按腺的分布位置，可分为 3 组，即黏膜腺、黏膜下腺和主腺。黏膜腺最小，位于尿道的黏膜内；黏膜下腺位于黏膜下层；主腺包在尿道的外围，占前列腺的大部分。

前列腺的被膜与支架组织均由富含弹性纤维的结缔组织和平滑肌组成。腺实质主要由 30 ～ 50 个复管泡状腺组成，有 15 ～ 30 条导管开口于尿道精阜的两侧。前列腺的腺泡形态不规则，有较多皱襞，腺泡上皮形态多样，可以是单层立方、单层柱状或假复层柱状上皮等。腺上皮一般由分泌细胞和基细胞组成，其形态及功能状态与雄激素水平有关。腔内可见分泌物浓缩形成的圆形嗜酸性板层小体，称为前列腺凝固体（prostatic concretion），它随年龄的增长而增多，甚至钙化，形成前列腺结石（图 18-16）。前列腺的活动主要受雄激素的调节。老年人易患的前列腺肥大，主要是黏膜腺和黏膜下腺增生所致。

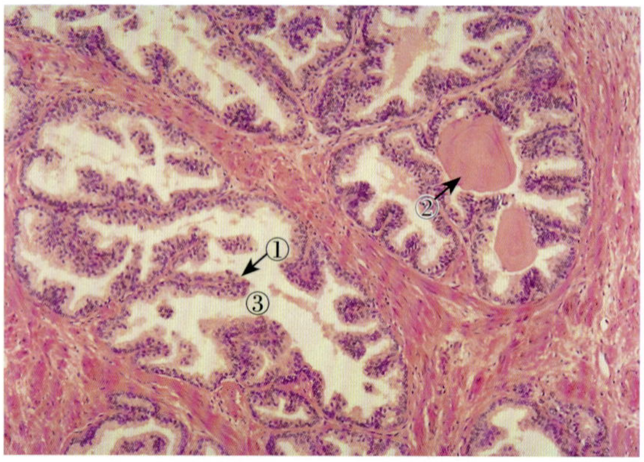

图 18-16 人前列腺光镜像

①皱襞；②前列腺凝固体；③腺泡腔

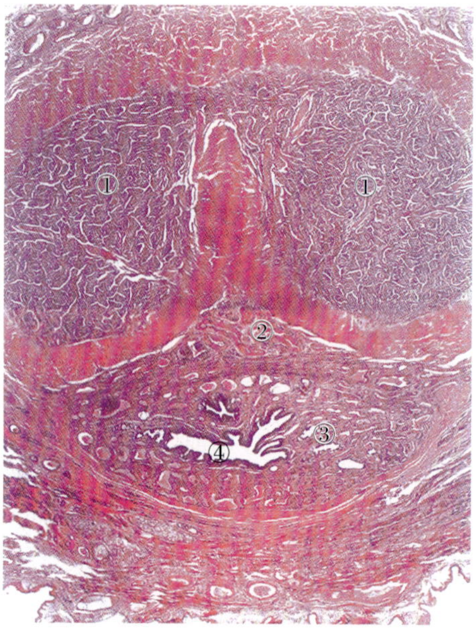

图 18-17 阴茎横断面光镜像

①阴茎海绵体；②白膜；③尿道海绵体；④尿道

（二）精囊

精囊（seminal vesicles）是一对盘曲的囊状器官。黏膜向腔内突起形成高大的皱襞。皱襞又彼此融合，将囊腔分隔为许多彼此通连的小腔，大大增加了黏膜的分泌表面积。黏膜表面为假复层柱状上皮，其外有薄层平滑肌和结缔组织组成的外膜。在雄激素刺激下，精囊分泌弱碱性液体，内含果糖、前列腺素等，为精液的重要组成部分，对精子的活动和营养均有重要作用。

（三）尿道球腺

尿道球腺（bulbourethral gland）是一对豌豆状的复管泡状腺。腔面表面被覆单层立方或单层柱状上皮，上皮细胞内富含黏原颗粒。腺的间质中有平滑肌和骨骼肌纤维。腺体分泌的黏液于射精前排出，有润滑尿道的作用。

四、阴　茎

阴茎（penis）主要由 2 个阴茎海绵体和 1 个尿道海绵体构成。尿道行于尿道海绵体内（图 18-17）。海绵体即勃起组织，含有大量不规则的血窦，彼此通连。血窦之间是富含平滑肌纤维的结缔组织小梁。阴茎深动脉的分支螺旋动脉穿行于小梁中，并与血窦相通。海绵体外包以致密结缔组织构成的坚韧白膜，具有限制海绵体及其内的血窦过分扩张的作用。静脉则多位于海绵体周边部白膜下方。一般情况下，流入血窦的血液很少，血窦呈裂隙状，海绵体柔软。当大量血液流入血窦时，血窦充血而胀大，白膜下的静脉受压，血液回流一时受阻，海绵体变硬，阴茎勃起。阴茎外表被覆活动度较大的皮肤。

SUMMARY

The male reproductive system includes the testes, genital ducts, accessory glands and penis. Testes, the male gonads, are responsible for production of the male gametes, spermatozoa, and secretion of the male sex hormone, testosterone. The testes are mainly made up of the seminiferous tubules and interstitial tissue. The germinal epithelium of the seminiferous tubules consists of two types of cells: spermatogenic cells and Sertoli cells. The main functions of Sertoli cells are to support spermatogenesis, to phagocytose residual bodies, and to secret androgen-binding protein. Leydig cells in the interstitial tissue synthesize and secrete testosterone. The genital ducts include the epididymis, ductus deferens, ejaculatory ducts and urethra, which are responsible for the maturation, storage and conduction of the sperm. The accessory glands, i.e. the seminal vesicles, prostate and bulbourethral glands, supply secretions, which together with the sperm, form the semen.

睾丸支持细胞的免疫豁免功能

思考题

1．试述睾丸支持细胞的光镜、电镜结构及其功能。
2．什么是精子形成（定义、主要变化）？
3．简述精子发生的几个阶段。
4．试述精子发生过程中生精细胞核型及组织结构的变化。

（徐　健）

第19章 女性生殖系统

女性生殖系统由位于盆腔的内生殖器和包括大阴唇、小阴唇和阴蒂在内的外生殖器构成。其中内生殖器包括一对卵巢和由输卵管、子宫、阴道构成的生殖管道。乳腺虽不属于女性生殖系统，但其功能与生殖系统密切相关，因此也列入本章叙述。卵巢是女性生殖系统周期性变化的核心，产生女性生殖细胞（卵子）和性激素，在垂体分泌的促性腺激素的作用下，卵巢分泌激素呈现规律的周期性。输卵管是卵子受精的部位。子宫是孕育胎儿的器官，伴随卵巢分泌激素的周期性变化，子宫内膜也经历有规律的周期性改变。阴道则是连接内生殖器和外生殖器的器官。

一、卵　巢

卵巢（ovary）是一对略扁的椭圆形器官，借卵巢系膜附着在子宫阔韧带的后叶上（图19-1）。覆盖在卵巢表面的是“生殖上皮”，这种上皮与覆盖在卵巢系膜表面的间皮相连续。“生殖上皮”一词来源于人们最初错误地认为这个部位是生殖细胞发生的部位。而正确的是原始生殖细胞（不论男性还是女性）都是性腺外起源的，它们从卵黄囊胚外内胚层迁移到胚胎期性腺的皮质。上皮下为薄层致密结缔组织构成的白膜。卵巢实质由外层的皮质和内层的髓质构成。皮质位于卵巢周边，成年女性卵巢皮质内含有丰富的卵泡，卵泡之间是富含基质细胞和网状纤维的结缔组织，基质中散在的平滑肌围绕卵泡。髓质位于卵巢中央部分，含有疏松结缔组织，内含大的弯曲的血管、淋巴管和神经。近卵巢门处有少量平滑肌和门细胞（图19-2，图19-3）。

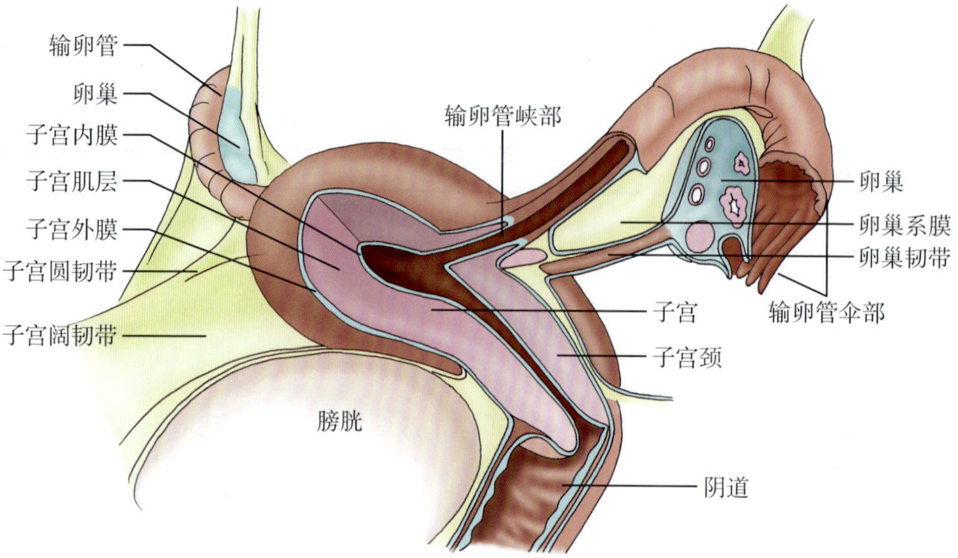

图19-1　卵巢、输卵管和子宫解剖立体结构模式图

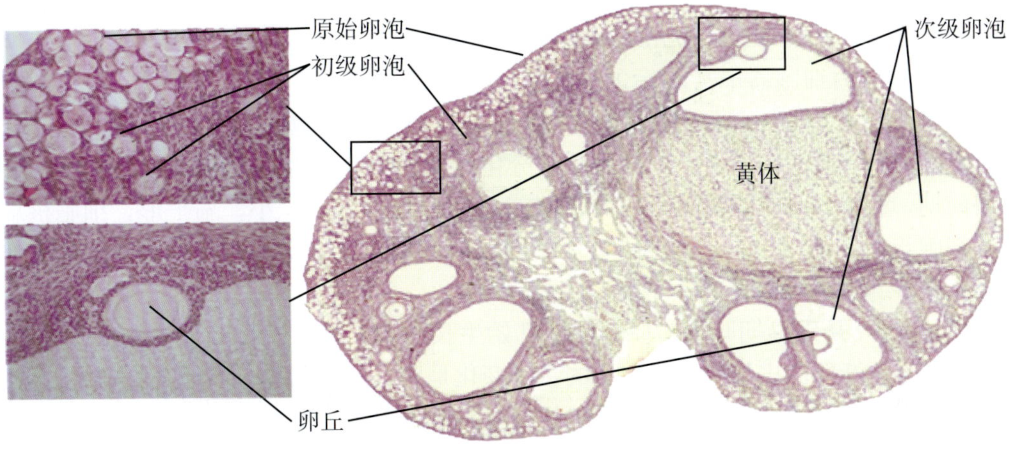

图 19-2　猫卵巢光镜结构模式图

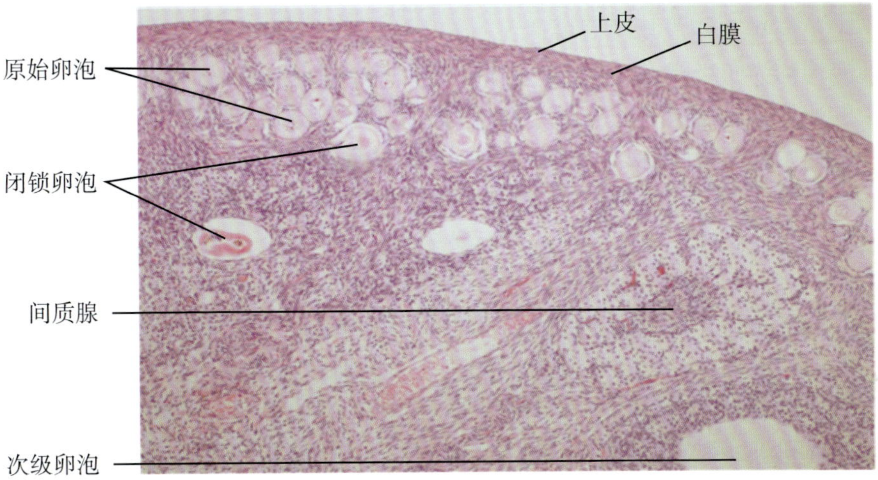

图 19-3　猫卵巢局部结构低倍光镜像

卵巢有明显的年龄变化。新生儿两侧卵巢有 70 万～ 200 万个原始卵泡，幼年时有 30 万～ 40 万个原始卵泡，青春期约有 4 万个原始卵泡，至 40 ～ 50 岁时仅剩几百个。自青春期（13 ～ 18 岁）起，卵巢在垂体分泌的促性腺激素的作用下，每隔 28 天左右有一个卵泡发育成熟并排卵。在女子一生 30 ～ 40 年的生育期内，两侧卵巢共排出卵细胞 400 ～ 500 个，其余卵泡均于不同年龄先后退化为闭锁卵泡。到更年期（45 ～ 55 岁），卵巢功能逐渐减退，月经渐停，进入绝经期。绝经期后的卵巢不再排卵，卵巢内结缔组织增生，表面常凹凸不平。

卵巢癌的危险因素随年龄增加，所以常发生在绝经期妇女。大约 10% 的卵巢癌具有家族性，家族乳腺癌 - 卵巢癌综合征源于 17q21 常染色体 *BRCA1* 突变。

（一）卵泡的发育与成熟

卵泡由一个卵母细胞和包绕在其周围的单层或多层的卵泡细胞组成。卵泡在生长发育过程中，结构发生一系列变化，一般可分为原始卵泡、生长卵泡和成熟卵泡 3 个阶段。

1．原始卵泡　原始卵泡（primordial follicle）是在胚胎发育的第 3 个月，最早出现在卵巢中的卵泡。原始卵泡的生长不依赖于促性腺激素的刺激。在成熟的卵巢中，原始卵泡位于皮质浅层，白膜下方。原始卵泡在各期卵泡中数量最多，体积最小，由中央一个初级卵母细胞

(primary oocyte）和周围单层扁平的卵泡细胞（follicular cell）组成（图 19-2）。初级卵母细胞圆形，体积较大，直径为 30 ~ 40μm。细胞核大而圆，染色质稀疏，着色浅，核仁大而明显。电镜下可见细胞质内细胞器丰富，除含有一般的细胞器外，细胞核周围还有层状排列的滑面内质网（称为环层板），并可见内质网与核膜相连，这可能与细胞核和细胞质间的物质传递有关。初级卵母细胞在胚胎时期由卵原细胞分裂分化而成，随后开始第一次成熟分裂，并长期停留在分裂前期，直至排卵前才完成第一次成熟分裂。卵泡细胞体积小，扁平形，细胞核扁圆，着色深，细胞与外周结缔组织之间隔有薄层基膜。卵泡细胞具有支持和营养卵母细胞的作用，两者之间有许多缝隙连接。

2．生长卵泡 从青春期开始，原始卵泡开始生长发育，进入生长卵泡（growing follicle）阶段。生长卵泡逐渐移向皮质深部，卵泡的主要变化是卵母细胞增大、卵泡细胞增大且数量增多。影响卵母细胞和卵泡细胞生长的因素包括：促卵泡激素、表皮生长因子（epidermal growth factor，EGF）、胰岛素样生长因子 -1（insulin-like growth factors，IGF-1）和钙离子。此外，卵泡周围的结缔组织也发生变化。生长卵泡又分为初级卵泡和次级卵泡两个阶段。

（1）初级卵泡：单层扁平的卵泡细胞变成单层立方，之后卵泡细胞继续分裂增殖，数量急剧增多，由单层排列变成复层（可达 5 ~ 6 层）。在这一过程中，凡是卵泡细胞间未出现液腔的生长卵泡均称为初级卵泡（primary follicle）。初级卵泡由中央的一个初级卵母细胞和周围单层或多层的卵泡细胞组成（图 19-2）。初级卵泡的主要结构特点是：①初级卵母细胞体积增大，细胞核也变大，细胞质内的粗面内质网、高尔基复合体和游离核糖体等细胞器增多。②卵泡细胞由扁平形变为立方形或柱状，随后细胞层数也增殖为多层。电镜下细胞质内的粗面内质网、游离核糖体和线粒体均随卵泡的发育而增多，高尔基复合体也更加发达。③在卵母细胞和卵泡细胞之间出现一层较厚的富含糖蛋白的嗜酸性膜，称为透明带（zona pellucida），它由卵母细胞和卵泡细胞共同分泌形成。电镜下可见卵母细胞表面的微绒毛和卵泡细胞的突起均伸入透明带内，卵泡细胞的长突起还穿越透明带，与卵母细胞膜接触（图 19-4）。卵泡细胞之间以及卵母细胞和卵泡细胞之间均有许多缝隙连接。这些结构有利于卵泡细胞将营养物质输送给卵母细胞，并且有利于细胞之间交换离子、激素和小分子物质，沟通信息，协调功能。透明带由 3 类硫酸透明带糖蛋白构成，分别是 ZP1、ZP2 和 ZP3。其中 ZP3 是精子结合的受体，并可诱导顶体反应；ZP2 主要参与精卵识别；ZP1 的功能还未确定。因此在受精过程中，透明带对于精子和卵子之间的相互识别和特异性结合具有重要意义。④随着初级卵泡的增大，卵泡周围的结缔组织梭形细胞逐渐密集形成卵泡膜（theca folliculi），它与卵泡细胞之间隔以基膜。

（2）次级卵泡：随着初级卵泡继续发育，当卵泡细胞增至 6 ~ 12 层时，在卵泡细胞之间会出现一些大小不等的液腔，小的液腔逐渐融合形成大的液腔，此时的卵泡被称为次级卵泡（secondary follicle）（图 19-2，图 19-5）。次级卵泡的结构特点是：①卵泡细胞之间出现卵泡腔，腔内充满由卵泡细胞分泌的糖胺多糖和卵泡膜血管渗出的血浆组成的卵泡液（follicular fluid），内含营养物质（如血浆蛋白、透明质酸等）、垂体和卵巢分泌的激素（如雌激素、促卵泡激素等）以及生长因子等多种生物活性物质，对卵泡的发育成熟具有重要作用。②随着卵泡液的增多和卵泡腔的扩大，初级卵母细胞及其周围的卵泡细胞被挤到卵泡的一侧，形成一个凸向卵泡腔的丘状隆起，称为卵丘（cumulus oophorus）。紧靠透明带的一层高柱状卵泡细胞呈放射状排列，称为放射冠（corona radiata）。放射冠细胞伸出微绒毛穿过透明带，与卵母细胞的微绒毛之间靠缝隙连接形成交流。在卵泡成熟过程中颗粒细胞表面的微绒毛数量增加，从而使游离于腔表面的黄体生成素受体得以增加。分布在卵泡腔周边的卵泡细胞构成卵泡壁，光镜下整层细胞呈颗粒状，故称为颗粒层（granulosa layer），颗粒层的细胞被称为颗粒细胞（granulosa cell）。③初级卵母细胞的体积已达到最大，为 125 ~ 150μm，以后不再长大。这种生长抑制来源于颗粒细胞分泌并释放到卵泡液中的一种 1 ~ 2kDa 的蛋白质，称为卵细胞成熟抑制因子（oocyte maturation inhibitor，OMI）。次级卵泡的大小与 OMI 的含量呈明显线性关系。在小卵泡中 OMI 最高，而成熟卵泡中 OMI 浓度低。④此时卵泡膜也逐渐分化为内、外两层，分别称为内膜层（theca interna）和外膜层（theca externa）。内膜层含有较多的多边形或梭形的膜细胞（theca cell）和丰富的毛细血管，膜细胞具有分泌类固醇激素细胞的电镜结构特征，即细胞质内含有丰富的滑面内质网、管状嵴线粒体和较多的脂滴。外膜层细胞较少，血管也较少，胶原纤维较多，并含有少量平滑肌纤维。内膜层细胞拥有大量的黄体生成素受体。在黄体生成素的调节下，这些细胞合成和分泌雄激素，而此时的雄激素正是雌激素的前体。内膜层和外膜层以及外膜层和周围的间质之间的边界不明显。然而在颗粒细胞层和内膜层之间的基膜则是分割二者的明显边界，它把富含血管的内膜层与卵泡发育过程中都缺少血管的颗粒层分开。

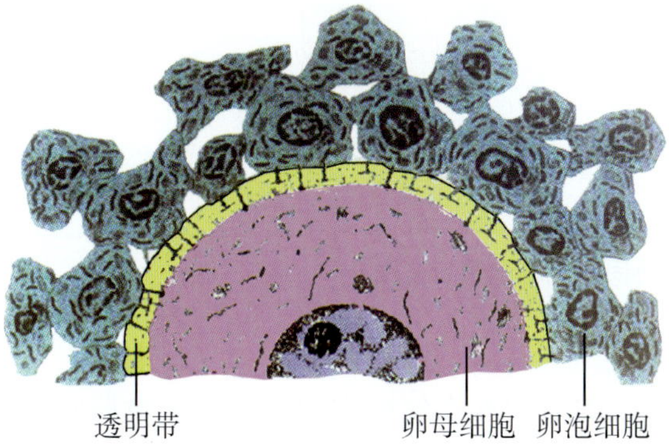

图 19-4　初级卵泡电镜结构模式图

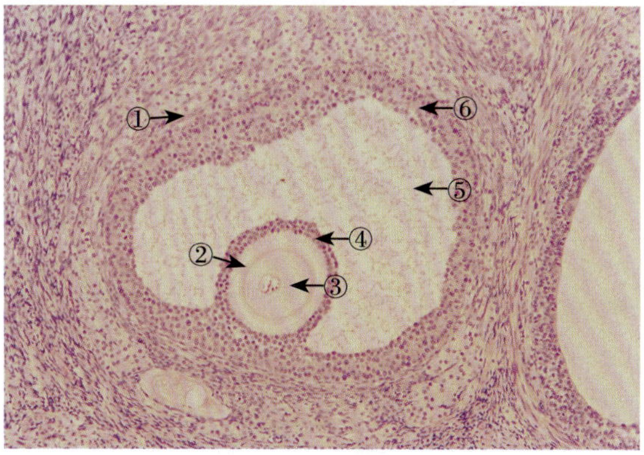

图 19-5　猫卵巢次级卵泡光镜像

①内膜层；②透明带；③卵母细胞；④放射冠；⑤卵泡腔；⑥颗粒层

3．成熟卵泡　成熟卵泡（mature follicle）是卵泡发育的最后阶段。卵泡体积很大，直径可达 20mm，并向卵巢表面突出。卵泡腔也很大，颗粒细胞不再增殖，颗粒层变薄（图 19-2）。具有一个大卵泡腔的次级卵泡和成熟卵泡又称为囊状卵泡（vesicular follicle）。

成熟卵泡中放射冠与周围的卵泡细胞之间出现腔隙，处于排卵前期。此时初级卵母细胞开始继续进行分裂，并在排卵前 36 ~ 48 小时完成第一次成熟分裂，产生一个次级卵母细胞（secondary oocyte）和一个很小的第一极体（first polar body），后者位于次级卵母细胞和透明带之间的卵周间隙（perivitelline space）内。次级卵母细胞随即进入第二次成熟分裂，并停止于分裂中期。在人类，每个月经周期有若干个原始卵泡生长发育，卵泡从初级卵泡发育至成熟卵泡约需 85 天，因此一个卵泡发育成熟需要跨越几个月经周期。

卵泡在发育过程中还具有内分泌功能，主要分泌雌激素。雌激素的分泌是颗粒细胞和膜细胞在促卵泡激素（follicle stimulating hormone，FSH）和黄体生成素（luteinizing hormone，LH）的作用下协同完成的。膜细胞合成的雄激素透过基膜进入颗粒细胞，在芳香化酶系的作用下将雄激素转变为雌激素，这种合成方式被称为“两细胞学说”。合成的雌激素小部分进入卵泡腔，大部分释放入血，调节子宫内膜等靶器官的生理活动（图 19-6）。

（二）排卵

成熟卵泡破裂，卵母细胞自卵巢排出的过程称为排卵（ovulation）。排卵时间约在月经周期的第 14 天。排卵前，垂体释放大量 LH，成熟卵泡内的卵泡液剧增，卵泡更向卵巢表面突出，卵泡壁、白膜和表面上皮变得更薄，局部缺血，形成一个圆形透明的卵泡小斑（follicular stigma）（图 19-7）。继而小斑处的结缔组织被胶原酶和透明质酸酶解聚，在 LH 的作用下颗粒

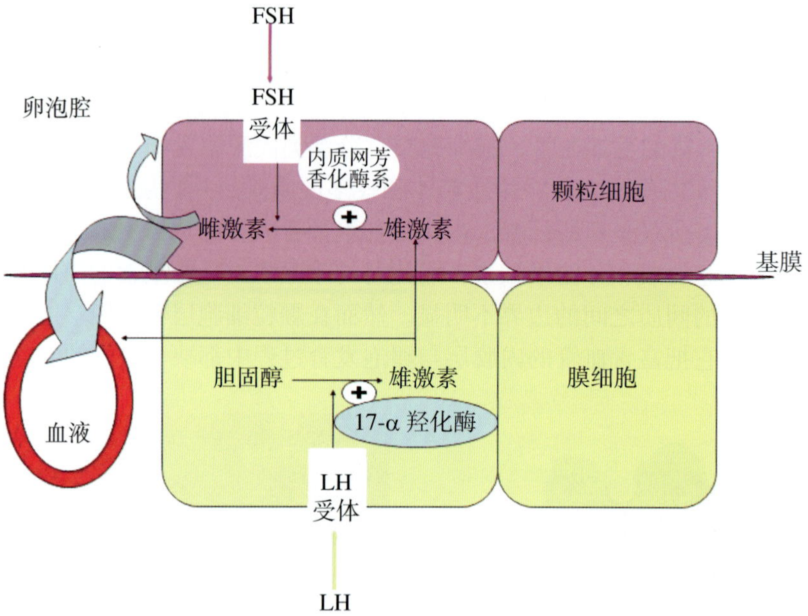

图 19-6 颗粒细胞与膜细胞协同合成雌激素示意图

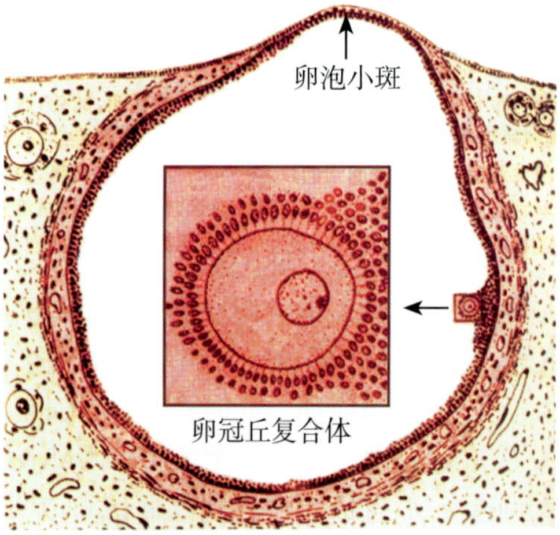

图 19-7 成熟卵泡光镜结构模式图，示卵丘和卵泡小斑

细胞合成的前列腺素使卵泡膜外层的平滑肌收缩，最终导致卵泡小斑破裂，次级卵母细胞及其周围的透明带和放射冠随卵泡液一同从卵巢排出，经腹腔进入输卵管。次级卵母细胞若在排出后 24 小时之内未受精则退化，若受精则完成第二次成熟分裂而形成一个成熟的卵细胞（ootid）和一个小的第二极体（secondary polar body）。卵母细胞经过两次成熟分裂，卵细胞的染色体数目减半，从二倍体细胞（46, XX）变为单倍体细胞（23, X）。生殖期妇女每隔 28 天左右排卵一次，左右卵巢交替排卵，一般一次只排一个卵，但也偶有一次排两个或多个卵的情况发生。近来，非手术超声技术被应用到检测卵泡发育及排卵，阴道超声技术可以监测发育中卵泡的数量和大小等。

（三）黄体的形成和退化

成熟卵泡排卵后，残留在卵巢内的卵泡壁塌陷，卵泡膜的结缔组织和血管伸入颗粒层，在 LH 的作用下，逐渐发育分化为一个体积很大并富含血管的内分泌细胞团，新鲜时呈黄色，称为黄体（corpus luteum）（图 19-2）。颗粒细胞和膜细胞体积均增大，颗粒细胞分化为颗粒黄体细胞（granulosa lutein cell），膜细胞分化为膜黄体细胞（theca lutein cell）。两种细胞均具有分泌类固醇激素细胞的电镜结构特征。其中颗粒黄体细胞体积较大，多角形，染色较浅，数量较多，分布于黄体的中央部；膜黄体细胞体积较小，圆形或多角形，染色较深，数量较少，分布于黄体的周边部，并随结缔组织伸入颗粒黄体细胞之间（图 19-8）。黄体的主要功能为分泌孕激素和一些雌激素，前者由颗粒黄体细胞分泌，后者主要由两种细胞协同分泌。当黄体开始形成时，膜黄体内血管和淋巴管快速生长入颗粒黄体层。在黄体内快速建立起血管网络。这样强大的血管网位于分泌雌、孕激素的卵巢皮质。这些激素入血便刺激子宫内膜的生长及分泌，从而为受精卵植入做好准备。

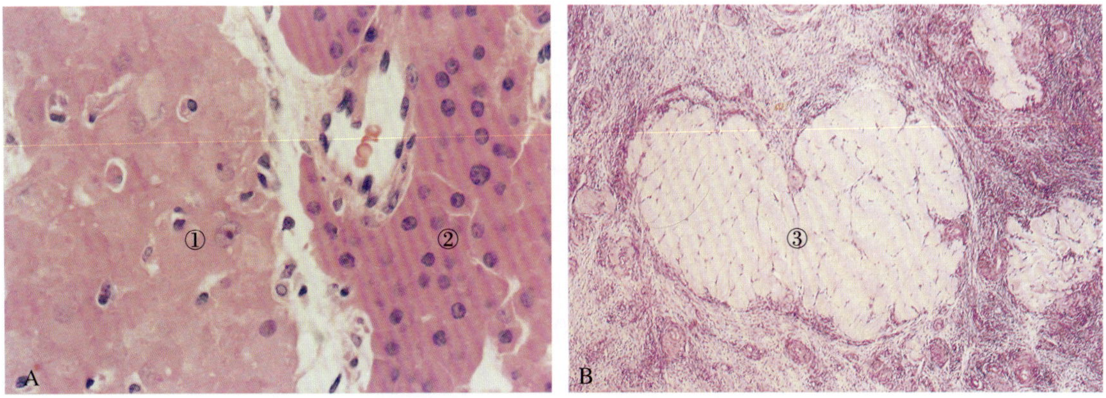

图 19-8　人妊娠黄体（A）和白体（B）光镜像

①颗粒黄体细胞；②膜黄体细胞；③白体

黄体的发育因排出的卵子（ovum）是否受精而有所不同。若卵子未受精，黄体维持 2 周即退化，称为月经黄体（corpus luteum of menstruation），黄体细胞逐渐变小、退化，黄体渐被结缔组织替代，变为白色瘢痕，称为白体（corpus albicans）。若卵子受精，黄体在胎盘分泌的人绒毛膜促性腺激素（human chorionic gonadotropin，HCG）的作用下继续发育长大，直径可达 4 ～ 5cm，称为妊娠黄体（corpus luteum of pregnancy）。妊娠黄体可维持 4 ～ 6 个月，以后也退化为白体。妊娠黄体的颗粒黄体细胞还分泌松弛素（relaxin），可以抑制妊娠子宫平滑肌收缩，以维持妊娠；分娩时，它还可以使子宫颈扩张，使耻骨联合松弛，以利于胎儿娩出。

（四）卵泡闭锁与间质腺

退化的卵泡称为闭锁卵泡（atresic follicle）（图 19-9）。卵泡闭锁可以发生在卵泡发育的各个时期，故其形态结构各不相同。大多数卵泡的退化发生在原始卵泡阶段。原始卵泡和初级卵泡闭锁时，卵母细胞首先出现核固缩，细胞形态不规则，卵泡细胞变小且分散，最后两种细胞均自溶，被巨噬细胞和中性粒细胞吞噬。次级卵泡闭锁和成熟卵泡闭锁时（多发生在初级卵母细胞完成第一次成熟分裂阶段），卵泡不破裂或破而不排卵，卵母细胞退化；透明带先皱缩为不规则形的嗜酸性环状物，后退化消失；颗粒细胞松散，脱落入卵泡腔，被中性粒细胞和巨噬细胞吞噬。光镜下可见闭锁的卵泡内常残留有透明带，卵泡腔内常见中性粒细胞和巨噬细胞。晚期次级卵泡闭锁时变化较复杂，卵泡塌陷，卵泡膜的血管和结缔组织伸入颗粒层和卵丘，膜细胞一度肥大，形似黄体细胞，并被结缔组织和血管分隔成分散的细胞团或索，称为间质腺（interstitial gland）。人卵巢间质腺较少，猫和啮齿类动物卵巢间质腺较多。间质腺具有分泌雌激素的作用。

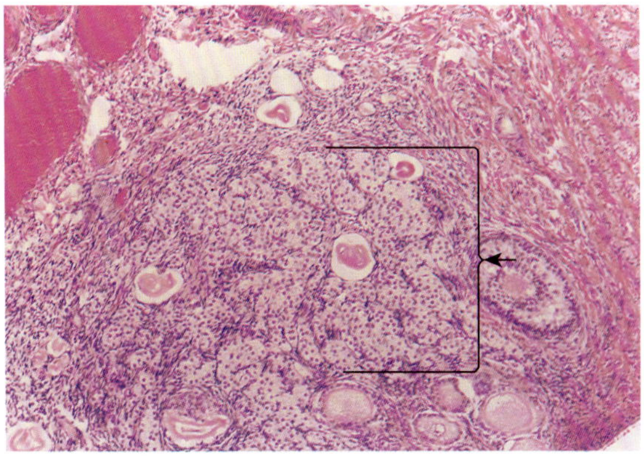

图 19-9　猫卵巢闭锁卵泡光镜像

箭头示闭锁卵泡

（五）门细胞

门细胞（hilus cell）位于卵巢门近系膜处，是卵巢基质内一些较大的上皮样细胞，细胞结构与睾丸间质细胞类似，为多边形或卵圆形，直径为 14 ~ 15μm，细胞核圆形，核仁清楚，细胞质嗜酸性，细胞质内富含胆固醇和脂褐素等。妊娠期和绝经期时，门细胞较明显。门细胞具有分泌雄激素的功能。当门细胞增生或发生肿瘤时，患者常伴有男性化症状。

二、输 卵 管

输卵管为肌性管道，长 10 ~ 14cm，由外向内分为漏斗部、壶腹部、峡部和子宫部 4 段，管壁均由黏膜、肌层和浆膜 3 层组成（图 19-10）。

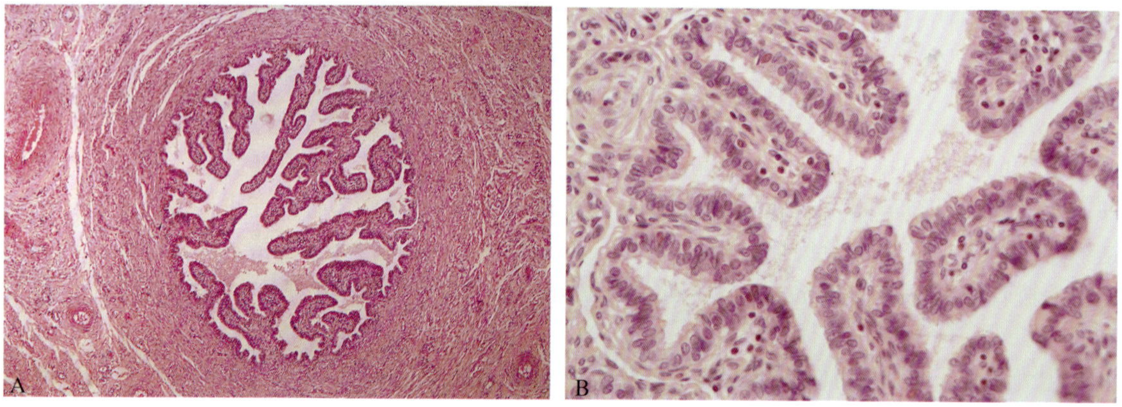

图 19-10 人输卵管壶腹部（横切）光镜结构像

A. 低倍像；B. 高倍像

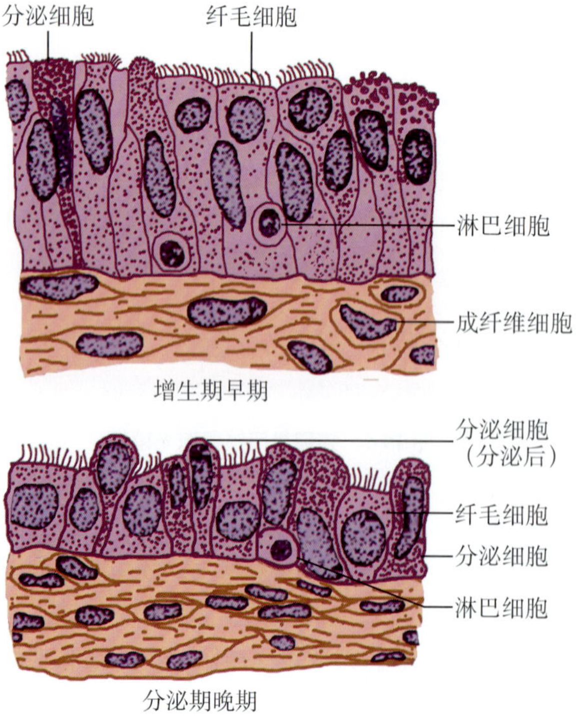

图 19-11 输卵管上皮高倍光镜结构模式图

1．黏膜 黏膜形成许多纵行而分支的皱襞，壶腹部的皱襞最发达，高大而分支，故管腔极不规则（图 19-10）。至子宫部，皱襞逐渐减少。黏膜上皮为单层柱状，由纤毛细胞和分泌细胞组成（图 19-11）。

（1）纤毛细胞：纤毛细胞的细胞核呈圆形或卵圆形，染色浅，细胞游离面有纤毛。纤毛向子宫方向摆动，有助于卵子和受精卵向子宫方向移动。纤毛细胞以漏斗部和壶腹部最多，至峡部和子宫部逐渐减少。

（2）分泌细胞：分泌细胞位于纤毛细胞之间，染色较深，细胞核呈长椭圆形，染色也较深。细胞游离面有微绒毛，顶部的细胞质内含有分泌颗粒，其分泌物构成输卵管液。输卵管液内含有氨基酸、葡萄糖、果糖和少量乳酸等。分泌物在纤毛表面形成黏稠的膜，不仅对卵细胞有营养作用，而且还可以防止病菌从子宫经输卵管侵入腹腔。

输卵管上皮细胞在卵巢雌激素和孕激素的作用下，随月经周期而有所变化。在子宫内膜增生晚期（卵巢排卵前），纤毛细胞变成高柱状，纤毛增多，此后细胞逐渐变矮，纤毛减少。雌激素可促进纤毛细胞的生长，孕激素则可拮抗雌激素的作用。从增生晚期至分泌晚期，分泌细胞功能旺盛，细胞增高，顶部的细胞质内充满分泌颗粒。分泌细胞以顶浆分泌方式释放分泌物后，细胞变矮。在月经期和妊娠期，上皮细胞矮小。

黏膜的固有层为薄层结缔组织，含较多的血管和少量散在的平滑肌。

2. 肌层　肌层为平滑肌，峡部最厚，分内纵、外环两层，但无明显分界。壶腹部肌层较薄，环行肌明显，纵行肌散在分布。漏斗部肌层最薄，无纵行肌。

3. 浆膜　浆膜由间皮和富含血管的疏松结缔组织构成。

三、子　宫

子宫为肌性器官，腔窄壁厚，呈前后略扁的倒置梨形，分底部、体部和颈部 3 部分。子宫壁由内向外分为内膜、肌层和外膜 3 层（图 19-12）。

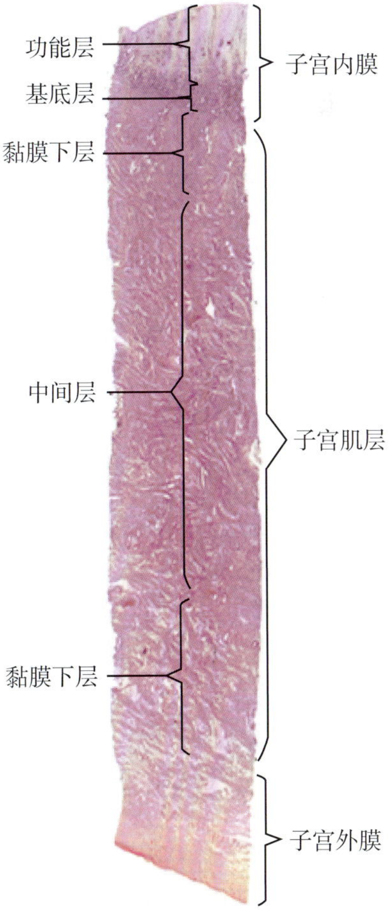

图 19-12　子宫壁切片光镜像

（一）子宫壁的一般结构

1. 内膜　子宫内膜（endometrium）由单层柱状上皮和固有层组成。上皮与输卵管上皮相似，也由纤毛细胞和分泌细胞组成。上皮向固有层内凹陷形成许多子宫腺（uterine gland）。子宫腺一般为单管状腺，开口于子宫腔，腺上皮与子宫表面上皮相似，腺体末端近肌层处常有分支（图 19-13）。固有层较厚，血管丰富，并含有大量梭形或星形的基质细胞。基质细胞的细胞核大而圆，细胞质较少，细胞分化程度较低，可合成和分泌胶原蛋白，并随子宫内膜的周期性变化而增生与分化。

子宫内膜可分为深浅两层。浅层较厚，称为功能层（functional layer）（图 19-12）。自青春期起，在卵巢激素的作用下，功能层每个月发生一次周期性剥脱和出血，为月经。妊娠时，此层则继续增厚以适应受精卵的种植和发育。深层较薄，称为基底层（图 19-12），其紧靠肌层，内含较多的细胞和纤维，显得较为致密。此层经期时不脱落，有增生和修复功能层的作用。

子宫内膜的血管来自子宫动脉的分支，其穿入子宫壁直达子宫肌层，在中间层形成弓形动脉。从弓形动脉发出许多放射状小动脉分支，垂直穿入内膜，在内膜与肌层交界处，每支小动脉分为两支，一支为短而直的基底动脉，分布于内膜基底层并对其进行营养，另一支为主干，称为螺旋动脉，在内膜中弯曲走行，至内膜浅层形成毛细血管网。毛细血管汇入小静脉，穿过肌层，汇合成子宫静脉。螺旋动脉对卵巢激素的周期性变化很敏感。

2. 肌层　子宫肌层（myometrium）很厚，由大量的平滑肌束和结缔组织组成。肌层分界不明显，自内向外大致可分为黏膜下层、中间层和浆膜下层。黏膜下层和浆膜下层主要为纵行

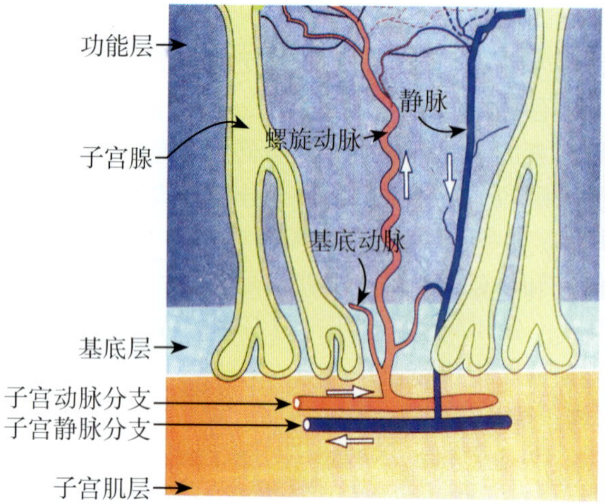

图19-13 子宫内膜血管与腺体示意图

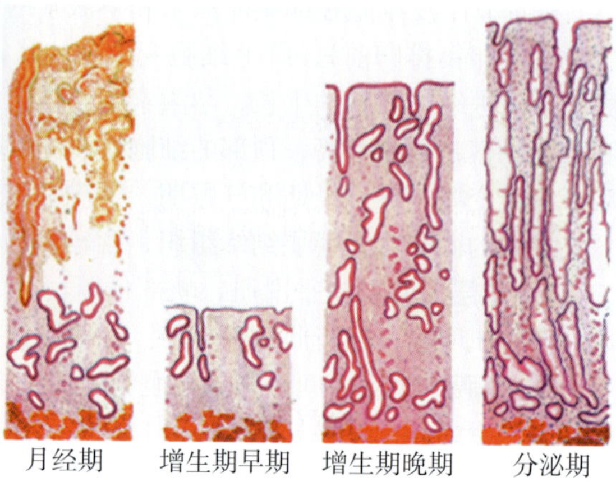

图19-14 子宫内膜周期性变化光镜结构模式图

平滑肌束，中间层较厚，为内环行和外斜行平滑肌束，其中含大量血管。肌层的收缩活动可以帮助精子向输卵管运行、经血排出及胎儿娩出。成年妇女子宫平滑肌纤维长30～50μm，妊娠时不仅肌纤维体积增大，可长达500～600μm，而且由于肌纤维分裂增殖，结缔组织中未分化的间充质细胞也可分化为新的肌纤维，致使肌纤维的数量也增多。分娩后，有些肌纤维逐渐恢复至正常大小，有些肌纤维自溶而被吸收，增大的子宫又恢复原状。

子宫平滑肌瘤是由结缔组织被膜包裹的平滑肌异常增生的良性肿瘤，常见症状是月经过多和月经期过长。

3．外膜 子宫外膜（perimetrium）在子宫底部和体部为浆膜，其他部位为纤维膜。

（二）子宫内膜的周期性变化

自青春期起，在卵巢产生的雌激素和孕激素的作用下，子宫底部和体部内膜功能层开始出现周期性变化，表现为每28天左右发生一次内膜功能层剥脱、出血及修复和增生，称为月经周期（menstrual cycle）。每个月经周期从月经第一天起至下次月经来潮前一天止。内膜的周期性变化一般分为3期（图19-14）。

1．增生期 增生期（proliferation phase）为月经周期的第5～14天。此时期卵巢内有若干卵泡发育生长，故又称为卵泡期（follicular phase）。在卵泡分泌的雌激素的作用下，剥脱的子宫内膜由基底层增生修补，表现为上皮细胞和基质细胞不断分裂增殖，基质细胞合成胶原的功能旺盛，产生大量的纤维和基质。在增生早期，子宫腺短而直，数量较少；至增生晚期，内膜由1mm左右增厚达2～4mm，子宫腺数量增多，并不断增长和弯曲，腺细胞的细胞质顶部有分泌颗粒，细胞核的核下区可见明显糖原聚集。螺旋动脉也增长和弯曲（图19-15）。在月经周期的第14天，卵巢内卵泡发育成熟并排卵，子宫内膜随之转入分泌期。

2．分泌期 分泌期（secretory phase）为月经周期的第15～28天。此时卵巢已排卵，黄体逐渐形成，故又称为黄体期（luteal phase）。子宫内膜在黄体分泌的孕激素和雌激素的作用下继续增厚，至分泌晚期可厚达5mm。子宫腺更加弯曲，腺腔扩大（图19-15），腺细胞的细胞质内糖原聚集更多，并由细胞核的核下区逐渐移至核上区，随后以顶浆分泌方式分泌至腺腔，故腺腔内充满含有糖原等营养物质的嗜酸性分泌物。螺旋动脉更长、更弯曲并伸达内膜表层。固有层内组织液增多，呈生理性水肿。内膜基质细胞继续增生，并于分泌晚期分化为两种细胞：一种细胞大而圆，细胞质内富含糖原和脂滴，称为前蜕膜细胞（predecidual cell）；另一种细胞小而圆，细胞质内含有分泌颗粒，称为内膜颗粒细胞。若妊娠，分泌期子宫内膜继续增厚，前蜕膜细胞变为蜕膜细胞，内膜颗粒细胞释放松弛素，使局部内膜更加疏松，以适应胚泡的种植和发育；若不妊娠，卵巢内黄体退化，孕激素和雌激素水平下降，内膜功能层于周期的第 28 天脱落，转入月经期。

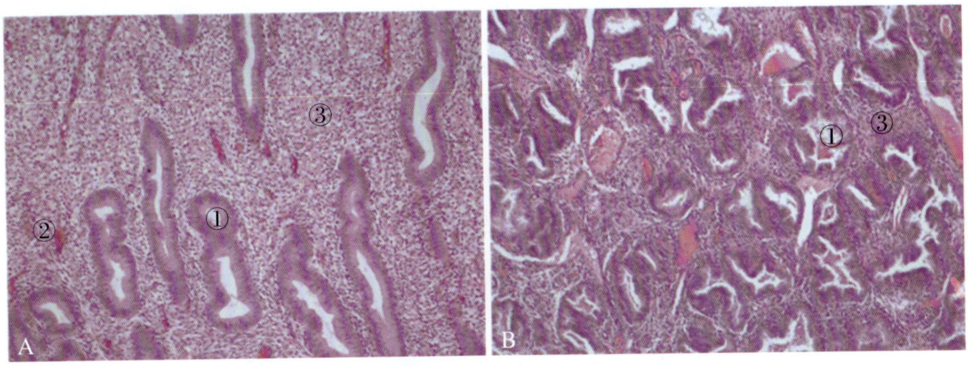

图 19-15　人子宫内膜增生期（A）和分泌期（B）

①子宫腺；②螺旋动脉；③固有层

3．月经期　月经期（menstrual phase）为周期的第 1 ～ 4 天。此时卵巢内黄体退化，雌激素和孕激素分泌量减少，血液中这两种激素的含量骤然下降，致使子宫内膜功能层的螺旋动脉持续性收缩，内膜缺血，子宫腺停止分泌，组织液大量丧失，内膜萎缩坏死。螺旋动脉在收缩之后，又突然短暂地扩张，致使毛细血管骤然充血、破裂，血液外流并积聚于内膜浅层，最后突破上皮流入子宫腔。萎缩坏死的子宫内膜也小块地脱落，随血液从阴道排出，出现月经（menstruation）。脱落的子宫内膜和血液共同构成经血。内膜中含有激活剂（activator），经血中的纤维溶解酶原在激活剂的作用下转变为纤维溶解酶，进而使纤维蛋白裂解，因此经血不会发生凝血。月经期一般持续 1 ～ 5 天，但具有个体差异并受环境及情绪变化的影响。在月经期终止之前，基底层残留的腺体底部细胞迅速分裂增生，向内膜表面推进，上皮逐渐修复而转入增生期。

子宫内膜的这种周期性变化，一直持续到绝经期。此后子宫内膜由于失去卵巢激素的作用，呈萎缩状态，上皮细胞矮小，腺体小而少，分泌物很少或无。

如果子宫内膜存在于非正常的位置，如下腹部、盆腔等，即称为子宫内膜异位症。好发生于青春期到绝经期妇女，但以 20 ～ 30 岁最常见。症状包括盆腔疼痛和经期出血。病因不明，可能是子宫内膜在经期脱落，沿输卵管进入腹腔。症状会随月经后孕激素水平下降而减轻。

（三）子宫颈

子宫颈是子宫下端的狭窄部分，呈圆柱形。子宫颈下端突入阴道的部分，为子宫颈阴道部。子宫颈壁自外向内分为外膜、肌层和黏膜 3 层。外膜为纤维膜；肌层平滑肌少，主要为含弹性纤维的结缔组织；黏膜表面形成许多高大而分支的皱襞，皱襞之间的裂隙形成腺样的隐窝。黏膜上皮为单层柱状，由较少的纤毛细胞、较多的分泌细胞以及储备细胞（reserve cell）组成。纤毛细胞的纤毛向阴道方向摆动。分泌细胞的细胞质内充满黏原颗粒，分泌的黏液常充塞在子宫颈管内。储备细胞较小，位于柱状细胞与基膜之间，散在分布，细胞分化较低，在上皮受损伤时有增殖修复功能，在有慢性炎症时易发生癌变。在子宫颈外口处，子宫颈单层柱状上皮移行为子宫颈阴道部的复层扁平上皮，两种上皮的交界处为子宫颈癌的好发部位。子宫颈癌是女性第二好发肿瘤，并且是发展中国家女性首位肿瘤致死原因。常规的宫颈刮片筛查可以检测出恶变前的疾病并且可以显著减小此病发病率。80% ～ 90% 的子宫颈癌是鳞 - 柱交界处的鳞状细胞癌，10% ～ 15% 来源于腺体表面细胞的腺癌。

子宫颈黏膜无周期性剥脱，但其分泌黏液的性质却随卵巢活动的周期性变化而有所改变。排卵时，雌激素刺激上皮细胞分泌增多，分泌物稀薄，有利于精子运行；黄体形成时，黄体酮则使细胞分泌物减少，分泌物呈凝胶状，精子难以通过。妊娠时，分泌物更浓稠，形成一道阻止精子运行和微生物侵入子宫的屏障。

（四）卵巢和子宫内膜周期性变化的神经内分泌调节

卵巢和子宫内膜结构与功能的周期性变化均与机体的内分泌活动密切相关。下丘脑和腺垂体分泌的激素作用于卵巢，调节其周期性活动，而卵巢分泌激素的周期性变化又直接调节子宫内膜的周期性变化，这种关系称为下丘脑 - 垂体 - 卵巢轴（图 19-16）。下丘脑弓状核等的神经

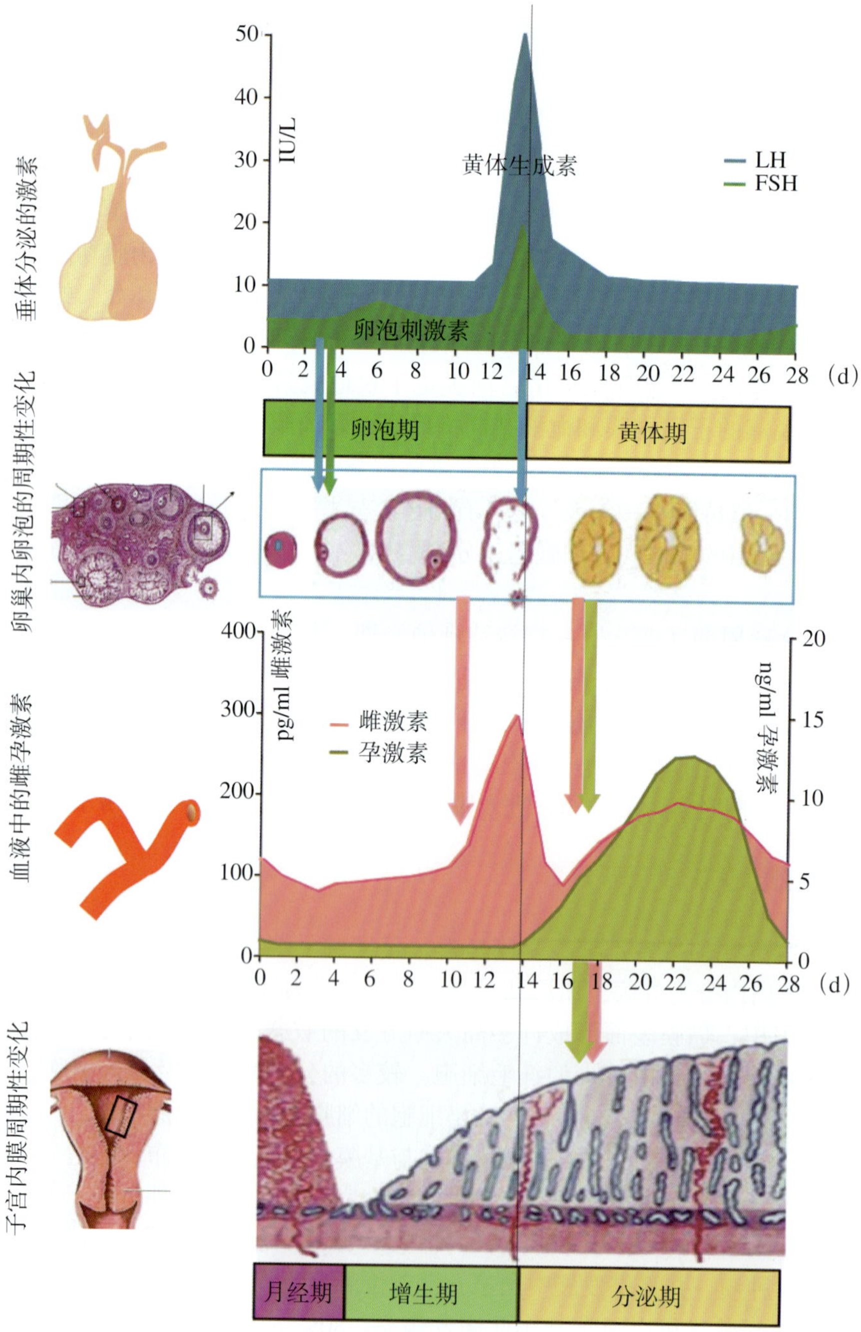

图 19-16 月经周期中子宫内膜和卵巢形态与血激素水平变化示意图

内分泌细胞分泌 GnRH，使腺垂体细胞分泌 FSH 和 LH，FSH 刺激卵泡生长和分泌雌激素。雌激素则使子宫内膜由月经期转入增生期。约在排卵前 2 天，卵泡分泌雌激素水平达最高峰，这个高峰又反馈作用于下丘脑和腺垂体，抑制腺垂体分泌 FSH，同时促进腺垂体分泌大量 LH。在排卵前 24 小时左右，形成 LH 释放高峰，LH 和 FSH 协同作用，引起成熟卵泡破裂，卵巢排卵，排卵后残存的卵泡形成黄体，黄体分泌大量孕激素和一些雌激素，它们一方面作用于子宫内膜，使子宫内膜由增生期转入分泌期，另一方面又反馈作用于下丘脑和腺垂体，抑制 LH 的分泌。血液中 LH 水平降低，黄体逐渐退化，孕激素和雌激素水平随之下降，导致子宫内膜萎缩、退化、剥脱和出血，即月经来潮。血液中的雌激素和孕激素减少后，又反馈性地作用于下丘脑和腺垂体，分别促进 GnRH 和 FSH 分泌，使卵巢内的卵泡又开始生长发育，子宫内膜随之进入下一轮的月经周期。

四、阴　道

阴道壁由黏膜、肌层和外膜组成。阴道黏膜形成许多横行皱襞，黏膜表面为非角化的复层扁平上皮（图 19-17）。在雌激素作用下，上皮细胞合成和聚集大量糖原，浅层细胞脱落后，糖原在阴道杆菌的作用下转变为乳酸，使阴道保持酸性，具有一定的抗菌作用。绝经期后或因其他原因而致雌激素水平下降时，阴道上皮内糖原减少，阴道环境变为碱性，细菌易于生长繁殖，故易发生阴道感染。阴道上皮细胞的形态、结构及脱落和更新也受卵巢激素的影响而呈现出周期性变化，因此可通过对阴道脱落细胞的涂片进行观察来推测卵巢的功能状态。此外，由于脱落细胞中除含有阴道上皮细胞外，还含有子宫颈及子宫内膜的脱落细胞，因此阴道涂片检查也是诊断子宫、宫颈及阴道肿瘤的一种方法。黏膜固有层的结缔组织浅层较致密，富含弹性纤维和血管，深部较疏松；阴道肌层为平滑肌，肌纤维相互交织排列成分界不明显的内环、外纵两层，以外纵行肌为主。在阴道外口处，有骨骼肌构成的环行括约肌；阴道外膜为富含弹性纤维的致密结缔组织。

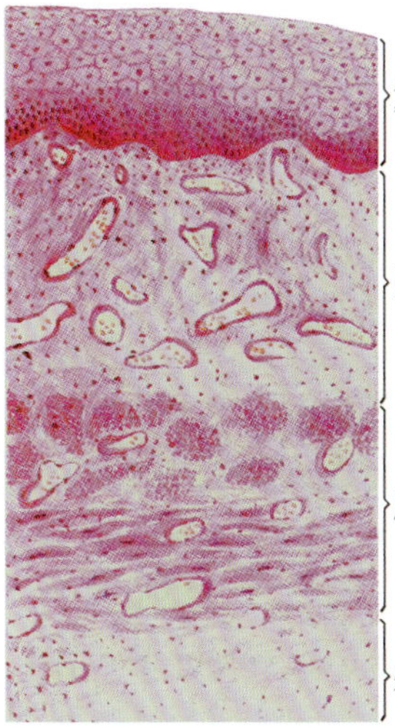

图 19-17　成人阴道光镜结构模式图

五、乳　腺

乳腺的结构因年龄和生理状况的变化而异。乳腺于青春期开始发育，妊娠和授乳期的乳腺有泌乳活动，称为活动期乳腺（activating mammary gland）。无泌乳活动的乳腺，称为静止期乳腺（resting mammary gland）。

（一）乳腺的一般结构

乳腺由结缔组织分隔为 15 ～ 25 个叶，每叶又分为若干小叶。每个小叶是一个复管泡状腺。腺泡上皮为单层立方或柱状，腺腔很小，腺细胞基底面有基膜，腺上皮和基膜之间有肌上皮细胞。导管包括小叶内导管、小叶间导管和总导管。小叶内导管管壁多为单层立方或柱状上皮；小叶间导管则为复层柱状上皮；总导管又称为输乳管，开口于乳头，管壁为复层扁平上皮，与乳头表皮相续。

（二）静止期乳腺

静止期乳腺的特点是导管不发达，腺泡稀少，脂肪组织和结缔组织丰富（图 19-18）。排卵前后，导管和腺泡略有增生。

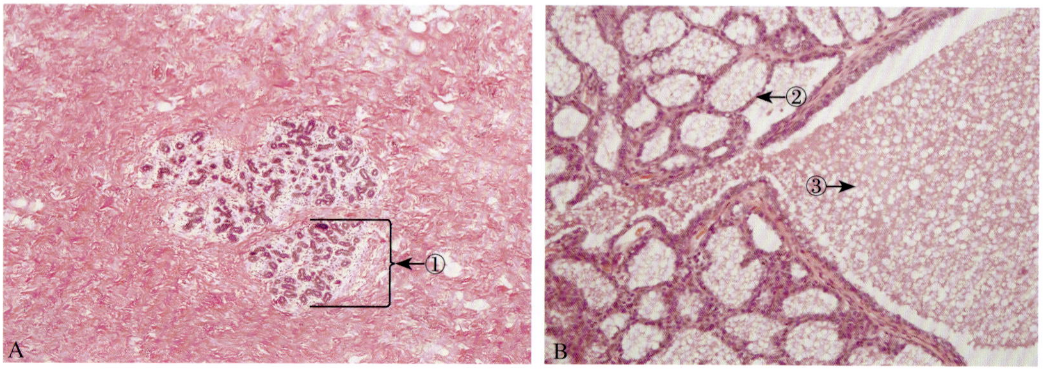

图 19-18 人静止期乳腺（A）和兔授乳期乳腺（B）光镜像

①乳腺小叶；②乳腺单层柱状上皮；③小叶间导管

（三）活动期乳腺

妊娠期乳腺在雌激素和孕激素的作用下发育长大，导管和腺泡迅速增生，腺泡增大，腺泡壁主要由单层柱状或单层立方上皮构成，结缔组织和脂肪组织相对减少。至妊娠后期，在催乳素的影响下，腺泡开始分泌，腺腔内出现初乳（colostrum）。初乳为淡黄色液体，含有脂滴、乳蛋白、乳糖和抗体（以 IgA 为主）等。此外，初乳中还含有吞噬脂肪的巨噬细胞，称为初乳小体（colostrum corpuscle）（图 19-19）。

授乳期乳腺的结构与妊娠期乳腺基本相同，只是腺体更为发达，结缔组织成分更少。小叶内可见处于不同分泌时期的腺泡（图 19-18）。有的腺泡呈分泌前期，腺细胞呈高柱状；有的

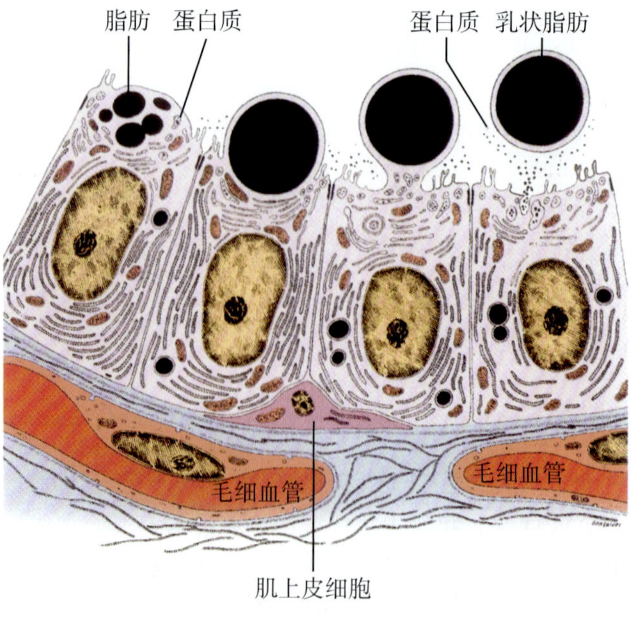

图 19-19 授乳期乳腺腺细胞电镜结构模式图

腺泡呈分泌期，腺泡细胞的胞质内富含分泌颗粒、粗面内质网和线粒体等（图 19-19）；有的腺泡呈分泌后状态，腺细胞呈立方或扁平形，腺腔中充满乳汁。乳腺为顶浆分泌腺。

断乳后，催乳素的水平下降，乳腺也迅速停止分泌。贮留在腺腔和导管内的乳汁被逐渐吸收；腺组织逐渐萎缩，有的被巨噬细胞吞噬，有的则被吸收。结缔组织和脂肪组织增多，腺组织又恢复到静止期状态。绝经后，体内雌激素和孕激素水平下降，腺组织萎缩退化，脂肪组织也随年龄增大而减少。

乳腺癌是女性发病率最高的肿瘤。持续的激素暴露和遗传倾向是乳腺癌发生的危险因素。其发病率随年龄增大而增加，月经开始早、停止晚，以及初产年龄大均对应着乳腺癌发病率增加。大约 5% 的乳腺癌患者是由于常染色体基因（*BRCA1* 和 *BRCA2*）突变引起的。

SUMMARY

The female reproductive system consists of two ovaries, two oviducts (uterine tubes), the uterus, the vagina, and the external genitalia. The functions of the reproductive system are to produce ova through the process of oogenesis, to promote fertilization, to provide a suitable environment for implanted conceptuses through their embryonic and fetal period until birth, and to produce the sex hormones estrogen and progesterone. Beginning at menarche, the female reproductive system undergoes cyclic changes in structure and functional activities until menopause. These changes are controlled by neuroendocrine mechanisms.

The ovaries are almond-shaped organs. Until menopause, postpubertal ovaries contain ovarian follicles in various stages of maturation. The follicles are embedded in the connective tissue of the cortical region. An ovarian follicle consists of an oocyte surrounded by one or more layers of follicular cells. Primordial follicles are formed during fetal life. Beginning in puberty, FSH and LH stimulate consecutive groups of follicles to enlarge and secrete estrogen to support reproductive function. By the primary follicle stage, the primary oocyte grows, and is surrounded by the zona pellucida, and the follicular theca is formed. By the secondary follicle stage, the follicular cavity, the cumulus oophorus, the corona radiate and the granulosa layer are formed and the theca folliculi differentiates into the theca interna and externa. The secondary follicle continues to grow until it approaches maturity and bulges from the ovarian surface as a mature follicle. The mature follicle may ovulate when triggered by a midcycle surge of LH.

The uterus is a pear-shaped muscular organ which is composed of three parts: fundus, body and cervix. The wall of the uterus consists of three layers: adventitia, myometrium and endometrium. In the body and fundus of uterus, the endometrium is made up of a functional layer and a basal layer. The functional layer undergoes cyclical changes controlled by estrogen and progestogen and provides a suitable environment for the development of the embryo.

多囊卵巢综合征

多囊卵巢以双侧增大的卵巢内含有大量卵泡囊肿为特征。当同时伴有月经稀发和月经量过少时就被称为斯坦 - 李综合征（Stein-Leventhal syndrome）。患者由于缺乏排卵而不孕。从形态上观察，卵巢此时类似一个小的白色的气球，充满紧裹着的大理石。受累的卵巢经常被称为囊性卵巢，拥有光滑的珍珠白的表面，而没有瘢痕，因为从来没有排卵。这样的外观可归因于大量充满液体的囊泡和萎缩了的次级卵泡位于异常增厚的白膜下方。其病理机制还不清楚，但可能与雄激素生物合成的失调有关，本来可以转化成雌激素的雄激素异常增加。正常向成熟发育过程中的卵泡也随即受到破坏。患者产生无排卵性月经周期，因为只有雌激素刺激子宫内膜而无孕激素产生。孕激素的抑制是因为没有成熟卵泡形成，没有正常排卵后形成的黄体。治疗手段是激素疗法，重建和稳定雌、孕激素的规律周期性。但是在某些病例，外科手术是必要的。楔形切口进入卵巢，暴露皮质，使经过激素刺激的卵子不受原有的厚厚的白膜束缚而可以离开卵巢。

思考题

1. 名词解释：排卵（定义、过程），间质腺（定义），月经周期（定义）。
2. 试述次级卵泡的光镜下形态结构及所分泌的激素。
3. 试述卵巢和子宫内膜周期性变化的神经内分泌调节。
4. 试述黄体的形成、结构和功能。

（战　军　张宏权）

第20章

眼 和 耳

一、眼

眼（eye）是视觉器官，包括眼球及其附属器官，能感受光和颜色的刺激，经视神经传至大脑的视觉中枢，形成各种光感、色觉和图像，产生视觉。

（一）眼球

眼球（eye ball）由眼球壁和眼内容物两部分组成（图 20-1）。

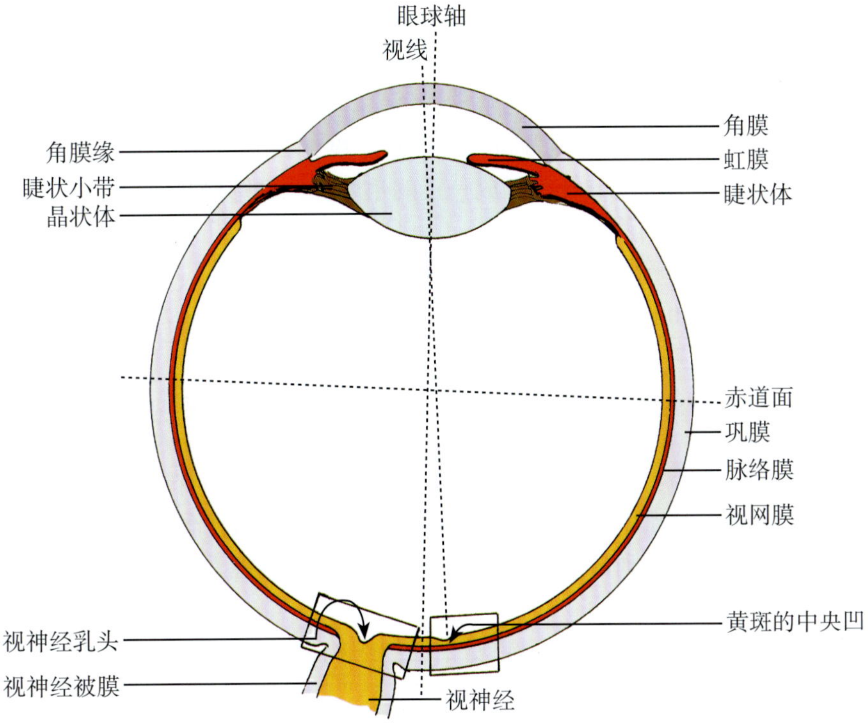

图 20-1 眼球水平切面模式图

1. 眼球壁 眼球壁由 3 层膜构成，自外向内依次为纤维膜、血管膜和视网膜。

（1）纤维膜：纤维膜构成眼球壁的最外层，前 1/6 为角膜，后 5/6 为巩膜。

1）角膜（cornea）：在眼球前部，为一透明薄膜，略向前突出，共分 5 层，由前向后依次为角膜上皮、前界膜、角膜基质、后界膜和角膜内皮（图 20-2）。

角膜上皮（corneal epithelium）又称为前上皮，是未角化的复层扁平上皮，由 5 ~ 6 层排列整齐的细胞组成。表层细胞有许多短小的微绒毛，浸于薄层的泪液膜中；基底面平坦，基底层细胞再生能力很强，损伤后易修复。角膜上皮有丰富的游离神经末梢，故感觉十分敏锐。

前界膜（anterior limiting lamina）是厚 10 ~ 16μm 的均质透明膜，由较细的胶原原纤维和

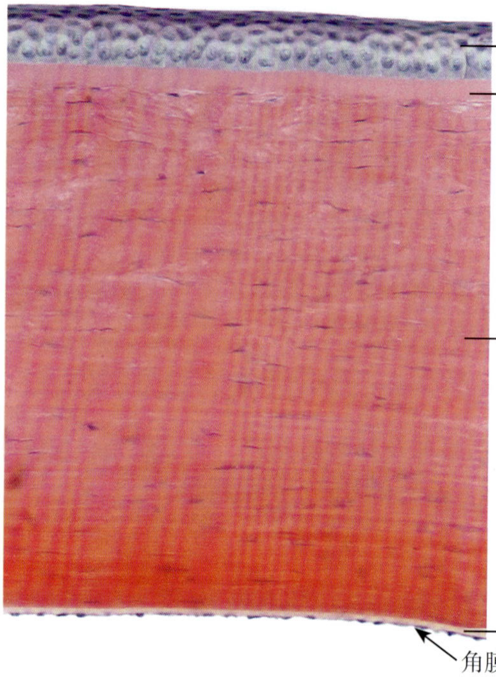

图 20-2 人角膜光镜像

基质构成，损伤后不能再生，角膜溃疡时常易穿透。

角膜基质（corneal stroma）又称为固有层，其厚度约占角膜全层的90%，主要由与表面平行的胶原板层构成，相邻板层的纤维互成一定的角度，此种结构具有高度抗损伤及抗变形能力。板层之间有少量扁平的角膜细胞（corneal cell）分布，为成纤维细胞，参与角膜创伤的修复。角膜基质中还含有硫酸软骨素和硫酸角质素等成分。

后界膜（posterior limiting lamina）是一层均质透明膜，略薄于前界膜，韧性较强，损伤后可由角膜内皮再生。

角膜内皮（corneal endothelium）又称为后上皮，能合成分泌蛋白质，参与后界膜的更新代谢。

角膜透明的主要因素为：角膜上皮不角化且不含色素细胞；固有层内没有血管，胶原原纤维粗细均一且排列规则；基质内含有适量且相对恒定的水分，致使各成分的折光率一致。当角膜损伤达到固有层时，再生后则形成不透明的瘢痕，轻者影响视力，重者可完全失明。角膜水肿亦可使之变得不透明。

2）巩膜（sclera）：白色不透明，由致密结缔组织构成，厚而坚韧，既能维持眼球外形结构，也具有保护功能。

巩膜于眼球后方被视神经纤维穿过处变薄且多孔，称为筛板（lamina cribrosa）。

角膜与巩膜交界处称为角膜缘（corneal limbus），此处血管丰富，外伤时易出血。角膜的营养也由此处的血管和房水供应。在巩膜与角膜的移行处内侧，巩膜稍向内侧突出，形成一环形隆起的嵴，称为巩膜距（scleral spur）。巩膜距的前外侧有一环形管，称为巩膜静脉窦（sinus venous sclerae），又称为Schlemm管。在巩膜静脉窦的内侧为小梁网（trabecular meshwork），它是由角膜后界膜的纤维扩散而成的，其后方止于巩膜距。小梁网由小梁和小梁间隙组成。电镜下，小梁表面被覆有内皮，小梁间隙相互通连（图 20-3，图 20-4）。

（2）血管膜（vascular tunica）：位于纤维膜内侧，由疏松结缔组织、丰富的血管和色素细胞构成。自前向后依次为虹膜、睫状体和脉络膜（图 20-1）。

1）虹膜（iris）：为环形薄膜，外缘与睫状体相连，中央为圆形的瞳孔，光由此进入眼内。

虹膜自前向后分为（图20-3，图20-4）：①前缘层：表面不平，由一层不连续的扁平的成纤维细胞所覆盖，故虹膜基质可与房水相接触；②虹膜基质：为富含血管和色素细胞的疏松结缔组织，其中色素细胞的多少可影响虹膜的颜色；③上皮层：为虹膜后表面的两层上皮细胞，表层为立方形色素上皮，深层特化为瞳孔括约肌和瞳孔开大肌。

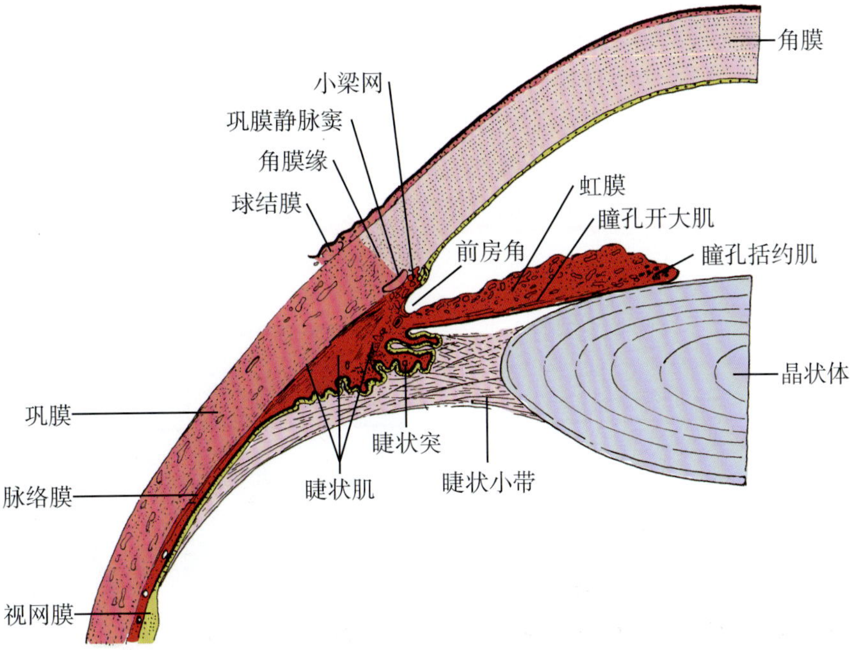

图 20-3　眼球前部模式图

前房角（anterior chamber angle），又称为虹膜角膜角（iridocorneal angle），为前房的周缘（图20-3，图20-4）。在眼球的矢状切面上，可见此角是角膜、巩膜和虹膜三者相连的夹角。房水由此处进入小梁网和巩膜静脉窦。

2）睫状体（ciliary body）：是血管膜最厚的一段，后部较平坦，前部有60～70个突起，称为睫状突，其表面有由胶原纤维形成的睫状小带与晶状体相连（图20-3）。在眼球的矢状切面上，睫状体呈三角形，自外向内可分为3层（图20-5）：①睫状肌层：为平滑肌，排列成纵行、放射状和环行，起自巩膜距，止于脉络膜或睫状体内，均受副交感神经支配。当看近物时，睫状肌收缩，睫状体被拉向前内侧，睫状小带松弛，晶状体变厚；当看远物时，睫状肌舒

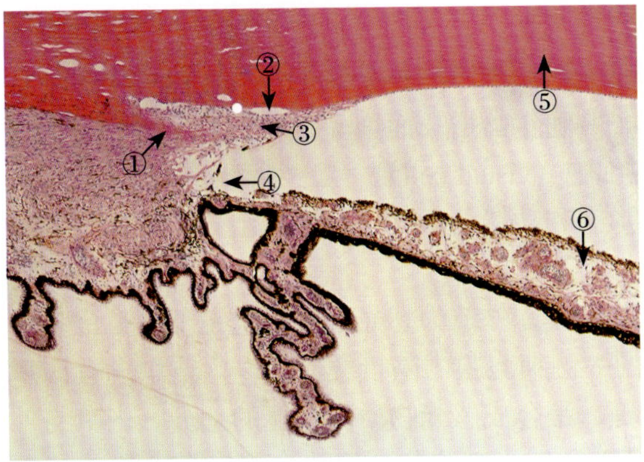

图 20-4　人眼球前部切面低倍光镜像

①巩膜距；②巩膜静脉窦；③小梁网；④前房角；⑤角膜；⑥虹膜

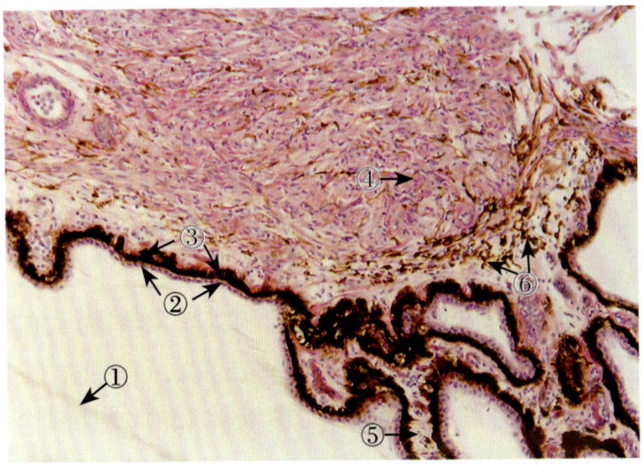

图 20-5　人睫状体高倍光镜像

①睫状小带；②立方上皮；③色素细胞；④睫状肌；⑤睫状突；⑥血管层

张，睫状体后移，睫状小带被拉紧，晶状体变薄。②血管层：由富含血管的疏松结缔组织构成。③睫状上皮层：由两层细胞组成，深层为色素上皮细胞，内含粗大的色素颗粒，表层为立方形非色素上皮细胞，具有分泌房水、形成玻璃体和睫状小带的功能。

3）脉络膜（choroid）：为血管膜的后2/3部分，衬于巩膜内面。疏松结缔组织中含有大量的血管和多突起的色素细胞。在贴近视网膜的部分，含有密集的毛细血管网，为视网膜的外侧份供应营养。脉络膜与视网膜之间有一层均质的薄膜，称为玻璃膜。

（3）视网膜（retina）：为眼球壁的最内层，柔软而透明。衬于睫状体和虹膜内面者（即两者的上皮层），没有感光作用，称为视网膜盲部；衬于脉络膜内面者，有感光作用，称为视网膜视部。两部在锯齿缘相移行。通常所说的视网膜是指视部而言。

视网膜主要由4层细胞组成，自外向内依次为色素上皮细胞层、感光细胞层、双极细胞层和节细胞层（图20-6）。

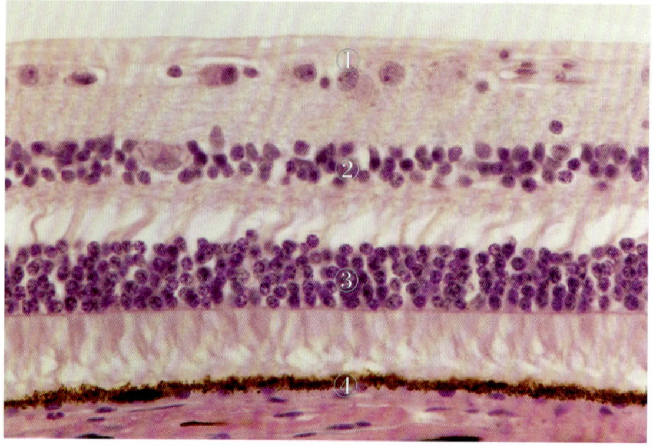

图20-6　人视网膜高倍光镜像

①节细胞层；②双极细胞层；③感光细胞层；④色素上皮细胞层

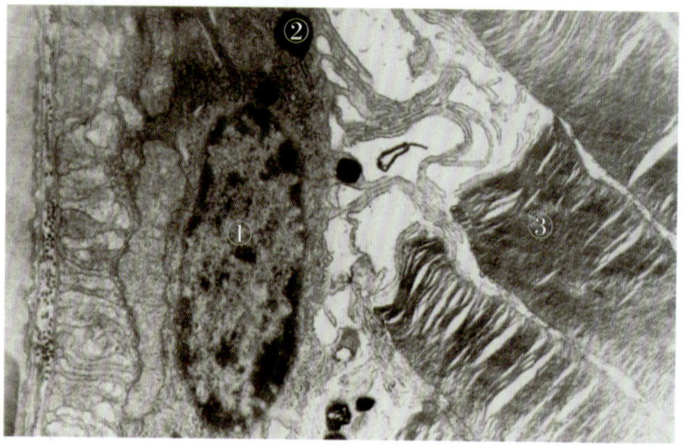

图20-7　视网膜色素上皮细胞与视杆细胞外节电镜像

①色素上皮细胞的细胞核；②色素颗粒；③膜盘

1）色素上皮细胞（pigment epithelial cell）：位于视网膜的最外层，基底部紧贴在玻璃膜上，基部有发达的质膜内褶，顶部有许多细长突起，伸入感光细胞之间（图20-7），两者间无牢固的连接结构，因此视网膜剥离常发生在这两层之间。色素上皮细胞的细胞质内含有大量黑（色）素颗粒、溶酶体、吞饮小泡和板层样小体等。当光线较强时，黑（色）素颗粒移入细胞突起内，吸收部分光线，使感光细胞免受过强光线的损伤；当光线较弱时，黑（色）素颗粒移回细胞体内，使感光细胞更充分地接受弱光的刺激，以适应暗视。色素上皮细胞除具有保护和营养感光细胞的功能外，还参与感光细胞外节膜盘的更新。衰老的膜盘被色素上皮细胞吞噬到细胞质内形成含有膜盘碎片的板层小体，膜盘的感光物质被溶酶体分解消化后，仍可作为再合成感光物质的材料。细胞质内可见残留的脂褐素，并随年龄增长而增多。

2）感光细胞（photoreceptor cell）：又称为视细胞（visual cell），是一种高度分化的感觉神经元，能将光的刺激转换成神经冲动。根据细胞形态和功能的不同，感光细胞分为视杆细胞和视锥细胞，均属双极神经元。

感光细胞的树突由较细的外节和稍膨大的内节组成。外节为感光部分，电镜下可见许多平行排列的膜盘（membranous disk），它们由外节的一侧细胞膜内陷折叠而成；内节中含有许多线粒体以及粗面内质网、核糖体和高尔基复合体等，是合成感光物质和供能的部分。内节与外节之间有细茎相连（图20-7，图20-8）。下面分述两种感光细胞各自的结构和功能特点：

视杆细胞：人类每个眼球的视网膜内约有1.2亿个视杆细胞（rod cell），其树突呈细杆状，称为视杆。视杆外节的膜盘除基部少数膜盘仍与细胞膜相连外，其余大部分均在边缘处与细胞

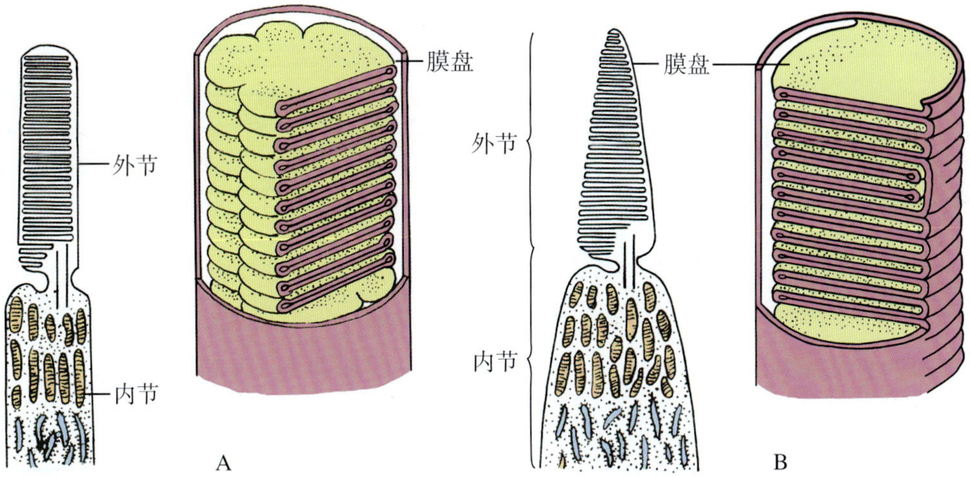

图 20-8 视杆（A）与视锥（B）结构模式图

膜脱离，成为独立的膜盘。膜盘的更新是由外节基部不断产生的，其顶端不断被色素上皮细胞所吞噬。膜盘上镶嵌有感光物质，称为视紫红质（rhodopsin），能感受弱光。视紫红质是由 11- 顺视黄醛（11-cis retinene）和视蛋白（opsin）组成的，前者是维生素 A 的衍生物。当维生素 A 缺乏时，视紫红质合成不足，则患夜盲症。视杆细胞的细胞体较小，细胞核呈圆形，染色较深，其轴突末梢不分支，呈球形，与双极细胞的树突形成突触。

视锥细胞：人类每个眼球的视网膜内有 600 万～ 700 万个视锥细胞（cone cell），多分布在视网膜黄斑处，向周围则逐渐减少。树突为锥体形，称为视锥。外节的膜盘大部分与细胞膜相连。外节的更新与视杆的外节相同，由内节合成新的蛋白质，输送至外节基部，形成新的膜盘，外节顶端的陈旧膜盘不断被色素上皮细胞吞噬。膜盘上的感光物质称为视色素，能感受强光和颜色。大多数哺乳动物和人的视网膜内具有能感受红光、绿光和蓝光的 3 种视锥细胞。如缺少感受红光的细胞，则不能分辨红色，称为红色盲，其他亦然。视锥细胞的体积较大，细胞核大而着色浅，轴突末梢膨大如足状，可与一个或多个双极细胞形成突触。

3）双极细胞：双极细胞为视网膜的第二级神经元，是连接感光细胞和节细胞的中间神经元。

4）节细胞：节细胞为视网膜的第三级神经元，位于视网膜的最内层，是较大的多极神经元。节细胞的体积较大，细胞核大而着色浅，轴突很长，在视网膜内集中于眼球后极，形成视神经乳头并穿过巩膜筛板出眼球，构成视神经。节细胞有两种类型：一种为大的节细胞，其树突与多个双极细胞形成突触；另一种为较小的节细胞，位于黄斑处，只与一个双极细胞联系，该双极细胞也仅与一个视锥细胞联系，从而构成一对一的视觉通路，这是一种精确的视觉传导（图 20-9）。

与双极细胞位于同一层的还有两种横向联系的神经元，即水平细胞和无长突细胞（amacrine cell），这两种细胞在视网膜内参与形成局部环路，起到视觉调节作用。视网膜的神经胶质细胞中，有一种放射状胶质细胞，呈细长不规则形状，也称为 Müller 细胞，具有支持、保护、营养和绝缘等作用。

黄斑：位于眼球后极正对瞳孔的视网膜部，为直径 3 ～ 4mm 的浅黄色区域，故称为黄斑（macula lutea）。黄斑中央凹陷称为中央凹（central fovea），此处视网膜最薄，只有色素上皮细胞和视锥细胞两层细胞。双极细胞和节细胞均斜向周围排列。此处视锥细胞与双极细胞均一对一联系，故视觉最为敏锐而精确，称为中心视觉（图 20-1，图 20-9，图 20-10）。

视神经乳头：视神经乳头（papilla of optic nerve）位于黄斑鼻侧约 3mm 处，是视网膜全

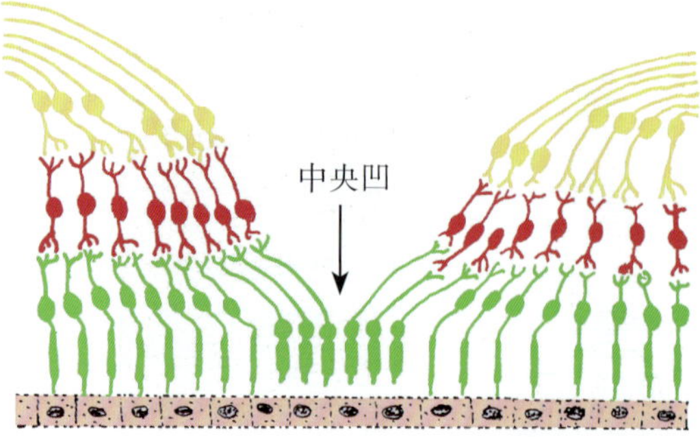

图 20-9 三级神经元示意图

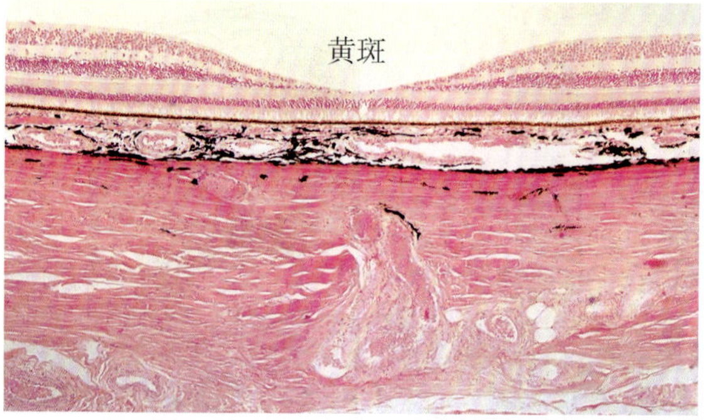

图 20-10 人视网膜黄斑光镜像

部节细胞发出的轴突在眼球后端集中的区域，轴突穿出巩膜筛板，成为视神经。视网膜中央动脉、静脉也由此进出。检查眼底时可见此区呈乳白色，称为视神经乳头或视盘，其中央凹陷（图 20-1）。视神经乳头处没有视细胞，无感光作用，故称为盲点。

2．眼球内容物 眼球内容物包括房水、晶状体和玻璃体。

（1）房水（aqueous humor）：为充满前房及后房中的弱碱性水样液，其中含有少量蛋白质。房水是由睫状体血管内的血液渗透及非色素上皮分泌的。房水分泌到后房，经瞳孔流入前房，经虹膜角膜角处的小梁网入巩膜静脉窦，再由睫状前静脉导出。正常情况下，房水的产生和排出保持动态平衡。若房水回流受阻，眼球内压增高，可导致青光眼。房水具有屈光作用，并可营养晶状体和角膜以及维持眼压。

（2）晶状体（lens）：为具有弹性的双凸透明体，由睫状小带悬挂于虹膜和玻璃体之间（图 20-1）。

（3）玻璃体（vitreous body）：充满于晶状体与视网膜之间的腔内，外包透明的薄膜，称为玻璃体膜，内含透明胶状液体，为屈光介质之一。自视神经乳头至晶状体后方有一个贯穿的小管，是胚胎时期玻璃体动脉的残迹，称为玻璃体导管，如果出生后还有血液通过，则产生“飞蚊症”。

眼球的视觉传导通路：光线→角膜→房水→瞳孔→晶状体→玻璃体→视网膜的感光细胞→双极细胞→节细胞→视神经→视觉中枢。

（二）眼的附属器官

眼的附属器官包括眼睑和泪腺。

1．眼睑 眼睑（eyelid）覆盖于眼球前方，具有保护作用。自外向内依次由下列 5 层结构组成（图 20-11）：

（1）皮肤：薄而柔软，睑缘处有睫毛。睫毛的皮脂腺称为睑缘腺或 Zeiss 腺，感染时形成睑腺炎（麦粒肿）。该处还有一种变态的汗腺，称为睫毛腺或 Moll 腺，开口于睑缘或睫毛毛囊。

（2）皮下组织：由薄层疏松结缔组织构成，易发生水肿或淤血。

（3）肌层：由骨骼肌组成，包括眼轮匝肌和提上睑肌。眼轮匝肌受面神经支配，使眼睑闭合；提上睑肌受动眼神经支配。

（4）睑板（tarsus）：由致密结缔组织构成，坚硬类似软骨，构成眼睑的支架。睑板内有与睑缘垂直走行的腺体，称为睑板腺（tarsal gland），它是一种特殊的皮脂腺，开口于睑缘，分泌的脂类具有润滑作用，当分泌物排出受阻和感染时，则形成睑板腺囊肿（霰粒肿）。

（5）睑结膜（conjunctiva）：由上皮和固有层构成，上皮为复层柱状，夹有少量的杯状细胞，固有层为薄层结缔组织。

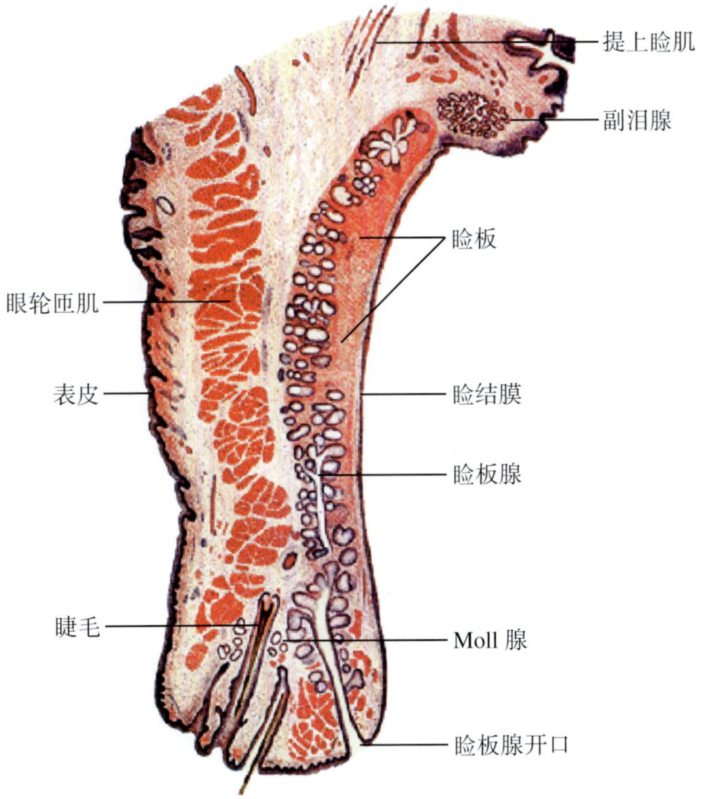

图 20-11　人眼睑光镜结构模式图

2．泪腺　泪腺（lacrimal gland）位于眶外侧上方的泪腺窝内，为复管泡状腺，由大小不等的小叶构成。泪腺腺泡由单层立方或柱状的浆液性细胞构成，腺泡周围包被有肌上皮细胞，腺导管汇集成 12 ～ 15 条较大的泪腺管，开口于结膜穹隆部。泪腺分泌泪液，泪液含有 99% 的水分和少量蛋白质、无机盐及溶菌酶，具有冲洗结膜、保持角膜湿润及轻度杀菌的作用。

二、耳

耳（ear）是听觉和位觉器官，由外耳、中耳和内耳 3 部分组成。外耳和中耳接收和传导声波；内耳感受位置觉和听觉。

（一）外耳

外耳（external ear）由耳郭（耳廓）、外耳道和鼓膜 3 部分构成（图 20-12）。

1．耳郭（耳廓）　耳郭（auricle）由弹性软骨及周围的皮肤构成。

2．外耳道　外耳道（external auditory meatus）是一条弯曲的管道，表面被覆着很薄的皮肤。皮肤内有一种变态的汗腺，称为耵聍腺（ceruminous glands），与皮脂腺共同开口于毛囊。耵聍腺细胞的分泌物与脱落的上皮混合形成耵聍（耳垢）。

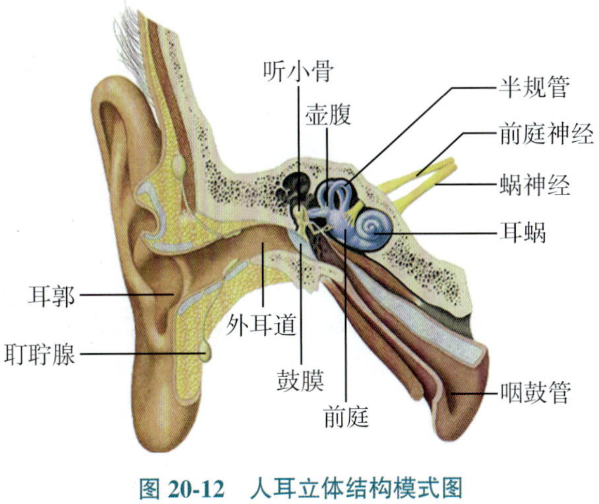

图 20-12　人耳立体结构模式图

3．鼓膜 鼓膜（tympanic membrane）位于外耳道底部，为卵圆形、半透明的薄膜，将外耳与中耳隔开。鼓膜外面被覆复层扁平上皮，与外耳道的表皮相延续，内面被覆单层扁平上皮，中间为结缔组织。

（二）中耳

中耳（middle ear）包括鼓室和咽鼓管。

1．鼓室 鼓室（tympanic cavity）为一不规则的腔，内有3块听小骨。腔面及听小骨表面均被覆黏膜，由单层扁平上皮及固有层的结缔组织组成。

2．咽鼓管 咽鼓管（pharyngotympanic tube）是鼓室与咽腔间的连通管道，管壁分前2/3的软骨部和后1/3的骨部。黏膜表面被覆假复层纤毛柱状上皮，固有层结缔组织中含有混合腺和淋巴细胞。咽部炎症可经此管蔓延至中耳。

（三）内耳

内耳（internal ear）位于颞骨岩部中，其形态不规则，构造极为复杂，故称为迷路（labyrinth）。内耳由骨迷路（osseous labyrinth）和膜迷路（membranous labyrinth）构成。膜迷路悬于骨迷路内，其内充满了内淋巴。膜迷路和骨迷路两者之间为外淋巴间隙，其内充满了外淋巴。内、外淋巴互不交通。淋巴具有营养内耳和传递声波的作用。

1．骨迷路 由骨性半规管、前庭和耳蜗3部分组成。

（1）骨性半规管：分为上、后、外侧3个半规管，互成直角。各半规管两端均与前庭相连，一端膨大为壶腹（图20-12）。

（2）前庭（vestibule）：是骨迷路中间扩大的部分，其后外侧与3个半规管相通，前内侧与耳蜗相连。前庭与中耳之间有薄层骨质相隔，上面有2个孔，即前庭的前庭窗（fenestra vestibuli），又称为卵圆窗（oval window），以及蜗底的蜗窗（fenestra cochleae），又称为圆窗（round window）。

（3）耳蜗（cochlea）：形如蜗牛壳，中央为锥体形骨质的蜗轴，其中含有螺旋神经节及蜗神经。人的骨性耳蜗管绕蜗轴两周半。从蜗轴向周围伸出螺旋状的骨片，称为骨螺旋板（osseous spiral lamina），耳蜗外侧壁的骨膜增厚形成螺旋韧带（spiral ligament），其向骨螺旋板突出形成膜螺旋板（membranous spiral lamina），又称为基膜（basement membrane），与骨螺旋板相连。在通过蜗轴的垂直切片上，骨蜗管被膜蜗管横向分隔为上下两部分，上方为前庭阶，与前庭相连通，下方为鼓室阶，借圆窗与鼓室相隔，中间为三角形的蜗管。前庭阶与鼓室阶内充满外淋巴，两阶在蜗顶借蜗孔彼此相通（图20-13，图20-14）。

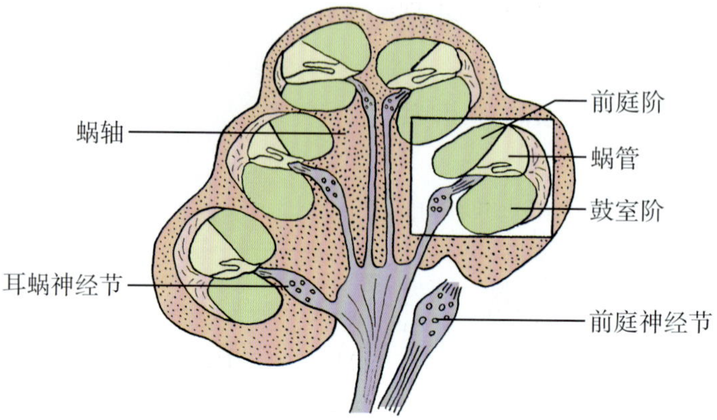

图20-13 耳蜗纵切面模式图

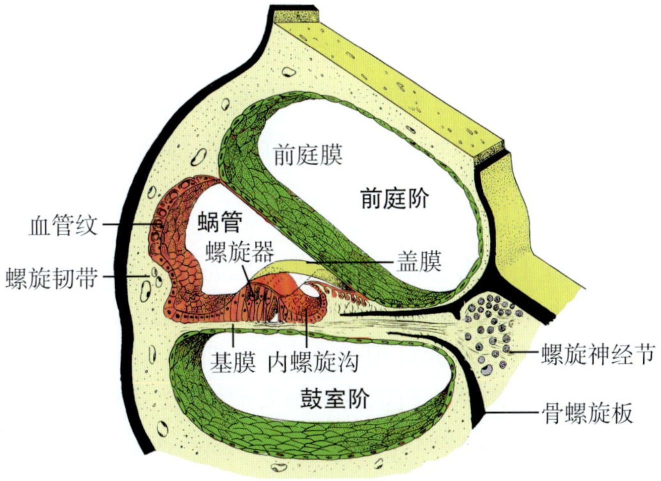

图 20-14 膜迷路立体结构模式图

2. 膜迷路 包括骨性半规管内的膜性半规管、前庭内的球囊和椭圆囊，以及耳蜗内的蜗管(cochlear duct)。膜迷路中某些部位的黏膜增厚特化为位置觉感受器和听觉感受器，经前庭神经和耳蜗神经传至中枢，感受位置觉和听觉。

(1) 壶腹嵴：每个膜性半规管在壶腹内有部分黏膜增厚，突向腔内形成嵴状隆起，称为壶腹嵴（crista ampullaris），是特化的位置觉感受器。壶腹嵴上皮由支持细胞和毛细胞组成。支持细胞呈高柱状，能分泌糖蛋白，形成胶质状的壶腹帽。毛细胞游离端有数十根静纤毛和一根较长的动纤毛，都伸入壶腹帽内。毛细胞基底部不能达基膜，但能与前庭神经末梢形成突触。壶腹嵴感受头部旋转运动开始和终止时的刺激。由于壶腹帽和内淋巴的比重近似，因此壶腹帽漂浮在壶腹嵴表面。当头部向任何方向旋转，其开始、终止以及旋转加速和减速时，由于惯性作用，均能使内淋巴在某一个或两个半规管中流动，导致壶腹帽倾斜，纤毛弯曲，刺激毛细胞，产生神经冲动，经前庭神经传入中枢（图 20-15）。

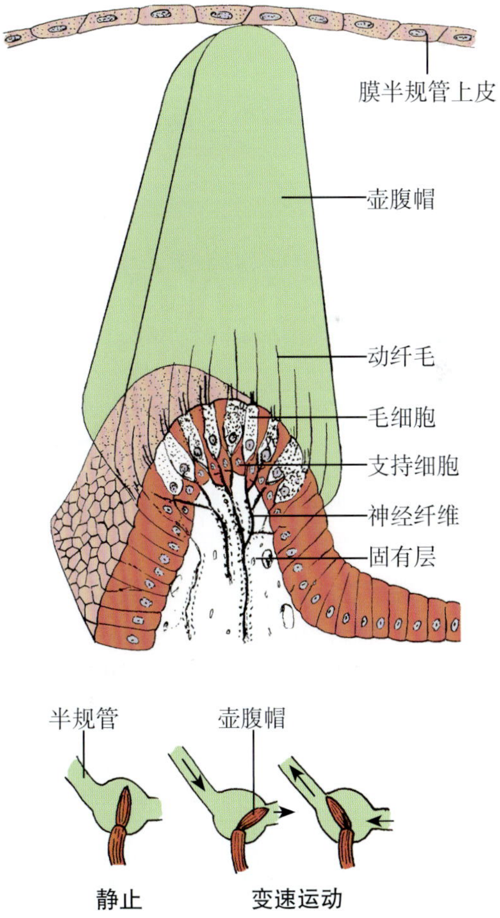

图 20-15 壶腹嵴立体结构模式图

(2) 球囊斑和椭圆囊斑：在球囊的前内侧壁和椭圆囊内侧壁的前上方，各有一个圆斑状黏膜增厚区，分别称为球囊斑（macula sacculi）和椭圆囊斑（macula utriculi），感受位置觉，统称为位觉斑。其形态比壶腹嵴平坦，但结构与其相似，也由支持细胞和毛细胞组成，所不同的是斑的黏膜较平坦，毛细胞的纤毛少而短，顶部覆盖有耳石膜（otolithic membrane）。在耳石膜表面附有许多小的碳酸钙结晶，称为耳石（otolith），毛细胞的纤毛伸入耳石膜内，毛细胞基部与前庭神经末梢形成突触。位觉斑感受直线变速运动以及头部静止时的位置。两个位觉斑相互垂直分布，所以无论头在任何位置，因耳石的密度大于内淋巴，有较大的惯性，耳石受地心引力作用均会使毛细胞上的静纤毛向动纤毛侧弯曲，发生神经冲动频率变化，经前庭神经传入脑（图 20-16）。

（3）蜗管与螺旋器：蜗管有上壁、外壁和下壁（图 20-14）。

上壁为前庭膜（vestibular membrane），与前庭阶相隔，膜的两面衬以单层扁平上皮，中间为薄层结缔组织。

外壁为螺旋韧带，由耳蜗外壁的骨膜增厚而成。表面被覆复层柱状上皮。上皮内含有自固有层伸入的毛细血管，故称此上皮为血管纹（stria vascularis），由它分泌内淋巴。

下壁由内侧的骨性螺旋板和外侧的膜性螺旋板（基膜）构成，与鼓室阶相隔。基膜的鼓室面衬有单层扁平上皮。中间层含有胶原样细丝束，称为听弦（auditory string）。人的基膜内共有 24000 条听弦，自内向外呈放射状走行，位于蜗底的较短、较细，越向蜗顶则越长、越粗，振动频率也随之降低。因此，越接近蜗底部共振频率越高，越接近蜗顶共振频率越低。蜗管下壁的上皮分化为螺旋器。

螺旋器（spiral organ）又称为 Corti 器，位于膜蜗管的基膜上，是听觉感受器，上皮由支持细胞和毛细胞组成（图 20-14，图 20-17，图 20-18）。

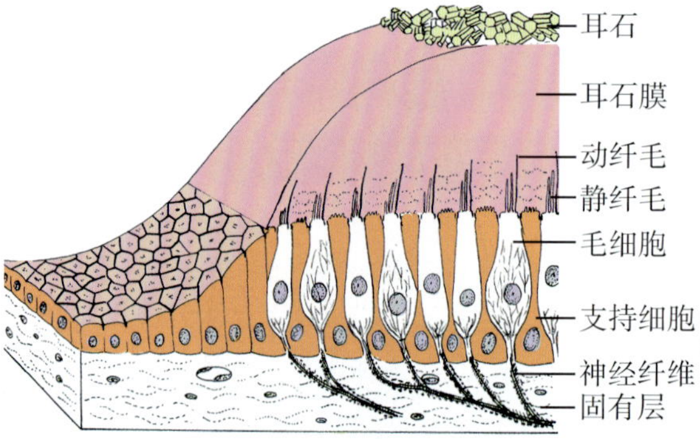

图 20-16 椭圆囊斑和球囊斑立体结构模式图

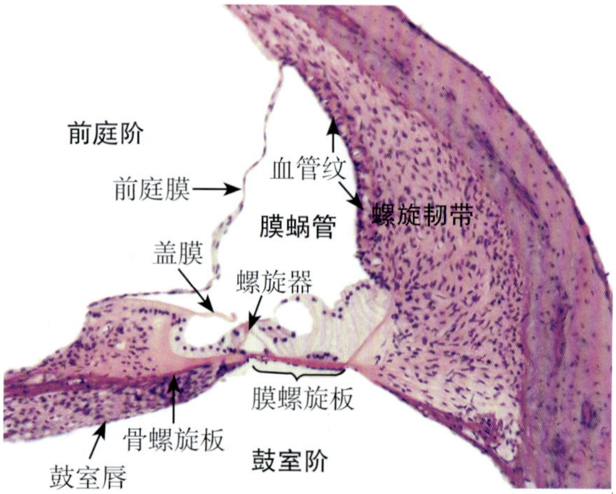

图 20-17 豚鼠膜蜗管与螺旋器光镜像

支持细胞：形态多样，种类较多，主要有两种。①柱细胞（pillar cell），位于螺旋器的中央，排成两行，靠蜗轴侧的为内柱细胞，远侧的为外柱细胞。内、外柱细胞的底部较宽，含细胞核，位于基膜上，中段较细，相互分离而形成一条三角形的内隧道。内、外柱细胞的顶部形成方形头板，互相镶嵌。柱细胞的细胞质内富含张力丝，起支持作用。②指细胞（phalangeal cell），分内指细胞和外指细胞两种。内指细胞为一列，位于内柱细胞的内侧。外指细胞为 3 ～ 4 列，位于外柱细胞的外侧。指细胞为高柱状，底部位于基膜上，顶部伸出指状突起，突起顶部相互连接形成网状膜。指细胞内也富含张力丝，具有承托毛细胞的作用（图 20-18）。

毛细胞：分内毛细胞和外毛细胞两种。内毛细胞为一列，细胞体呈烧瓶形，坐落在内指细胞的细胞体上；外毛细胞为 3 ～ 4 列，细胞体呈圆柱形，坐落在外指细胞的细胞体上。毛细胞的游离面有许多规则排列的静纤毛，称为听毛。毛细胞的基底面与螺旋神经节内双极神经元的周围突形成突触。

骨性螺旋板的骨膜增厚，突向蜗管内形成螺旋缘（spiral limbus），该缘表面的细胞分泌形成一个胶质性膜，称为盖膜（tectorial membrane），覆盖于螺旋器的上方。

声波经外耳道传至鼓膜，使之振动，经听小骨传至前庭窗，引起前庭阶中外淋巴的波动，继而使前庭膜和蜗管的内淋巴波动。前庭阶的外淋巴的波动也经蜗孔传至鼓室阶。由于基膜内

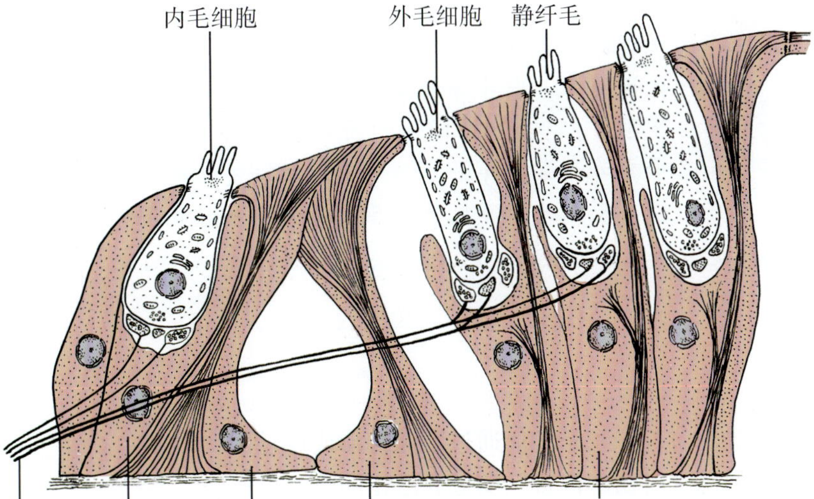

图 20-18　螺旋器电镜结构模式图

含有不同长度和直径的听弦，因此根据振动频率的高低，引起相应听弦发生共振，从而使与盖膜接触的毛细胞的听毛受到一定方向力的作用而弯曲，毛细胞受刺激而产生兴奋，经耳蜗神经传至中枢，产生听觉。

SUMMARY

The eye is a complex sensory organ that provides the sense of sight. The eye includes an eyeball and its accessory structures. The eyeball consists of three outer layers enclosing the refracting media. The three tunicae are the fibrous tunica, the vascular tunica and the retina. The fibrous tunica is composed of the cornea and the sclera. The vascular tunica consists of three parts: iris, ciliary body and choroid. The retina contains four layers of cells proceeding inwards from the exterior: (1) pigment epithelium; (2) photoreceptor rod and cone cells, which differ in function; (3) bipolar neuronal cells, which connect the rods and cones to the ganglion cells; and (4) ganglion cells, which establish contact with the bipolar cells through their dendrites and send axons to the brain. These axons converge at the optic papilla, forming the optic nerve.

The ear is a three-chambered sensory organ that functions as an auditory system for sound perception and as a vestibular system for balance. Each of the three divisions of the ear, the external ear, middle ear, and internal ear, is an essential part of the auditory system. The external and middle ear collect and conduct sound energy to the internal ear, where auditory sensory receptors convert the energy into electrical impulses. The sensory receptors of the vestibular system are also located in the internal ear.

听力障碍

我国患有听力障碍的人数超过 2000 万，居各类残疾之首。听力障碍是指听觉系统中的传音、感音以及对声音综合分析的各级神经中枢发生器质性或功能性异常，而导致听力出现不同程度的减退，严重者导致耳聋。外耳鼓膜和中耳听小骨链的损伤或障碍影响导音功能，称为传导性耳聋；内耳螺旋器、蜗神经和中枢神经出现病变，引起听力下降或消失，称为神经性耳聋。导致听力障碍的因素包括年龄、外伤、感染、噪声、疾病、耳毒性药物等。生活中不要经常挖耳道，避免长时间停留在电动游乐场、KTV、酒吧等噪声强的娱乐场所，避免长期使用耳机等。耳聋的前期一般表现为耳鸣、听力减退等症状，所以当出现类似症状的时候，一定要尽快去医院检查和治疗。

思考题

1．人们在看景物时，光线是如何通过眼球并形成视觉的？
2．人们是如何感觉自己的位置、前进和停止的？
3．人们在听声音时，声波是如何传播并产生听觉的？

（曹 博 雷 蕾）

第21章 胚胎学绪论

一、胚胎学的研究内容

人体胚胎学中，常把此阶段分为2个时期：①从受精卵形成到第8周末，称为胚期（embryonic period）。在此期，受精卵由单个细胞经过迅速而复杂的增殖分化，发育为各器官、系统与外形都初具雏形的胎儿。此时只有3cm长、2.27g重，堪称“袖珍人”。②从第9周至出生为胎期（fetal period）。此期主要变化为胎儿逐渐长大，各器官和系统继续发育，多数器官出现不同程度的功能活动。胚期以质变为主，胎期以量变为主。

个体出生后，许多器官的结构和功能还远未发育完善，还要经历相当长时期的继续发育和生长方能成熟，然后维持一段时期，继而衰老死亡。出生后的这一过程分为婴儿期、儿童期、少年期、青年期、成年期和老年期。

随着胚胎学研究的不断深入，胚胎学逐渐分成了以下几个分支学科：

1．描述胚胎学 描述胚胎学（descriptive embryology）主要应用形态学研究方法研究胚胎发育过程中的形态发生、形态演变及其演变规律，包括外形的演变、从原始器官到永久器官的形成、细胞的增殖和凋亡等，是胚胎学的基础内容。

2．比较胚胎学 比较胚胎学（comparative embryology）以比较不同种系动物（包括人类）的胚胎发育为研究内容，探讨生物演变和生物进化过程及其内在联系，有助于更深刻地理解人类胚胎的发育。

3．实验胚胎学 实验胚胎学（experimental embryology）对胚胎或体外培养的胚胎细胞给予化学或物理等因素刺激，观察其对胚胎发育的影响，研究胚胎发育的内在规律，探索调控胚胎发育的机制。

4．化学胚胎学 化学胚胎学（chemical embryology）应用化学与生物化学方法揭示胚胎生长发育过程中各种化学物质的质与量的变化及代谢过程。

5．分子胚胎学 分子胚胎学（molecular embryology）用分子生物学方法探索胚胎细胞分化过程中基因表达的时间顺序、空间分布与调控因素，从根本上阐明胚胎发育的分子过程和机制。这是当前与今后胚胎学理论研究的前沿领域。

6．畸形学 畸形学（teratology）研究胚胎发育过程中，各种先天畸形发生的原因、过程、机制及预防措施。

7．生殖工程学 生殖工程学（reproductive engineering）通过人工介入早期生殖过程，以获得人们所期望的新生个体。主要技术包括人工授精、体外受精、精子和胚胎低温冷冻保存、胚胎移植、卵质内单精子注射等。试管婴儿和克隆动物是该领域的重要成就。

胚胎学是一门内容丰富多彩的学科，用著名的加拿大胚胎学家莫尔（Moore）的话说，胚胎学是一门充满魅力的学科，其理论意义体现在，能帮助人们用科学唯物主义的观点认识和理解生命个体的发生和发育。

二、胚胎学的发展简史

公元前 4 世纪，古希腊学者亚里斯多德（Aristotle）最早对胚胎发育进行了研究，他推测人胚胎来源于月经血与精液的混合。

1651 年，英国学者哈维（Harvey）在《论动植物的生殖》中提出“一切生命皆来自卵”的假设。

17 世纪，显微镜的发明开拓了观察细胞和胚胎发育的新领域。1677 年，荷兰学者列文虎克（Leeuwenhoek）与格拉夫（Graaf）在显微镜下分别发现精子与卵泡；同时代的意大利学者马尔皮基（Malpighi）观察到鸡胚的体节、神经管和卵黄血管；他们提出了预成论学说，认为在精子或卵内存在一个微小的胚胎雏形，由此逐渐发育长大为胎儿。

1．胚胎发育的预成论 意大利著名的生物学家斯帕兰札尼（Lazzaro Spallanzani，1729—1799）提出两性配子的结合是个体发生的前提，一些学者遂认为卵子或精子内存在小胚胎或小个体，它们不断摄取营养而生长，此即流行于 17 世纪的预成论学说。

2．胚胎发育的渐成论 18 世纪，德国人沃尔夫（Wolff，1733—1794）等用光学显微镜观察精子和卵子，否定了预成论，主张胚胎是逐渐分化演变而成的，即渐成论学说。1759 年，沃尔夫提出了渐成论学说，认为胚胎发生经历了从无到有、从简单到复杂的渐变过程。

3．贝尔法则 生物学家贝尔（KE von Baer，1792—1876）系统地观察了鸡和哺乳类动物等多种动物的卵和胚胎发育，观察到人和各种脊椎动物的早期胚胎极为相似，对不同动物胚胎的比较更能清晰地证明动物间的亲缘关系，并在胚胎发育中渐次出现纲、目、科、属、种的特征，人们将他的发现称为贝尔法则；从而否定了预成论，并创立了比较胚胎学的研究，1828 年，贝尔在所著的《论动物的发育》中提出了胚层学说。

4．三胚层学说 德国人雷马克（Remark，1815—1865）在沃尔夫和贝尔工作的基础上，进而于 1855 年提出三胚层学说，这是描述胚胎学起始的重要标志。英国学者达尔文（CR Darwin，1809—1882）在 1859 年发表的《物种起源》一书中大量引用了贝尔和雷马克等人的成就，指出不同动物胚胎早期的相似表明物种起源的共性，后期差异是由于各种动物所处的外界环境不同引起的。

1897 年，德国学者穆勒（Müller）与海克尔（Haeckel）进一步提出“个体发生是种系发生的重演”的学说，简称为重演律。这一学说基本上是正确的，但由于胚胎发育时间短暂，不可能重演全部祖先的进化过程，如哺乳动物胚胎中见到类似鱼的鳃裂，但并不发展成为鳃。

5．实验胚胎学 德国年轻的胚胎学家卢科斯（William Roux，1850—1924）和海特维希（O. Hertwig）开创了实验胚胎学研究。卢科斯于 1887 年通过实验提出卵子“镶嵌型”之说。后来海特维希重复了卢科斯的实验，结果不仅表明卵子发育具有调整能力，而且还提示分裂球仍然具有受精卵的全能分化能力。

6．人体胚胎学研究 德国解剖学家和胚胎学家希斯（Wilhelm His，1831—1904）收集妇产科放弃了的人类胚胎标本，制作了胚胎的连续切片，并做了切片蜡板图型，重建胚胎模型，记录了从人妊娠第 2 周结束以后到第 2 个月底胚胎发育的过程，研究了人类胚胎及其各部分的发育演变，制作了早期人类胚胎发育的照片，奠定了人体胚胎学的研究基础。

7．胚胎发育的诱导学说 19 世纪末，人类开始了对胚胎发育机制的探讨。1912 年，德国胚胎学家斯佩曼（Hans Spemann，1869—1941）应用显微操作技术对两栖动物胚进行了分离、切割、移植、重组等实验，首先提出了胚胎发育中“组织者”作用的诱导学说，认为胚胎的某些组织（诱导者）能对邻近组织（反应者）的分化方向起诱导作用，在这些实验与理论的基础上，实验胚胎学逐渐发展起来。因此，斯佩曼于 1935 年荣获诺贝尔生理学或医学奖，是第一位获此荣誉的胚胎学家。此后其他胚胎学家从不同的角度对胚胎发育进行研究，又陆续发现胚胎发育中的许多诱导现象及机制，也逐渐形成了细胞分化决定、胚区定位、胚胎场等其他著名的胚胎发育机制学说。某些学者通过对胚胎发育过程中组织细胞化学物质的变化及其与胚胎形态演变关系的研究，逐步形成了化学胚胎学。

8．胚胎发育先天畸形的回顾性研究和教训 1941年，澳大利亚眼科医生格雷格（Gregg，1892—1966）经调查统计，证明风疹病毒感染与先天性白内障等畸形的发生有因果关系，掀起环境和生物因素致畸作用的研究热潮。回顾性调查研究发现，孕妇服用“反应停”（即沙利度胺）引起20世纪60年代初欧洲流行的新生儿短肢畸形，更引起社会的广泛关注。

9．化学胚胎学 1931年，英国著名科学家李约瑟（Joseph Terence Montgomery Needham，1900—1995）所著《化学胚胎学》一书，总结了有关胚胎的化学组成、营养和代谢等研究成果，1942年他又写了《生物化学和形态发生》一书。比利时动物学家布拉谢（J. Brachet）用细胞化学方法研究卵子发生、成熟、受精和早期胚胎发育中核糖核酸与细胞的生长、分化以及蛋白质合成的关系，使胚胎化学和细胞学结合起来，对这一时期的胚胎学发展也有很大的影响。他的《化学胚胎学》（1944）和《发育的生物化学》（1960）两部著作是对20世纪60年代以前研究成果的总结，开创了化学胚胎学学科。

10．核移植实验 20世纪50年代，布里格斯（Briggs）和金（King）最早进行核移植实验，他们将两栖类囊胚期的细胞核移植到去核的卵子内，该卵子仍能正常发育。

11．克隆羊多莉诞生 1996年7月5日克隆羊多莉（Dolly）的诞生具有重要的胚胎学意义。首先，克隆羊的成功诞生证明了一个已经完全分化了的动物体细胞仍然保持着当初胚胎细胞的全部遗传信息，并且经此项技术处理后，体细胞恢复了失去的全能性，重新形成完整个体。其次，多莉是世界上首例利用成年哺乳动物体细胞作为供体细胞繁殖的克隆动物，即成体雌性动物的复制品。最后，多莉的诞生及生长表明，利用克隆技术复制哺乳类动物的最后技术障碍，即通过对基因进行有规律的控制进而解决相关问题，在理论上已成为可能。

12．试管婴儿的研究 美籍中国生殖生物学家张明觉（Chang Min-Chueh，1908—1991）于1950年成功地移植了兔的受精卵，提出卵龄和子宫内膜发育必须“同步”的概念。1951年他发现精子获能的生理现象，为哺乳类卵子体外受精成功奠定了理论基础。1959年他首先报道兔卵的体外受精获得成功。由于他在体外受精和卵子移植研究中所做出的重大贡献，获得了美、英、意等国一些大学和研究机构、学术团体颁发的奖章。之后英国生理学家爱德华兹（Robert G. Edwards，1925—2013）和妇产科医生斯特普托（Patrick Steptoe）开创了试管婴儿研究。1978年7月26日首例“试管婴儿”问世。爱德华兹被誉为“试管婴儿之父”，荣获2010年度诺贝尔生理学或医学奖。我国首例试管婴儿于1988年3月10日原在北京医科大学（现北京大学医学部）诞生。1992年，比利时巴勒莫（Palermo）医师及刘家恩博士等首次在人体成功应用卵浆内单精子注射技术完成受精过程，极大地提高了试管婴儿的成功率。国内医学界将该项技术称为第二代试管婴儿技术。第三代试管婴儿技术也称为胚胎植入前遗传学诊断，指在体外受精、胚胎移植之前，取胚胎的遗传物质进行分析，诊断是否异常，筛选健康胚胎，以防止遗传病传递。

英国《新科学家》向外界宣布，2016年4月世界首个“一父二母”的试管婴儿诞生，这表明第四代试管婴儿胚浆置换技术（germinal vesicle transfer，GVT）成功运用。该技术通过线粒体移植疗法，将老化卵子（高龄女性卵子）的基因（细胞核）移植到健康年轻女性卵子的细胞质内组成新的卵子进行培养。其中年轻女性遗传基因不到1%，母亲卵子的细胞核携带主要基因，移植完的卵细胞于父亲的精子结合后，生成携带三个人遗传物质的受精卵。虽然第4代试管婴儿技术获得了新的突破，然而目前此项技术在医学、伦理、安全等方面仍存在争议，尚未在临床上广泛应用。

13．胚胎干细胞与小鼠特定基因修饰 美国人卡佩西（Mario R. Capecchi，1937—）、英国人伊文思（Sir Martin J. Evans，1941—）和美国人史密西斯（Oliver Smithies，1925—）3 位科学家因在“涉及使用胚胎干细胞进行小鼠特定基因修饰方面的一系列突破性发现”而获得 2007 年度诺贝尔生理学或医学奖。

14．人胚胎干细胞系建立 1981 年，英国人伊文思（Sir Martin J. Evans，1941—）等首次成功地从着床前的小鼠囊胚中分离出内细胞团，培养建立了多能干细胞系。1998 年，汤姆松（Thomson）等首次利用临床上自愿捐献的体外受精 - 移植胚胎建立了 5 个人的胚胎干细胞系。

我国的胚胎学研究开始于 20 世纪 20 年代，朱洗（1899—1962）在受精方面的研究，童第周（1902—1979）在卵质与核的关系、胚胎轴性、胚层间的相互作用方面的研究，张汇泉（1899—1986）在畸形学领域的研究，都开创和推动了我国胚胎学的发展。1988 年诞生的第一批试管婴儿，不仅标志着中国的生殖技术达到了世界先进水平，也为早期胚胎发育研究做出了贡献。

三、学习胚胎学的意义和方法

通过对人体正常发育过程的学习，可以从发生上对人体结构的知识加深理解。在胚胎发育过程中，有时由于遗传因素或环境有害因素的影响，导致胚胎的发育异常，造成局部或整体的形态变异、缺陷或畸形，因此，胚胎学与细胞生物学、分子生物学、组织学、生理学、病理学、遗传学、儿科学、外科学、肿瘤学等都有着密切的关系。胚胎学还研究胎儿与母体的联系，如胎膜的变化、胎盘的形成及功能等，因此，胚胎学为妇产科学提供了必要的基础知识。胚胎学还研究受精和植入的条件，如果人为地干扰或改变这些条件，则可达到避孕的目的，因此，胚胎学与计划生育关系密切。此外，掌握胚胎发育的规律，可减少胎儿先天畸形的发生概率，故胚胎学也是优生学发展的基础学科之一。

人胚胎从一个细胞（受精卵）发育为由（5 ~ 7）$\times 10^{12}$ 个细胞构成的足月胎儿的过程中，每一部分都在发生着复杂的动态变化，前 8 周的变化尤为显著。因此，在学习中既要了解某一时期胚胎的形态结构，也要掌握在不同时期这些结构的来源与演变过程，即胚胎的时间与空间的结构变化规律。胚胎学属形态学范畴，因此，在学习中要注意结合教材的描述，多对胚胎标本、模型、切片、图谱等进行观察。

SUMMARY

Human embryology is the study of embryo development and growth. This is inclusive of the development of the fertilized embryo and the growth of the fetus. The process of fetal growth goes through a series of phases. The fetus is not just a little person that gets bigger; body parts and organs are formed and develop in specific stages. The phases for the growth of human embryos are fertilization, cleavage, differentiation, morphogenesis, and growth. The gestation period of humans from fertilization to birth is usually 266 days, or 38 weeks. The time before the 8th week is the pre-embryonic period, which includes fertilization, formation of the blastocyst and then the development of the trilaminar embryo. And most of the major organs and systems are formed. The remainder of gestation constitutes the fetal period, which is devoted mainly to the maturation of organ systems and to growth.

Over the years, the science of embryology has evolved in response to new modes of thought and the availability of new techniques. In the time of the ancient Greeks, an understanding of the basic structural pattern of the embryonic body was developed. Having its roots in the same type of descriptive work, the field of comparative embryology arose late in the nineteenth century. In recent years, comparative embryology has undergone resurgence as taxonomists have recognized that valuable clues to taxonomic relationships among species can be found by studying their embryonic development. The acquisition of detailed structural information on embryos paved the way for the growth of experimental embryology. During the 1930s and 1940s, newly emerging chemical and biochemical techniques led to the establishment of chemical embryology, which provided descriptive information about chemical and physiological events in the embryo. More recent biochemical and molecular studies are revolutionizing the understanding of the manner in which different components of embryos interact and how the basic body pattern of the embryo is laid down. Teratology is the branch of embryology concerned with the study of malformations.

胚胎干细胞

随着干细胞生物学研究热潮的掀起，对胚胎干细胞的研究也取得了巨大进步。胚胎干细胞是指由胚泡期的内细胞团中分离出的尚未分化的、能在体外培养、具有发育全能性的早期胚胎细胞。胚胎干细胞具有胚胎细胞和体细胞的某些特性，既可进行体外培养、扩增、转化和制作基因突变模型等遗传操作，又保留了分化成包括生殖细胞在内的各种组织细胞的能力，因此，其具有无限增殖、自我更新和多向分化的潜能。

胚胎干细胞定向诱导是指在体外把胚胎干细胞定向诱导成分化成熟的功能细胞，而横向分化则是把一种组织的成体干细胞诱导分化成另一种组织的“干细胞”或功能细胞。不论是定向诱导，还是横向分化，它们的共同基础都是干细胞基因表达的调控。定向诱导分化根据胚胎干细胞在离体条件下可分化出不同胚层的细胞这一特点，将胚胎干细胞与不同类型的细胞共培养或加入相应的生长因子诱导干细胞定向分化为单一类型的细胞。

目前，胚胎干细胞体外诱导分化的模式主要有诱导分化、自发分化和基因调控分化等。胚胎干细胞能分化为内胚层、中胚层和外胚层范畴的多种类型细胞，包括神经细胞、肝细胞、造血细胞、胰岛素分泌细胞、心肌细胞、内皮细胞等，通过移植来取代体内死亡或无功能的细胞以提供长期治疗。可为帕金森病、心脏病、青少年糖尿病、白血病和肝病等多种临床疾病无限量地提供细胞移植供体，从而使这些疾病在治疗上发生革命性变化。

胚胎干细胞在临床移植医学、细胞治疗、组织工程、药理学及发育生物学等研究领域具有重要的科学意义和巨大的应用前景，对于有效地治疗人类多种疾病、维护和促进人类健康具有巨大的潜在价值。

思考题

1．哪些属于胚胎学研究内容？
2．胚胎发育如何分期？各期有什么特点。

（张先钧　高俊玲　王海萍）

第22章 人体胚胎学总论

人体早期发生是指受精至8周末的发生过程，也称为胚期。此期的人胚发育主要经历受精、卵裂、胚泡形成与植入、三胚层的形成与分化、圆柱形胚体的形成、胎膜与胎盘形成等过程。人胚期的发育、分化较快，形态变化较大，且极易受母体内、外环境因素的影响，造成流产或引起胎儿发育异常。

人体胚胎学总论主要研究人体早期发生过程。此外，也将简述人胚胎发育各期的外表形态特征，以及胚胎龄的计算，双胎、多胎与连体双胎的发生等。

一、生殖细胞与受精

（一）生殖细胞

原始生殖细胞（primordial germ cell）经过2次减数分裂后，形成配子（gamete），包括男性的精子和女性的卵子。精子和卵子均只有23条染色体，其中一条为性染色体，为单倍体细胞。

1．精子 精子（spermatozoon）产生于睾丸的生精小管，继而在附睾中贮存并发育成熟。精子的染色体核型有两种：23,X或23,Y（图22-1）。附睾中的精子可以运动，但无受精能力，需要获能之后才能与卵子结合。精子在女性生殖管道运行过程中，精子头部抑制顶体酶释放的糖蛋白（去获能因子）可以被子宫和输卵管分泌的酶（获能因子）降解，从而获得受精能力，

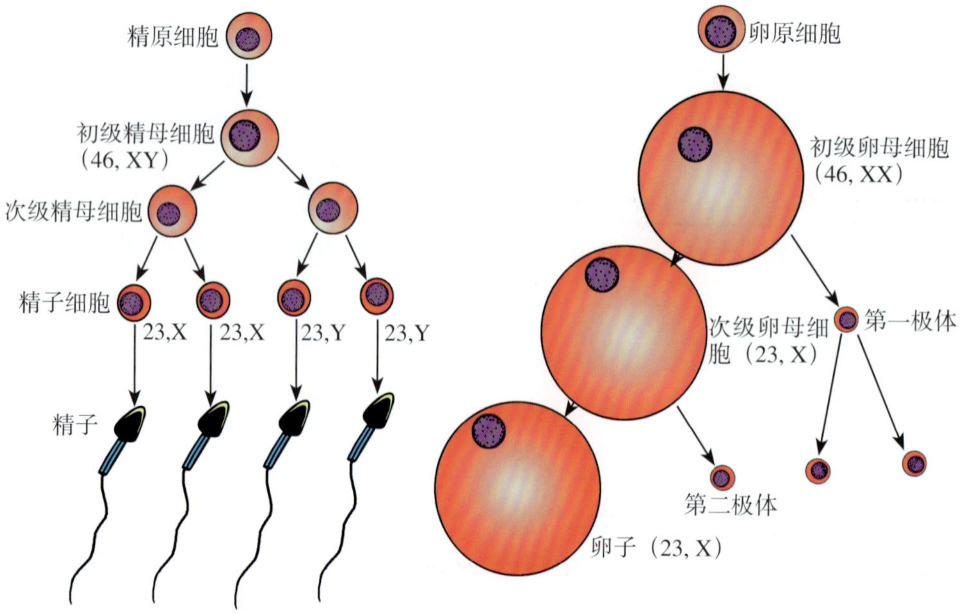

图22-1 生殖细胞的发生示意图

此过程称为精子获能（sperm capacitation）。只有获能后的精子才能穿过卵子的放射冠并发生顶体反应。

射入到女性生殖管道内的精子一般可存活 2 ~ 3 天，但其受精能力大约只维持 24 小时。

2．卵子　卵子产生于卵巢，染色体核型均为 23，X（图 22-1）。从卵巢排出后，卵子经过减数分裂形成的次级卵母细胞停留在第二次减数分裂中期（second metaphase，MⅡ），只有在精子进入后才能继续完成第二次减数分裂，并排出第二极体。排出的卵子在女性输卵管内可存活 24 小时，但其受精能力大约仅维持 12 小时。

（二）受精

获能精子进入卵子形成受精卵的过程称为受精（fertilization）。正常的受精部位是输卵管壶腹（ampulla of uterine tube）部。临床上可利用避孕套、输精管结扎术或输精管药物注射黏堵术，阻止精子与卵子相遇，从而阻止受精，达到避孕的目的。

1．受精过程　受精包括以下几个过程：

（1）卵子到达输卵管壶腹部：卵巢排卵后，卵母细胞连同透明带、放射冠及部分卵泡细胞随卵泡液经腹腔进入输卵管漏斗部，继而到达输卵管壶腹部与精子相遇。

（2）顶体反应：获能精子进入女性生殖管道后借其尾部的摆动，向子宫、输卵管方向运动，在输卵管壶腹部与卵子相遇，精子顶体的外侧膜与精子细胞膜多处局部融合形成许多小孔，顶体酶逐渐释放出来。精子释放顶体酶的这一过程，称为顶体反应（acrosome reaction）。

（3）精卵融合与透明带反应：精子释放的顶体酶先解离放射冠的卵泡细胞，继而分解透明带，形成一个精子穿过的通道，精子头部细胞膜则与卵细胞膜直接接触，受精开始。随后，精子钻入卵细胞（图 22-2），形成一个二倍体的受精卵（fertilized ovum）（图 22-3）。

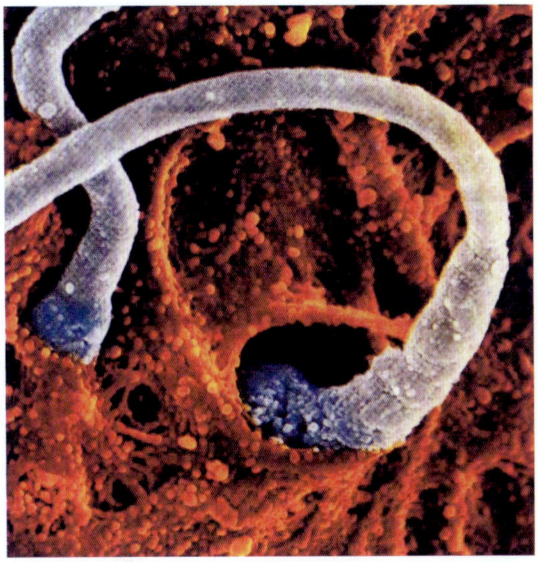

图 22-2　精子钻入卵子扫描电镜像

人卵近细胞膜的浅层细胞质中排列着圆形或椭圆形的皮质颗粒（cortical granule）。单层膜包裹的皮质颗粒大小不等（直径为 0.2 ~ 0.4μm），电子密度大，分布不均匀，含有蛋白水解酶及多肽。精子与卵细胞膜的接触和融合，引发卵细胞质内皮质颗粒溶解、与卵细胞膜融合、释放入卵周隙的过程，称为皮质反应（cortical reaction）。当一个精子进入卵细胞质后，皮质颗粒的溶解物进入透明带，使透明带结构发生改变，不能再与其他精子结合，以阻止其他精子穿越透明带，此过程称为透明带反应（zona reaction）。皮质反应和透明带反应保证了人卵单精受精，防止多精受精的发生。

（4）雌、雄原核融合：精子进入卵子后，次级卵母细胞完成第二次成熟分裂，形成一个成熟卵细胞并排出第二极体，卵细胞核形成雌原核（female pronucleus），精子的细胞核膨大形成雄原核（male pronucleus）。随即在细胞骨架的作用下，雌原核与雄原核相互靠近，核膜消失，两原核融合，受精卵恢复为二倍体（diploid）细胞，称为合子（zygote）。此时受精卵染色体的数目恢复为 46 条，在合子进行第一次有丝分裂的中期，雌原核和雄原核的染色体相混，标志着受精过程完成（图 22-3），开始了一个新个体的发育。人类整个受精过程简要概括如图 22-4 所示。

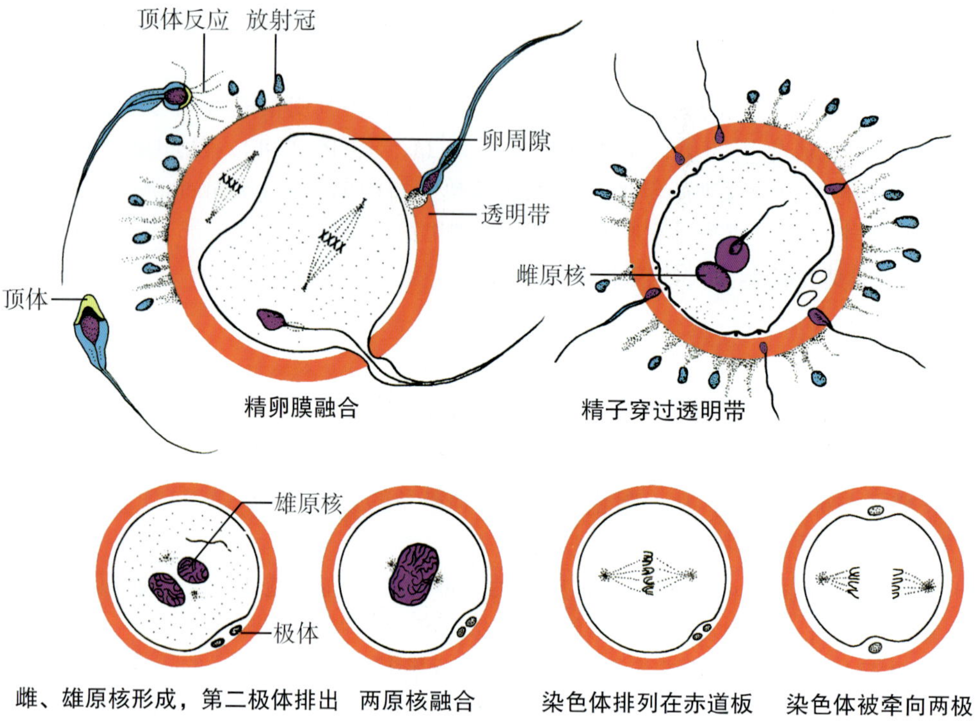

图 22-3 受精过程示意图

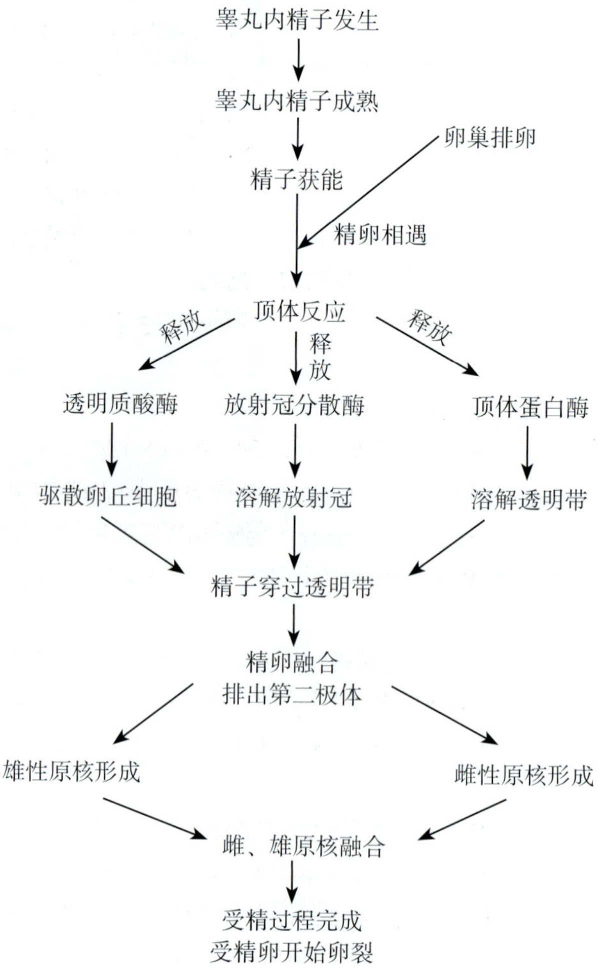

图 22-4 人类的受精过程图解

2．受精的意义　受精是一个新生命的开端，是个体发育的初始。因此，受精在胚胎学与生殖生物学上具有如下重要的意义：

（1）受精激活了次级卵母细胞，使之重新启动并完成第二次减数分裂，促使受精卵进行快速细胞分裂、分化，形成一个崭新的个体。

（2）精子与卵子结合后，受精卵恢复为二倍体，维持了物种的稳定性和延续性。

（3）受精卵的染色体分别来自精子和卵子，具有父母双方的遗传特性。但在精子与卵子成熟过程中，曾发生染色体联会及基因片段交换，遗传物质经过重新组合，使新个体具有与亲代不完全相同的性状。

（4）受精决定胎儿的遗传性别：由于 Y 染色体性别决定区（sex-determining region of Y, SRY）基因位于 Y 染色体的短臂上，因此带有 Y 染色体的精子与卵子结合，胚胎将发育为男性；带有 X 染色体的精子与卵子结合，胚胎将发育为女性。

3．受精的条件　正常受精在女性生殖管道内进行，要达到受精成功，结构与功能健全的配子和生殖管道的适宜环境至关重要，因此必须满足如下条件：

（1）精子与卵子发育成熟是受精成功的重要保证，获能精子的形态、数量与运动功能要正常。正常男性每次射出的精液量平均为 2 ~ 6ml，每毫升含 6000 万 ~ 1 亿个精子，如果每毫升精液中的精子数目太少、精子活动能力太弱或畸形精子数量太多（图 22-5），均会影响受精，造成男性不育症。

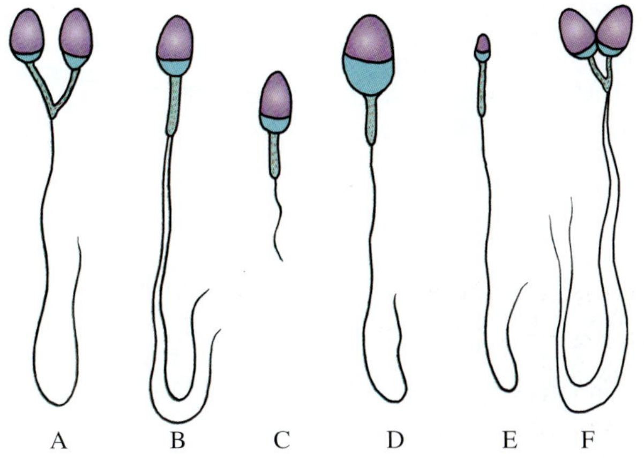

图 22-5　各种畸形精子示意图

A．双头精子；B．双尾精子；C．短尾精子；D．大头精子；E．小头精子；F．双头双尾精子

（2）次级卵母细胞一定要发育到第二次减数分裂的中期，并在排卵后 12 小时内与获能精子相遇，否则卵母细胞会自行退化，并失去受精能力。

（3）通畅的生殖管道是精子与卵子相遇的必要条件，若女性或男性的生殖管道由于炎症等因素而堵塞，精子、卵子不能相遇，则受精不能完成。

二、卵裂、胚泡形成与植入

（一）卵裂

受精卵早期进行的细胞有丝分裂，称为卵裂（cleavage），开始于第一次有丝分裂，终止于胚泡的形成。卵裂产生的子细胞称为卵裂球（blastomere）。卵裂球数目不断增多，细胞体积逐渐变小。人胚在受精后大约 30 小时完成第一次卵裂，形成 2 卵裂球期胚（2 细胞期）；约 40

小时发育成 4 卵裂球期胚（4 细胞期）；50 小时左右发育成 8 卵裂球期胚（8 细胞期）；72 小时胚已有 12 ~ 16 个卵裂球，形成一个外面包裹有透明带的实心细胞团，因形似桑葚而称为桑葚胚（morula）（图 22-6，图 22-7）。

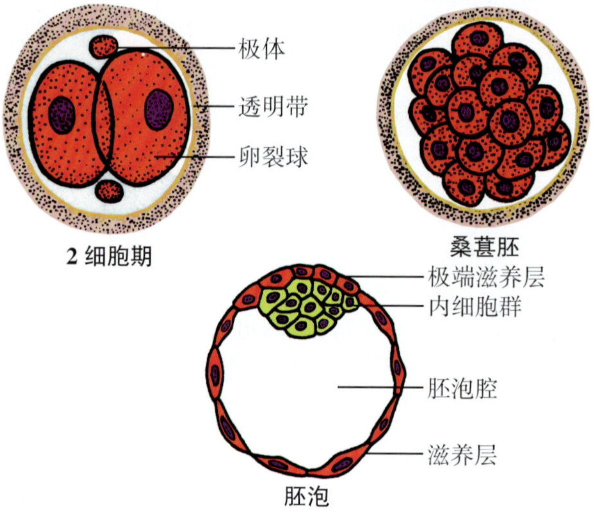

图 22-6 卵裂与胚泡形成示意图

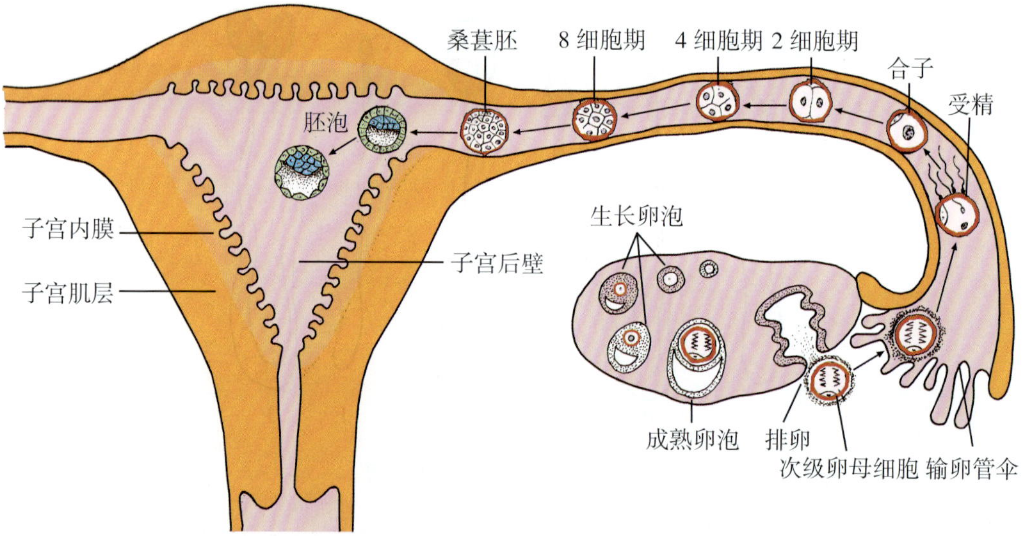

图 22-7 排卵、受精、卵裂与胚泡植入示意图

早期人胚的每一个卵裂球都具有全能发育的潜能，如将卵裂球分开，或将桑葚胚分为两半后，每个卵裂球或每一半桑葚胚均可以分化、发育成为一个全胚。第三次卵裂后，部分卵裂球之间的接触面积增大，细胞之间形成紧密连接和缝隙连接，形成排列紧密的内群细胞（inner cells），这种现象称为卵裂球致密化（compaction）。致密化内细胞将分化为内细胞群（inner cells mass），或称为内细胞团；其余细胞称为外群细胞（outer cells），将分化为滋养层（trophoblast）。

受精卵卵裂时，细胞核内的物质，包括基因组都平均分配到每个子细胞内，因此卵裂球中的遗传物质是完全相同的。但受精卵的细胞质各区的组分并不相同，这些特殊的卵细胞的细胞质组分被称为胞质决定子（cytoplasmic determinant）。从受精卵第一次卵裂开始，细胞核就受到不同的卵细胞的胞质决定子的影响。不同的胞质决定子分配至不同的卵裂球，对胚胎的早期发育产生很大影响，在一定程度上决定着细胞的早期分化。

（二）胚泡形成

借助于输卵管黏膜上皮细胞的纤毛定向摆动和平滑肌的收缩蠕动，桑葚胚在进行卵裂的同时逐渐向子宫腔方向移动。约在受精后第 4 天，桑葚胚进入子宫腔，进一步分裂、增生，卵裂球数量不断增多，同时细胞之间出现许多小腔隙，以后又逐渐融合成一个大腔，形成囊泡状的胚，称为胚泡（blastocyst）（图 22-6，图 22-7）。

胚泡的细胞已分化成为两个部分，其周围部分为单层扁平细胞，可吸收营养物质，称为滋养层；胚泡中央的腔称为胚泡腔（blastocoele），腔内含有液体。聚集在胚泡一侧的成团细胞为内细胞群，这是将来形成胚体的始基。紧贴内细胞群侧的滋养层称为极端滋养层（polar trophoblast）（图 22-6，图 22-7）。内细胞群细胞具有分化成为人体全身所有细胞的潜能，利用显微操作技术将内细胞群分离出来，可制备胚胎干细胞（embryonic stem cell，ESC）。胚泡逐渐长大，第 4 天末，透明带消失，胚泡贴近子宫内膜，准备开始植入（图 22-7）。

（三）植入

胚泡逐渐埋入子宫内膜的过程称为植入（implantation）。植入在受精后第 5 ～ 6 天开始，第 11 ～ 12 天完成。

1. 植入过程　植入时，胚泡的极端滋养层逐渐接触并黏附于子宫内膜；极端滋养层细胞分泌的蛋白水解酶可以溶解子宫内膜以及使植入部位的子宫内膜凋亡，从而使子宫内膜局部形成缺口，胚泡则沿缺口侵入子宫内膜功能层。随着胚泡的植入，滋养层细胞逐渐增生，并分化成为两层。外层细胞界线不清楚，称为合体滋养层（syncytiotrophoblast）；内层细胞界线清楚，呈立方状，排列整齐，称为细胞滋养层（cytotrophoblast）。细胞滋养层可不断进行细胞分裂，补充合体滋养层的数量。不断增厚的合体滋养层细胞之间逐渐出现腔隙，并侵蚀破坏母体子宫内膜内扩张的毛细血管内皮，导致母体的血液进入合体滋养层腔隙，子宫胎盘循环（uteroplacental circulation）建立。胚泡全部埋入子宫内膜后，子宫内膜上皮增生，缺口修复，植入完成（图 22-8）。

2. 植入部位　胚泡植入的部位通常是在子宫体部或底部的内膜中，多见于后壁（图 22-9）。若植入部位接近子宫颈处，在此形成的胎盘，称为前置胎盘

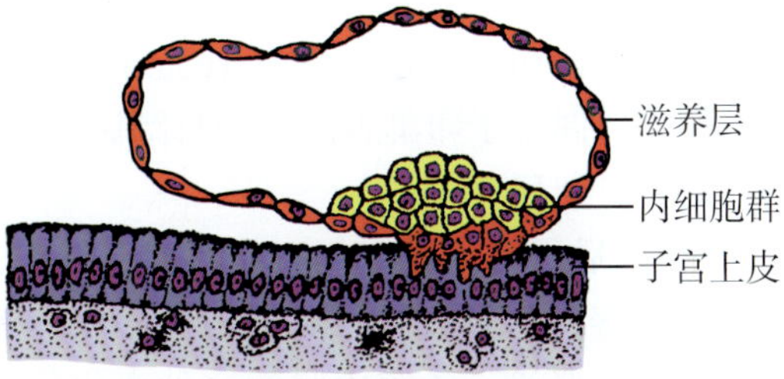

A. 胚泡开始植入（第 7 天）

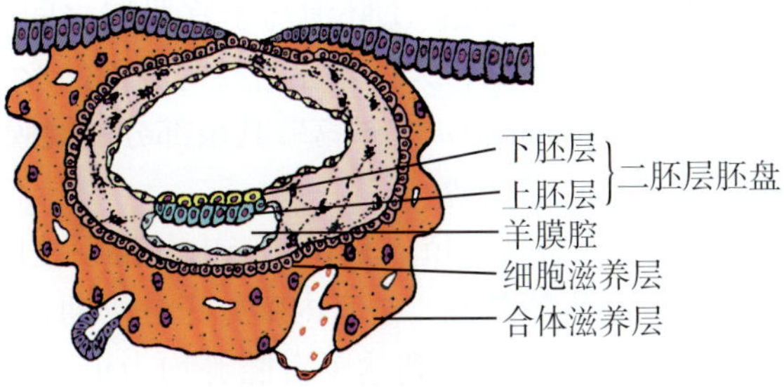

B. 植入接近完成（第 10 天）

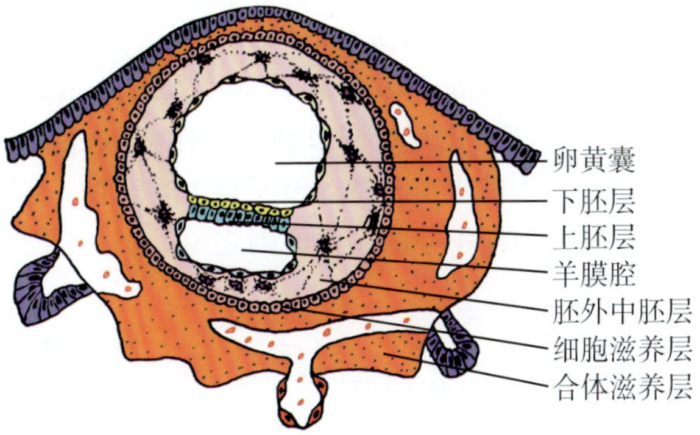

C. 植入完成（第 11 ～ 12 天）

图 22-8　人胚泡植入过程示意图

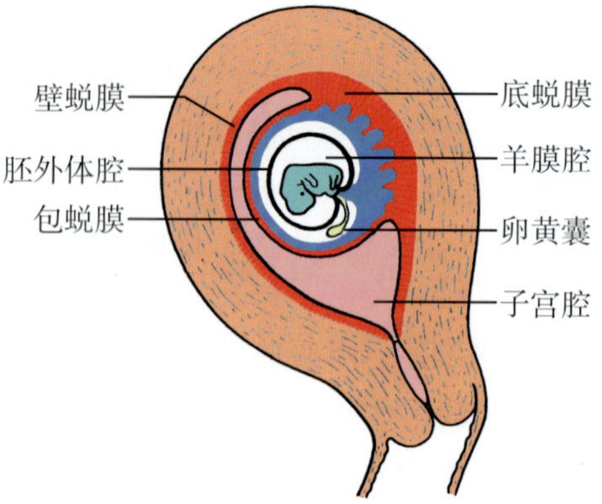

图 22-9 人胚植入部位与子宫蜕膜关系示意图

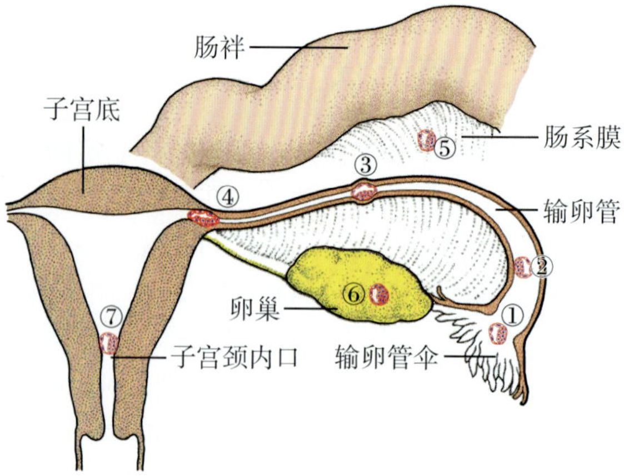

图 22-10 异位植入部位图解

①输卵管伞部植入；②输卵管壶腹部植入；③输卵管峡部植入；④输卵管子宫部植入；⑤肠系膜植入；⑥卵巢表面植入；⑦子宫颈植入

(placenta praevia)，分娩时会堵塞产道，导致胎儿娩出困难和出血。若胚泡植入在子宫以外的任何其他部位，均称为异位妊娠（ectopic pregnancy)，或称宫外孕（图 22-10）。异位妊娠常发生在输卵管，偶见于卵巢表面、子宫阔韧带、腹膜、肠系膜，也有在肝植入的报道。异位妊娠会引起胚胎早期死亡。

3．植入后子宫内膜变化 胚泡植入后，子宫内膜进一步增厚，血液供应更加丰富，腺体分泌更加旺盛，基质水肿；基质细胞肥大，分化成多边形的蜕膜细胞（decidua cell)，细胞质内富含糖原和脂滴。子宫内膜的这种变化称为蜕膜反应（decidua reaction)。此时的子宫内膜功能层称为蜕膜（decidua)，它将在分娩时脱落。植入后，根据胚泡与蜕膜的位置，将蜕膜分为 3 部分（图 22-9)：①胚泡与子宫肌层之间的蜕膜，称为底蜕膜（decidua basalis)，它将随着胚胎的发育不断扩大、增厚，参与胎盘的形成；②覆盖在胚泡子宫腔侧的蜕膜，称为包蜕膜（decidua capsularis)；③子宫壁其余部分的蜕膜，称为壁蜕膜（decidua parietalis)。包蜕膜和壁蜕膜逐渐退化而变薄。

4．植入条件 植入是在神经内分泌系统的调节下完成的，因此母体雌激素与孕激素的正常分泌是植入的基础，子宫内膜处于分泌期，植入才能完成。另外，发育良好的胚泡、透明带的脱落以及胚泡适时到达子宫腔等均为植入的条件。若母体内分泌紊乱或受药物干扰，导致胚泡发育与子宫内膜周期性变化不同步，或者子宫内膜炎症及宫内节育器等均可干扰胚泡的植入。抗植入是临床常用的理想抗生育手段。

近年来提出植入窗（window for implantation）学说，即受精后，在一段特定的关键时间内，胚泡滋养层细胞发育到具有侵入性（invasiveness）的状态，母体子宫内膜也在激素调节下发生一系列变化，被调节到接受性（receptiveness）的状态，植入才能发生。这些变化所延续的时间即为植入窗。植入窗又称为着床窗，该期子宫内膜容受性欠佳，胚胎着床障碍可能是妇女不明原因性不孕的主要原因之一。

三、三胚层形成与分化

（一）三胚层的形成

在胚泡植入与滋养层细胞增殖、分化的同时，胚泡内细胞群的细胞增殖、分化，形成三胚层胚盘（trilaminar germ disc）。

1．二胚层胚盘形成　人胚发育第 2 周，内细胞群细胞不断分裂增殖，靠近胚泡腔一侧的细胞逐渐形成一层整齐的立方形细胞，称为下胚层（hypoblast），又称为初级内胚层（primary endoderm）（图 22-11）；下胚层上方的细胞分化形成一层柱状细胞，称为上胚层（epiblast），又称为初级外胚层（primary ectoderm）。上、下胚层紧密相贴，其间有基膜相隔，外形呈椭圆形的盘状，故称为二胚层胚盘（bilaminar germ disc）（图 22-11）。

2．羊膜腔与卵黄囊　二胚层胚盘形成的同时，上胚层细胞之间出现了一个小腔，随着小腔不断扩大，一层上胚层细胞被推向细胞滋养层，称为成羊膜细胞（amnioblast），以后形成羊膜（amniotic membrane）。羊膜的周缘与上胚层相连，故上胚层构成羊膜腔的底（图 22-11）。上胚层与羊膜之间的腔隙，称为羊膜腔（amniotic cavity），腔内的液体为羊水（amniotic fluid），羊膜包绕羊膜腔形成羊膜囊（amniotic sac）。羊膜的近滋养层侧与极端滋养层相贴。也有人认为，成羊膜细胞来自上胚层顶部的细胞滋养层。

与此同时，下胚层边缘的细胞增生并沿细胞滋养层内面向下迁移，形成了一层扁平细胞，称为外体腔膜（exocoelomic membrane），又称为 Heuser 膜。这层扁平细胞在腹侧遇合时，便与下胚层共同构成了一个囊，称为外体腔囊（exocoelomic sac），或称为初级卵黄囊（primary yolk sac），其囊腔就是原来的胚泡腔，下胚层就是其顶（图 22-11）。人胚发育第 2 周末，下胚层周缘的细胞增生，并沿外体腔膜向下迁移，最终在初级卵黄囊内形成一个较小的囊，称为次级卵黄囊（secondary yolk sac），简称为卵黄囊（yolk sac）。次级卵黄囊的出现掐断了初级卵黄囊与下胚层的连接，使其脱离胚盘并逐渐萎缩退化（图 22-12）。

羊膜腔面为胚盘的背侧，卵黄囊面为胚盘的腹侧（图 22-11，图 22-12）。

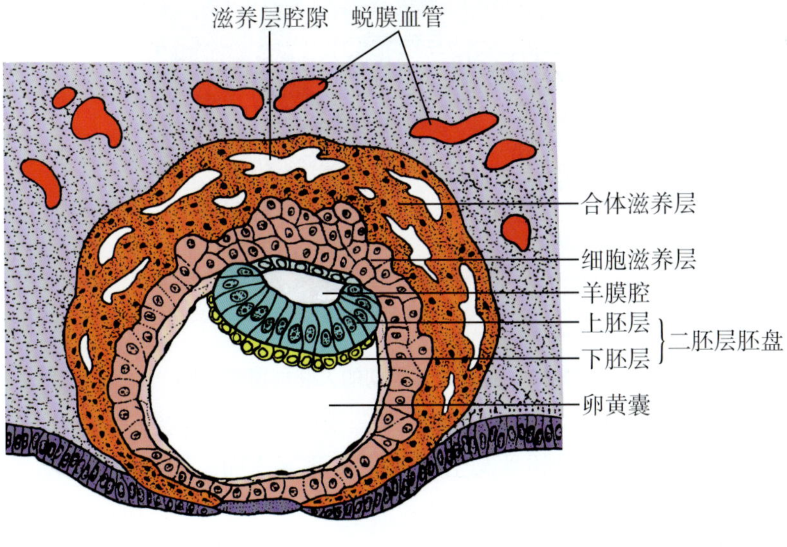

图 22-11　人胚二胚层胚盘的形成示意图

3．胚外中胚层形成　随着二胚层胚盘以及羊膜腔、卵黄囊的形成，胚泡腔内出现一些疏松排列的星状多突的间充质细胞，分布于羊膜、卵黄囊与细胞滋养层之间，称为胚外中胚层（extraembryonic mesoderm）。至人胚发育第 2 周末，在胚外中胚层内也出现了一些小的腔隙，并逐渐融合成一个大腔，称为胚外体腔（extraembryonic coelom）。胚外体腔的出现，将胚外中胚层分成两部分：衬在细胞滋养层内表面和羊膜上皮外表面的一层称为胚外体壁中胚层（extraembryonic somatopleuric mesoderm）；覆盖在卵黄囊外表面的一层称为胚外脏壁中胚层（extraembryonic splanchnopleuric mesoderm）。随着胚外体腔的扩大，仅有一束密集的胚外中胚层连于胚体尾侧与滋养层之间，这部分胚外中胚层称为体蒂（body stalk）（图 22-12，图 22-13）。

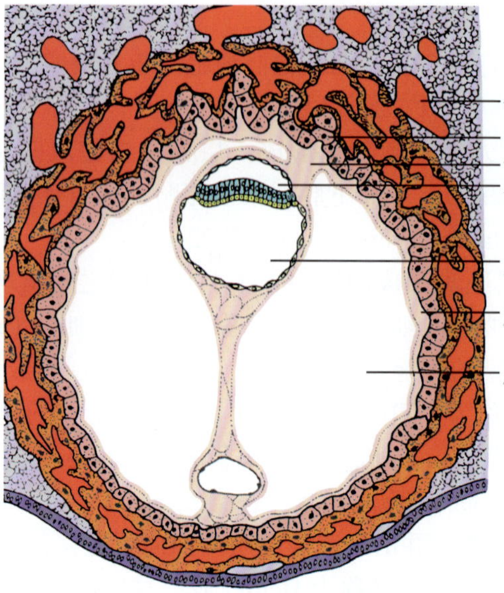

图 22-12 发育第 13 天的人胚示意图

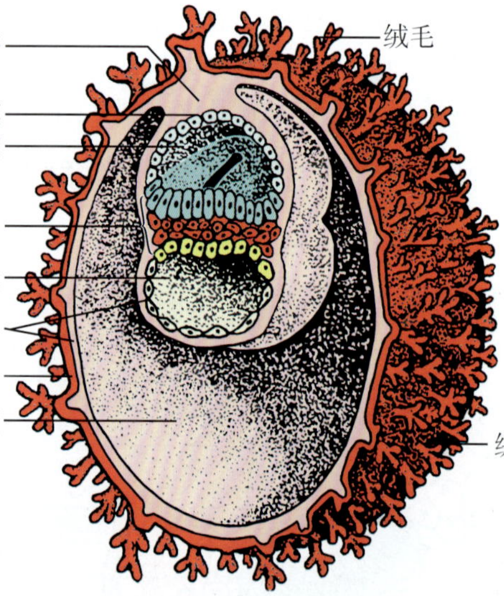

图 22-13 发育第 3 周初的人胚剖面模式图

4. 三胚层胚盘形成 三胚层胚盘发生在人胚发育第 3 周。原条、原结、脊索的形成与三胚层胚盘的形成密切相关。

（1）原条与原结的形成：人胚发育第 3 周初，胚盘上胚层细胞增殖，并迁移至尾端中轴线处，聚集形成一条纵行的细胞索，称为原条（primitive streak）。原条所在的一端为胚体的尾端，此时的胚盘即可区分头、尾和左、右两侧。原条的背侧中央出现一条浅沟，称为原沟（primitive groove）（图 22-14）。原条头端的细胞迅速增生，略膨大形成一个结节状结构，称为原结（primitive node）。原结的背侧中央出现一凹陷，称为原凹（primitive pit）（图 22-14）。

（2）脊索与中胚层的形成：由于原结的细胞增殖，并从原凹处向下、向头端迁移，在上、下胚层之间形成一条单独的细胞索，称为脊索（notochord）（图 22-14，图 22-15）。脊索起初具有诱导作用，以后大部分退化消失，残存部分演化为成人椎间盘髓核。

在脊索形成的同时，原沟底部的上胚层细胞在上、下胚层之间呈翼状扩展迁移，首先进入下胚层，并逐渐全部置换了下胚层细胞，形成一层新的细胞，称为内胚层（endoderm）；由

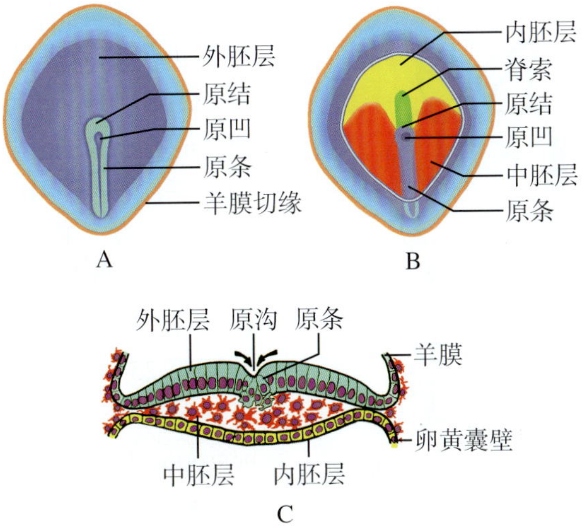

图 22-14　发育第 16 天的人胚模式图，示三胚层胚盘的形成

A．胚盘背面观；B．切除上胚层，示中胚层和脊索；C．通过原条的胚盘横切，示中胚层形成

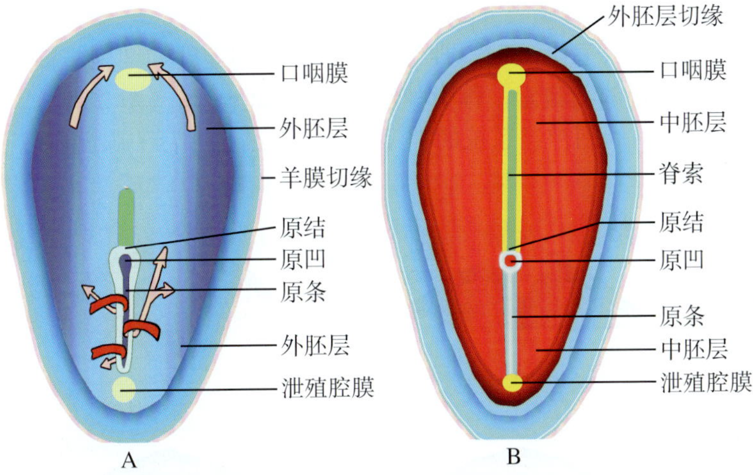

图 22-15　发育第 18 天的人胚模式图，三胚层胚盘已形成

A．胚盘背面观，示中胚层形成过程中细胞迁移方向；B．切除外胚层，示已形成的中胚层及脊索、原条、口咽膜和泄殖腔膜

上胚层迁出的另一部分细胞则在上胚层与新形成的内胚层之间扩展，逐渐形成了一层新细胞，称为胚内中胚层（intraembryonic mesoderm），简称为中胚层（mesoderm）（图 22-14，图 22-15），它在胚盘的边缘处与胚外中胚层相连。内胚层和中胚层出现之后，上胚层改称为外胚层（ectoderm）。至此二胚层胚盘演变成头端大、尾端小、呈椭圆形的三胚层胚盘（图 22-15）。三胚层胚盘是胚胎所有组织和器官的原基。三胚层胚盘的内、中、外胚层均源于上胚层细胞。在脊索前端和原条尾端各有一圆形小区，没有中胚层细胞，内、外胚层直接相贴，呈薄膜状，分别称为口咽膜（buccopharyngeal membrane）和泄殖腔膜（cloacal membrane）（图 22-15）。随着胚体的发育，原条逐渐向尾端退缩，最后退化消失。

（二）三胚层的分化

三胚层形成以后，各个胚层逐渐分化形成机体的各种组织和器官的原基。

1．外胚层的分化

（1）神经管的形成与分化：脊索形成以后，脊索诱导其背侧的外胚层细胞增殖形成一个

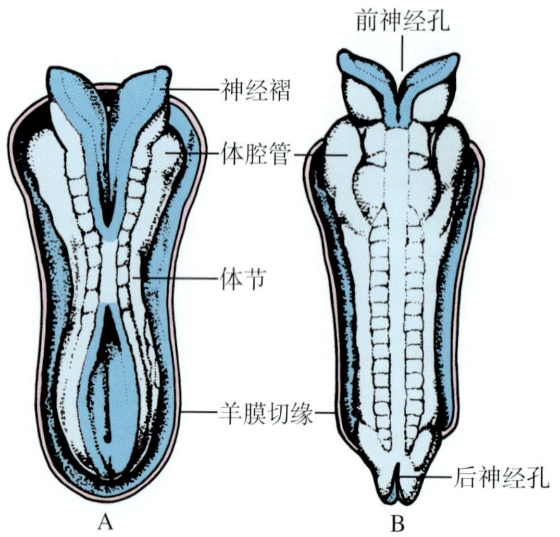

图 22-16 第 22 天（A）和第 23 天（B）人胚模式图，示神经管形成

细胞板，称为神经板（neural plate）。神经板中央沿胚体纵轴凹陷形成神经沟（neural groove）。神经沟两侧的边缘隆起称为神经褶（neural fold）。人胚发育第 3 周末，神经沟加深，神经褶由中部逐渐愈合并向头尾延伸形成管状，称为神经管（neural tube）（图 22-16，图 22-17）。神经管头端的孔称为前神经孔（anterior neuropore），大约在人胚发育第 25 天时闭合，闭合后神经管头端发育成脑；尾端的孔称为后神经孔（posterior neuropore），大约在人胚发育第 27 天时闭合，闭合后神经管其余部分发育成脊髓（图 22-16）。神经管的管腔将分化成脑室和中央管。如果前神经孔未闭合，则发育成无脑儿（anencephaly）；如果后神经孔未闭合，则发育成脊柱裂（rachischisis）或脊髓裂（myeloschisis）。

（2）神经嵴分化：神经管形成时，神经褶与外胚层相连处的细胞与神经管分离，在神经管的背外侧形成两条纵行的细胞索，称为神经嵴（neural crest）（图 22-17）。神经嵴细胞迁移至胚胎不同部位，分化为周围神经系统的神经节、施万细胞、肾上腺髓质以及皮肤的黑（色）素细胞。

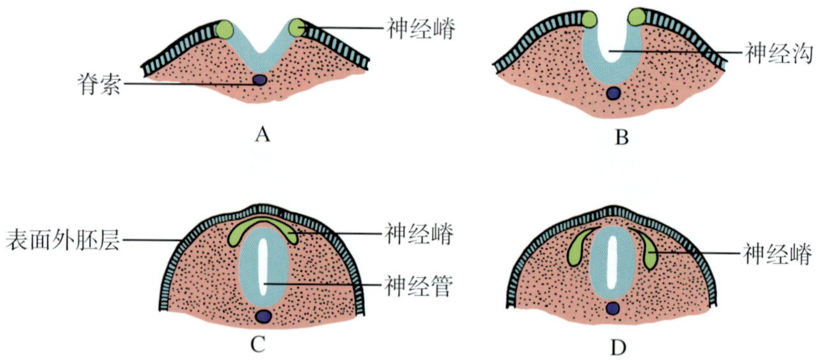

图 22-17 神经嵴发生示意图

A、B、C、D 示不同胚龄时神经嵴的发育

（3）外胚层除了分化为上述神经系统和肾上腺髓质外，表面外胚层还分化为皮肤的表皮及附属器，眼结膜、角膜、晶状体和视网膜，外耳、鼓膜外层上皮和内耳膜迷路，垂体、牙釉质和腮腺上皮等。

2．中胚层的分化 中胚层首先分化为 3 部分，从脊索两侧由内向外依次为：轴旁中胚层、间介中胚层和侧中胚层（图 22-18）。填充在内、中、外各胚层之间散在的中胚层细胞，称为间充质。

（1）轴旁中胚层：脊索两侧的细胞索称为轴旁中胚层（paraxial mesoderm），以后断裂成团块状，称为体节（somite）（图 22-18）。大约人胚发育第 3 周末，体节从颈部开始向尾部依次形成，左、右成对，每天形成 3 ~ 4 对。人胚发育第 5 周末，体节有 42 ~ 44 对（图 22-19）。

体节将来分化成皮肤的真皮和皮下组织、中轴骨和纤维性结缔组织、骨骼肌等。

（2）间介中胚层：位于轴旁中胚层与侧中胚层之间的中胚层称为间介中胚层（intermediate

mesoderm）（图 22-18），将来分化为泌尿系统和生殖系统的主要器官。

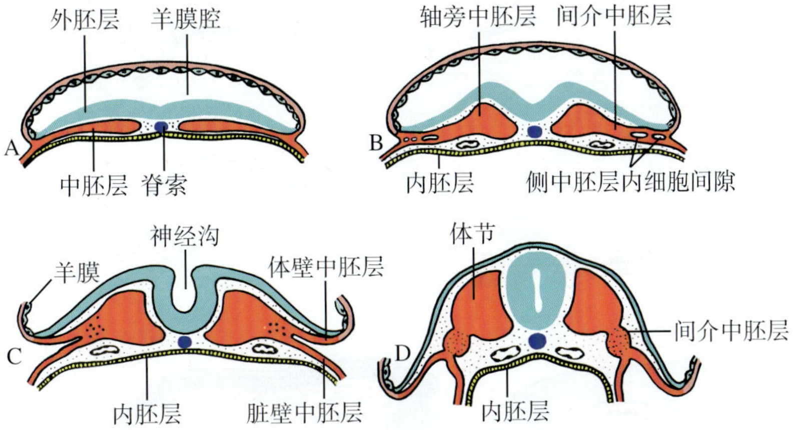

图 22-18　不同胚龄的人胚横切面模式图，示中胚层的分化

（3）侧中胚层：位于中胚层最外侧的部分称为侧中胚层（lateral mesoderm）（图 22-18）。分隔为两层：①体壁中胚层（somatic mesoderm），与外胚层相贴，与羊膜表面的胚外中胚层延续。体壁中胚层将来分化成体壁的骨骼、肌组织、结缔组织和血管。②脏壁中胚层（splanchnic mesoderm），与内胚层相贴，与卵黄囊表面的胚外中胚层延续。脏壁中胚层覆盖在内胚层形成的原始消化管外，将来分化成消化系统和呼吸系统的肌组织、结缔组织和血管等。体壁中胚层与脏壁中胚层之间的腔隙，称为胚内体腔（intraembryonic coelom）（图 22-18），将来从头端开始分化为心包腔、胸膜腔和腹膜腔。胚盘头端的侧中胚层与两侧的侧中胚层在口咽膜的头侧汇合为生心区，随着胚体向腹侧包卷，生心区移至原始消化管腹侧，将分化形成心脏（图 22-19）。

（4）中胚层间充质：中胚层分化过程中一部分细胞分化形成疏松网状的间充质，由星状多突的间充质细胞和细胞外基质组成。间充质细胞将来分化成肌组织、结缔组织和血管、淋巴管等。肾上腺皮质也由中胚层分化形成。

3．内胚层的分化　在人胚圆柱状胚体形成的同时，内胚层卷入体内，形成原始消化管（primitive gut）（图 22-19）。原始消化管的头端以口咽膜封闭，尾端以泄殖腔膜封闭，中部与卵黄囊相通（图 22-19）。原始消化管将分化为：消化管与消化腺上皮，呼吸道上皮和肺上皮，甲状腺、甲状旁腺上皮，中耳鼓室、咽鼓管上皮，胸腺上皮，膀胱、尿道、阴道上皮等。

四、圆柱状胚体形成

人胚发育至第 4 周，随着三胚层的形成与分化及各器官原基的建立，胚体逐渐由扁盘状的胚盘演变成圆柱状的胚体（图 22-19）。

（一）人胚中轴器官的建立与圆柱状胚体形成

原条、脊索、神经管和体节均位于胚体的中轴线上，故称为人胚中轴器官（axial organ）。人胚中轴器官的建立是促使胚体演变成圆柱体的因素之一，并诱导其他器官的发生。原条的形成对胚内中胚层和内胚层的发生起重要作用；人胚脊索形成后，脊索诱导其背部的外胚层演变成神经管；神经管发育成中枢神经系统；在脊索和神经管两侧的中胚层衍化成体节。

人胚发育第 4 周初，体节及神经管等中轴器官生长迅速，胚盘中央的生长速度远比胚盘边缘快，扁平的胚盘背侧向羊膜腔内隆起，羊膜腔迅速增大，卵黄囊增大缓慢，致使胚盘的边缘

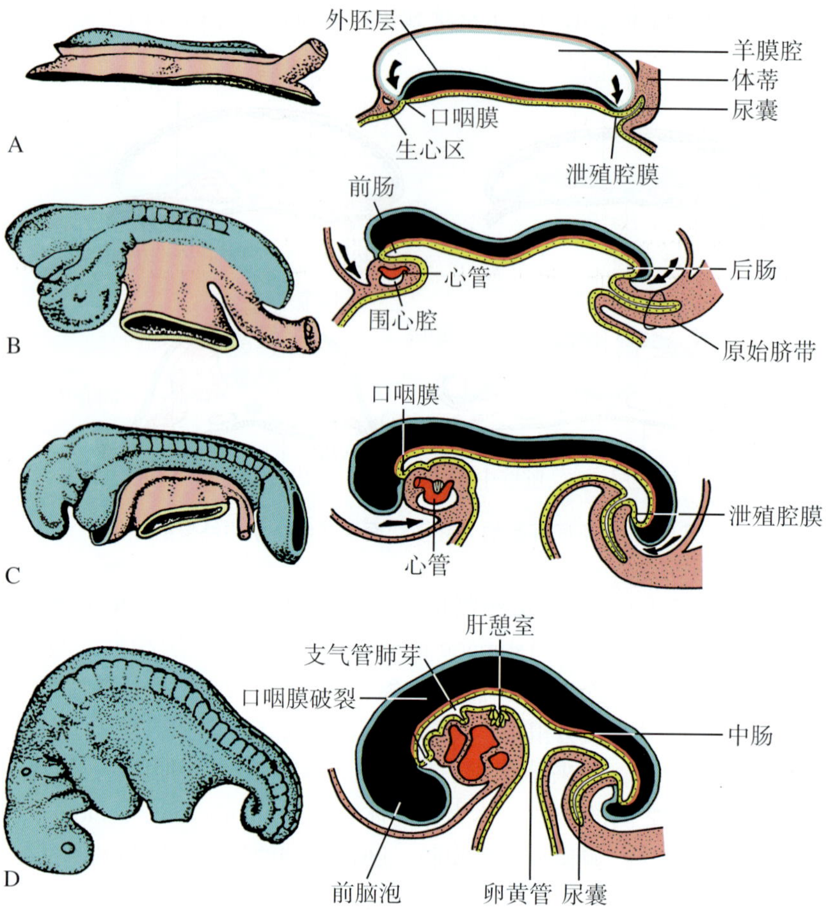

图 22-19 人圆柱状胚体形成与三胚层分化示意图

向腹侧明显卷折（图 22-18，图 22-19）。胚盘头端形成的卷折称为头褶（cephalic fold），主要由于神经管头端脑的快速发育；尾端的卷折称为尾褶（caudal fold），主要由于神经管尾端脊髓的较快生长；左右两侧的卷折称为左、右侧褶（lateral fold），主要由于脊髓和体节的快速生长，使胚盘边缘向腹侧卷折，形成圆柱状胚体。头褶、尾褶及侧褶逐渐向胚体脐部集中，最终外胚层包于胚体体表，内胚层卷入胚体内，羊膜反包在体蒂和卵黄囊外面，形成原始脐带（primitive umbilical cord）（图 22-19）。至人胚发育第 4 周末，胚盘逐渐演变成圆柱状胚体，呈“C”字形，并凸入羊膜腔内（图 22-19）。

（二）圆柱状胚体形成的结果

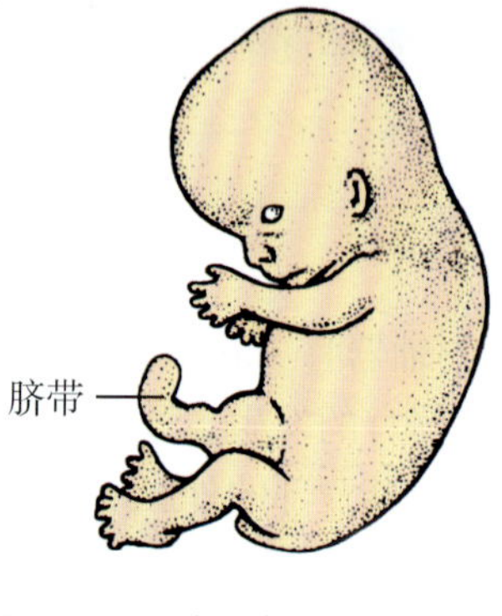

图 22-20 发育第 8 周的人胚模式图

1．胚体凸入羊膜腔内，并借脐带悬浮于羊膜腔的羊水中。

2．卵黄囊和体蒂连于胚体的脐部，外包羊膜，形成原始脐带。

3．口咽膜和生心区转到胚体头端腹侧，泄殖腔膜转到胚体尾端腹侧。

4．外胚层包于胚体外表，形成皮肤的表皮；内胚层卷入体内，形成头尾方向的原始消化管。

人胚发育至第 8 周末，胚体的颜面已初步形成；外表可见眼、耳和鼻的原基；上、下肢已经形成，胚已初具人形（图 22-20）。胚体内脏器官原基已经建立，性腺和外生殖器发生（但外表尚不能分辨性别)，胎膜和胎盘发育形成。人体发育第 3 ~ 8 周，胚对环境因素的作用十分敏感，某些有害因素极易通过母体影响胚的发育，导致某些先天畸形发生。

五、胎膜和胎盘

胎膜和胎盘对人胚体起保护、营养、呼吸和排泄作用，是胎儿的附属结构，本身不参与胚体的形成。胎盘具有内分泌功能。胎儿娩出后，胎膜、胎盘与子宫蜕膜一并排出，总称为胞衣（afterbirth）。

（一）胎膜

人胎膜（fetal membrane）包括卵黄囊、尿囊、羊膜、绒毛膜和脐带。

1. 卵黄囊　卵黄囊发生于人胚发育第 2 周，随着圆柱状胚体的形成，成为连于原始消化管腹侧的囊状结构，由胚外内胚层（extraembryonic endoderm）与胚外中胚层组成（图 22-21）。人胚卵黄囊不发达，没有卵黄物质，其在胚发育中出现只是种系发生和生物进化过程的重演。卵黄囊被羊膜包入脐带后，与原始消化管相连部逐渐变细，形成卵黄蒂（yolk stalk）。卵黄蒂于人胚发育第 6 周闭锁，随之卵黄囊逐渐退化。卵黄囊存在的意义是：①人体造血干细胞来源于卵黄囊壁上的胚外中胚层。②人类原始生殖细胞（primordial germ cell）来源于卵黄囊尾侧的胚外内胚层。

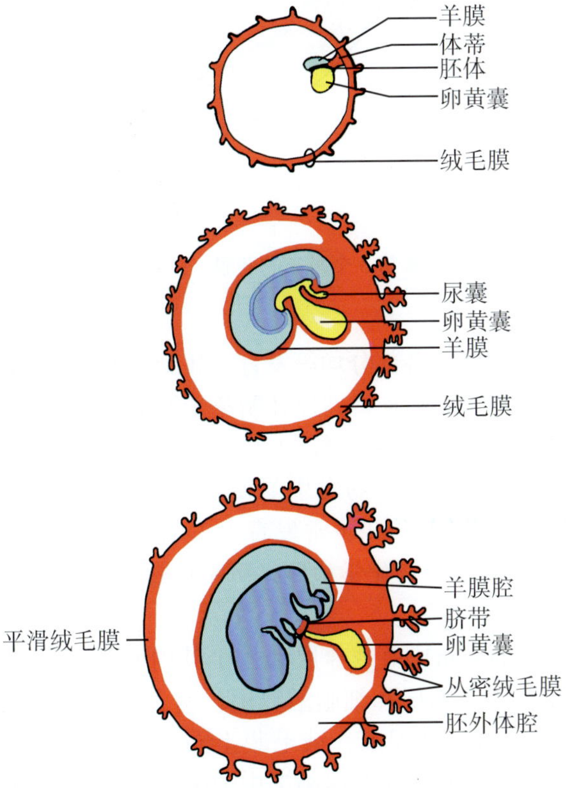

图 22-21　人胎膜与胚胎关系示意图

2. 尿囊　人胚发育至第 3 周，从卵黄囊尾侧向体蒂内伸出的一个指状盲囊，称为尿囊（allantois）（图 22-19，图 22-21）。人胚尿囊很不发达，以后被羊膜包入脐带，仅存数周即退化，其在胚发育中出现也是种系发生和生物进化过程的重演。胚体形成后，尿囊开口于原始消化管的尾段腹侧，后与膀胱相通连。从膀胱顶端至脐部的尿囊闭锁后形成脐正中韧带（median umbilical ligament）。尿囊存在的意义：尿囊壁上的胚外中胚层形成的一对尿囊动脉（allantoic artery）与一对尿囊静脉（allantoic veins）分别演变成 2 条脐动脉和 1 条脐静脉，脐带内的这 3 条血管是胎儿与母体进行物质交换的重要通道。

3. 羊膜 羊膜为一层半透明的薄膜，坚韧、无血管，由单层羊膜上皮和胚外中胚层组成（图 22-19，图 22-21）。随着圆柱状胚体的形成、生长，羊膜腔不断扩大，胚体凸入羊膜腔内，羊膜在胚体的腹侧包裹在卵黄囊、体蒂及尿囊表面，形成原始脐带。同时，羊膜腔的扩大使羊膜与绒毛膜相贴，胚外体腔逐渐消失（图 22-21，图 22-22）。羊水是羊膜腔中的液体，呈微黄色，弱碱性，主要成分是水，最早由羊膜上皮分泌而来；当羊膜壁上出现血管后，部分羊水来自血管渗透；当胚胎出现泌尿功能后，越来越多的尿液成为羊水的重要来源；妊娠后期，胎儿脱落的上皮细胞、胎脂、胎便等也进入羊水。羊水还不断地被羊膜、胎儿体表吸收和胎儿吞饮，进行更新。

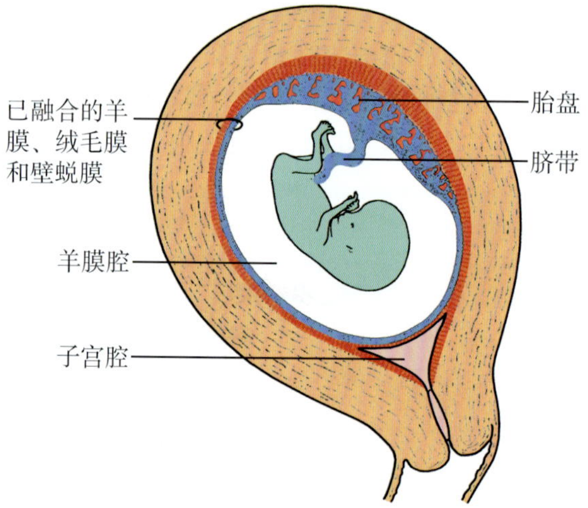

图 22-22 发育第 3 个月末的胎膜、蜕膜与胎盘示意图

胚胎在羊水中生长，保证胚胎各部分均等发育，胚胎在羊水中自由活动，有利于骨骼肌系统的发育；羊水可防止胚胎与羊膜粘连，并使胚胎免受外力的压迫与震荡；分娩时，羊水可扩张子宫颈，冲洗产道，有利于胎儿娩出（图 22-22）。正常足月胎儿羊水量为 1000 ~ 1500ml。羊水量若少于 500ml，称为羊水过少，易发生羊膜与胎儿粘连；若羊水量多于 2000ml，称为羊水过多。羊水过少或过多均影响胎儿正常发育。羊水量的异常与胎儿某些先天畸形有关，抽取羊水进行细胞学、遗传学及生物化学检测，可早期诊断胎儿的某些先天异常（congenital anomaly）。

4. 绒毛膜 绒毛膜（chorion）由滋养层和衬于其内面的胚外中胚层组成。人胚发育第 2 周，胚泡滋养层分化成合体滋养层和细胞滋养层，两者一起向胚泡表面突起，形成初级绒毛（primary villus）。人胚发育第 2 周末，绒毛膜上布满密集的初级绒毛（图 22-21，图 22-23）；人胚发育第 3 周，胚外中胚层长入初级绒毛中轴内，初级绒毛改称为次级绒毛（secondary villus），此时则将滋养层改称为绒毛膜；当次级绒毛中轴的胚外中胚层分化形成结缔组织与毛细血管时，则称为三级绒毛（tertiary villus）（图 22-23）。以上三级绒毛均为绒毛干（stem villus）。三级绒毛不断发出分支，形成许多细小的绒毛。同时，三级绒毛末端的细胞滋养层细胞增殖，穿出合体滋养层，抵达蜕膜，并沿蜕膜扩展，彼此连接，形成一层细胞滋养层壳

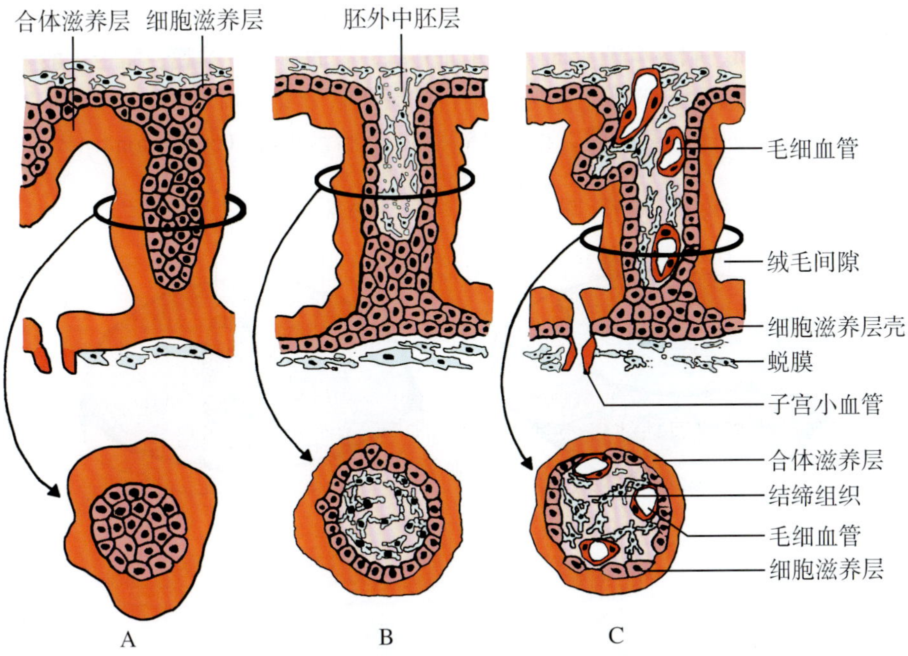

图 22-23　绒毛干的分化发育示意图

上图为绒毛干纵断面，下图为绒毛干横断面

A．初级绒毛干；B．次级绒毛干；C．三级绒毛干

（cytotrophoblast shell），使绒毛膜与子宫蜕膜牢固连接。绒毛干之间的腔隙，称为绒毛间隙（intervillous space）（图 22-23）。母体子宫螺旋动脉开口于绒毛间隙，使之充满母血。

人胚发育早期，绒毛均匀分布于整个绒毛膜表面。人胚胎发育至第 3 个月，绒毛膜渐分成两部分：底蜕膜侧由于血供充足，绒毛反复分支，生长茂密，称为丛密绒毛膜（chorion frondosum），它与底蜕膜共同构成胎盘（图 22-21，图 22-22）；包蜕膜侧血供不足，绒毛萎缩、退化、消失，形成平滑绒毛膜（chorion laeve）（图 22-21）；随着胚胎的发育，羊膜腔不断地扩大，羊膜、平滑绒毛膜、包蜕膜和壁蜕膜融合，子宫腔也逐渐消失（图 22-22）。

绒毛膜除有内分泌作用外，还为早期胚胎发育提供营养和氧气。胎盘形成后，胎儿从胎盘汲取氧气和营养物质，并排出代谢产物。若绒毛膜血供不足，胚胎发育迟缓甚至死亡。若绒毛膜滋养层细胞过度增生，绒毛组织变性水肿，则发生葡萄胎。若滋养层细胞癌变，则形成绒毛膜癌。

5．脐带　脐带（umbilical cord）是连于胚胎脐部与胎盘间的索带（图 22-21，图 22-22），其外被覆羊膜，内含体蒂分化来的黏液性结缔组织、2 条脐动脉、1 条脐静脉以及退化后的卵黄囊、尿囊遗迹，是胎儿与母体进行物质交换的通道（图 22-24）。正常足月胎儿脐带长 40 ～ 60cm，粗 1.5 ～ 2cm。若脐带短于 35cm，称为脐带过短（short cord），分娩时易引起胎盘早剥或血管断裂，出血过多；若脐带长于 80cm，称为脐带过长（long cord），易发生脐带绕颈、脐带打结或缠绕胎儿肢体，导致胎儿窒息死亡或局部发育不良。

另外，从脐带的脐血（cord blood）中分离出来的造血干细胞，可对血液病患者实施脐血造血干细胞移植术。

（二）胎盘

人胎盘（placenta）是由胎儿的丛密绒毛膜与母体的底蜕膜共同构成的圆盘状结构（图 22-24）。

1．胎盘的形态结构 人足月胎盘呈圆盘状，重约 500g，直径为 15 ~ 20cm，中央厚，边缘薄，平均厚度约 2.5cm。胎盘有两个面：胎儿面光滑，表面覆盖有羊膜，脐带一般附着于中央，少数偏中央或附着于边缘。透过羊膜，放射状走行的脐血管分支清晰可见（图 22-24，图 22-25）；母体面粗糙，为剥离后的子宫底蜕膜，可见 15 ~ 30 个胎盘小叶（cotyledon）（图 22-24）。

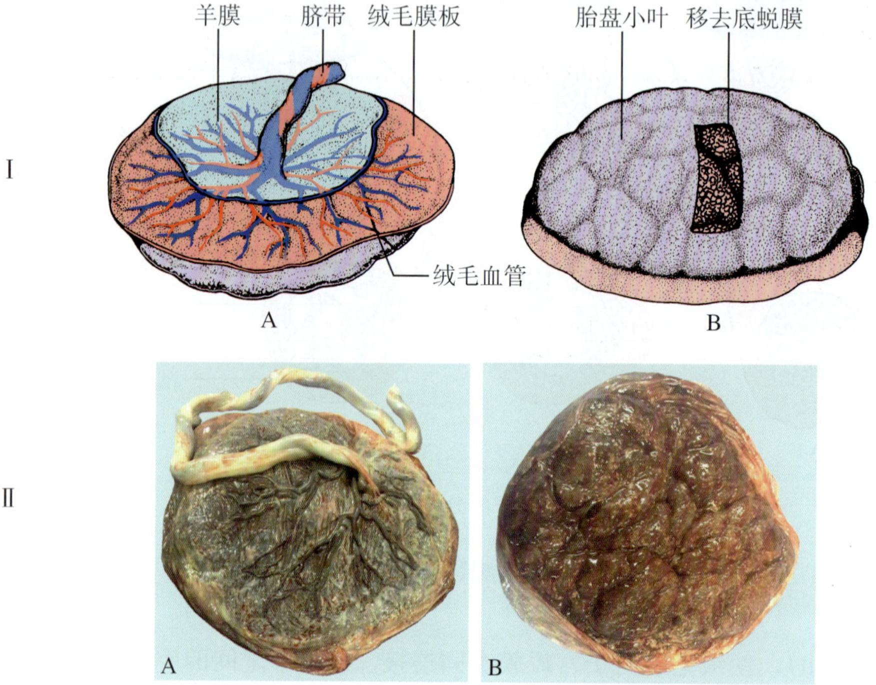

图 22-24 人胎盘外形

Ⅰ. 模式图：A. 胎儿面；B. 母体面 Ⅱ. 标本：A. 胎儿面；B. 母体面

在胎盘垂直切面上可见，胎儿面羊膜下方的丛密绒毛膜形成绒毛膜板，脐血管分支走行于其中。绒毛膜板上发出 40 ~ 60 个绒毛干，每个绒毛干又发出许多侧支，形成细小的游离绒毛（free villus），绒毛干的末端借细胞滋养层壳固定于底蜕膜上（图 22-25）。进入绒毛内的脐血管分支形成毛细血管网。母体面的子宫底蜕膜形成短隔，伸入到绒毛间隙中，称为胎盘隔

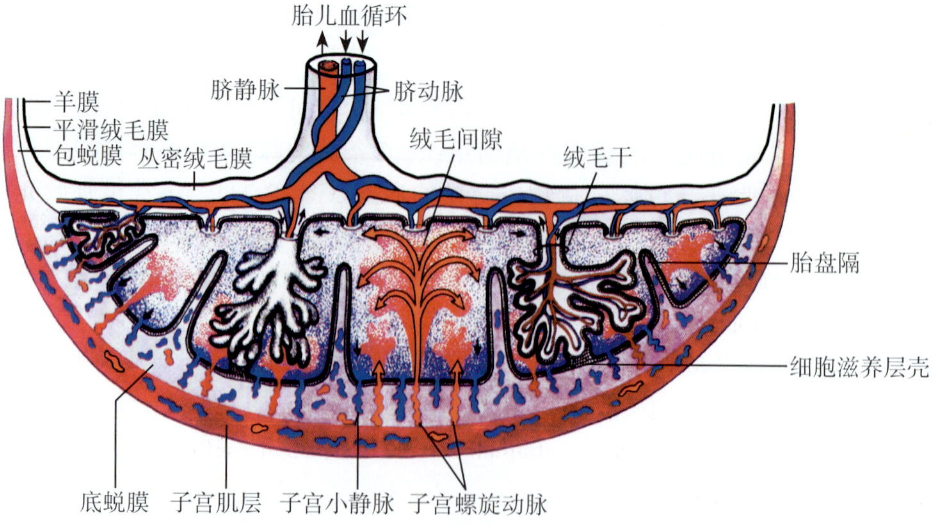

图 22-25 人足月胎盘剖面结构模式图

箭头示血流方向；红色示富含营养与氧的血液，蓝色示含代谢废物与二氧化碳的血液

(placental septum)。胎盘隔将底蜕膜分隔成胎盘小叶，每个小叶含 1 ~ 4 根绒毛干。子宫螺旋动脉与子宫静脉分支开口于绒毛间隙，绒毛浸浴在母血中（图 22-25），汲取营养物质并排出代谢产物。

2．胎盘的血液循环与胎盘膜　人胎盘内有两套血液循环：胎儿血循环和母体血循环。两者的血液在各自的封闭管道内循环，互不相混，但可进行物质交换。胎儿的静脉血经脐动脉及其分支流入绒毛内毛细血管，绒毛直接浸浴在绒毛间隙的母血中，与绒毛间隙内的母血进行物质交换后，脐静脉将氧气和营养物质运送入胎儿体内；母体动脉血由子宫动脉经螺旋动脉流入绒毛间隙，在此与绒毛内毛细血管的胎儿血进行物质交换后，静脉血经由子宫静脉流回母体内（图 22-25）。

胎儿血与母体血在胎盘内进行物质交换所通过的结构，称为胎盘膜（placental membrane）或称为胎盘屏障（placental barrier）。早期人胚的胎盘膜较厚，从绒毛间隙至绒毛毛细血管内依次由合体滋养层、细胞滋养层及基膜、绒毛结缔组织、毛细血管基膜及内皮组成（图 22-26）；胚胎发育后期，由于细胞滋养层逐渐消失，胎盘膜变薄，母血与胎儿血之间仅隔合体滋养层、共同基膜和绒毛毛细血管内皮 3 层。此时的胎盘膜通透性增强，更有利于物质交换。

3．胎盘的功能

(1) 物质交换：物质交换是胎盘的重要功能，通过胎盘，胎儿可从母血中获得氧、营养、抗体和激素等物质，排出二氧化碳和代谢产物等（图 22-27）。由此可见胎盘具有相当于出生后小肠、肺和肾的功能。由于某些毒素、药物和激素等均可通过胎盘膜进入胎儿体内，影响胎儿发育，因此孕妇的衣、食、住、行及用药等均需谨慎。

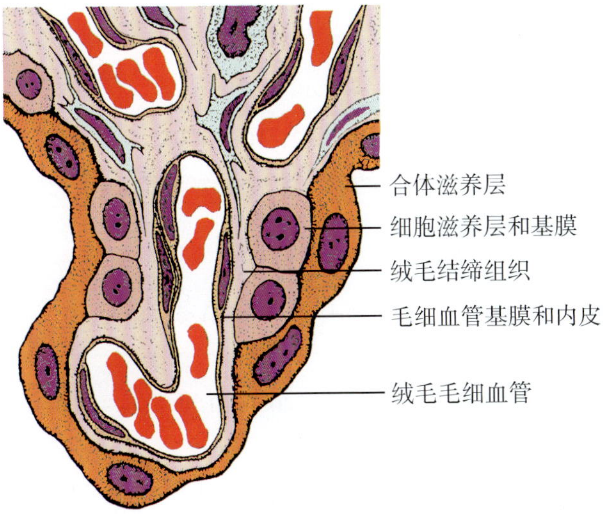

图 22-26　人胎盘屏障结构示意图

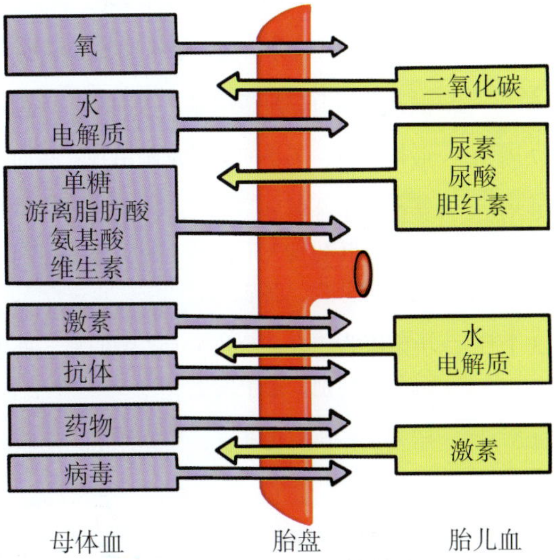

图 22-27　胎儿血与母体血间物质交换示意图

(2) 内分泌功能：胎盘合体滋养层细胞主要分泌的激素有以下几种。①人绒毛膜促性腺激素（human chorionic gonadotropin，HCG）：这种糖蛋白类激素在妊娠第 2 周即可在孕妇的血浆及尿中出现，第 8 周达高峰，随之逐渐下降，一般在分娩后 4 天血中 HCG 消失。HCG 的作用与 LH 类似，可促进妊娠黄体的生长发育，以维持妊娠。临床上常利用检测尿中 HCG 的方法确定妇女是否妊娠。②人胎盘催乳素（human placental lactogen，HPL）：又称为人绒毛膜生长促乳素（human chorionic somatomammotropin，HCS），于孕妇妊娠第 2 个月开始分泌，第 8 个月达到高峰，直到分娩；HCS 一方面能促使母体乳腺生长发育，另一方面可促进胎儿的代谢与生长。③人胎盘雌激素（human placental estrogen）和人胎盘孕激素（human placental

progesterone）：于孕妇妊娠第 4 个月开始分泌，以后逐渐增多，母体妊娠黄体退化后，胎盘的这两种激素替代卵巢功能，抑制孕妇子宫平滑肌收缩，继续维持妊娠。

六、人胚胎各期外形特征、长度测量与胚胎龄测定

（一）人胚胎各期外形主要特征

受精卵的发育经历了复杂的演变过程，才长成一个新的个体。发育不同时期的胚胎，内部生长分化和外表形态均有其特征。依据胚胎颜面、皮肤、毛发、四肢、外生殖器及胚胎长度和体重等，将人胚胎发育各期主要特征概括如下（表 22-1）：

表22-1 人胚胎各期外形特征与身长、体重

受精龄	人胚胎各期外形特征	长度（mm）	体重（g）
1 周	受精，卵裂，胚泡形成，植入开始		
2 周	植入完成，二胚层胚盘形成，绒毛膜出现	0.1 ~ 0.4（GL）	
3 周	原条、脊索、神经管、体节出现，三胚层胚盘形成，血管、血细胞出现	0.5 ~ 1.5（GL）	
4 周	胚体渐成，呈“C”字形，前、后神经孔闭合，眼、耳、鼻原基出现，胎盘、脐带形成	1.5 ~ 5（CRL）	
5 周	5 对鳃弓，肢芽出现，手板明显，心膨隆，体节 30 ~ 40 对	4 ~ 8（CRL）	
6 周	肢芽分两节，足板明显，视网膜出现色素层，耳廓突出现	7 ~ 12（CRL）	
7 周	肢体渐直，手指明显，足趾出现，颜面渐形成	10 ~ 21（CRL）	
8 周	手指、足趾明显，指（趾）出现分节，眼睑开放，耳廓形成，胚初具人形，外生殖器原基出现，但未分化，性别不可分辨，脐疝明显	19 ~ 35（CRL）	
3 个月	上下眼睑闭合，胎儿头大，颈明显，外生殖器已分化，可分辨性别，指甲发生	50 ~ 80（CRL）	10 ~ 45
4 个月	胎儿生长快，头渐直，耳郭伸出，皮肤薄，比较透明，呈深红色	90 ~ 140（CRL）	60 ~ 200
5 个月	头与体表出现胎毛，胎脂出现，胎动明显，可听到胎心音	150 ~ 190（CRL）	250 ~ 450
6 个月	胎儿体重增加很快，体瘦，皮肤红、皱，指甲发育良好	200 ~ 230（CRL）	500 ~ 800
7 个月	眼睑重新张开，睫毛出现，头发、眉毛明显，皮下脂肪稍多，各器官系统已近成熟，此时娩出可存活	240 ~ 270（CRL）	900 ~ 1300
8 个月	皮下脂肪增多，指甲平指尖，趾甲全出现，睾丸下降至阴囊	280 ~ 300（CRL）	1400 ~ 2100
9 个月	胎体已较丰满，圆润，胎毛消失，趾甲已平趾尖，肢体弯曲	310 ~ 340（CRL）	2200 ~ 2900
足月	体态匀称而丰满，胸廓膨隆，乳腺略隆起，皮肤浅红	350 ~ 360（CRL）	3000 ~ 3500

（二）人胚胎长度的测量

测量人胚胎长度的指标主要有 3 个（图 22-28）。①最大长度（greatest length，GL）：用于测量受精龄第 1 ～ 3 周的人胚；②冠 - 臀长（crown-rump length，CRL）：又称为顶臀长、坐高（sitting length），是从头部最高点至尾部最低点之间的长度，用于测量受精龄第 3 ～ 8 周的人胚；③冠 - 踵长（crown-heel length，CHL）：又称为顶跟长、立高（standing height，SH），是从头顶至坐骨结节、从坐骨结节至膝盖、再从膝盖至足跟三者长度之和，此法用于测量胎儿（受精龄第 9 ～ 38 周）。目前常用的方法是 B 超测量人胚胎的冠 - 臀长（图 22-28）。

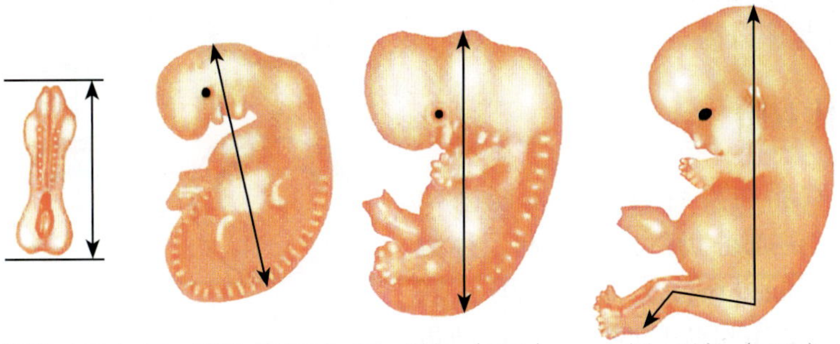

图 22-28 人胚胎长度的测量示意图

（三）人胚胎龄的测定

人胚胎龄的计算方法有 2 种：①胚胎的受精龄（fertilization age，FA），即从受精之日算起，从受精到胎儿娩出约经 38 周（266 天左右）。胚胎学家常用受精龄来计算人胚胎龄。②胚胎的月经龄（menstrual age，MA），即从孕妇末次月经的第 1 天算起，至胎儿娩出共约 40 周（280 天左右）。这是临床医生常用的计算方法。

七、双胎、多胎与联体双胎

（一）双胎

双胎（twins）又称为孪生，其发生率约占新生儿的 1%。

1．双卵双胎 一次排出 2 个卵子，均受精后发育成 2 个胚胎，称为双卵双胎（dizygotic twins）。其特点是：两胎儿性别可相同或不同；遗传基因型不完全一样；相貌和生理特点的差别如同一般兄弟姐妹；每个胚胎均有各自的胎膜和胎盘。双胎的大多数是双卵双胎。

2．单卵双胎 由 1 个受精卵发育成 2 个胚胎，称为单卵双胎（monozygotic twins）（图 22-29）。特点是：两胎儿性别完全相同；遗传基因完全一样；相貌和生理特点很相似；他们之间进行器官移植不发生排斥反应。单卵双胎产生原因如下（图 22-29）：①当受精卵分裂为两个卵裂球时，两者分开，或卵裂球分离为两团，各自发育成一个胚泡，分别植入，各自形成一个独立的胚胎，他们有各自的胎膜和胎盘，这种情况较少见；②在胚泡期，一个胚泡内分化出两个内细胞团，各自形成一个胚胎，他们共用一个绒毛膜和一个胎盘，但在各自的羊膜腔内生长发育；③在胚盘期，同一胚盘上形成两个原条和脊索，诱导形成两个神经管，发育形成两个胚胎，他们有各自的脐带，但共用一个绒毛膜和一个胎盘，在同一个羊膜腔内发育，这种情况易发生联体双胎畸形（图 22-30）。

（二）多胎

一次妊娠娩出 3 个及以上的胎儿称为多胎（multiple birth）。多胎形成的原因与双胎相同，有单卵多胎、多卵多胎及混合性多胎 3 种类型，以混合性多胎为常见。自然妊娠的多胎发生率很低，三胎约万分之一，四胎约百万分之一，五胎的发生率约为亿分之一，且多不易存活。近年来，由于促性腺激素在不孕症中的应用，多胎的发生率升高。

（三）联体双胎

两个单卵双胎在发育过程中未能完全分离，躯体的某一部分仍然连在一起，称为联体双胎（conjoined twins）（图 22-30）。联体双胎有对称型和不对称型两类。对称型指两个胚胎大小类似，根据胎体连接的部位不同，分为头联双胎（craniopagus）、臀联双胎（pygopagus）、胸腹联胎（thoracoventropagus）等（图 22-30）。不对称型联体双胎的胎体一大一小，小者常发育不全，则形成寄生胎（parasitus）或胎中胎（图 22-31）。

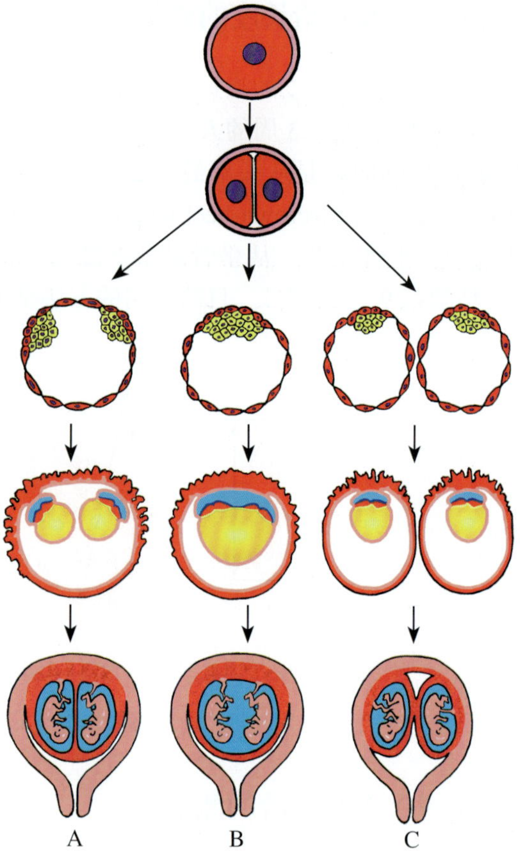

图 22-29 单卵双胎 3 种类型示意图

A．一个胚泡内出现两个内细胞群；B．一个胚盘有两个原条形成；C．一个受精卵形成两个胚泡

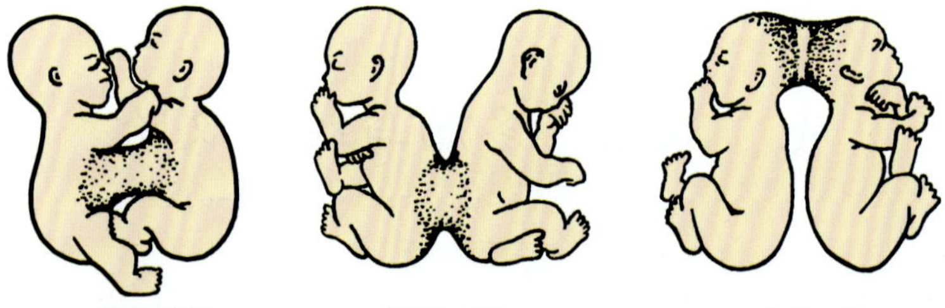

图 22-30 联体双胎示意图

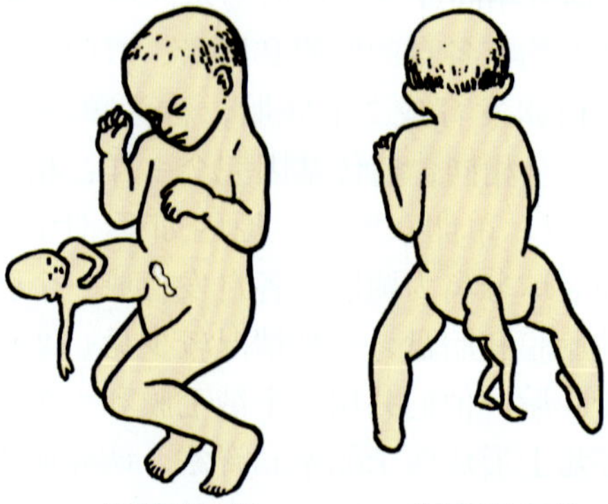

图 22-31 人寄生胎示意图

SUMMARY

In general, the length of pregnancy for a full term fetus is considered to be 280 days or 40 weeks after onset of the first menstruation, or more accurately, 266 days or 38 weeks after fertilization. The embryonic period extends from the 1st week to the 8th week. The fetal period extends from 9th week of gestation until birth and is characterized by rapid growth of the body and maturation of organ systems. The result of fertilization is initiation of cleavage. After 3-4 days, the zygote forms a morula and then a blastocyst. Implantation occurs at the end of the first week to the 11th or 12th day after fertilization. In the second week, the inner cell mass of the blastocyst differentiates into hypoblast and epiblast, together forming the bilaminar germ disc. The primitive streak, primitive node and notochord appear during the 3rd week. In the region of the node and streak, epiblast cells move and invaginate to form two new cell layers: the endoderm and mesoderm. Hence, the epiblast gives rise to all three germ layers in the embryo. By the end of the 3rd week, three basic germ layers—consisting of ectoderm, mesoderm, and endoderm—are established, and tissue and organ differentiation has begun. During the 4th to the 8th week of development, each of the three germ layers gives rise to a number of specific tissues and organs.

The fetal membrane consists of yolk sac, allantois, amnion, chorion and umbilical cord. The amnion provides a large sac with amniotic fluid in which the fetus is suspended by its umbilical cord. The fluid cushions the fetus, allows for fetal movements, and prevents adherence of the embryo to surrounding tissues. The umbilical cord, which is surrounded by the amnion, contains two umbilical arteries, an umbilical vein, and Wharton's jelly, which serves as a protective cushion for the vessels.

The placenta consists of two components: a fetal portion, derived from the chorion frondosum or villous chorion, and a maternal portion, derived from the decidua basalis. The space between the chorionic and the decidual plates is filled with intervillous lakes of maternal blood. Villous trees (fetal tissue) grow into the maternal blood lakes and are bathed in them. The fetal circulation is always separated from the maternal circulation by the placental barrier. The main functions of the placenta are: (a) the exchange of gases, nutrients and electrolytes; (b) the transmission of maternal antibodies, providing the fetus passive immunity; (c) the production of hormones, for example human chorionic gonadotropin, human placental lactogen, progesterone and estrogen; and (d) the detoxification of some drugs.

精子获能与试管婴儿研究进展

精子获能是精子与卵子相遇时能够发生顶体反应及受精的一个重要生理前提，精子获能理论是美籍华人张民觉与 Austin 教授于 20 世纪 50 年代初首次发表的。精子获能的分子机制相当复杂，受到多种细胞信号途径的调控。尽管目前尚未完全明确，但是许多研究表明在精子获能过程中，获能精子的运动、代谢及精子膜结构与功能等均发生许多变化，如精子获能后出现特异的“鞭打样”运动（尾部摆动增大、前进迅速有力）及质膜流动性增大，生化机制包括蛋白酪氨酸磷酸化、精子膜胆固醇外流、活性氧的产生及精子膜的超极化等，这些变化都有助于精子获能的发生；Ca^{2+} 和 HCO_3^- 通过对 cAMP 的调控，有助于获能完成；葡萄糖、黄体酮和肝素作为获能液的重要添加物，通过不同途径可促发精子体外获能等。目前对获能的研究多是在体外完成的，体内获能是否与体外机制完全一致还有待进一步探讨。

人类精子体外获能，是体外受精与胚胎移植技术——试管婴儿成功的理论基础。

利用体外受精 - 胚胎移植（in vitro fertilization and embryo transfer，IVF-ET）技术产生的婴儿俗称为试管婴儿。1978 年，英国首例试管婴儿路易斯·布朗的诞生被誉为 20 世纪生殖医学的一大奇迹，震撼了世界。英国科学家 Edwards 与 Steptoe 教授取出布朗女士卵巢里的卵子进行体外培养，她丈夫的精子进行体外获能后，与卵子在母体外受精（IVF），受精卵体外培养发育至 8 卵裂球期胚时，进行胚胎移植（ET），胚胎在母体子宫内着床、正常发育并娩出。IVF-ET 技术主要解决女性因输卵管堵塞等产生的不孕问题，而由于男性少精、弱精等造成的不育，需要进行卵子细胞质内单精子注射（intracytoplasmic sperm injection，ICSI）授精技术，即在体外利用显微注射仪将精子直接注入卵子细胞质内使其受精，继而进行胚胎移植，利用 ICSI 技术诞生的婴儿被称为“第二代试管婴儿”；若对有遗传病家族史的患者体外受精获得的早期人胚进行植入前胚胎遗传学诊断（preimplantation genetic diagnosis，PGD），确定其为优质胚后再实施胚胎移植，经过此种技术诞生的试管婴儿被称为“第三代试管婴儿”；对因高龄等因素造成卵子质量差的不孕患者，可通过卵质置换术（ovoplasm replacement）提高卵子的质量、增强卵子活力，再行 IVF-ET 而诞生的婴儿被称为“第四代试管婴儿”。迄今全球已有数百万例试管婴儿在茁壮成长。

思考题

1. 试述人卵受精过程。
2. 试述胚泡植入时间、正常部位及植入过程。
3. 试述二胚层胚盘及羊膜腔与卵黄囊的形成。
4. 试述神经管的发生、分化过程及可能出现的畸形。
5. 试述人足月胎盘结构、胎盘膜。

（刘慧雯　邓香群　景　雅）

第23章 颜面、颈和四肢的发生

人胚发育第 4 周时，胚盘已向腹侧卷折成为圆柱状胚体，前、后神经孔逐渐闭合，神经管头端迅速膨大形成脑的原基，即脑泡（brain vesicle）。因脑泡的发生及其腹侧间充质的增生，使胚体头端弯向腹侧并形成一个位于口咽膜上方的较大的圆形隆起，称为额鼻隆起（frontonasal prominence）。与此同时，口咽膜尾侧的原始心脏发育使口咽膜下方也形成一个较大的隆起，称为心隆起（heart prominence）（图 23-1）。

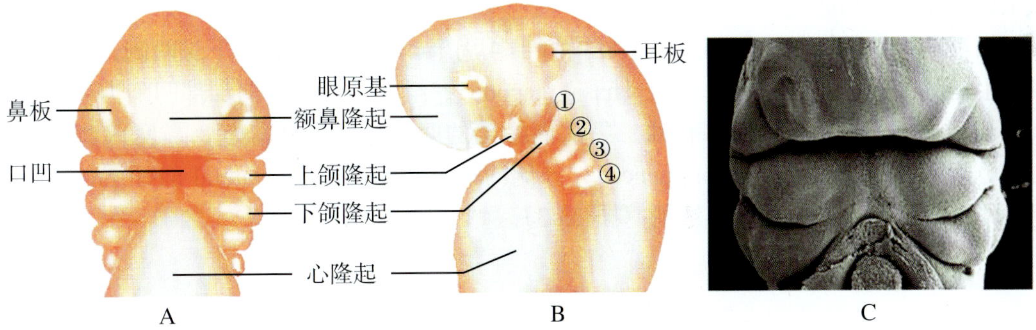

图 23-1 第 4 周人胚头部腹面观（A）、侧面观（B）模式图和扫描电镜像（C）

①～④示鳃弓

一、鳃器的发生

鳃器（branchial apparatus）包括鳃弓、鳃沟、咽囊和鳃膜（图 23-2）。

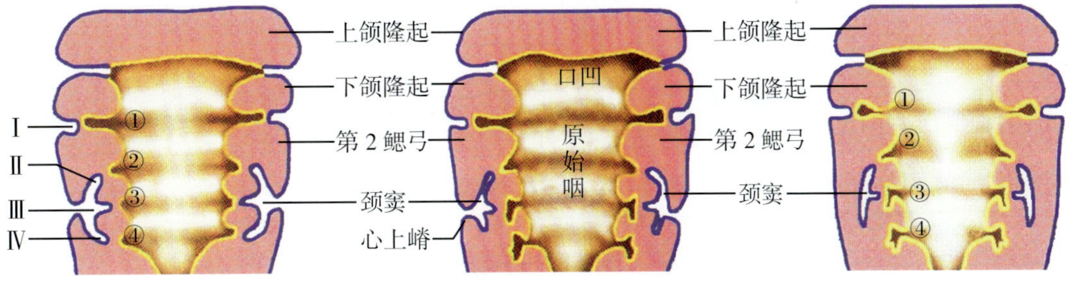

图 23-2 第 5 ～ 6 周人胚头部冠状切面模式图

鳃器及颈部形成：①～④示咽囊；Ⅰ～Ⅳ示鳃沟

人胚发育第 4 周和第 5 周，伴随额鼻隆起和心隆起的出现，头部两侧的间充质增生，逐渐形成左右对称、背腹走向的 6 对柱状隆起，称为鳃弓（branchial arch）。相邻鳃弓之间的条形凹陷为鳃沟（branchial groove）。人胚前 4 对鳃弓明显，第 5 对出现不久即消失，第 6 对很小，不甚明显。在鳃弓发生的同时，原始消化管头段（原始咽）侧壁内胚层向外膨出，形成左右 5

对囊状结构，称为咽囊（pharyngeal pouch），它们分别与 5 对鳃沟相对应，两者之间的少量间充质构成的薄膜称为鳃膜（branchial membrane）（图 23-2）。

鳃器在鱼类和两栖类幼体是进行呼吸的器官。人胚的鳃器存在时间较短，但它与颜面、颈部和某些腺体的形成密切相关，如鳃弓将参与颜面和颈的形成，其间充质分化为肌肉、软骨和骨；咽囊内胚层则是多种器官发生的原基。因此，人胚早期鳃器的出现，是个体重演种系发生的现象，也是物种进化和人类起源的佐证之一。

二、颜面的形成

颜面的形成与额鼻隆起及第 1 对鳃弓密切相关。人胚发育第 4 周额鼻隆起形成时，第 1 鳃弓的腹侧部已分为上、下两支，分别称为上颌隆起（maxillary prominence）和下颌隆起（mandibular prominence）。此时正面观察胚体头部，颜面即由额鼻隆起，左、右上颌隆起，左、右下颌隆起，以及这 5 个隆起围绕的口凹（stomodeum）构成（图 23-3）。口凹即原始口腔，或称为原口，它的底是口咽膜，此膜将口凹与原始咽分隔开。口咽膜于人胚发育第 4 周破裂，原口与原始咽相通。

颜面形成与鼻的发生密切相关。人胚发育第 4 周末，在额鼻隆起的下缘两侧，局部外胚层组织增生变厚，形成左、右一对鼻板（nasal placode）。继而鼻板中央向深部凹陷为鼻窝（nasal pit），其下缘以一条细沟与口凹相通。鼻窝周缘部的间充质增生而隆起，鼻窝内侧的隆起称为内侧鼻隆起（median nasal prominence），外侧的称为外侧鼻隆起（lateral nasal prominence），早期的两个隆起的上部是相互连续的（图 23-3）。

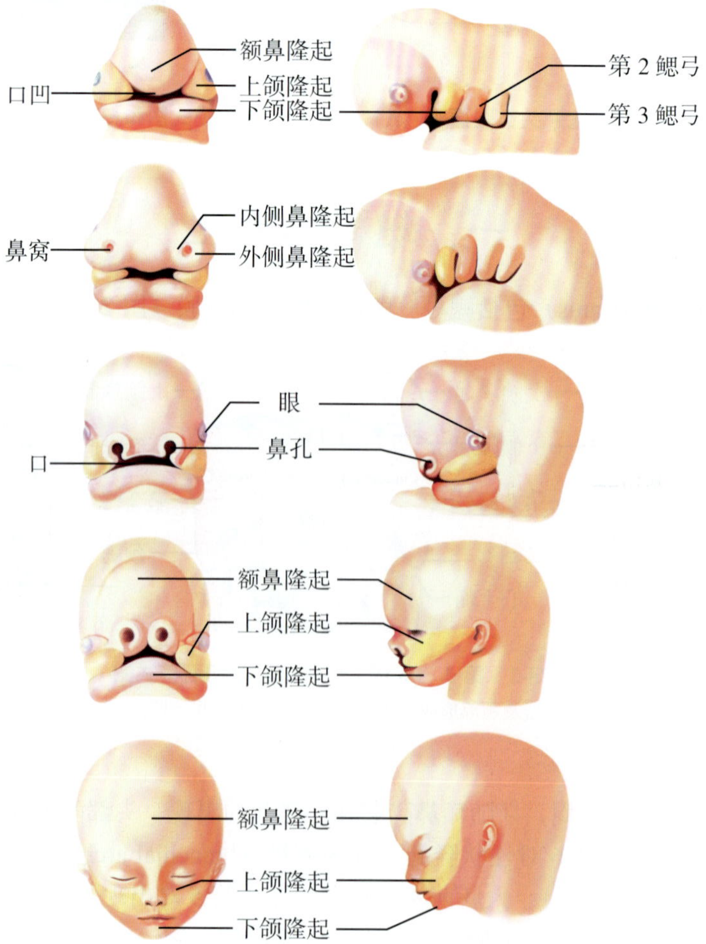

图 23-3 颜面形成过程（第 3 ~ 14 周）示意图

颜面的形成是从两侧向中央方向发展的。人胚发育第 5 周，左、右下颌隆起在胚腹侧中线愈合，发育形成下颌和下唇。继而，左、右内侧鼻隆起向中线生长并相互愈合，发育形成鼻梁、鼻尖，其下缘向下延伸，形成人中和上唇的正中部分。同时，左右上颌隆起也向中线生长并先后与同侧的外侧鼻隆起和内侧鼻隆起愈合。这时，鼻窝与口凹间的细沟消失，鼻窝与口凹完全分开，上颌隆起发育形成上颌和上唇的外侧部，外侧鼻隆起发育形成鼻外侧壁和鼻翼，额鼻隆起发育形成前额和鼻根，原来向前方开口的鼻窝逐渐转向下方，即为外鼻孔。鼻窝向深部扩大形成原始鼻腔。起初，原始鼻腔与原始口腔之间隔以很薄的口鼻膜（oronasal membrane），第 7 周，该膜破裂，原始鼻腔与原始口腔相通。原始口腔起初很宽大，以后上、下颌隆起的外侧部逐渐愈合形成颊部，颊不断扩大，口裂外角不断合并，口裂逐渐缩小（图 23-3）。眼发生的原基最初是在额鼻隆起下缘外侧，随着脑的发育及颜面形成，使得两眼逐渐向中线靠近并转向前方。第 1 对鳃沟形成外耳道，鳃沟周围的间充质增生形成耳郭（耳廓）。耳郭（耳廓）的位置最初很低，后来随着下颌与颈的发育而被推向后上方（眼和耳的发生见第二十八章）。人胚发育第 8 周末，颜面初具人形。

三、腭的发生与口腔、鼻腔的分隔

腭起源于正中腭突与外侧腭突两部分，从人胚发育第 5 周开始发生，至第 12 周完成（图 23-4，图 23-5）。

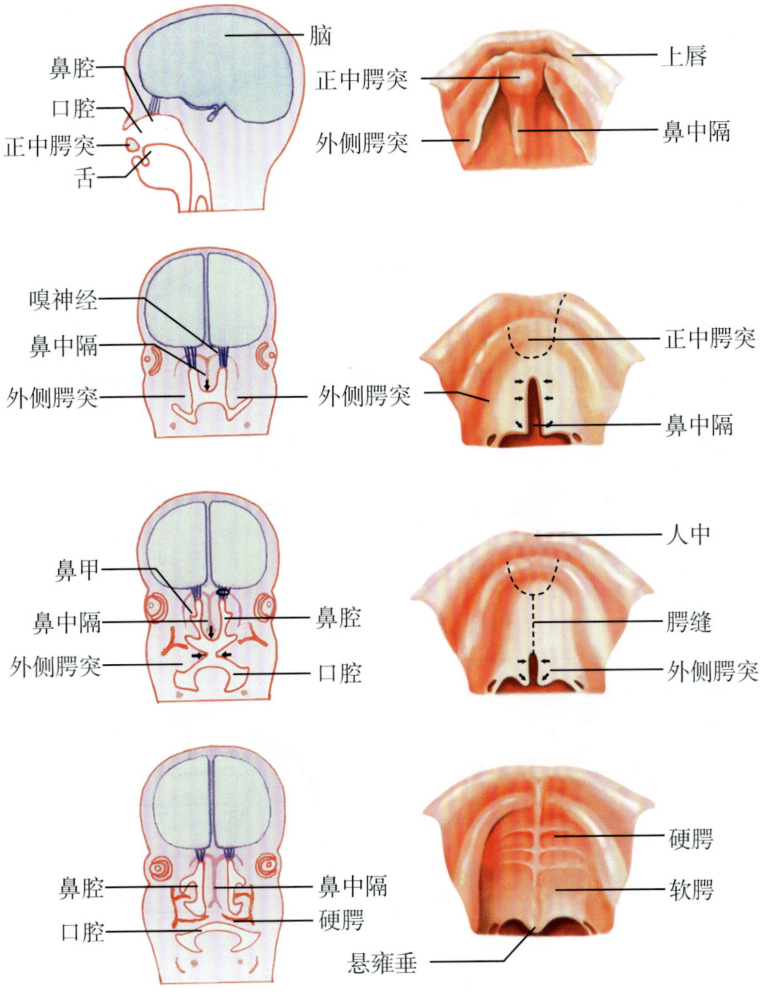

图 23-4　腭突和鼻中隔的发生（第 6 ~ 12 周）示意图

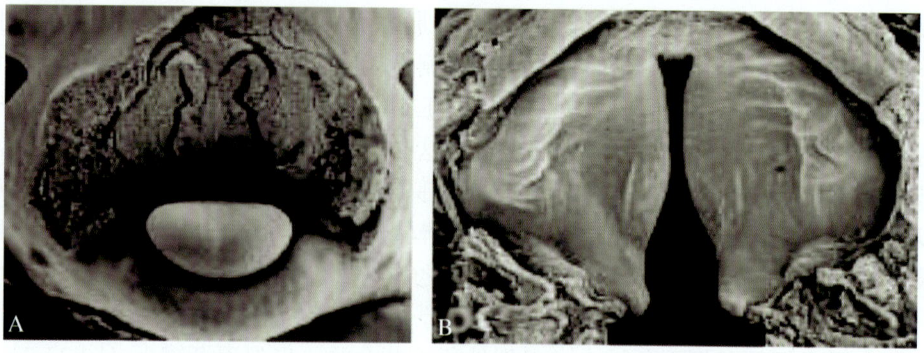

图 23-5 小鼠腭突（A）和鼻中隔（B）的发生扫描电镜像

1．正中腭突 左、右内侧鼻隆起愈合后，向原始口腔内长出一个短小的突起，称为正中腭突（median palatine process），它演化为腭前部的一小部分。

2．外侧腭突 左、右上颌隆起向原始口腔内长出的一对扁平突起，称为外侧腭突（lateral palatine process）。起初外侧腭突在舌的两侧斜向下方，以后随着口腔的扩大及舌变扁平并位置下降，左、右外侧腭突逐渐在舌的上方呈水平方向生长，并在中线愈合，形成腭的大部。其前缘与正中腭突愈合，两者正中交会处残留一小孔，即切齿孔。以后，腭前部间充质骨化为硬腭，后部则为软腭。软腭后缘左右融合形成悬雍垂。

腭的形成将原始口腔与原始鼻腔分隔为永久的口腔与鼻腔。在腭的后缘，鼻腔与咽相通，该部位即为后鼻孔。伴随腭的形成，额鼻隆起中部在原始鼻腔内垂直向下延伸，形成板状的鼻中隔，并与腭在中线愈合，鼻腔即被一分为二。同时，鼻腔两外侧壁上各发生 3 个嵴状皱襞，分别形成上、中、下 3 个鼻甲。

四、牙的发生

牙由两个胚层分化形成。牙釉质来源于外胚层，其余部分来源于中胚层（图 23-6，图 23-7）。

1．牙原基的形成 人胚发育第 6 周时，口凹边缘的外胚层上皮增生，沿上、下颌形成“U”形的唇板。唇板的细胞向深部中胚层陷入并裂开形成唇沟，唇沟外方形成唇，内方形成

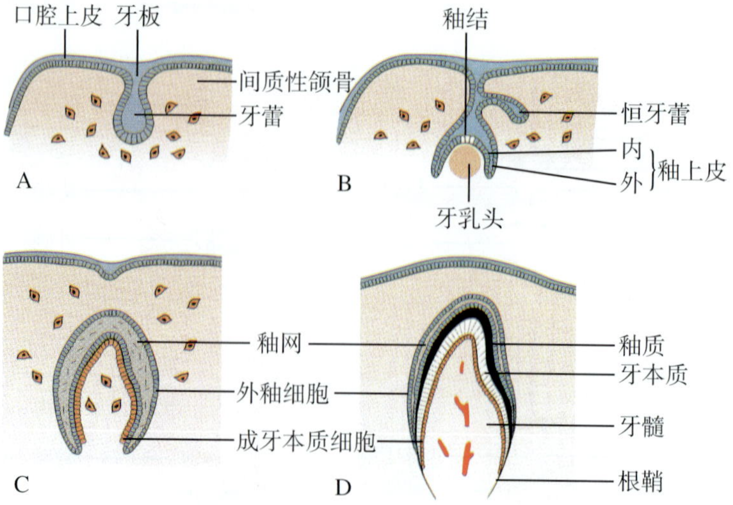

图 23-6 牙的发生示意图

A．芽状阶段，8 周；B．杯状阶段，10 周；C．钟状阶段，3 个月；D．6 个月

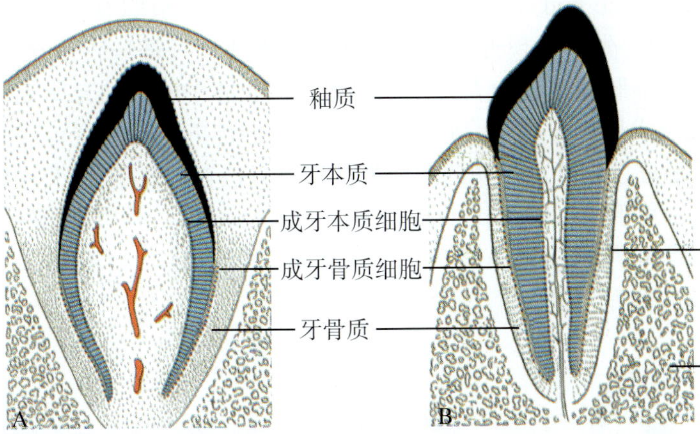

图 23-7　出生前（A）和出生后（B）的牙齿模式图

牙龈。牙龈上皮增厚形成牙板（dental lamina）。人胚发育第 7 周时，牙板向深部中胚层内生长，在上、下颌内先后各形成 10 个圆形突起，称为牙蕾（tooth bud）。人胚发育第 8 周时，牙蕾发育增大，底部内陷为帽状的成釉器（enamel organ），帽状成釉器内陷的间充质称为牙乳头（dental papilla），两者共同构成乳牙的原基。

2．牙釉质的形成　人胚胎发育至第 10 周时，成釉器已分化为 3 层：①外层为单层立方或扁平细胞组成的外釉上皮；②内层为单层柱状细胞组成的内釉上皮；③内、外釉上皮之间为有突起的星状细胞组成的釉网（enamel reticulum）。人胚胎发育至第 7 个月时，内釉上皮细胞分化为成釉质细胞。成釉质细胞具有成釉质作用，细胞不断分泌基质，基质钙化后形成釉质（enamel）。釉质位于成釉质细胞与深部的牙本质之间。釉质的形成是从牙冠尖部开始，逐渐向牙颈部扩展。随着釉质增厚，成釉质细胞渐向浅部迁移，最后与外釉上皮相贴，共同组成牙小皮（dental cuticle），覆于牙釉质表面，釉网则退化消失。胎儿出生后，牙小皮随之消失。

3．牙本质的形成　人胚胎发育至第 10 周时，牙乳头内靠近内釉上皮的间充质细胞分化为一层柱状的成牙本质细胞。该细胞与内釉上皮相邻面有突起，并在此不断分泌基质，基质钙化后即为牙本质。随着牙本质的增厚，成牙本质细胞的胞体渐向深部迁移，其突起则增长，存留于牙本质小管内，称为牙本质纤维。牙乳头的其余部分分化为牙髓。

4．牙骨质的形成　成釉器和牙乳头周围的间充质先形成结缔组织的牙囊（dental sac），然后分化为牙骨质和牙周膜。

人胚胎发育至第 10 周时，在每枚乳牙的牙蕾浅部，由牙板形成恒牙的牙蕾，其体积小，分化发育晚。无乳牙对应的恒牙的牙蕾在出生后才发生。恒牙的形成过程与乳牙相同。

五、颈的形成

颈部由第 2、3、4 和 6 对鳃弓发育形成。第 2 对鳃弓生长迅速，并向尾侧延伸，越过第 3、4、6 对鳃弓，覆盖在它们表面。第 2 对鳃弓与其下面的 3 对较小鳃弓之间的间隙称为颈窦（cervical sinus）（图 23-2）。继之，第 2 对鳃弓与其下面的鳃弓愈合，颈窦闭锁，形成颈部。由于鳃弓的生长、食管和气管的增长以及心脏位置的下降，颈部逐渐延长。

六、四肢的发生

人胚发育第 4 周末，胚体左右侧体壁上先后出现 2 对小隆起，即上肢芽（anterior limb

bud）与下肢芽（posterior limb bud），它们由深部增殖的中胚层组织和表面外胚层组成（图 23-8）。肢芽逐渐增长变粗，先后出现近端和远端两个收缩环，将每一肢芽分为 3 段。上肢芽被分为上臂、前臂和手，下肢芽被分为大腿、小腿和足。肢体中轴的间充质先形成软骨雏形，继而以软骨内成骨方式形成长骨，周围的间充质分化形成肢体的肌群，脊神经向肢体内长入。随着肢体的伸长和关节形成，肢体由最初的向前外侧伸直方位转向体壁屈曲。肢体的手和足起初为扁平的桨板状，分别称手板（hand plate）和足板（foot plate），而后其顶端部分细胞凋亡，各出现 4 条纵行凹沟，手板与足板渐呈蹼状；至人胚发育第 7 周，蹼膜消失，手指形成（图 23-9）；人胚发育第 8 周，足趾形成。

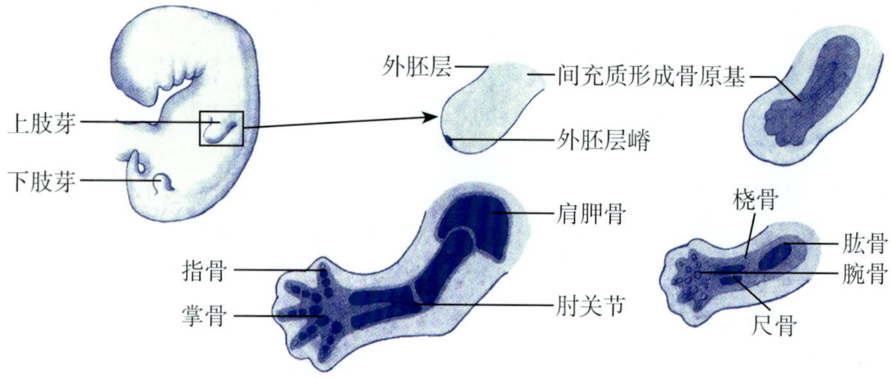

图 23-8 人胚胎肢芽的发生（4 ～ 6 周）示意图

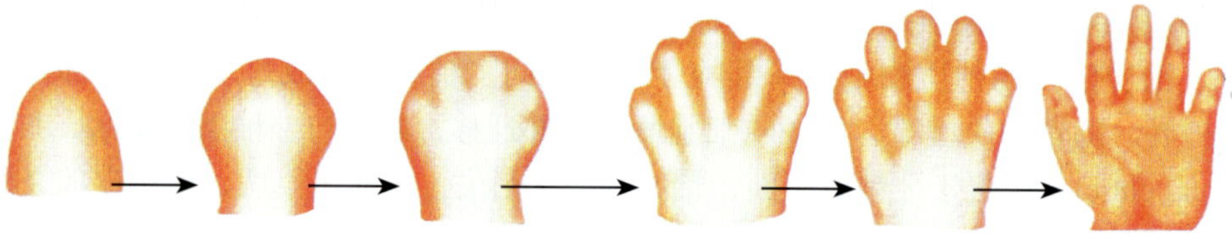

图 23-9 人胚胎手的形态演变示意图

七、颜面、颈和四肢的常见先天畸形

1．唇裂 唇裂（cleft lip）多发生于上唇，因上颌隆起与同侧的内侧鼻隆起未愈合所致，故裂沟位于人中外侧。唇裂多为单侧，也可见双侧者。如内侧鼻隆起发育不良导致人中缺损，则出现正中宽大唇裂。唇裂可伴有牙槽骨裂和腭裂（图 23-10）。

2．腭裂 腭裂（cleft palate）也较常见，多因正中腭突与外侧腭突未愈合或左、右外侧腭突未愈合所致。腭裂有时伴上唇裂（图 23-10）。

3．面斜裂 面斜裂（oblique facial cleft）位于眼内眦与口角之间，是因上颌隆起与同侧外侧鼻隆起未愈合所致（图 23-10）。

4．颈囊肿和颈瘘 颈窦未完全闭锁，出生后仍留一个封闭的囊泡，称为颈囊肿（cervical cyst）（图 23-11）。颈囊肿多位于下颌角下方或胸锁乳头肌前缘，出生后多不明显，到青春期逐渐明显，多为卵圆形肿物，可穿刺抽出淡黄色黏液。如颈囊肿有瘘管与体表或咽相通，则称为颈瘘（cervical fistula），黏液可从瘘管排出。

5．四肢先天畸形 四肢先天畸形种类甚多，可发生在肢体的上、中、下各段，一般分为以下 3 大类：①缺失性畸形（reduction defect），可表现为肢体某一部分的缺失，称为

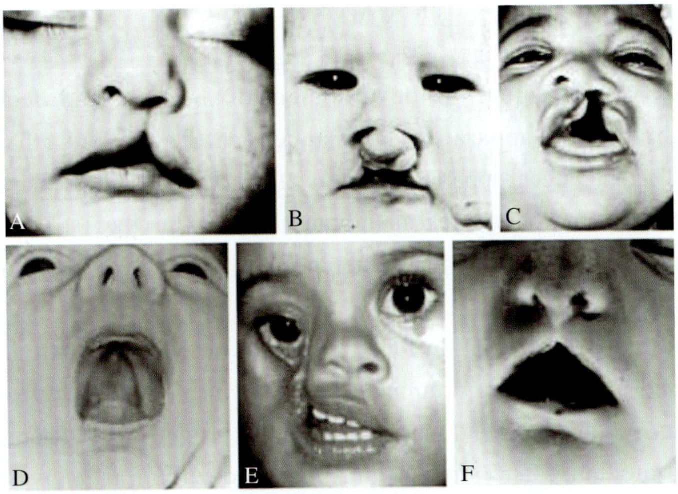

图 23-10　颜面畸形像

A．单侧唇裂；B．双侧唇裂；C．唇裂并颌裂和腭裂；D．单纯腭裂；E．面斜裂；F．正中唇裂
（引自：Langman's Medical Embryology. 11th edition）

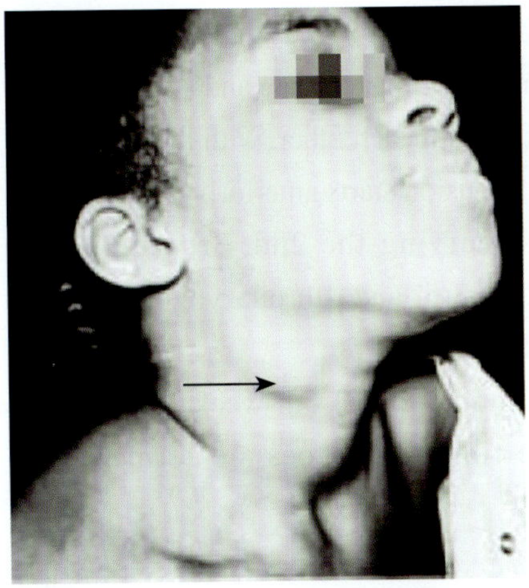

图 23-11　单侧颈囊肿像（箭头所示）

（引自：Langman's Medical Embryology. 11th edition）

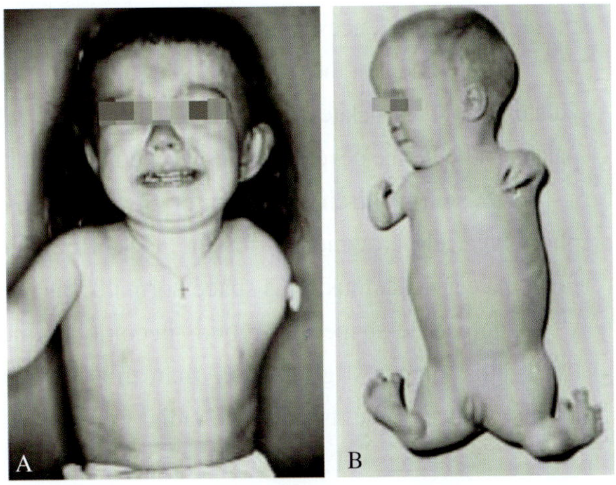

图 23-12　胎儿四肢先天畸形像

A. 单侧短肢畸形儿童；B. 残肢畸形儿童
（引自：Langman's Medical Embryology. 11th edition）

残肢畸形（meromelia）。如手、脚直接连于躯干的短肢畸形（phocomelia），也称为海豹肢畸形（phocomelia）；也可表现为整个肢的缺失，称为缺肢畸形（amelia）。②重复性畸形（duplication defect），即肢的某一成分的重复发生，如多指（趾）畸形（polydactyly）。③发育不全（dysplasia），如并肢畸形（sirenomelus）和并指（趾）畸形（syndactyly）。四肢畸形有些是遗传因素所致，如多指（趾）畸形，有些则与环境因素有关，如药物沙利度胺（thalidomide，商品名反应停）可导致海豹畸形（图 23-12）。沙利度胺是 20 世纪 50 年代用于减轻妊娠妇女早期出现的恶心、呕吐等反应的有效药物。但随后发现，该药导致大量新生儿先天四肢残缺，于 1961 年在全球撤市。

SUMMARY

The most typical features in development of the head and neck are formed by the pharyngeal（branchial）apparatus. They appear in the 4th and 5th weeks of embryonic development. The pharyngeal apparatus consists of pharyngeal arches, pharyngeal grooves(clefts), pharyngeal pouches, and pharyngeal membranes. In human, the 1st pair of pharyngeal arches contribute to the formation of the face. The 2nd, 3rd, 4th and 6th pairs form the neck. The 5th pair degenerated.

The basic morphology of the face is created between the 4th and 8th weeks by the development and fusion of five prominences. These include a single frontonasal prominence, paired maxillary prominences and paired mandibular prominences. There are five prominences around the stomodeum. The stomodeum is closed temporarily by the buccopharyngeal membrane. All five facial prominences appear by the end of the 4th week. After formation of the nasal placode and nasal pit, the nasal placode is split from the nasal pit forming the median and lateral nasal processes. In the process, the five prominences become nine prominences: a frontonasal prominence, paired maxillary prominences, paired mandibular prominences, paired lateral nasal prominences, and paired medial nasal prominences. The development and fusion of these nine prominences form the face. At the 8th week，the face begins to take shape.

Development of the palate involves the formation and fusion of a primary palate and a secondary palate. Secondary palates grow toward the midline, where they fuse with each other, with the primary palate, and with the developing nasal septum in weeks 7 through 9. Fusion starts anteriorly.

The second arch grows over the 3rd and 4th arches, burying the 2nd, 3rd, and 4th pharyngeal clefts, which forms the neck. Remnants of the 2nd, 3rd, and 4th pharyngeal clefts form the cervical sinus. This space normally disappears completely.

The paddle-shaped limb buds become visible at the beginning of the 5th week. The hind limb buds appear slightly later than those of the arm. The fingers and toes are formed by disappearance of the tissue in the radial grooves.

肢体发育与细胞凋亡

2002年诺贝尔生理学或医学奖授予了英国科学家Sydney Brenner和John E. Sulston以及美国科学家H. Robert Horvitz，以表彰他们在发现“器官发育和细胞程序性死亡过程中的基因调节作用”方面所做出的杰出贡献。

在哺乳动物胚胎发生、发育和成熟过程中，细胞的生死交替和细胞凋亡是保证个体发育成熟所必需的。在孵化3～9天的鸡胚中，可见典型的肢芽细胞凋亡过程。最初在肢芽与躯干之间的连接处出现细胞凋亡，随后沿着正在生长的肢芽前缘和后缘延伸以至远端，最后在指区和趾区出现。鸡胚趾间最早有蹼，随后在趾间的所有空间发生广泛的细胞凋亡，使趾完全分开，没有蹼的联系。鸭胚的趾间细胞凋亡很少，所以成体鸭的第Ⅱ、Ⅲ、Ⅳ趾间仍有蹼。

人的胚胎肢芽发育过程中，指（趾）间的细胞以细胞凋亡的形式逐渐消退，形成指（趾）间隙。如人的手掌发育早期，即上肢芽中期，指间也有和鸡、鸭后肢一样的蹼。人胚发育 41 天时指间开始出现细胞凋亡，人胚发育 51 天的手指分离尚不完全，随着上肢芽中轴的内旋，至人胚发育 56 天完全分开。这种局域性细胞凋亡可能受骨形态基因蛋白（bone morphogenetic proteins，BMPs）家族，尤其是 BMP-4 的调控。在敲除 BMP 受体基因的鸡，因细胞凋亡不能正常进行，出现与鸭足相似的蹼状足。

思考题

1. 颜面形成的原基有哪些？
2. 解释下列畸形的成因：唇裂、腭裂、面斜裂、颈囊肿和颈瘘。

（肖楚丽　刘慧雯）

第24章

消化系统和呼吸系统的发生

人胚发育第 3 ~ 4 周，三胚层胚盘的头、尾和周边向腹侧卷折，形成圆柱状的胚体。内胚层被卷入胚体内，形成一条纵行的封闭管道，称为原始消化管（primitive gut）。原始消化管与卵黄囊相连的一段称为中肠（midgut），其头段称为前肠（foregut），尾段称为后肠（hindgut）。前肠的头端被口咽膜封闭。后肠的尾端被泄殖腔膜封闭。口咽膜和泄殖腔膜分别于人胚发育第 4 周和第 8 周破裂消失，使原始消化管与外界相通。随着胚体和原始消化管的增长，卵黄囊相对变小，与中肠的连接部逐渐变细，形成卵黄蒂（yolk stalk），并于人胚发育第 6 周闭锁，之后退化消失（图 24-1）。

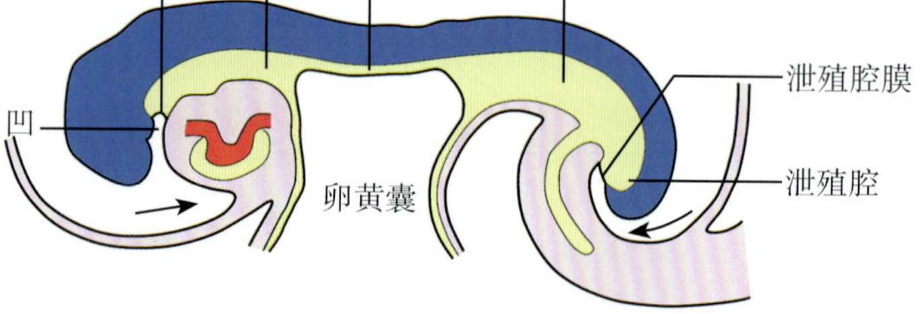

图 24-1　原始消化管示意图

随着人胚的发育，前肠分化为部分口腔底、舌、咽、胃和十二指肠上段、肝、胆、胰腺、下颌下腺、舌下腺以及呼吸系统的原基；中肠分化为十二指肠下段至横结肠右 2/3 部；后肠分化为横结肠的左 1/3 至肛管上段的消化管以及膀胱和尿道的大部分（图 24-2）。

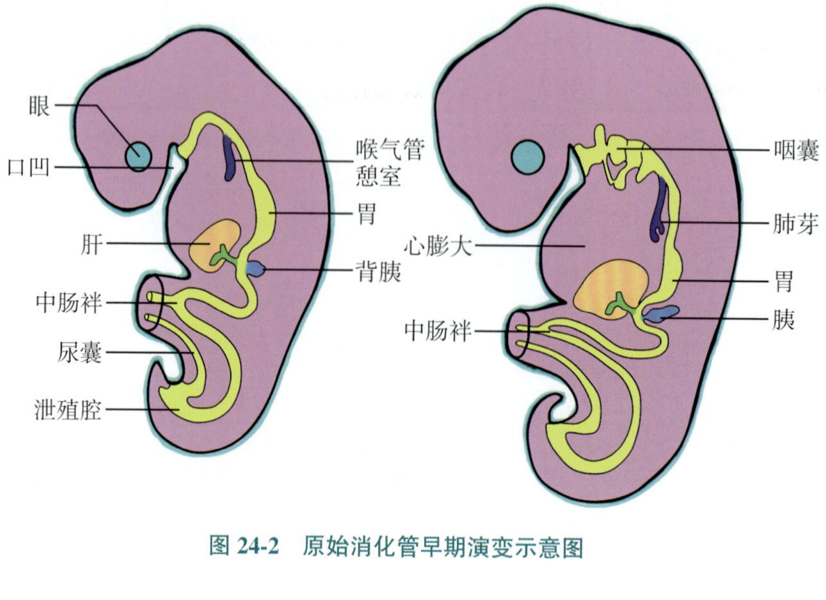

图 24-2　原始消化管早期演变示意图

消化管与呼吸道的上皮及腺的实质大多来自内胚层，而结缔组织和肌组织等则来自脏壁中胚层。

一、消化系统的发生

（一）咽囊的演变

前肠头端膨大的部分称为原始咽（primitive pharynx），起自口咽膜，止于喉气管憩室起始部；呈左右宽、腹背窄、头端粗、尾端细的扁漏斗形。在原始咽的侧壁有 5 对囊状突起，称为咽囊，分别与其外侧的 5 对鳃沟相对。咽囊将演化为一些重要器官（图 24-3）。

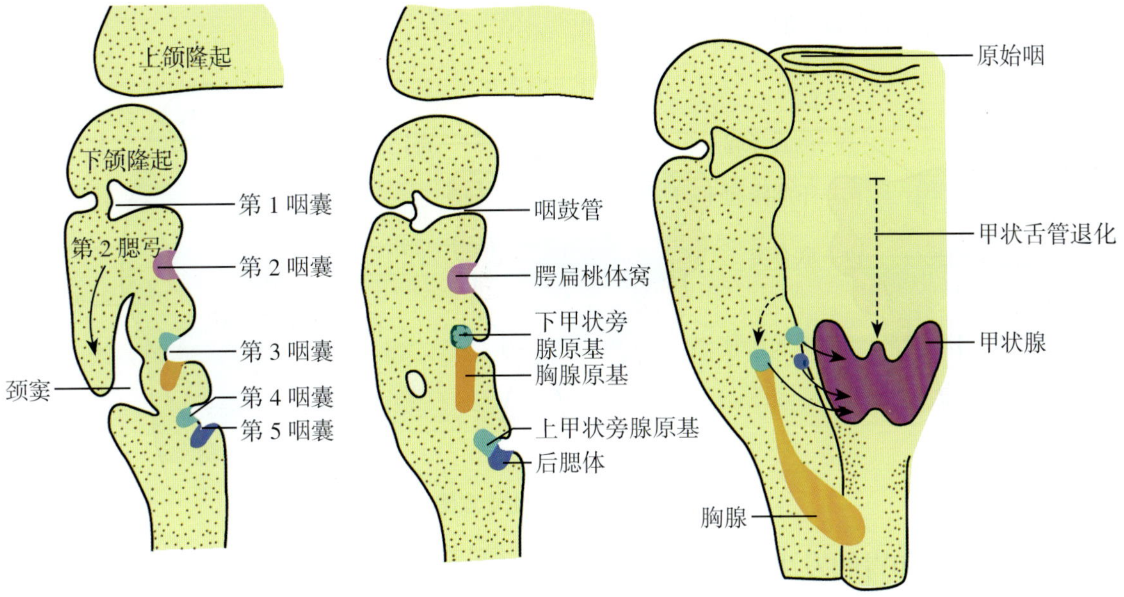

图 24-3 咽囊演化与甲状腺发生示意图

第 1 对咽囊：内侧份伸长，形成咽鼓管；外侧份膨大，形成中耳鼓室，其外侧的腮膜形成鼓膜，第 1 鳃沟形成外耳道。

第 2 对咽囊：外侧份退化；内侧份形成腭扁桃体隐窝，其内胚层上皮分化为扁桃体表面上皮。上皮下的间充质分化为网状组织，之后淋巴细胞再慢慢迁移过来。

第 3 对咽囊：腹侧份上皮增生，形成一对向尾侧生长的细胞索，其尾段在胸骨柄后方合并，形成胸腺原基；背侧份上皮增生，下移至甲状腺原基背侧，形成下一对甲状旁腺。

第 4 对咽囊：腹侧份退化；背侧份增生并迁移至甲状腺背侧，形成上一对甲状旁腺。

第 5 对咽囊：形成一个小细胞团，称为后鳃体（ultimobranchial body）。后鳃体的部分细胞迁入甲状腺原基，分化为滤泡旁细胞。

（二）甲状腺的发生

人胚发育第 4 周初，原始咽底壁正中线处（相当于第 1 对咽囊平面）内胚层上皮细胞增生，向间充质内下陷形成一个伸向尾侧的盲管，称为甲状舌管（thyroglossal duct），即甲状腺原基。它沿颈部正中向尾端方向延伸，末端向两侧膨大，形成左右两个甲状腺侧叶和峡部（图 24-3）。人胚发育第 7 周，甲状舌管的上段退化消失，其起始段的开口仍残留一个浅凹，称为舌盲孔（foramen caecum linguae）。人胚胎发育第 10 周，甲状腺滤泡出现，第 13 周初，甲状腺开始分泌甲状腺素。

（三）舌的发生

舌是下颌隆起腹内侧面的间充质增生，并向口腔内隆起而成的。人胚发育第 4 周末，两下颌隆起的内侧面形成 3 个隆起，前方左右一对较大的称为侧舌隆起（lateral lingual swelling），后方正中的一个较小的突起称为奇结节（tuberculum impar）。两个侧舌隆起生长迅速，越过奇结节并在中线融合，形成舌体。奇结节仅形成盲孔前方舌体的一小部分或退化消失。第 1、3、4 对鳃弓腹内侧部的间充质增生，形成一个凸向咽腔的隆起，称为联合突（copula）。联合突的前部发育为舌根，后部发育为会厌。舌根与舌体的融合处留有一“V”形界沟（图 24-4）。舌体上皮来自口凹外胚层，舌根上皮则来自咽壁内胚层；舌内结缔组织来自原始咽周围的间充质；舌肌主要来自头端体节的生肌节。

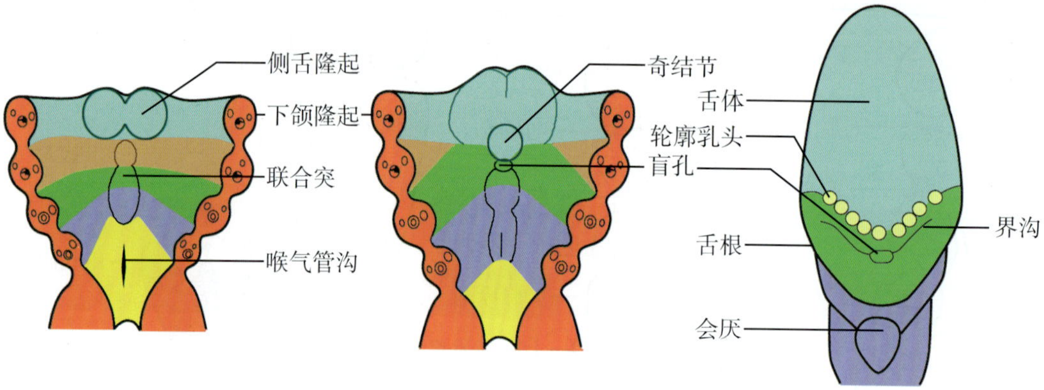

图 24-4 舌的发生示意图

（四）食管和胃的发生

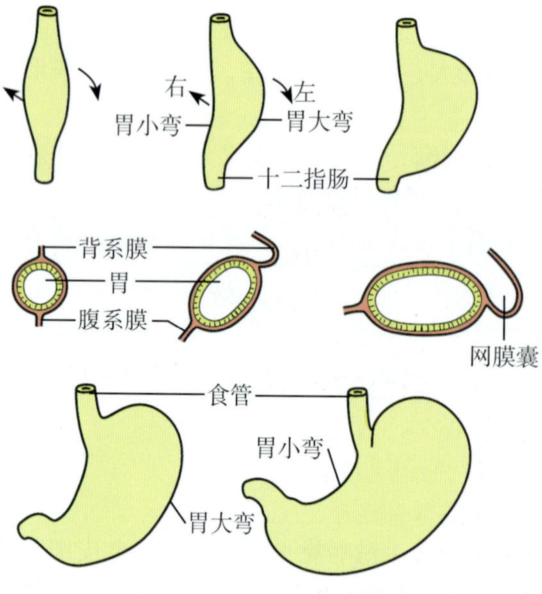

图 24-5 胃的发生示意图

食管原基出现于人胚发育第 4 周，由原始咽尾侧至胃之间的一段原始消化管分化而来。人胚发育第 5 周时食管还很短，后随颈和胸部器官的发育而迅速延长。食管上皮由单层增生为复层，管腔曾一度狭窄甚至闭锁，人胚发育第 8 周时，食管腔重现。

胃原基出现于人胚发育第 4 周，是前肠尾段形成的梭形膨大，以背系膜和腹系膜与体壁相连（图 24-5）。人胚发育第 5 周，其背侧缘生长较快，形成胃大弯；腹侧缘生长缓慢，形成胃小弯。人胚发育第 7 ~ 8 周，胃大弯的头端向上膨出，形成胃底。由于胃背系膜生长迅速，形成突向左侧的网膜囊，使胃大弯由背侧转向左侧，胃小弯由腹侧转向右侧，胃沿头尾轴顺时针旋转了 90°。由于肝的迅速发育，胃的头端被推向左侧；胃的尾端因十二指肠贴于腹后壁而被固定。结果，胃由原来的垂直位变成由左上至右下的斜行位

（图 24-5）。

（五）肠的发生

肠由前肠的尾段、中肠和后肠分化发育而来。肠最初为一条纵行的直管，以背系膜连于腹后壁。人胚发育第 4 周，在胃的尾侧形成十二指肠。十二指肠生长迅速，很快形成一个凸向腹侧的“C”形十二指肠袢（duodenum loop）。当胃发生旋转时，十二指肠袢转向右侧，并通过背系膜固定于右侧腹后壁。

人胚发育第 5 周，由于中肠生长迅速，使肠管向腹侧弯曲而形成“U”形肠袢，称为中肠袢（midgut loop），其顶端连于卵黄蒂。肠系膜上动脉行于肠袢系膜的中轴部位。中肠袢以卵黄蒂为界，分为头支和尾支，尾支近卵黄蒂处有一个突起，称为盲肠突（caecal bud），为大肠和小肠的分界线，是盲肠和阑尾的原基（图 24-6）。

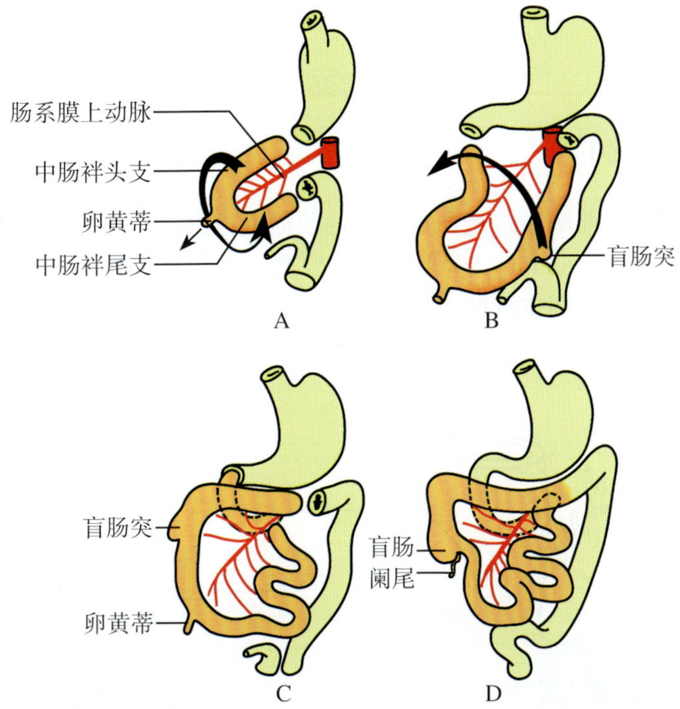

图 24-6　肠的发生示意图

人胚发育第 6 周，中肠袢生长迅速，肝和中肾增大，腹腔容积相对变小，导致中肠袢突入脐带内的胚外体腔，即脐腔（umbilical coelom），形成生理性脐疝。人胚发育第 6 ~ 8 周，中肠袢在脐腔中继续增长，同时以肠系膜上动脉为轴做逆时针 90° 旋转（从胚腹侧观），使中肠袢由矢状位转为水平位，即头支从上方转到右侧，尾支从下方转到左侧（图 24-6）。

人胚胎发育第 10 周，由于中肾萎缩、肝生长减缓，腹腔容积增大，中肠袢从脐腔返回腹腔，脐腔随之闭锁。中肠袢在退回腹腔时，头支在先，尾支继后，继续做逆时针旋转 180°，使头支转至左侧，尾支转至右侧（图 24-6）。头支形成空肠和回肠的大部分，位居腹腔中部；尾支形成回肠末端和横结肠的右 2/3。盲肠突最初位于肝下，后降至右髂窝，升结肠随之形成。盲肠突的近段形成盲肠，远段形成阑尾。

当中肠退回到腹腔时，后肠被推向左侧，形成横结肠的左 1/3、降结肠和乙状结肠。后肠末段的膨大部分为泄殖腔（cloaca），其腹侧与尿囊相连，末端以泄殖腔膜封闭。人胚发育第 6 ~ 7 周，尿囊与后肠之间的间充质增生，形成一个突入泄殖腔的镰状隔膜，称为尿直肠隔（urorectal septum）。当其与泄殖腔膜相连后，泄殖腔即被分隔为腹侧的尿生殖窦（urogenital sinus）与背侧的原始直肠。前者将发育成膀胱和尿道；后者将分化为直肠和肛管上段。泄殖腔膜也被分为腹侧的尿生殖膜（urogenital membrane）和背侧的肛膜（anal membrane）。肛膜的外方为外胚层向内凹陷形成的肛凹。人胚发育第 8 周末，肛膜破裂，肛凹加深并演变为肛管的下段。肛管上段的上皮来源于内胚层，下段的上皮来源于外胚层，两者之间以齿状线分界（图 24-7）。

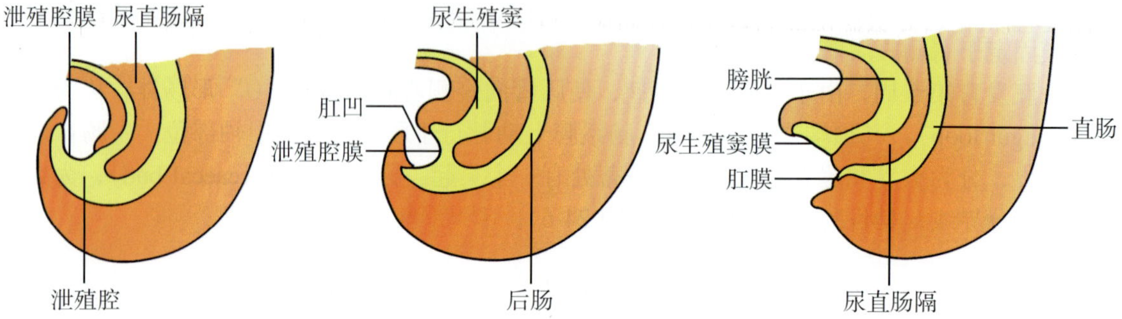

图 24-7 泄殖腔的分隔示意图

（六）肝和胆的发生

人胚发育第 4 周初，前肠末端近卵黄囊处的腹侧壁内胚层上皮增生，形成一个囊状突起，称为肝憩室（hepatic diverticulum），为肝和胆的原基。肝憩室生长迅速并伸入到原始横膈内，其末端膨大，并分为头、尾两支（图 24-8）。头支较大，是肝的原基；尾支较小，是形成胆囊

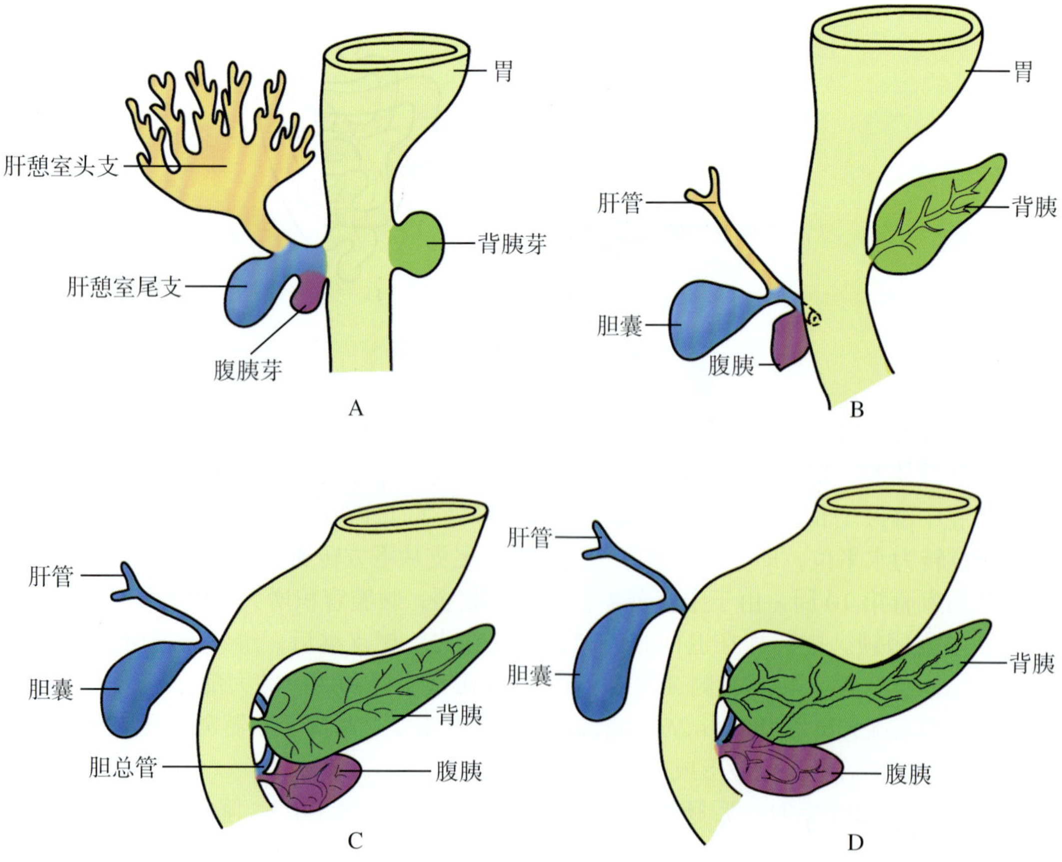

图 24-8 肝胰发生早期（A、B）和晚期（C、D）示意图

及胆道的原基。头支生长迅速，上皮细胞增殖，形成许多树枝状分支，其近端分化为肝管及小叶间胆管，末端分支吻合成网，形成肝索。肝索上下叠加，形成肝板。卵黄静脉和脐静脉在肝索间反复分支，形成肝血窦。人胚胎发育第 9 周，中央静脉逐渐形成，肝板与肝血窦围绕中央静脉，形成肝小叶。人胚胎发育第 2 个月，肝细胞之间形成胆小管，内胚层上皮也相继形成肝内胆管。

肝憩室尾支发育成胆囊和胆囊管。胆囊腔面衬以由内胚层分化来的单层柱状上皮，其结缔组织和肌层由胃腹系膜内的间充质分化而成。肝憩室的基部发育为胆总管，最初开口于十二指肠腹侧壁，随着十二指肠的转位，胆总管的开口逐渐移至十二指肠的背内侧，并与胰腺导管合并共同开口于十二指肠。胆囊、胆总管及肝管最初无腔，之后管腔重建，至人胚发育第 7 周才出现管腔（图 24-8）。

胎儿期，肝细胞功能活跃，很早就能合成多种血浆蛋白和甲胎蛋白（α-fetal protein，α-FP），出生后不久即停止。人胚发育第 6 周，造血干细胞从卵黄囊迁移至肝内开始造血，胚胎早期肝的造血功能十分旺盛，造血灶内除大量的红细胞之外，还有少量的粒细胞系和巨核细胞系的细胞。肝脏造血功能在人胚胎第 6 个月之后逐渐减弱，至出生时基本停止。人胚胎发育第 4 个月，肝细胞即分泌胆汁并有解毒功能。

（七）胰腺的发生

人胚发育第 4 周末，前肠尾端内胚层细胞增生，形成两个憩室；先出现的一个位于背侧，与肝憩室相对，称为背胰芽（dorsal pancreas bud）；后出现的一个位于腹侧，紧靠肝憩室的尾侧缘，称为腹胰芽（ventral pancreas bud）。两者的上皮细胞增生并反复分支，形成腺泡和各级导管，于是背、腹胰芽分别分化成了背胰和腹胰，它们各有一条贯穿腺体全长的总导管，分别称为背胰管和腹胰管。人胚发育第 5 周，当肝憩室基部伸长，形成胆总管时，腹胰管便成了胆总管上的一个分支。由于胃和十二指肠方位的变化和肠壁的不均等生长，使腹胰经右侧转向背侧并与背胰融合，形成一个胰腺（图 24-8）。腹胰形成胰头的下份；背胰形成胰头上份、胰体和胰尾。背胰管的近侧段退化，远侧段与腹胰管通连，形成主胰导管，与胆总管汇合后，共同开口于十二指肠乳头。

胰腺的实质来源于原始消化管的内胚层。人胚胎发育第 2 ~ 3 个月，胰腺导管内的干细胞进入间充质并分化成上皮细胞索，之后逐渐分化为各级导管和腺泡。人胚胎发育第 3 个月末，胰腺小导管的部分上皮细胞增殖并向管腔外突出、聚集成团，最终脱离管壁形成独立的胰岛。人胚胎发育第 4 个月，胰岛内出现 A 细胞和 B 细胞，并具有内分泌功能。

（八）消化系统的常见先天畸形

1. 甲状舌管囊肿 甲状舌管囊肿（thyroglossal cyst）是连接舌与甲状腺的甲状舌管未完全退化，残存部分上皮细胞分化为黏液性细胞，分泌黏液聚集在管内形成的小囊肿。

2. 消化管闭锁或狭窄 在消化管的发生过程中，管壁上皮细胞过度增生，曾一度堵塞管腔，当重建受阻时，致消化管某段管腔闭锁或狭窄（图 24-9），常见于食管和十二指肠。

3. 回肠憩室 回肠憩室又称为梅克尔憩室（Meckel diverticulum），是由于卵黄蒂退化不全所致，为回肠壁上距回盲部 40 ~ 50cm 处的囊状突起，其顶端可有纤维索连于脐（图 24-10）。一般无临床症状，有时可发生肠扭转或肠梗阻。

4. 脐粪瘘 脐粪瘘（umbilical fistula）又称为脐瘘。由于卵黄蒂未退化，在脐和肠之间残留瘘管所致（图 24-10），粪便可通过瘘管溢出。

5. 先天性脐疝 由于脐腔未闭锁，导致脐部残留一个孔与腹腔相通，称为先天性脐疝

（congenital umbilical hernia）。腹内压增高时，肠管可从脐部膨出（图 24-10）。

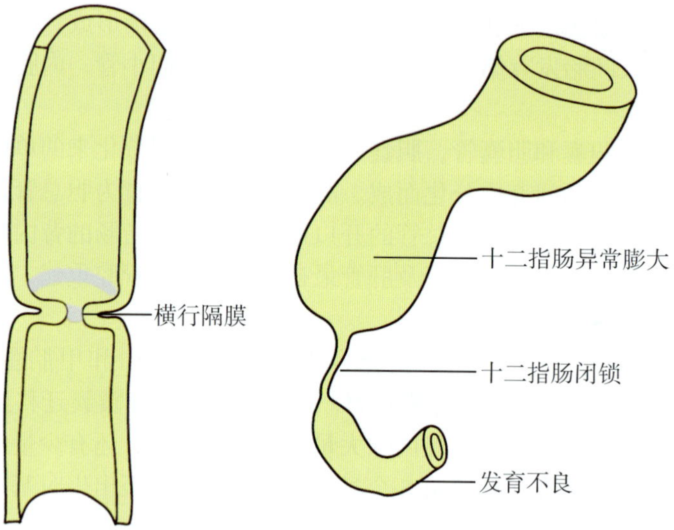

图 24-9 消化管狭窄或闭锁示意图

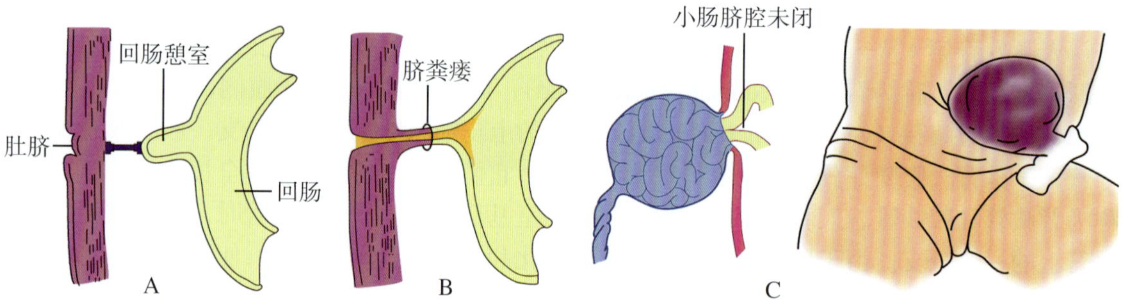

图 24-10 回肠憩室（A）、脐粪瘘（B）和先天性脐疝（C）示意图

先天性巨结肠

6．先天性巨结肠 先天性巨结肠（congenital megacolon）多见于乙状结肠，由于神经嵴细胞未能迁移至该段肠壁中，壁内副交感神经节细胞缺如，肠壁收缩乏力，肠腔内容物淤积而致肠管扩张。

7．肛门闭锁 肛门闭锁（imperforate anus）又称为不通肛，由于肛膜未破或肛凹未能与直肠末端相通所引起，并常因尿直肠隔发育不全而伴有直肠尿道瘘（图 24-11）。

8．肠袢转位异常 由于肠袢从脐腔退回腹腔时，未发生旋转，或转位不全，或反向转位，而形成各种各样的消化管异位，常伴有肝、脾、胰，甚至心、肺的异位。

9．胆管闭锁 肝内、外胆管在发生过程中有一个管腔暂时闭塞，之后再重新管腔化的过程。如果其管腔重建过程受阻，就可能出现胆管闭锁（biliary atresia），从而导致先天性新生儿阻塞性黄疸。

10．环状胰 由于腹胰分为两叶，并分别向左右不同方向绕至十二指肠背侧，融合形成环绕十二指肠的胰腺，称为环状胰（annular pancreas）（图 24-12）。环状胰大多无症状，但有时会压迫十二指肠和胆总管，甚至引起十二指肠梗阻。

11．肝分叶异常 肝分叶异常有肝左叶发育不全、肝异常分叶等，也可出现肝异常增生，如肝右叶向下伸出一舌状叶，可粘连于结肠肝曲，也可伸达脐部或右髂嵴，临床上易被误诊为肿瘤或肾下垂，一般不影响肝功能。

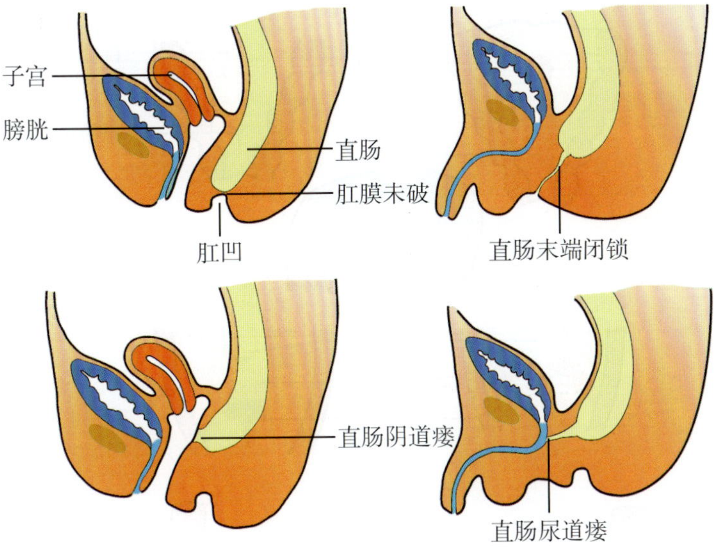

图 24-11　肛门闭锁示意图

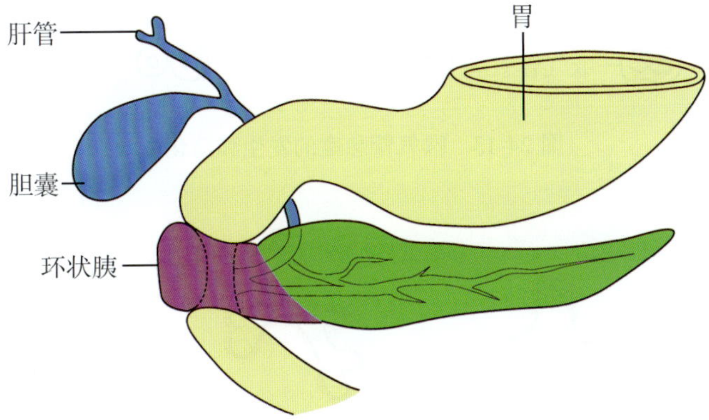

图 24-12　环状胰示意图

二、呼吸系统的发生

（一）喉、气管和肺的发生

人胚发育第4周，原始咽尾端腹侧壁正中出现一条纵行浅沟，称为喉气管沟（laryngotracheal groove）。此沟逐渐加深，并从尾端向头端愈合，形成一个长形盲囊，称为喉气管憩室（laryngotracheal diverticulum），是喉、气管和肺的原基。喉气管憩室位于食管的腹侧。两者之间的间充质增生形成气管食管隔（tracheoesophageal septum）（图 24-13）。

喉气管憩室的上端发育为喉，中段发育为气管，末端膨大的两个分支称为肺芽（lung bud），是支气管和肺的原基。肺芽迅速生长并呈树状分支，左肺芽分为 2 支，右肺芽分为 3 支，分别形成左肺和右肺的肺叶支气管（图 24-14）。人胚胎发育第 2 个月，肺叶支气管分支形成肺段支气管，左肺 8 ~ 9 支，右肺 10 支。人胚胎发育第 6 个月，分支达 17 级左右，最终形成终末细支气管、呼吸性细支气管、肺泡管和肺泡囊。人胚胎发育第 7 个月，支气管树黏膜上皮细胞分化出 I 型肺泡细胞，原始肺泡形成。随着肺泡数量逐渐增多，肺泡上皮出现 II 型肺泡细胞，并分泌表面活性物质。此时，已经具备了进行气体交换的结构，若此时早产，胎儿可

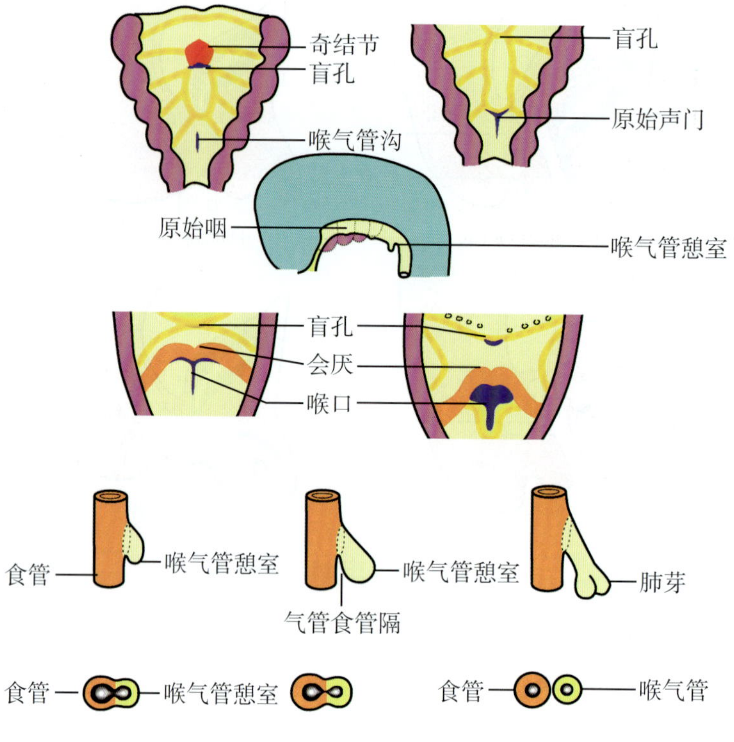

图 24-13 喉气管憩室的发生和演化

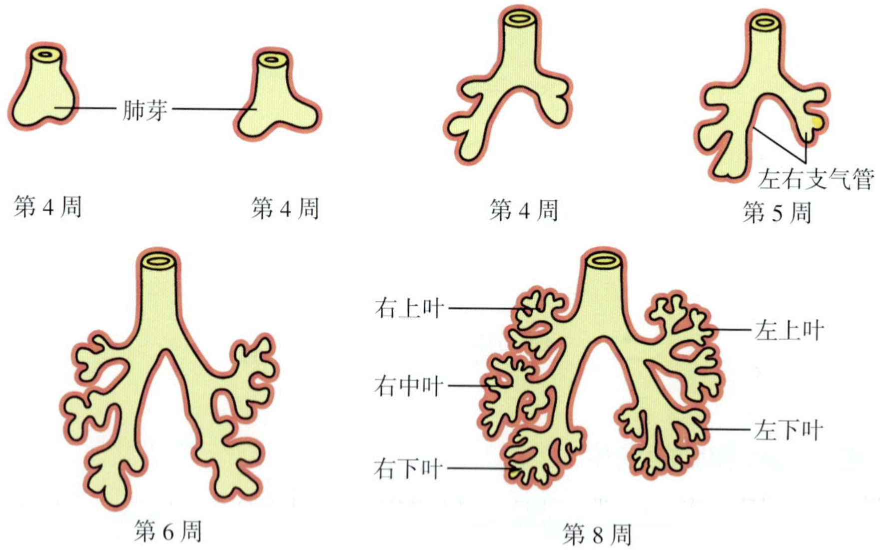

图 24-14 支气管与肺发生示意图

有正常的呼吸功能。在出生前数周，肺将经历一个快速成熟阶段。这时肺泡壁变薄，肺泡内液体逐渐被吸收，Ⅱ型肺泡细胞增多，表面活性物质的分泌量增加。从新生儿至幼儿期，肺继续发育，肺泡的数量仍在不断增多。

除鼻腔上皮来自外胚层外，呼吸系统其他部分的上皮均来自原始消化管的内胚层。喉气管憩室和肺芽周围的脏壁中胚层分化为喉、气管、支气管壁及肺内间质中的结缔组织、软骨和平滑肌。

（二）呼吸系统的常见先天畸形

1．喉气管狭窄或闭锁　在喉气管的发生过程中，上皮细胞一度增生过度，致使管腔闭锁或狭窄。之后，过度增生的上皮退变并被吸收，管腔恢复畅通。如果过度增生的上皮不退变，就会出现喉气管狭窄（laryngotracheal stenosis），甚至闭锁。

2．气管食管瘘　气管食管瘘（tracheoesophageal fistula）因气管食管隔发育不良，导致气管与食管分隔不完全，两者间有瘘管相通。在瘘管开口的上方或下方，常伴有不同形式的食管闭锁（图 24-15）。

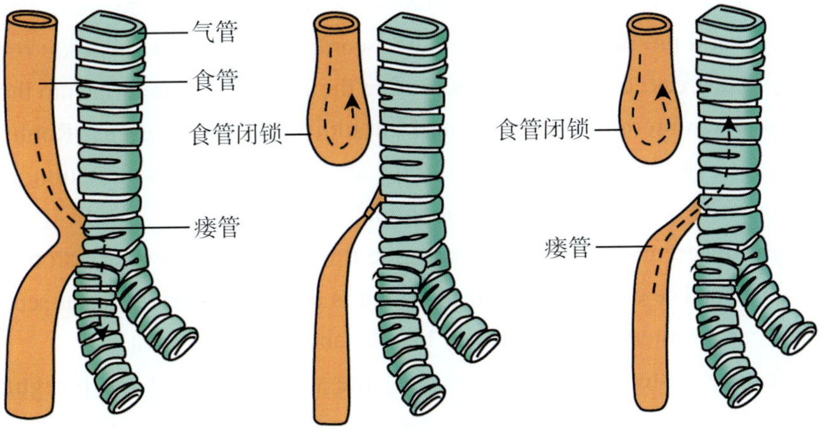

图 24-15　气管食管瘘示意图

3．透明膜病　由于Ⅱ型肺泡细胞分化不良，不能分泌表面活性物质，致使肺泡表面张力增大，不能随呼吸运动而扩张。光镜下可见肺泡萎缩塌陷，间质水肿，肺泡上皮覆盖一层从血管渗出的血浆蛋白膜，称为透明膜病（hyaline membrane disease）。

4．肺不发生和肺发育不全　如果喉气管憩室的尾端没有分化为左、右肺芽，或左、右肺芽未能继续发育，则会造成双侧或单侧肺缺如，称为肺不发生（pulmonary agenesis）。若左、右肺芽虽已形成，但其后的发育过程部分受阻，以至造成肺叶、肺段的缺失，或者支气管树虽已形成，但不能最终形成肺泡，这类畸形统称为肺发育不全（pulmonary hypoplasia）。最常见的原因是先天性膈疝，因受损侧肺受到突入胸腔的腹腔脏器压迫所致。

5．呼吸系统的其他先天畸形　包括支气管树异常分支、异位肺叶和先天性肺囊肿。支气管树异常分支可导致多叶肺，对呼吸功能无影响，但可影响临床上支气管镜的应用。异位肺叶可出现在食管或气管上，是由于前肠额外长出的肺芽发育所致，一般不影响主呼吸系统的发育。先天性肺囊肿由于两支终末细支气管或较粗的细支气管融合扩大而成，囊肿可以小而多，导致肺呈蜂窝状。小囊肿亦可融合成一个或多个大的囊肿，常伴发慢性炎症。

SUMMARY

The primitive gut, which is created by embryonic folding during the fourth week, extends from the buccopharyngeal membrane to the cloacal membrane. It is divided into the foregut, midgut and hindgut.

The foregut differentiates into the pharynx and related glands, the esophagus, the trachea and lung buds, the stomach, and the proximal portion of duodenum. The stomach is initially fusiform. Differential growth of its dorsal and ventral walls produces the greater and lesser curvatures. The stomach then rotates around longitudinal and dorsoventral axes so that the greater curvature is finally directed to the left and slightly caudally. In addition, the liver, pancreas, and biliary apparatus develop as outgrowths of the endodermal epithelium of the proximal duodenum. The epithelial liver cords and biliary system growing out into the septum transversum differentiate into the liver parenchyma and form the lining of the biliary ducts. The pancreas develops from ventral and dorsal buds, which later fuse to form the definitive pancreas. Sometimes, the two parts surround the duodenum, causing constriction of the gut.

The midgut forms the midgut loop, which differentiates into the distal duodenum and continues to the proximal two-thirds of the transverse colon. During the sixth week, the loop grows so rapidly that it protrudes into the umbilical cord. As the loop herniates, it rotates around its long axis by 90 degrees counterclockwise. During the 10th week, it returns into the abdominal cavity and rotates counterclockwise through an additional 180 degrees. Remnants of the vitelline duct, failure of the midgut to return to the abdominal cavity, malrotation, stenosis, and duplications of parts of the gut are common abnormalities.

The hindgut differentiates into the distal one-third of the transverse colon to the upper part of the anal canal. The caudal part of the hindgut is divided by the urorectal septum into the rectum and anal canal posteriorly, and urinary bladder and urethra anteriorly.

The respiratory system is an outgrowth of the ventral wall of the foregut called the laryngotracheal diverticulum. It develops into the larynx，trachea and lung. In the fourth week of development, the trachea and lung buds are split off from the foregut by the esophagotracheal septum, thus dividing the foregut into the respiratory diverticulum anteriorly and the esophagus posteriorly. The lung bud develops into the two main bronchi and the lung. Faulty partitioning of the foregut by the esophagotracheal septum causes esophageal atresias and tracheoesophageal fistulas. Additionally, respiratory distress syndrome in premature babies is caused by absent or insufficient surfactant, which is produced by type Ⅱ alveolar cells.

透明膜病的主要诱发因素

透明膜病（HMD）又称为新生儿呼吸窘迫综合征（neonatal respiratory distress syndrome，NRDS），是新生儿科常见的疾病之一，由肺表面活性物质缺乏所致，多见于早产儿，尤以胎龄 32 周前的早产儿最为多见。HMD 临床表现为出生后进行性呼吸困难，严重时呼吸浅表、节律不整、呼吸暂停和四肢肌张力低。患儿表现为胸廓扁平，在肺部进行听诊可见呼吸音较低，部分患儿可闻及细湿啰音。上述临床症状和体征在患儿发病 24 ~ 48 小时达到高峰。其病理表现可见肺泡和细支气管壁有透明膜形成和肺泡萎陷。HMD 发病因素多为缺乏肺表面活性物质。影响肺表面活性物质的因素有胎龄、缺氧、感染等，其合成还受 pH、体温和肺血流量的影响。HMD 的常见诱因有以下几种。

1. 早产儿　肺表面活性物质在胎儿 35 周以上，由Ⅱ型肺泡上皮细胞迅速合成，早产儿肺泡尚未完全发育成熟，肺表面活性物质产生少，肺毛细血管血流少，同时呼吸中枢发育不健全，所以肺液清除、自主呼吸建立及肺内通气、换气功能差，易致窒息，可以诱发 HMD。

2. 糖尿病母亲　患儿体内高血糖→胎儿胰岛素分泌增多→抑制肾上腺皮质激素分泌

→肺表面活性物质合成障碍，故糖尿病母亲的婴儿的 HMD 发生率比正常增加 5 ~ 6 倍。

3．遗传因素　家族易感因素如遗传性表面活性物质蛋白缺陷症。

4．感染　感染→肾上腺皮质功能低下→皮质激素不足→肺表面活性物质合成障碍，可引发 HMD。

5．宫内缺氧　围生期窒息选择性剖宫产，以及双胎的第二婴均可导致胎儿缺氧，影响肺表面活性物质的合成，HMD 的发生率也较高。

透明膜病的病理生理过程：肺泡表面活性物质缺乏→肺泡回缩力明显增高→半径最小的肺泡最先出现萎陷→进行性肺不张→缺氧、酸中毒→肺小动脉痉挛→肺动脉高压→肺血灌注下降→加重缺氧→毛细血管通透性增高→组织液、纤维蛋白漏出→透明膜形成。

思考题

1．简述消化管的发生以及前肠、中肠和后肠的演变。
2．泄殖腔是如何分隔的？
3．简述消化系统常见先天畸形的形成原因。
4．妊娠 6 个月出生的婴儿出现了呼吸窘迫综合征，试分析其原因。

（马红梅）

第25章 泌尿系统和生殖系统的发生

在人胚胎发育过程中，泌尿系统和生殖系统的主要器官均起源于胚胎早期的间介中胚层相关联组织，故在此一起叙述。

人胚发育第3周末，胚颈部的两侧间介中胚层组织呈分节状，称为生肾节（nephrotome），其余部分的间介中胚层组织不分节。随着胚体侧褶的形成，间介中胚层不分节的部分向腹侧移动，并与体节分离；同时，由于局部间充质组织的增生，其沿胚体中轴线两侧，分别形成一条纵行的索状结构，称为生肾索（nephrogenic cord）（图25-1A）。人胚发育第4周末，由于生肾索体积不断增大，从胚体后壁突向体腔，在背主动脉两侧分别形成一条纵行隆起，称为尿生殖嵴（urogenital ridge）。尿生殖嵴是泌尿系统和生殖系统发生的原基。不久，尿生殖嵴的中部出现一条纵沟，将尿生殖嵴分为外侧粗而长的中肾嵴（mesonephric ridge）和内侧细而短的生殖腺嵴（gonadal ridge）（图25-1B）。

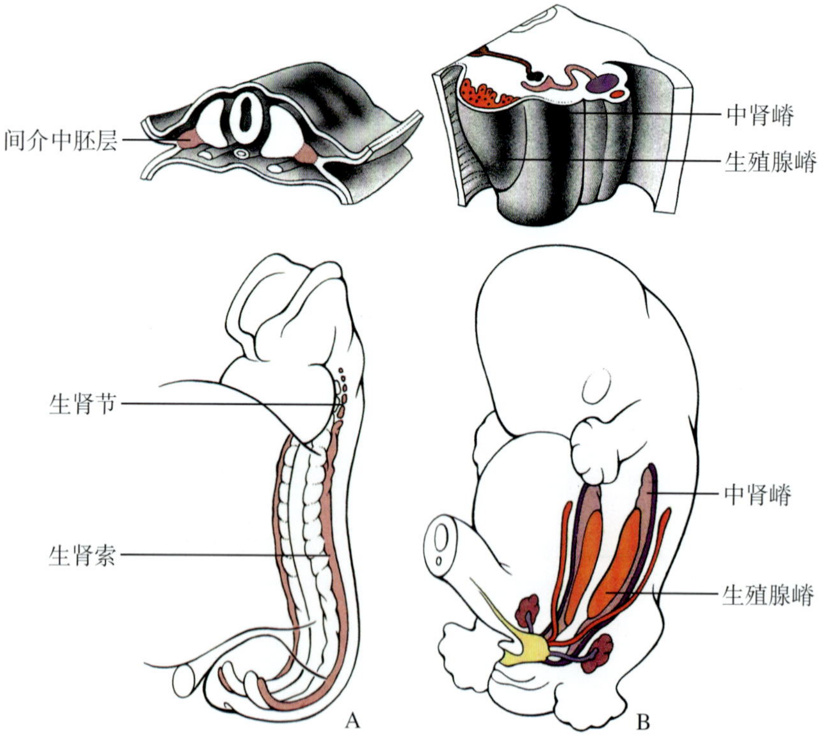

图25-1 泌尿系统与生殖系统发生的原基示意图

A．生肾节和生肾索的发生；B．中肾嵴和生殖腺嵴的发生

一、泌尿系统的发生

泌尿系统的发生（development of urinary system）包括肾、输尿管、膀胱和尿道的发生。

（一）肾和输尿管的发生

人胚胎发生过程中，先后成对出现前肾、中肾和后肾。前肾和中肾的演化，重演了种系进化的过程。最终，前肾、中肾退化，而后肾保留下来，形成人的永久肾。

1．前肾　前肾（pronephros）也称为原肾，发生于人胚发育第 4 周初，在第 7 ～ 14 对体节外侧的生肾节处先后共发生 7 ～ 8 对横行的上皮性小管，称为前肾小管（pronephric tubule）（图 25-2A）。前肾小管内侧端通向胚内体腔，外侧端弯向尾侧，与邻近的前肾小管尾端相连通，形成一条纵行的管道，称为前肾管（pronephric duct）（图 25-2，图 25-3）。前肾小管与前肾管构成前肾。人胚前肾存在时间很短，无泌尿功能。人胚发育第 4 周末，前肾小管相继退化，但前肾管的大部分保留，并继续向胚体尾端延伸，开口于泄殖腔。

2．中肾　中肾（mesonephros）发生于人胚发育第 4 周末，当前肾小管尚未完全消失时，中肾开始发生。首先于第 14 对体节外侧的生肾索内成对出现单层立方上皮构成的横行小管，称为中肾小管（mesonephric tubule）。中肾小管从胚体头端至尾端相继发生，总数可达 80 对左右。在每对体节相对应的部位发生 2 ～ 3 对，当尾端的中肾小管形成时，头端的已经退化，故同时存在的中肾小管为 30 ～ 40 对（图 25-2B）。

中肾小管起初为泡样结构，后演变为呈“S”形弯曲的小管，其内侧端膨大并凹陷形成双层杯状的肾小囊，或称为 Bowman 囊，将从背主动脉分支而来的毛细血管球包入囊内，肾小囊与毛细血管球共同构成肾小体。中肾小管外侧端与向尾侧延伸的前肾管相吻合。此时前肾管改称为中肾管（mesonephric duct）或 Wolffian 管，其尾端继续延伸通入泄殖腔。中肾管和与其相连的中肾小管共同形成中肾。人胚的中肾在后肾出现之前可能有短暂的泌尿功能（图 25-2B，图 25-3）。

人胚发育至第 8 周，头端的中肾小管开始退化，而尾端则仍继续发生，至第 9 周后肾发生以后，中肾小管大部分退化，仅保留中肾管及尾端的中肾小管。在男性胚胎，中肾管演变为附睾管、输精管和射精管，而未退化的中肾小管演变为附睾的输出小管。在女性则退化。

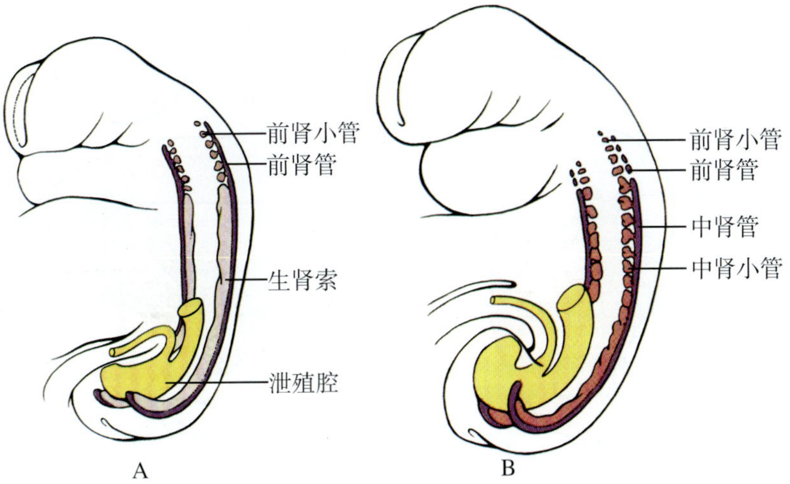

图 25-2　前肾、中肾发生示意图

A．第 24 天；B．第 25 天

3．后肾　后肾（metanephros）发育为人体的永久肾。人胚发育至第 5 周初，当中肾还在发育中时，后肾即开始形成。后肾起源于输尿管芽和生后肾原基（图 25-4）。

（1）输尿管芽：在中肾管末段通入泄殖腔之前，其管壁向胚体背外突出形成一个小盲管，称为输尿管芽（ureteric bud）。输尿管芽向胚体头、背侧方向迅速延伸，并长入胚体尾部生肾

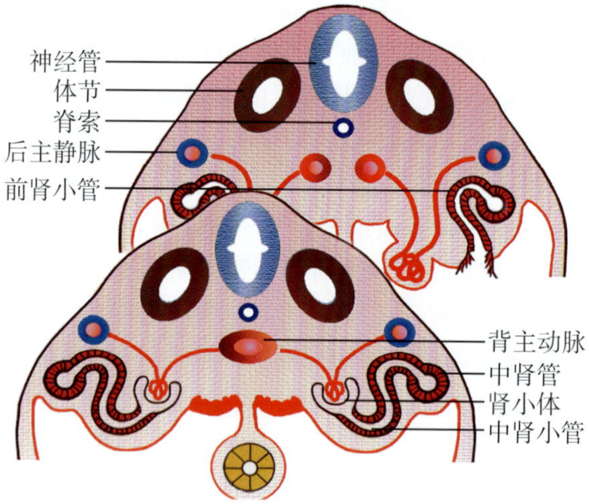

图 25-3 前肾、中肾发生的切面观示意图

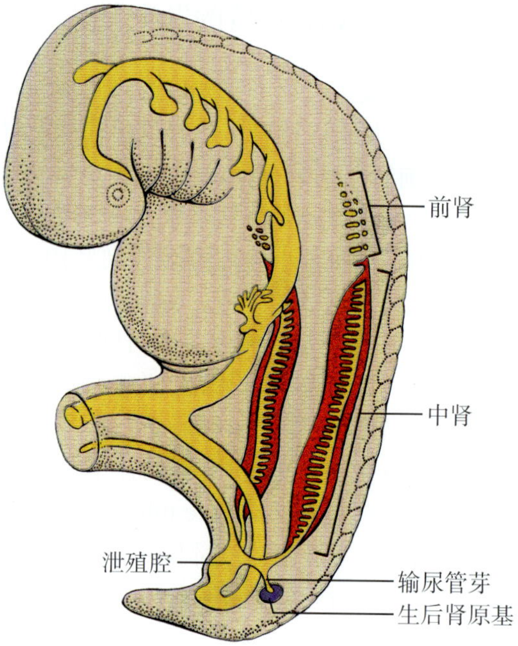

图 25-4 后肾发生的示意图

索的中胚层组织内。输尿管芽经过反复分支，其主干演变为输尿管、肾盂，各级分支逐渐形成肾大盏、肾小盏和集合小管（图 25-5）。

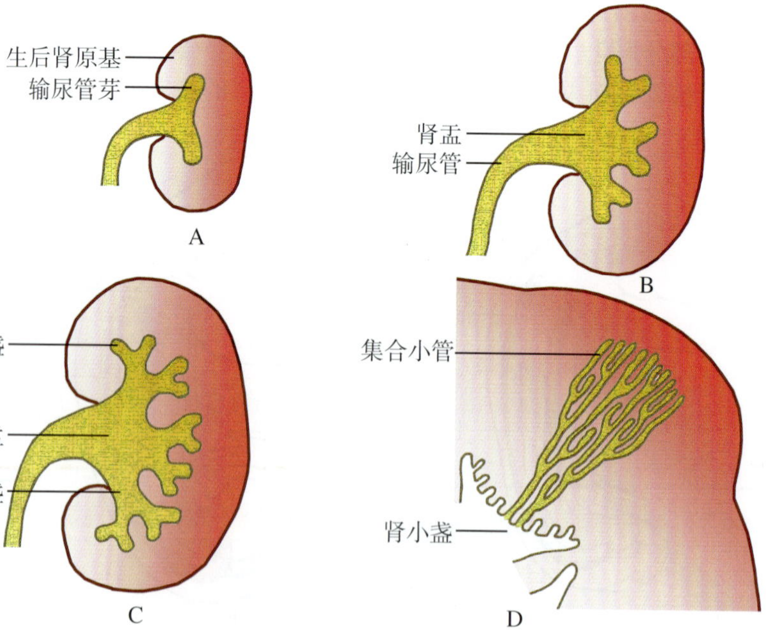

图 25-5 输尿管芽的发生与演变示意图

（2）生后肾原基：在输尿管芽的诱导下，人胚尾端生肾索的中胚层分化为生后肾原基（metanephrogenic blastema），又称为生后肾组织（metanephrogenic tissue）。其密集的细胞团呈帽状包围在输尿管芽的末端。随着输尿管芽反复分支，在形成集合小管的盲端处，生后肾原基细胞团内部开始逐渐分化成"S"形的后肾小管（metanephric tubule）。后肾小管的一端不断延长弯曲形成肾小管，即近端小管、细段和远端小管，并与集合小管的盲端相通连。另一端即近

端小管盲端凹陷形成肾小囊，包绕着由肾动脉的细小分支所形成的毛细血管球。肾小囊和毛细血管球共同构成肾小体（图 25-6），肾小管与肾小体共同构成肾单位。随着集合小管末端不断向皮质浅层生长并分支，继续诱导生后肾原基的组织不断形成新的肾单位（图 25-7），故髓旁肾单位先发生，浅表肾单位后形成。出生后，集合小管停止分支，肾单位不再发生。生后肾原基的外周组织形成肾被膜和肾内结缔组织。

后肾原始位置较低，位于盆腔内，随着胚胎腹部生长和输尿管芽的伸延，后肾约从第 28 对体节处上升 4 个体节，移至腰部，同时肾门由朝向腹侧转向内侧，固定为永久位置。

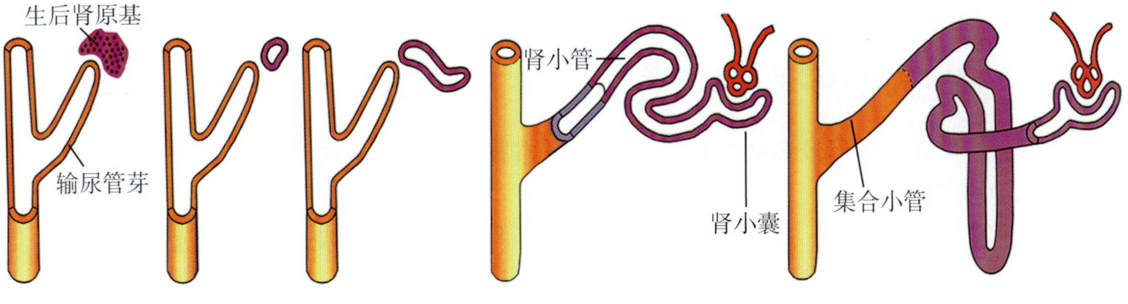

图 25-6 肾单位的发生示意图

人胚胎发育至 3 个月时，后肾已经能分辨出皮质和髓质，并具备有限的泌尿功能，胎儿的尿液构成羊水的主要成分。由于胚胎的代谢产物主要通过胎盘排至母体血循环，故胎儿时期的肾几乎没有排泄代谢产物的作用。

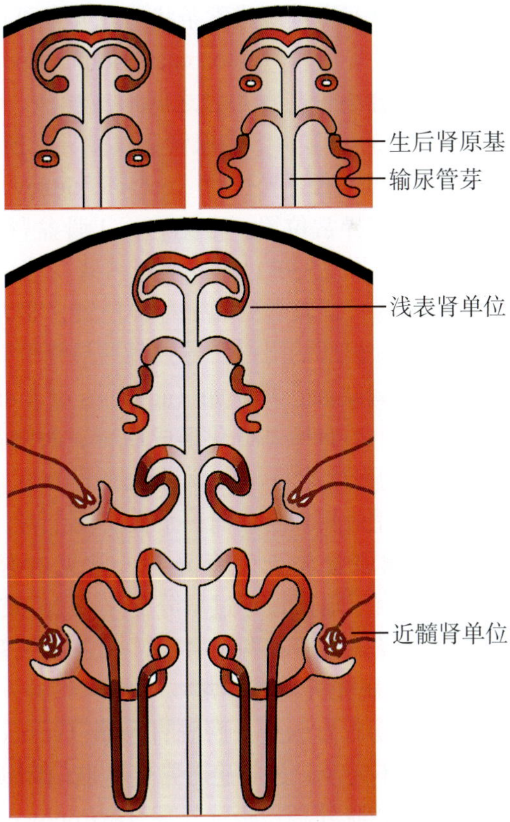

图 25-7 肾单位的形成示意图

（二）膀胱和尿道的发生

膀胱和尿道起源于泄殖腔被尿直肠隔分隔后的腹侧份，即尿生殖窦（参见消化系统发生泄殖腔分割图）。

尿生殖窦分 3 段。①上段：较大，发育为膀胱，其顶端与尿囊相接，两侧有中肾管的开口。在膀胱与脐之间的一段尿囊缩窄称为脐尿管（urachus），胎儿出生前退化成纤维索，称为脐正中韧带。随着膀胱的扩大，输尿管芽起始部以下的一段中肾管逐渐并入膀胱，成为膀胱后壁的一部分，并导致输尿管与中肾管分别开口于膀胱。并入膀胱的中肾管在膀胱壁上形成一个三角区，称为膀胱三角（图 25-8）。而后，中肾管的开口下移至尿道起始部。②中段：保持管状。在男性成为尿道的前列腺部和膜部；在女性形成尿道。由于肾向头侧迁移等因素的影响，输尿管开口移向外上方，而中肾管的开口在男性下移至尿道前列腺部；在女性，其通入尿道的部位退化。③下段：在男性形成尿道海绵体的大部；女性则扩大成阴道前庭。

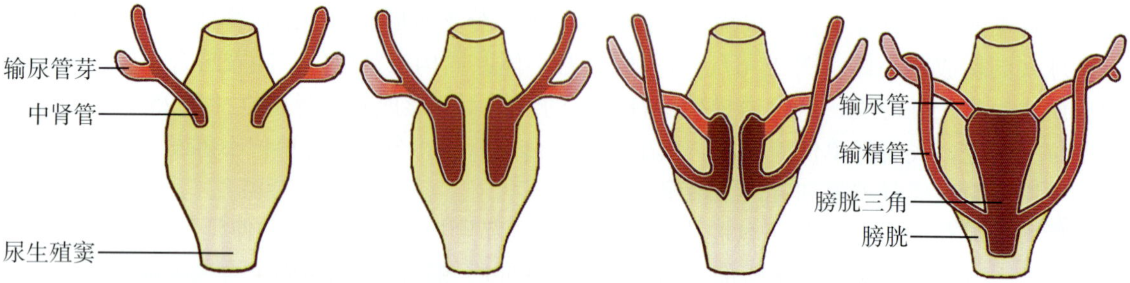

图 25-8 输尿管位置的变化（膀胱三角形成）示意图

（三）泌尿系统的常见先天畸形

泌尿系统的先天畸形较多见，3% ~ 4% 的人有肾或输尿管的先天畸形。

1. 肾发育异常

（1）多囊肾：多囊肾（polycystic kidney）是一种常见的先天畸形。由于远端小管未与集合小管接通，或集合小管发育异常，导致管腔阻塞，尿液不能排出，积聚的尿液使肾内出现大小不等的囊泡，故称为多囊肾。多囊肾发生的原因：①常染色体隐性遗传性多囊肾（autosomal recessive polycystic kidney）（图 25-9A1），表现为集合小管的扩张，出生前即可见肾的增大，髓质中的肾实质被压成索条状。此异常可伴有肝门脉周围的纤维化和胆道的囊肿。②常染色体显性遗传性多囊肾（autosomal dominant polycystic kidney）（图 25-9A2），多于 30 ~ 50 岁发病，表现是集合小管与肾小管之间形成囊泡。③非遗传性多囊肾（nonhereditary polycystic kidney）（图 25-9A3），是由于输尿管芽发生异常所致，囊泡的发生起始于肾盏处，随后发生肾的肿胀。

（2）异位肾：异位肾（ectopic kidney）是肾发育过程中的上升程度和方向发生异常，导致出生后肾在异常位置。常见有：①骨盆肾：骨盆肾（pelvic kidney）指肾滞留在盆腔内，又称为低位肾（图 25-9B1）。这类患者肾功能可完全正常，无任何症状。②马蹄肾：马蹄肾（horse-shoe kidney）是较常见的一种异位肾，是左、右肾下端异常融合呈马蹄形，造成肾上升时受肠系膜下动脉根部的阻拦，导致肾的最终位置较正常低（图 25-9B2）。

（3）肾缺如：肾缺如（agenesis of kidney）是由于中肾管未分化出输尿管芽，或输尿管芽未能诱导生后肾原基分化形成后肾。两侧肾缺如者少见，但单侧肾缺如（unilateral agenesis of kidney）的发生率可占出生婴儿的 1/1000。单侧肾缺如患者因功能上的代偿可无任何症状，因此绝不能凭猜测判断任何一个人有两个肾。

2. 输尿管先天发育异常 常见的是双输尿管（double ureter）和双肾盂（double renal pelvis）。由于输尿管芽过早分支（图 25-9C1）或同侧发生两个输尿管芽（图 25-9C2），形成一侧肾有两条输尿管和两个肾盂，两条输尿管分别开口或合并后共同开口于膀胱。

3. 膀胱先天发育异常

（1）膀胱直肠瘘：膀胱直肠瘘（vesicorectal fistula）是由于尿直肠隔发育不全导致直肠与膀胱分隔不完全。此类患者常伴有肛门闭锁。

（2）膀胱外翻：膀胱外翻（extrophy of bladder）是由于尿生殖窦与表面外胚层之间缺失间充质，导致膀胱前壁与脐下腹壁之间无肌组织发生，腹壁和膀胱前壁变薄而破裂，膀胱黏膜外露。多见于男性。

4. 与脐尿管相关的畸形 脐尿瘘（urachal fistula）是由于脐尿管未完全闭锁，胎儿出生后膀胱内的尿液经脐尿管从脐部流出（图 25-9D1）。脐尿管囊肿（urachal cyst）是因脐尿管中段未闭锁，囊内上皮分泌的液体在局部形成了囊肿（图 25-9D2）。脐尿管窦（urachal sinus）是脐尿管上端未闭合并开口于脐，脐部会有上皮分泌的液体（图 25-9D3）。

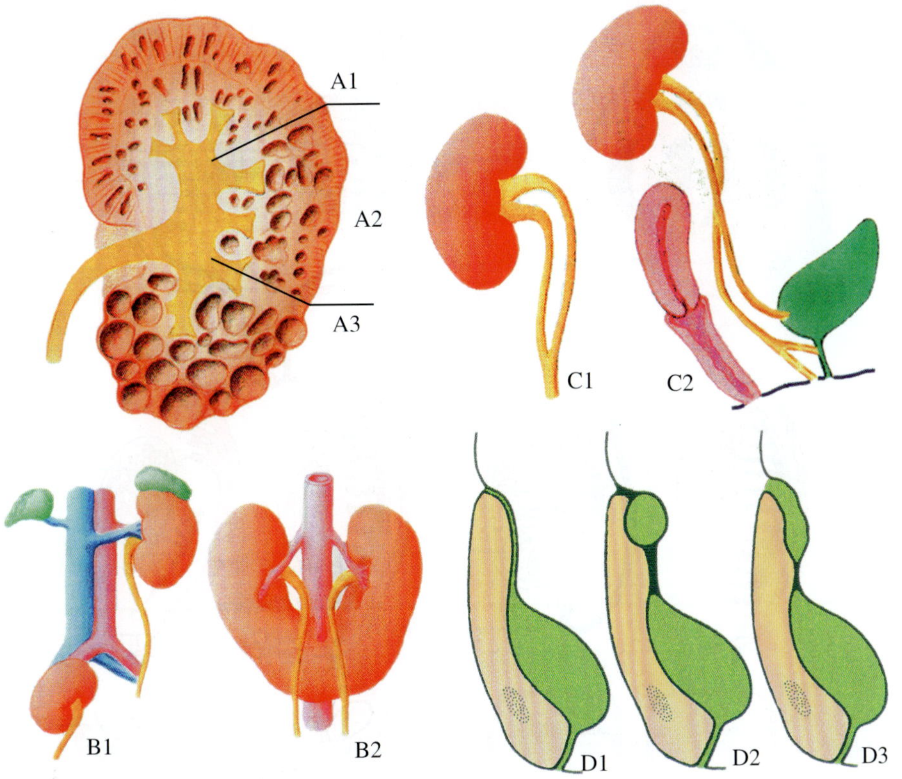

图 25-9　泌尿系统的先天畸形示意图

A1．常染色体隐性遗传性多囊肾；A2．常染色体显性遗传性多囊肾；A3．非遗传性多囊肾；B1．骨盆肾；B2．马蹄肾；C1．双输尿管和双肾盂；C2．两个输尿管芽；D1．脐尿瘘；D2．脐尿囊肿；D3．脐尿管窦

二、生殖系统的发生

生殖系统的发生（development of reproductive system）包括生殖腺、生殖管道和外生殖器的发生。

人胚胎的遗传性别（genetic sex）虽在受精时就已决定，但在生殖腺开始分化前，男性和女性的生殖系统的发生是相似的。人胚发育第 7 周，生殖腺开始分化，而外生殖器的性别特征则要至人胚第 9 周才能辨认。因此生殖腺、生殖管道和外生殖器的发生过程，均可分为性未分化（sexual undifferentiation）和性分化（sexual differentiation）两个阶段。

（一）生殖腺的发生和分化

生殖腺由生殖腺嵴表面的体腔上皮、生殖腺嵴的间充质及迁入的原始生殖细胞共同发育形成。

1．未分化性腺的发生　人胚发育第 5 周，生殖腺嵴表面的体腔上皮增厚，称为表面上皮或生殖上皮（germinal epithelium）。生殖腺嵴的表面体腔上皮向其下方的间充质内长入许多不规则的上皮细胞索，称为初级性索（primary sex cord）（图 25-10）。人胚发育第 4 周时，位于卵黄囊后壁近尿囊根部处，出现许多源于内胚层的大而圆的细胞，称为原始生殖细胞（primordial germ cell，PGC）。当胚体褶卷时，卵黄囊的一部分被卷入胚体内，于人胚发育第 6 周时，这些原始生殖细胞以变形运动的方式，沿后肠背系膜陆续迁入生殖腺嵴的初级性索内并散在分布，约在 1 周内迁移完成（图 25-11）。此时的生殖腺称为未分化性腺，无性别分化。

生殖腺的性分化决定于迁入的原始生殖细胞是否含有 XY 染色体。因 Y 染色体的短臂上

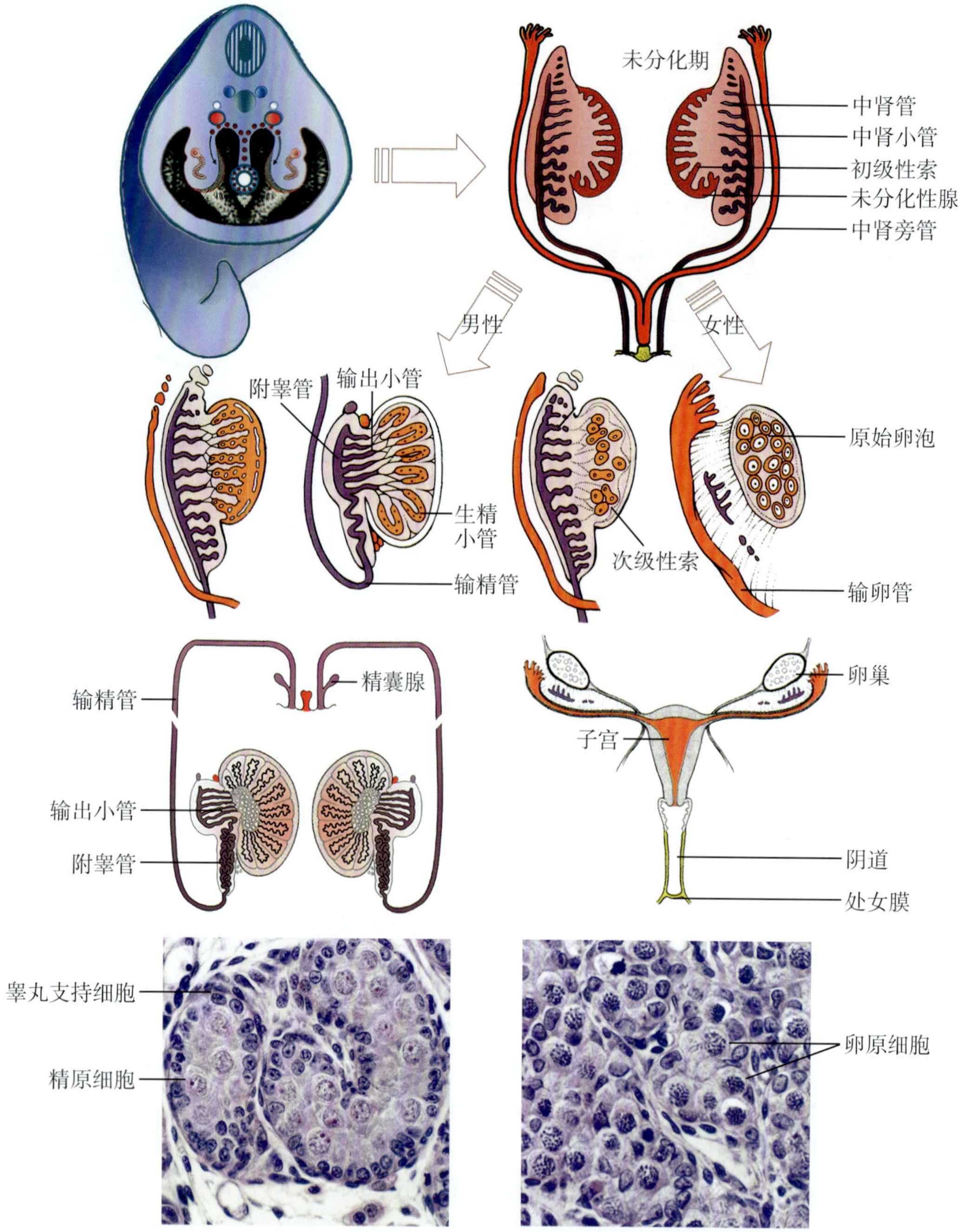

图 25-10 生殖腺与生殖管道的发生和分化示意图

有性别决定基因，称为 Y 性别决定区（sex-determining region of Y，SRY），而 SRY 基因编码的产物为睾丸决定因子（testis-determining factor，TDF）。有 TDF，未分化的性腺将发育为睾丸；无 TDF，则发育为卵巢。卵巢的形成晚于睾丸。

2. 睾丸的发生 若迁入的原始生殖细胞性染色体为 XY 时，人胚发育第 7 周时，在 TDF 的作用下，未分化性腺的初级性索增殖，进一步向性腺深部生长，并与表面上皮分离，分化形成细长弯曲的袢状生精小管（seminiferous tubule），其末端相互连接形成睾丸网（图 25-10）。人胚发育第 8 周时，表面上皮下方的间充质形成一层睾丸白膜（albuginea），分散在生精小管之间的间充质细胞分化为睾丸间质细胞（Leydig cell），并分泌雄激素。胚胎时期的生精小管为实心细胞索，内含两类细胞：即由初级性索分化形成的支持细胞（Sertoli cell）和分化形成精

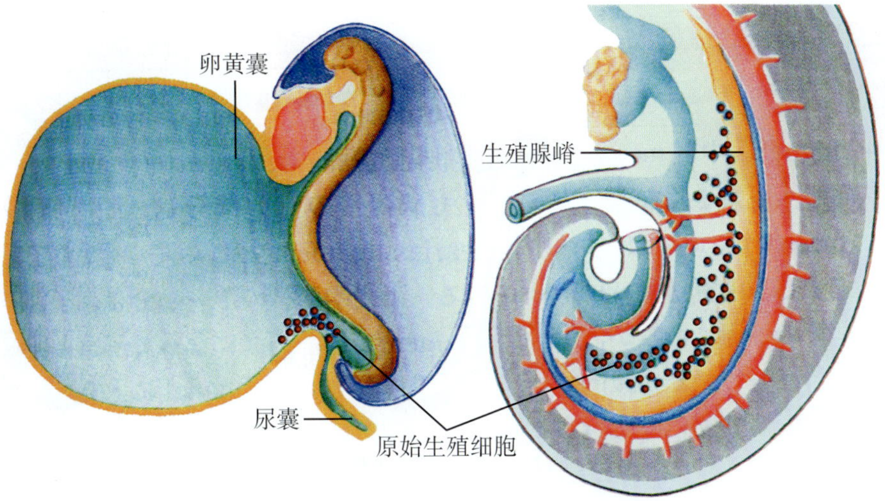

图 25-11　原始生殖细胞的迁移示意图

原细胞的原始生殖细胞，其中大部分是支持细胞，这种结构状态持续至青春期前（图 25-10）。

3．卵巢的发生　若迁入的原始生殖细胞性染色体为 XX 时，因缺乏 TDF，未分化性腺自然分化成卵巢。人胚胎发育第 10 周后，初级性索向深部生长、退化并被血管和基质所替代，成为卵巢髓质。此后，生殖腺表面上皮又一次向深层间充质内长出许多含有原始生殖细胞的上皮索，称为次级性索（secondary sex cord）或皮质索。随着次级性索的生长发育，皮质部分逐渐增大，在次级性索中的原始生殖细胞分化为卵原细胞。约在人胚胎发育第 16 周，次级性索开始断裂，形成许多孤立的细胞团，称为原始卵泡（primordial follicle）（图 25-10）。原始卵泡中央是一个卵原细胞，自近髓质处陆续开始分化为初级卵母细胞，并停留在第一次成熟分裂的前期，而且初级卵母细胞不能自我复制，因此出生后其数目不再增多；原始卵泡周围是一层由次级性索细胞分化形成的小而扁平的卵泡细胞。卵泡之间的间充质构成卵巢基质。足月胎儿的卵巢内有 100 万～400 万个原始卵泡。在母体促性腺激素的刺激下，少部分原始卵泡可在出生前生长发育成初级卵泡，但很快就退化了，大多数的原始卵泡一直持续至青春期前仍保持着静止状态。

4．睾丸和卵巢的下降　生殖腺最初位于后腹壁的上方，随着生殖腺的增大，逐渐突向腹腔，与后腹壁之间的联系变成了系膜，以睾丸系膜（mesorchium）或卵巢系膜（mesovarium）悬在腹腔中。自生殖腺的尾侧到阴囊或大阴唇之间，有一条由中胚层形成的索状结构，称为引带（gubernaculum），其末端与阴唇阴囊隆起（见后文）相连。随着胚体迅速增长，引带相对缩短，导致生殖腺随之逐渐下降。人胚胎发育第 18 周时，生殖腺的位置已移至骨盆边缘，卵巢停留在骨盆缘稍下方，而睾丸则继续下移，人胚胎发育第 6 个月时到达腹股沟管上口。人胚胎发育第 7 个月开始，当睾丸通过腹股沟管下降时，腹膜沿腹股沟管向阴囊方向突出形成一个盲囊，称为睾丸鞘突（testicular vaginal process）。鞘突包在睾丸的周围，并随同睾丸进入阴囊，形成鞘膜腔（cavity of tunica vaginalis）。人胚胎发育第 8 个月时睾丸降入阴囊后，鞘膜腔与腹膜腔之间的通道逐渐封闭（图 25-12）。

（二）生殖管道的发生和演变

1．未分化期　人胚发育第 6 周时，男女两性胚胎都发生一对中肾管和一对中肾旁管（paramesonephric duct），随后分别发育成男性、女性的生殖管道。中肾旁管，又称为 Müller 管，由中肾嵴的体腔上皮内陷卷褶而成，上段位于中肾管的外侧，与中肾管相互平行；中段弯

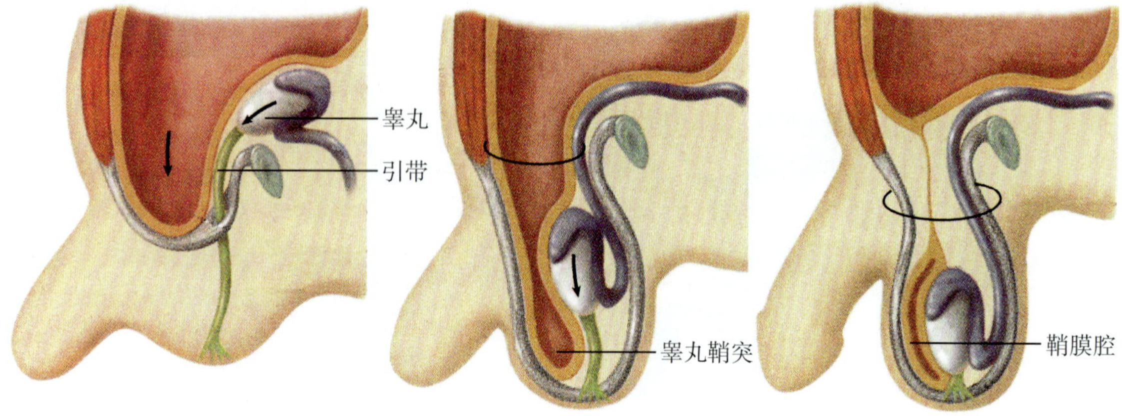

图 25-12 人胎儿睾丸下降示意图

向中肾管内侧，从中肾管的腹侧越过，到达中肾管的内侧；下段的左、右中肾旁管在中线合并。中肾旁管上端呈漏斗形开口于腹腔，下端是盲端，突入尿生殖窦的背侧壁，其末端的中胚层组织增生，在窦腔内形成一个隆起，称为窦结节（sinus tubercle）或 Müller 结节（Müller's tubercle）。中肾管开口于窦结节的两侧（图 25-10）。

2．男性生殖管道的分化 若生殖腺分化为睾丸，睾丸间质细胞分泌的雄激素将促进中肾管的发育。在雄激素的作用下，与睾丸相邻的十几条中肾小管发育形成附睾的输出小管；中肾管头端增长弯曲成附睾管，中段变直形成输精管，尾端成为射精管和精囊（图 25-10）。同时睾丸支持细胞产生的抗中肾旁管激素（anti-Müllerian duct hormone，AMH）将抑制中肾旁管的发育，并使其逐渐退化。

3．女性生殖管道的分化 若生殖腺分化为卵巢，因缺乏睾丸间质细胞分泌的雄激素的作用，中肾管逐渐退化，同时，因缺乏睾丸支持细胞分泌的抗中肾旁管激素的抑制，中肾旁管则继续发育。中肾旁管分为 3 段：头段和中段发育成输卵管；下段左右合并成一个管道，管壁增厚，管腔增大，形成子宫体和子宫底、子宫颈和阴道穹窿部（图 25-10）。突入到尿生殖窦背侧壁的窦结节处的内胚层组织增生形成阴道板（vaginal plate）。阴道板最初为实心结构，在人胚胎发育第 5 个月时，演变成管道，内端与子宫相通，外端形成一薄膜，附着在阴道口，以后薄膜的中心穿孔，残留组织在阴道口的周边形成一层膜，称为处女膜（hymen）（图 25-13）。

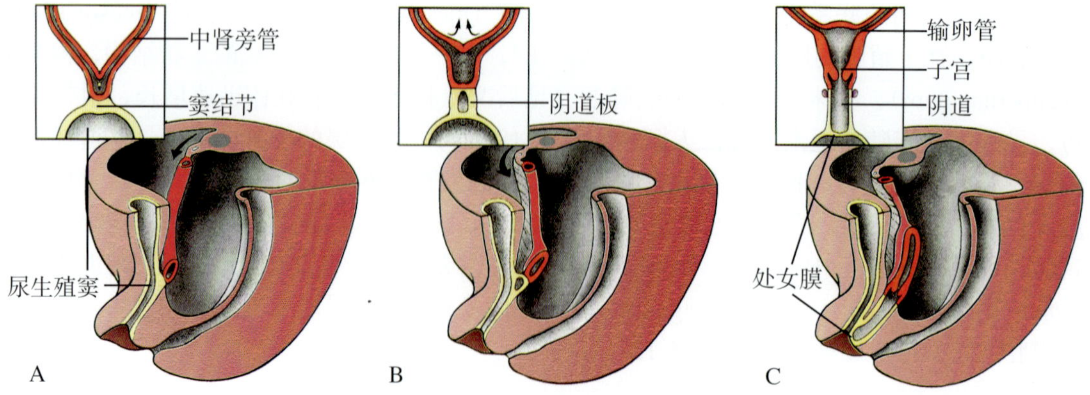

图 25-13 子宫与阴道的形成示意图

A. 第 9 周；B. 第 10 周；C. 第 20 周

（三）外生殖器的发生和演变

1．未分化期　人胚胎发育至第 9 周前，外生殖器不能分辨性别，处于性未分化期。人胚发育至第 5 周初，在泄殖腔膜的头侧形成一个突起，称为生殖结节（genital tubercle）。泄殖腔膜两侧间充质增生，形成两条隆起，内侧的较小，称为尿生殖褶（urogenital fold），外侧的较大，称为阴唇阴囊隆起（labioscrotal swelling），或称为生殖隆突（genital swelling）。尿生殖褶之间的凹陷处，即生殖结节尾侧正中线上出现一条浅沟，称为尿道沟（urethral groove）。沟底为尿生殖膜，尿生殖膜约在人胚胎发育第 9 周破裂，成为尿生殖孔（urogenital opening）（图 25-14）。

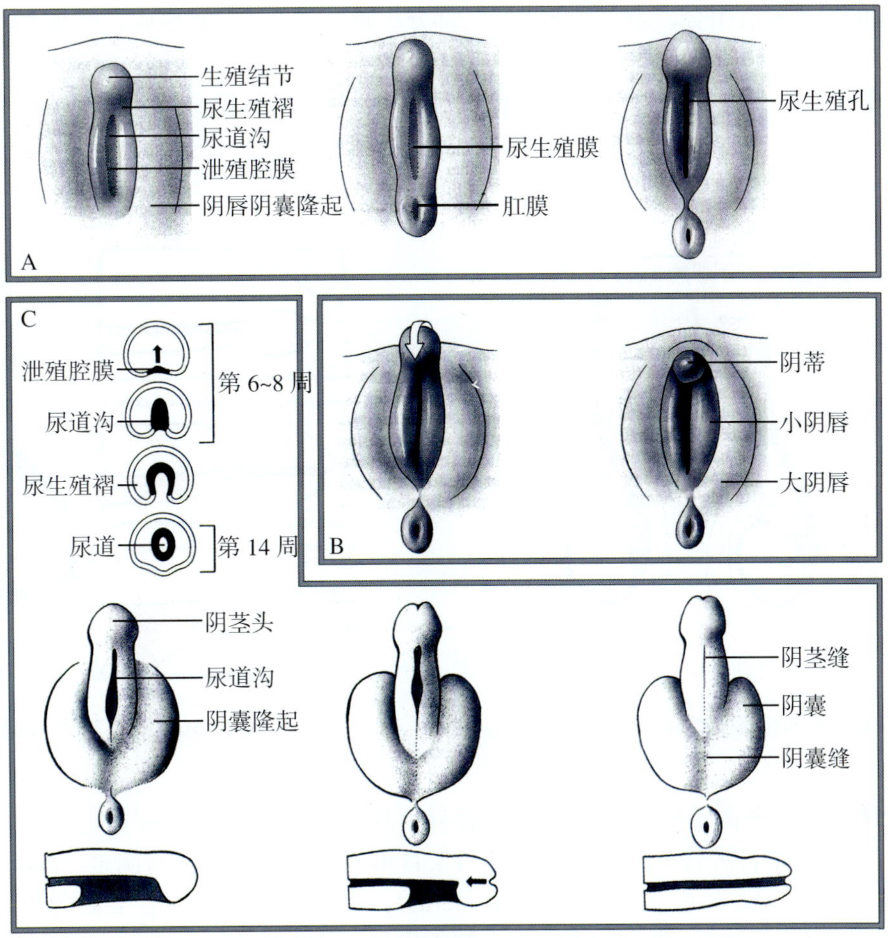

图 25-14　外生殖器官的发生示意图

A．外生殖器未分化期；B．女性外生殖器的发育；C．男性外生殖器的发育

到人胚发育第 7 ～ 8 周以后，外生殖器开始向男性或女性方向发育。人胚胎发育至第 10 周时，胎儿外生殖器性别才可辨认。

2．男性外生殖器的发育　在雄激素作用下，外生殖器向男性方向发育。生殖结节增长形成阴茎，顶端较大，成为阴茎头。尿生殖窦的下段伸入阴茎并开口于尿道沟，构成尿道海绵体部的大部分。不久，两侧的尿生殖褶沿阴茎的腹侧面逐渐向阴茎头端融合并成管，左右褶愈合处表面留有的融合线称为阴茎缝（raphe penis）。左右阴唇阴囊隆起移向尾侧，并相互靠拢，在中线处愈合成阴囊，合并后表面留有痕迹称为阴囊缝（scrotal raphe）（图 25-14）。

3．女性外生殖器的发育　女性外生殖器的分化发育比男性稍迟。因无雄激素的作用，外生殖器自然向女性分化。人胚胎发育第9～12周，生殖结节稍增长形成阴蒂。两侧的尿生殖褶不合并，形成小阴唇。左右阴唇阴囊隆起发育增大，在阴蒂前方愈合，形成阴阜，后方形成大阴唇（图25-14）。

（四）生殖系统的常见先天畸形

1．隐睾 足月儿在生后的6周内，早产儿在生后3个月内，如睾丸未下降至阴囊而停留在腹腔或腹股沟等处，称为隐睾（cryptorchidism）。隐睾可发生在一侧，也可发生在两侧。双侧隐睾由于腹腔温度较高，生精细胞不能发育成熟，可造成男性不育。

2．先天性腹股沟疝 先天性腹股沟疝（congenital inguinal hernia）多见于男性。如腹腔与睾丸鞘突间的通道没有闭合，当腹压增大时，部分小肠可突入睾丸鞘膜腔，形成腹股沟疝（图25-15）。

3．尿道下裂 因左右尿生殖褶未能或未完全在正中愈合，造成阴茎腹侧面有尿道开口，称为尿道下裂（hypospadia），发病率为1‰～3.3‰（图25-16）。

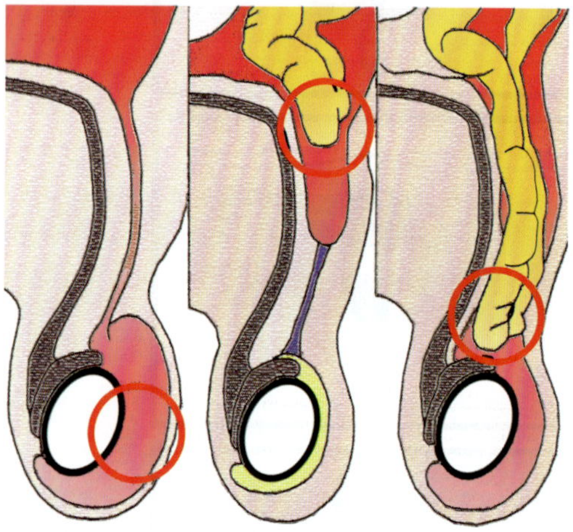

图25-15 先天性腹股沟疝示意图

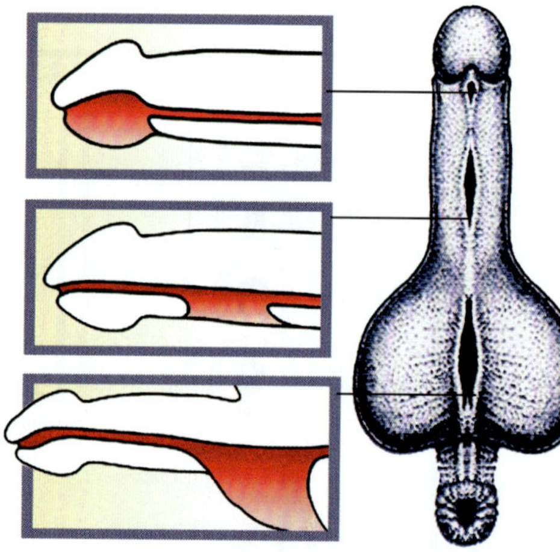

图25-16 尿道下裂示意图

4．子宫畸形 多由于中肾旁管下段发育异常所致。常见的畸形有：①双子宫（double uterus）：由于两侧中肾旁管下段未合并，各自发育形成子宫，常伴有双阴道（double vagina）的存在（图25-17）。②双角子宫（bicornute uterus）：由于两侧中肾旁管下段的头端未合并，导致子宫呈分支状。有时可见双角子宫的一侧不发育。③中隔子宫（uterus septum）：由于两侧中肾旁管下段合并时，管壁未消失。

5．阴道闭锁 由于窦结节未形成阴道板，或因阴道板未形成管腔，即上皮增生将管腔阻塞后未开通，造成阴道闭锁（vaginal atresia）（图25-17）。有的为处女膜未穿通，外观不见阴道，称为处女膜闭锁（atresia of hymen）。

6．两性畸形 两性畸形（hermaphrodism）俗称为半阴阳，是由于性分化异常导致的性别畸形。患者外生殖器介于男女两性之间，称为间性（intersex）。根据生殖腺的性别可分为两种：①真两性畸形（true hermaphroditism）：患者体内同时有睾丸和卵巢，染色体为46,XX/46,XY嵌合体。原因不明确，现认为可能是受精时，两个核型不同的精子进入卵子，并在第一次卵裂时，极其偶然地形成了一个二倍体细胞并发育成活。②假两性畸形（pseudohermaphroditism）：体内只有一种性腺，如有睾丸，核型为46,XY，但因雄激素分泌不足，导致外生殖器呈间性者，称为男性假两性畸形（male pseudohermaphroditism）；如有卵巢，核型为46,XX，多

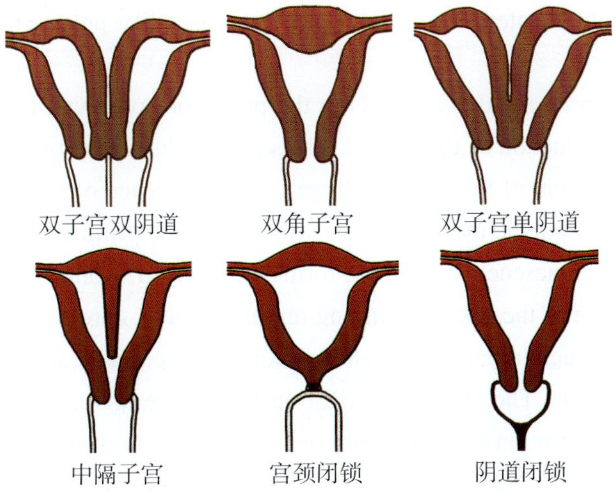

图 25-17　异常发育的子宫与阴道示意图

由于肾上腺皮质分泌过多的雄激素，导致外生殖器呈间性者称为女性假两性畸形（female pseudohermaphroditism）。

7．睾丸女性化综合征　睾丸女性化综合征（testicular feminization syndrome）又称为雄激素不敏感综合征（androgen insensitivity syndrome，AIS）。患者的生殖腺为睾丸，核型为 46，XY，能产生正常量的雄激素，但因靶细胞缺乏雄激素受体，雄激素不能产生效应。同时睾丸支持细胞产生的中肾旁管抑制激素，使女性生殖管道也不发育。因此，患者既无健全的男性生殖管道，亦无子宫和输卵管，外阴则呈女性，并具有女性第二性征。

8．畸胎瘤　畸胎瘤（teratoma）又称为皮样囊肿（dermoid cyst），是一种囊性肿瘤，囊内可有皮肤、毛发、皮脂腺、牙、软骨等，有时也可见其他组织或器官。这种囊肿可发生在身体的任何部位，但最常见的是在卵巢或睾丸内。

SUMMARY

Three sequential urinary systems develop from the intermediate mesoderm: (1) the cervical nephrotomes, which are never functional; (2) a thoracolumbar mesonephric system; and (3) in the fifth week, the intermediate mesoderm forms a sacral metanephric system, which ascends to the lumbar region forming the definitive kidneys. This final system develops as each of the ureteric buds branch from the mesonephric ducts and grows into a condensation of intermediate mesoderm called the metanephric blastema. Reciprocal inductive interactions then result in the differentiation of the nephrons within the metanephric blastema, and the bifurcation of the ureteric bud forms the collecting system that empties the urine into the bladder. The bladder is formed from the superior region of the primitive urogenital sinus created by partitioning of the cloaca by the urorectal septum. The intermediate constricted region of the primitive urogenital sinus gives rise to the prostatic and membranous urethra in males and the membranous urethra in females. The lower expansion forms the penile urethra in males and the vestibule of the vagina in females. Malformations of the urinary system, such as ectopic ureters or renal agenesis, may result from disturbances of the interaction between the ureteric bud and the metanephric blastema. For example, mutations of regulatory genes that function in this interaction have been implicated in renal congenital diseases like polycystic kidney disease and Wilm's tumor.

Migration of the primordial germ cells to the posterior body wall between the fourth and sixth weeks results in induction of the genital ridges just medial to the mesonephros on each side of the midline. Enlargement of this ridge is largely a consequence of the proliferation of cell of the coelomic epithelium and the mesonephros, which form the primitive sex cords that surround the germ cells and of the mesenchyme, which forms the gonadal stroma.

In males, activation of the sex-determining region on the Y chromosome (SRY) produces a transcription factor, which initiates the male developmental cascade; the formation of the testes and the male genital ducts. The absence of SRY in females results in formation of ovaries and female genital ducts. In addition to SRY, genes on the X chromosome and some of the autosomes have been shown to play key roles in male and/or female genital differentiation, and mutations of some of these result in malformations of the genital system or in sex reversals.

原始生殖细胞迁移与相关疾病

在人胚发育第4周初，卵黄囊后壁近尿囊的胚外内胚层出现了原始生殖细胞(primordial germ cell，PGC)，那么原始生殖细胞是如何远距离定向迁移到未分化性腺的呢?

1. 原始生殖细胞迁移　不同物种PGC迁移情况不尽相同。在哺乳类，关于这个问题观点迥异。形式上可能有被动迁移和主动迁移，途径上可能沿着肠背系膜以变形运动或进入血流而沿肠壁迁移，但最终停留在生殖腺嵴。参与迁移的因素很复杂，可能是：①生殖腺嵴细胞释放趋化因子：如转化生长因子（TGF-β）等；②生殖腺嵴周围的细胞外基质，如纤维连接蛋白（fibronectin，FN）、层粘连蛋白（laminin，LN）、Ⅳ型胶原、硫酸软骨素、肌腱蛋白（tenascin-C，TN-C）等；③PGC质量：通过调控PGC黏附能力、增殖能力和运动能力，如血小板内皮细胞黏附分子、E-钙黏蛋白、SLF/c-kit系统、SDF-1/CXCR4系统等；④PGC之间相互作用。如何维持正常状态的PGC特异性迁移也是当今研究热点之一。

2. 原始生殖细胞与某些疾病关系　若PGC迁移没有到达生殖腺嵴，则可分化为其最终到达的那个胚层的细胞，或者退化消失。在男性，若未分化的性腺无PGC，患者生精小管上皮仅有支持细胞而没有生殖细胞，则导致无精症而不育。生殖细胞瘤(germinoma)是一组来源于未分化的原始生殖细胞肿瘤。PGC无论是通过何种方式迁移，在迁移过程中会遍布整个胚胎，当这些迁移的全能干细胞未完成正常演化而停留时，很可能变成肿瘤，即形成生殖细胞瘤。可以发生颅内生殖细胞瘤（如松果体瘤）、睾丸的精原细胞瘤和卵巢的恶性胚胎瘤。

目前，有学者从脊椎动物体内获取PGC，并在体外将PGC转化为多能干细胞，再用后者体外培育分化为皮肤样、神经细胞样、肌细胞样等细胞；或者将PGC植入生殖腺索，诱导其分化为精原细胞或卵原细胞，以期治疗临床疾病，如不育症、阿尔茨海默病等。

思考题

1. 试述后肾的发生和演变。
2. 试述生殖腺的发生和分化。
3. 试述中肾管和中肾旁管的形成与演变。

（梁　玉　翁　静）

第26章 心血管系统的发生

心血管系统是胚胎发生中最早进行功能活动的系统，约在人胚发育第3周末开始血液循环，使胚胎很早即能获得充足的氧气和营养物质，排出二氧化碳和代谢废物，保证胚胎在子宫内的生长发育。心血管系统主要由中胚层分化而来，首先形成原始心血管系统，然后再经过复杂的生长、合并、新生和萎缩等改建过程，使结构逐渐完善，形成成体的心血管系统。

一、原始心血管系统的建立

人胚发育第15～16天，卵黄囊壁的胚外中胚层间充质细胞聚集，形成许多细胞团，称为血岛（blood island）。血岛内出现裂隙，裂隙周边的细胞逐渐变扁，分化为内皮细胞，内皮细胞围成原始血管。血岛中央的游离细胞变圆，分化为原始血细胞，即造血干细胞（图26-1）。原始血管以出芽方式不断向外延伸，与相邻血岛形成的原始血管相互融合通连，逐渐形成一个丛状分布的血管网。与此同时，在体蒂和绒毛膜的胚外中胚层内以同样方式形成血管网，这些血管网共同形成了胚外原始血管网。

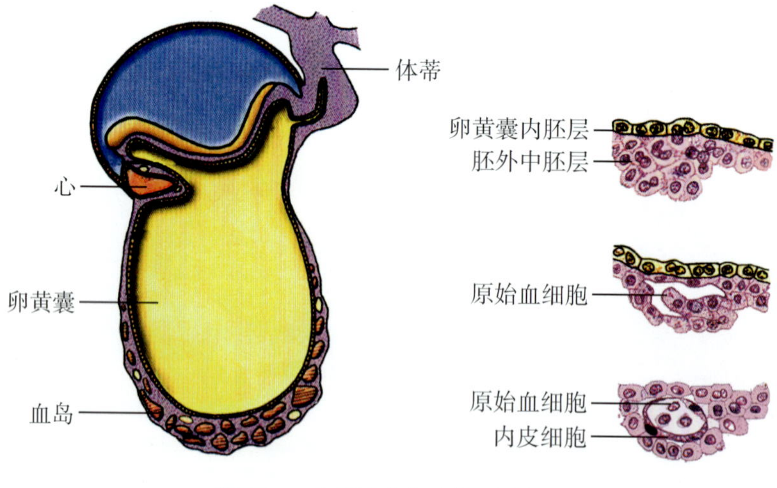

图26-1　人胚血岛与血管形成模式图

人胚发育第18～20天，胚体内各处的间充质内出现裂隙，裂隙周围的间充质细胞变扁，分化为内皮细胞，围成内皮性原始血管。原始血管也以出芽的方式相互融合通连，逐渐形成胚内原始血管网。

人胚发育第3周末，胚外和胚内的血管网在体蒂处彼此相通，逐渐形成原始心血管系统（primitive cardiovascular system），并开始血液循环（图26-2）。此时的原始血管在结构上无动、静脉之分，可根据它们将来的归属以及与发育中心管的关系而命名。以后随着人胚的发育，原始血管周围间充质细胞分化为平滑肌和结缔组织，形成血管的中膜和外膜，显示出动脉和静脉的结构。

原始心血管系统左右对称，该系统包括：

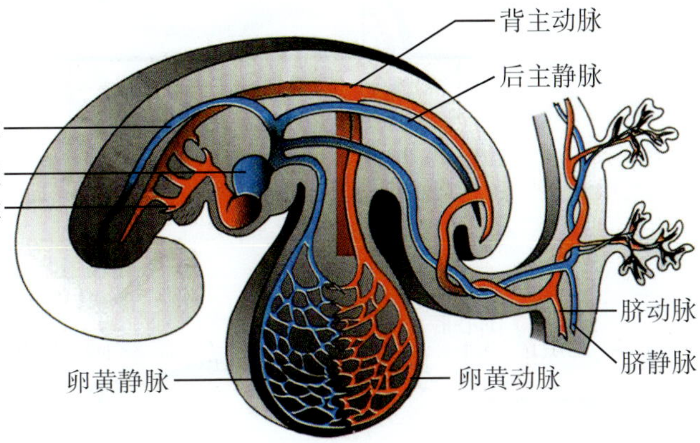

图 26-2　人胚原始心血管系统模式图（第 4 周人胚的血管）

1．心管　一对心管，位于前肠腹侧。人胚发育至第 4 周时，左右心管合并为一条。

2．动脉　一对背主动脉（dorsal aorta）位于原始消化管的背侧，以后从咽至尾端的左、右背主动脉合并成为一条，沿途发出许多分支。从腹侧发出数对卵黄动脉（vitelline artery）分布于卵黄囊；一对脐动脉（umbilical artery）经体蒂分布于绒毛膜。从背侧发出多对节间动脉，从两侧还发出其他一些分支。在人胚胎头端还有 6 对弓动脉（aortic arch），分别穿行于相应的鳃弓内，将背主动脉连于心管头端膨大的动脉囊。

3．静脉　一对前主静脉（anterior cardinal vein）收集上半身的血液。一对后主静脉（posterior cardinal vein）收集下半身的血液。两侧的前、后主静脉分别汇合成左、右总主静脉（common cardinal vein），分别开口于心管尾端静脉窦的左、右角。卵黄静脉（vitelline vein）和脐静脉（umbilical vein）各一对，分别来自卵黄囊和绒毛膜，均回流于静脉窦。

二、心的发生

心发生于胚盘头端、口咽膜前方中胚层的生心区。生心区前方的中胚层为原始横膈（图 26-3）。

（一）心管的发生

人胚发育第 18 ~ 19 天，生心区的中胚层内出现围心腔（pericardial coelom）。围心腔腹侧的中胚层细胞密集，形成前后纵行、左右并列的一对细胞索，称为生心索（cardiogenic cord）。生心索内逐渐出现腔隙，形成两条纵行并列的内皮管道，称为心管（cardiac tube）。最初心管位于胚体的头端，由于头褶的形成，胚体头端向腹侧卷褶，使位于口咽膜头侧的心管和围心腔转到了咽的腹侧、口咽膜的尾端。原来口咽膜在围心腔腹侧的心管则转至围心腔的背侧（图 26-4）。

由于胚体左右侧褶的发生，一对并列的心管逐渐向围心腔中线靠拢，并从头端向尾端融合成一条心管。同时，围心腔向心管背侧扩展并连接，在心管的背侧形成了心背系膜（dorsal mesocardium）。围心腔则发育为心包腔，心管借心背系膜连于心包腔的背侧壁。随着发育，心背系膜仅在心管的头、尾端存留，中部很快退化消失，形成一个左右交通的孔道，即心包横窦（图 26-5）。当心管融合并陷入心包腔时，心管周围的间充质逐渐密集，发育为心肌膜和心外

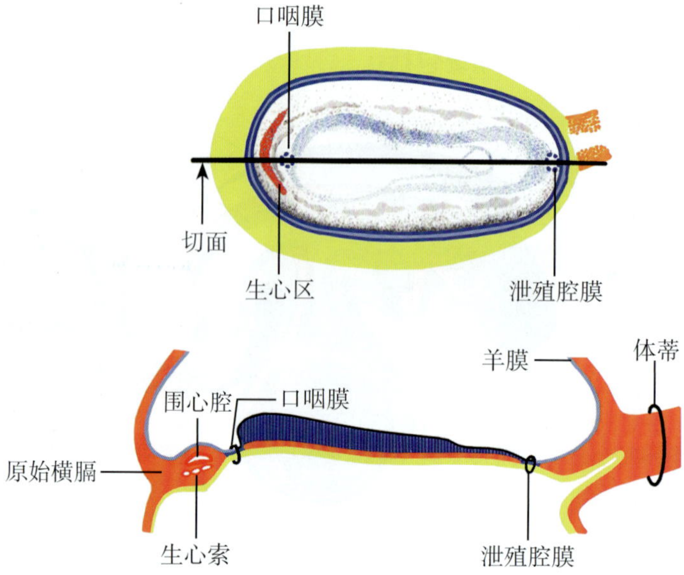

图 26-3 人胚原始心的发生示意图

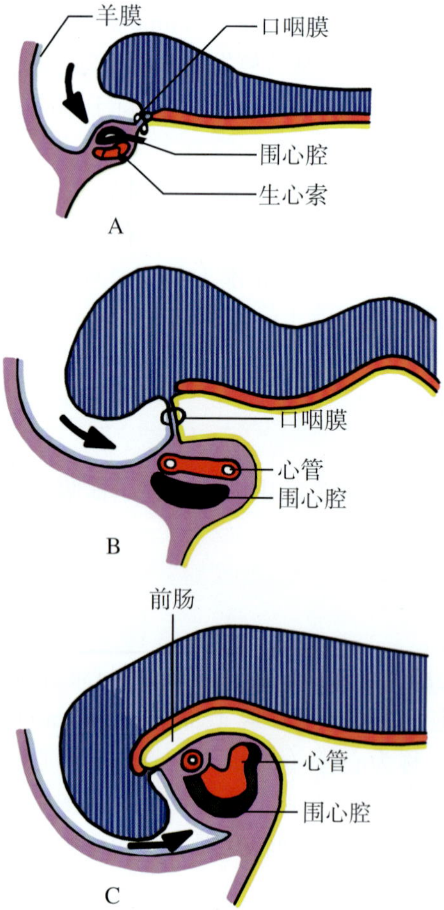

图 26-4 人胚原始心的位置变化（头部纵切）示意图

A．第 20 天；B．第 22 天；C．第 28 天

膜。由心肌膜产生的胶样结缔组织，充填于内皮和心肌膜之间，称为心胶质（cardiac jelly），将分化为心内膜的内皮下层和心内膜下层。

（二）心外形的建立

心管的头端经动脉囊与弓动脉相连，固定于鳃弓；尾端与静脉相连，固定于原始横膈。心管各段因生长速度不同，首先出现 3 个膨大，由头端向尾端依次称为心球（bulbus cordis）、心室和心房。以后在心房的尾端又出现一个膨大，称为静脉窦（sinus venosus）。心房和静脉窦早期位于原始横膈内。静脉窦分为左、右两角。左、右总主静脉，脐静脉和卵黄静脉分别通入两角（图 26-6）。心球的远侧份细长，称为动脉干（truncus arteriosus）。动脉干前端连接动脉囊（aortic sac）。动脉囊为弓动脉的起始部。

在心管发生过程中，由于其两端固定，而心球和心室部的生长速度又较心管其余部分速度快，因而心球和心室形成“U”形弯曲，称为球室袢（bulboventricular loop），凸面向右、腹和尾侧（图 26-6）。不久，心房离开原始横膈，逐渐移至心室头端背侧，并稍偏左。继之，静脉窦也从原始横膈内游离出来，位于心房的背面尾侧，以窦房孔和心房通连。此时心外形呈“S”形弯曲，心房由于受腹侧的心球和背侧的食管限制，从而向左右方向扩展膨出于动脉干的两侧（图 26-6）。心房扩大，房室沟加深，房室之间逐渐形成狭窄的房室管（atrioventricular canal）。心球近侧段并入心室，成为原始右心室，

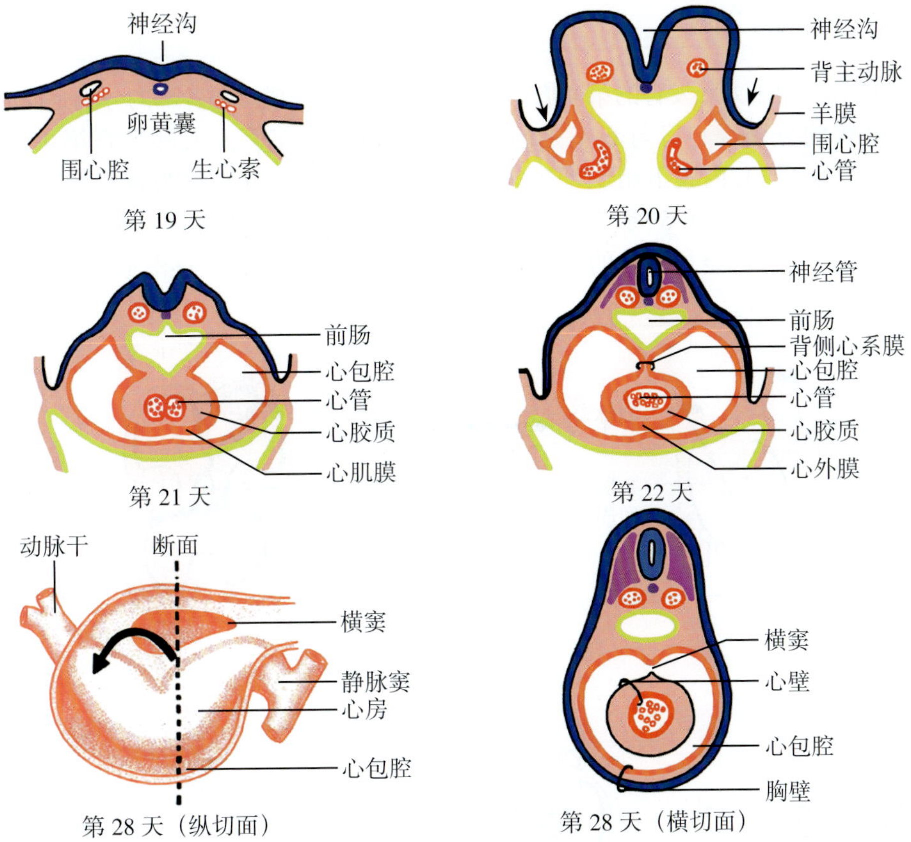

图 26-5　人早期胚胎心的发生示意图

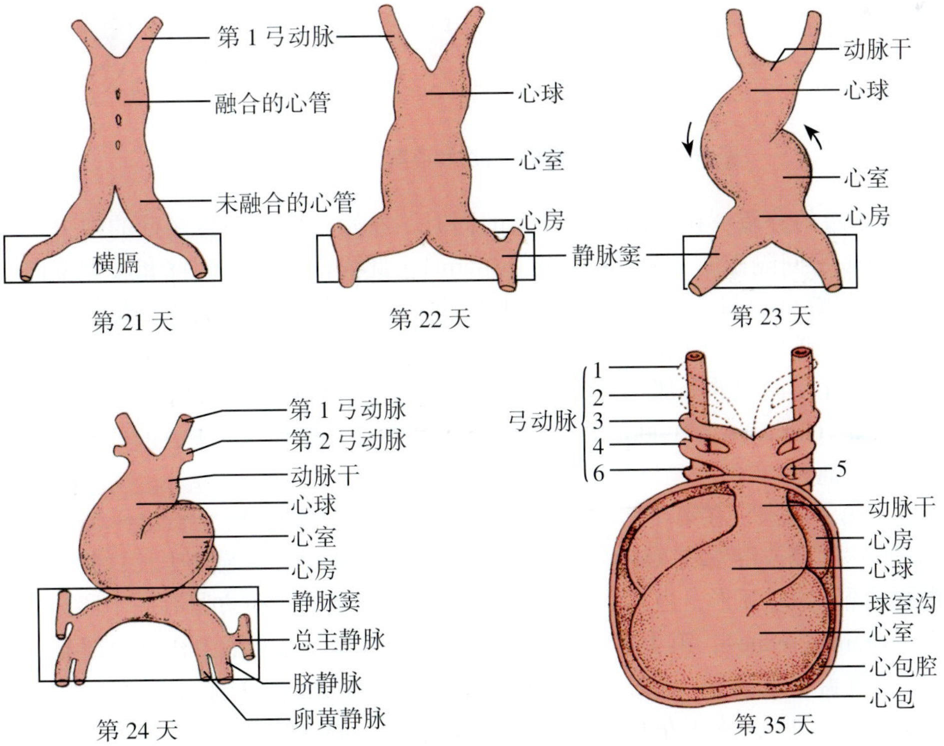

图 26-6　早期人胚心外形的建立模式图

原来的心室成为原始左心室。左右心室的表面出现室间沟。至此，心已初具成体心的外形，但内部仍未完全分隔。

（三）心内部的分隔

心内部的分隔始于人胚发育的第 4 周，第 8 周末已基本完成。心各部的分隔是同时进行的。

1. 房室管的分隔 心房与心室之间的狭窄通道为房室管。人胚发育第 4 周末，房室管背侧壁和腹侧壁的心内膜下组织增生，各形成一个隆起，分别称为背侧和腹侧心内膜垫（endocardial cushion）。至第 5 周，两个心内膜垫对向生长，互相融合，将房室管分隔为左、右房室孔（图 26-7）。围绕房室孔的间充质局部增生并向腔内隆起，逐渐形成房室瓣，右侧为三尖瓣，左侧为二尖瓣。

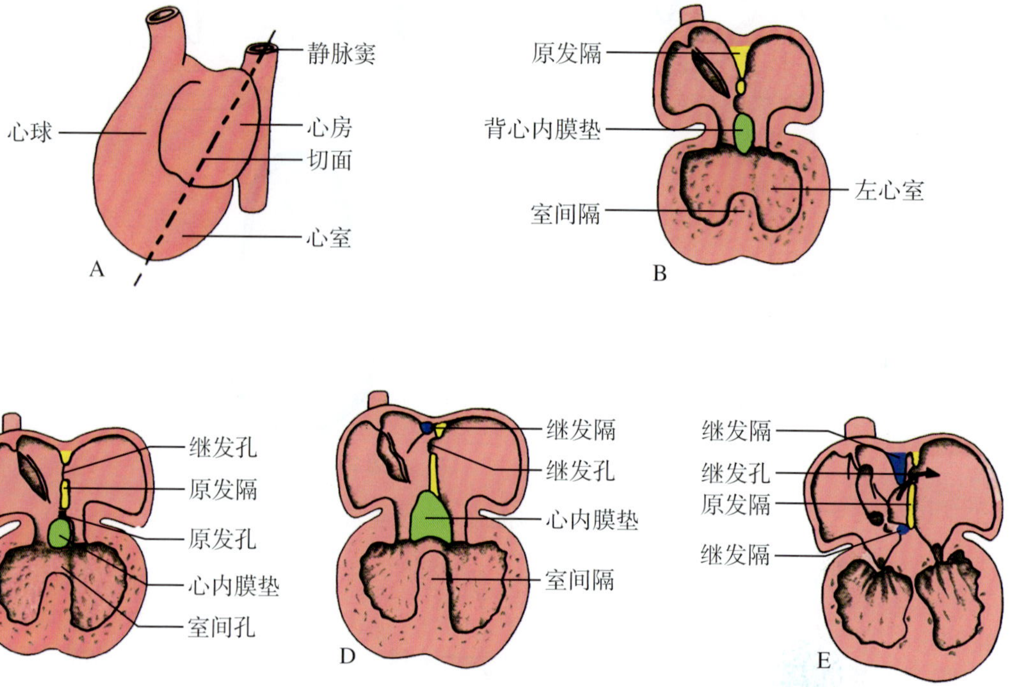

图 26-7 人胚房室管、心房和心室分隔的发生示意图

2. 原始心房的分隔 在心内膜垫发生的同时，原始心房顶部背侧壁的中央发生一镰状隔膜，称为第Ⅰ房间隔或原发隔（septum primum）。此隔沿心房背侧壁和腹侧壁向心内膜垫方向生长，在其游离缘和心内膜垫之间暂时留有一孔，称为第Ⅰ房间孔或原发孔（foramen primum）。此孔逐渐变小，当第Ⅰ房间隔和心内膜垫完全融合后，第Ⅰ房间孔消失。在第Ⅰ房间孔消失前，第Ⅰ房间隔的上部中央变薄并出现小孔，多个小孔融合形成一个大孔，称为第Ⅱ房间孔或继发孔（foramen secundum）（图 26-7），原始心房被分隔为左、右心房，两心房仍以第Ⅱ房间孔相交通。

人胚发育第 5 周末，在第Ⅰ房间隔的右侧，从心房顶端腹侧壁又长出一个较厚的半月形隔，称为第Ⅱ房间隔或继发隔（septum secundum）。此隔渐向心内膜垫生长，并遮盖第Ⅱ房间孔。第Ⅱ房间隔下缘呈弧形，当其前、后缘与心内膜垫接触时，下方留有一个卵圆形的孔，称为卵圆孔（foramen ovale）。第Ⅰ房间隔贴于左心房顶的部分逐渐消失，剩余部分恰好在第Ⅱ房间隔的左侧覆盖于卵圆孔，称为卵圆孔瓣（valve of foramen ovale）。出生前，由于肺循环不行使功能，右心房的压力大于左心房，从下腔静脉进入右心房的血液可推开卵圆孔瓣流入左心房，左心房的血液由于卵圆孔瓣的存在不能流入右心房。出生后，肺循环开始，左心房压力增大，致使两个隔紧贴并逐渐愈合，形成一个完整的房间隔，卵圆孔关闭，形成卵圆窝，左、右心房完全分隔。

3. 静脉窦的演变和永久性左、右心房的形成 最初，静脉窦位于原始心房尾端背面，开口于心房背侧壁中央，左、右两个角是对称的，分别与同侧的总主静脉、脐静脉和卵黄静脉通连。以后由于大量血液流入右角，右角逐渐变大，窦房孔也逐渐移向右侧，左角则逐渐萎缩变小，其远侧端成为左房斜静脉的根部，近侧端成为冠状窦。

汇入静脉窦血管的变化如图 26-8 所示，即左、右卵黄静脉的尾段分支吻合，发育形成门静脉，中段并入肝内，形成肝血窦，左卵黄静脉头段消失，右卵黄静脉头段则形成下腔静脉头段。右脐静脉以及肝和静脉窦之间的左脐静脉退化消失，从脐至肝的一段左脐静脉则一直保留至出生，并与脐带内的脐静脉通连，将从胎盘回流的血液经肝内形成的静脉导管直接导入下腔静脉，继而流入静脉窦右角。在左、右前主静脉之间形成一个吻合支，它从左至右呈斜行走向，左前主静脉血液经此吻合支流入右前主静脉。吻合支成为左头臂静脉，右前主静脉的近侧段和右总主静脉成为上腔静脉。后主静脉大部消失，部分保留形成奇静脉根部和髂总静脉。因此，体循环的血液均流入静脉窦右角。

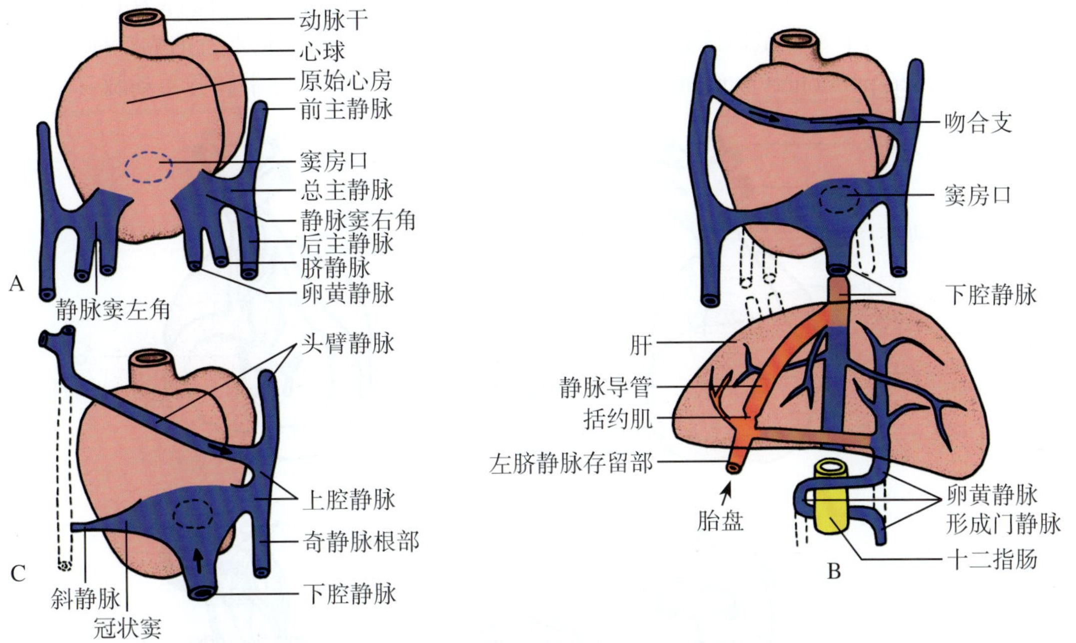

图 26-8　人胚静脉窦及其相连静脉的演变（背面观）示意图

A. 第 4 周；B. 第 7 周；C. 第 8 周

人胚发育第 7 ~ 8 周，原始右心房扩展很快，将静脉窦右角并入右心房，成为永久性右心房的光滑部，原始右心房则成为右心耳。原始左心房最初只有单独一条肺静脉在第Ⅰ房间隔的左侧通入，此静脉分出左、右属支，各支再分为两支。当原始心房扩展时，肺静脉根部及其左、右属支逐渐并入左心房，结果有 4 条肺静脉直接开口于左心房，参与形成永久性左心房的光滑部，原始左心房则成为左心耳。

4. 原始心室的分隔　人胚发育第 4 周末，心室底壁近心尖处组织向心内膜垫方向生长，形成一个较厚的半月形肌性隔膜，称为室间隔肌部（muscular part of interventricular septum）（图 26-7），此隔不断向心内膜垫方向生长，其上缘凹陷，与心内膜垫之间留有一孔，称为室间孔（interventricular foramen），使左、右心室相通。人胚发育第 7 周末，分隔心球的左、右心球嵴相对生长融合，并向下延伸，分别与室间隔肌性部的前后缘融合，心内膜垫也向室间孔延伸，分别和左右心球嵴、肌性室间隔游离缘融合，形成室间隔膜部（membranous part of interventricular septum），封闭了室间孔（图 26-9）。室间孔封闭后，肺动脉干与右心室相通，主动脉与左心室相通。

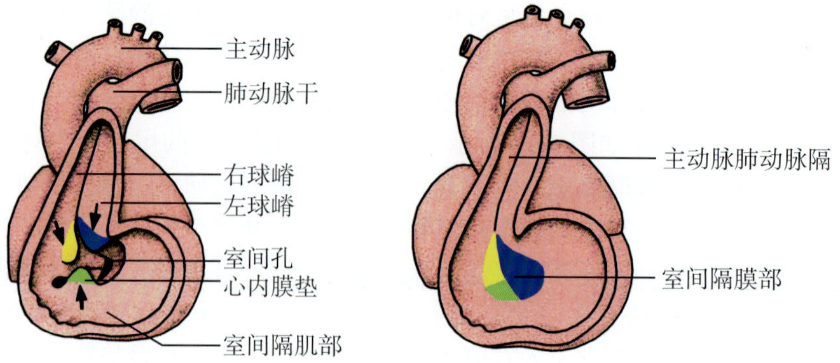

图 26-9 人胚室间隔膜部的形成及室间孔封闭示意图

5．动脉干和心球的分隔 人胚发育第 5 周，心球远端的动脉干和心球内膜下组织局部增生，形成两条相对的纵嵴，上段称为动脉干嵴（truncal ridge），下段称为心球嵴（bulbar ridge）。两条嵴向下延伸呈螺旋状走行，并在中线愈合，形成螺旋状走行的隔，称为主动脉肺动脉隔（aortico-pulmonary septum），将动脉干和心球分隔为肺动脉干和升主动脉（图 26-10）。

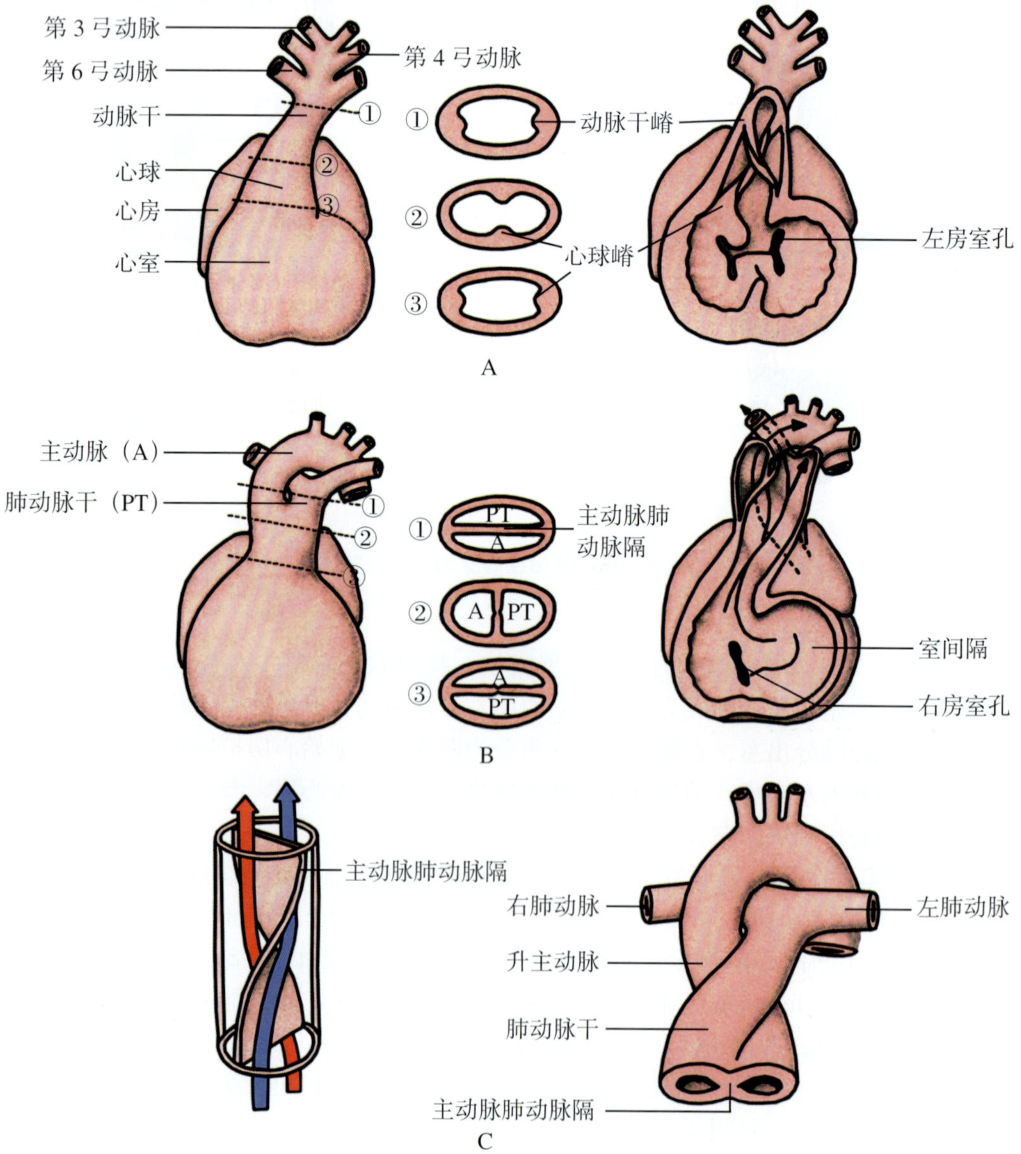

图 26-10 人胚动脉干和心球分隔（第 5 ~ 6 周）发生示意图

因为主动脉肺动脉隔呈螺旋状走行，故肺动脉干呈扭曲状围绕升主动脉。当主动脉和肺动脉分隔完成时，主动脉通连第 4 对弓动脉，肺动脉干通连第 6 对弓动脉。主动脉和肺动脉干起始处的内膜下组织增厚，各形成 3 个隆起，逐渐发育为薄的半月瓣。

三、弓动脉的演变

人胚发育第 4 ~ 5 周，鳃弓发生，相应的弓动脉也随之形成，共 6 对，均起自动脉囊，走行于各对鳃弓内，绕过前肠的外侧，通连于同侧的背主动脉。6 对弓动脉并不同时存在，在第 6 对弓动脉形成时，前两对弓动脉已退化或发生演变。各对弓动脉的演变结果如图 26-11 所示。

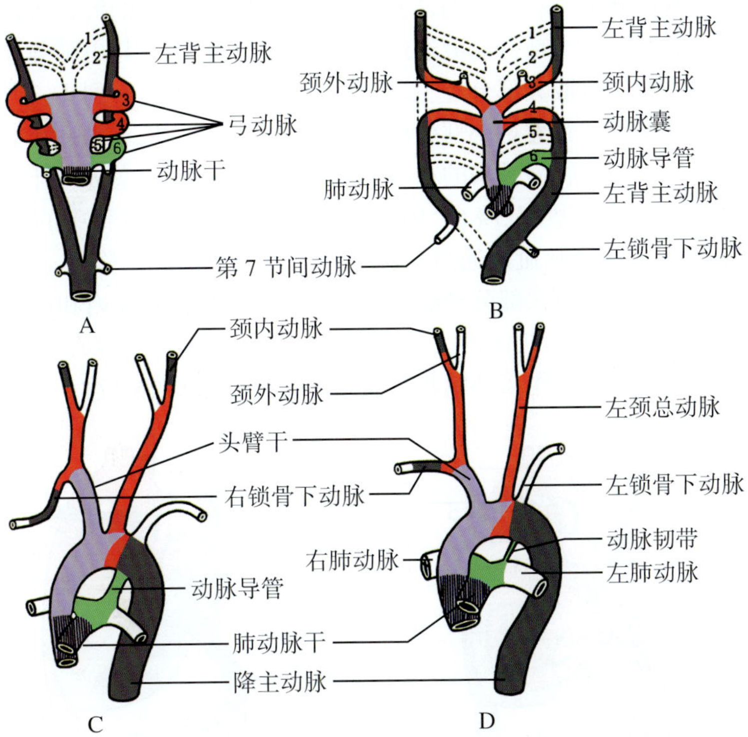

图 26-11 人胚动脉干、动脉囊、弓动脉和背主动脉演变示意图

A. 第 6 周；B. 第 7 周；C. 第 8 周；D. 出生后 6 个月

第 1 对弓动脉：大部分消失，小部分遗留形成上颌动脉。

第 2 对弓动脉：大部分退化，小部分遗留形成舌骨动脉和镫骨动脉。

第 3 对弓动脉：左、右第 3 弓动脉各发出一个分支，即左、右颈外动脉。以颈外动脉起始点为界，将第 3 弓动脉分为近侧段和远侧段。近侧段成为颈总动脉，远侧段及与其相延续的背主动脉共同形成颈内动脉。

第 4 对弓动脉：左侧第 4 弓动脉与动脉囊左半部分共同形成主动脉弓，左侧背主动脉背侧发出的第 7 节间动脉形成左锁骨下动脉。右侧第 4 弓动脉及与其相连的尾侧背主动脉和右侧第 7 节间动脉共同组成右锁骨下动脉。右侧第 7 节间动脉起始点至左、右背主动脉汇合点之间的一段背主动脉消失。动脉囊右半部分形成头臂干。两侧第 3 和第 4 弓动脉之间的一段背主动脉消失。

第 5 对弓动脉：发生后很快消失。

第 6 对弓动脉：左、右第 6 弓动脉各发出一个分支到肺芽。两侧的分支分别与同侧第 6 弓动脉的近侧段共同形成左、右肺动脉。右第 6 弓动脉的远侧段消失；左第 6 弓动脉的远侧段保留，连接于左肺动脉与主动脉弓之间，即动脉导管（ductus arteriosus）。随着动脉干的分隔，肺动脉与肺动脉干通连。

四、胎儿血液循环和出生后血液循环的变化

（一）胎儿血液循环途径

来自胎盘的脐静脉血富含氧和营养物质，由脐静脉经脐带至胎儿肝后，部分血液经静脉导管直接注入下腔静脉，部分经肝血窦后再入下腔静脉。下腔静脉还收集由下肢和盆腔、腹腔器官来的静脉血。由下腔静脉送入右心房的含氧和营养物质相对较高的混合血，少量与上腔静脉来的血液混合，注入右心室；大部分血液通过卵圆孔进入左心房，与由肺静脉来的少量血液混合后进入左心室。左心室的血液大部分经主动脉弓及其 3 大分支分布到头、颈和上肢，以充分供应胎儿头部发育所需的氧和营养；小部分血液流入降主动脉。从头、颈和上肢回流的静脉血经上腔静脉进入右心房，与下腔静脉来的小部分血液混合后经右心室进入肺动脉。由于胎儿肺无呼吸功能，血管阻力较大，故仅 5% ～ 10% 的肺动脉血液进入发育中的肺，再由肺静脉回流到左心房；90% 以上的肺动脉血液通过动脉导管注入降主动脉。降主动脉的血液部分经分支分布到盆腔、腹腔器官和下肢；部分经脐动脉回流入胎盘，在胎盘内和母体血液进行气体和物质交换后，再由脐静脉送往胎儿体内（图 26-12）。脐动、静脉的存在，静脉导管和动脉导管的存在，以及心房内血液分流作用是胎儿血液循环的特点（图 26-12）。

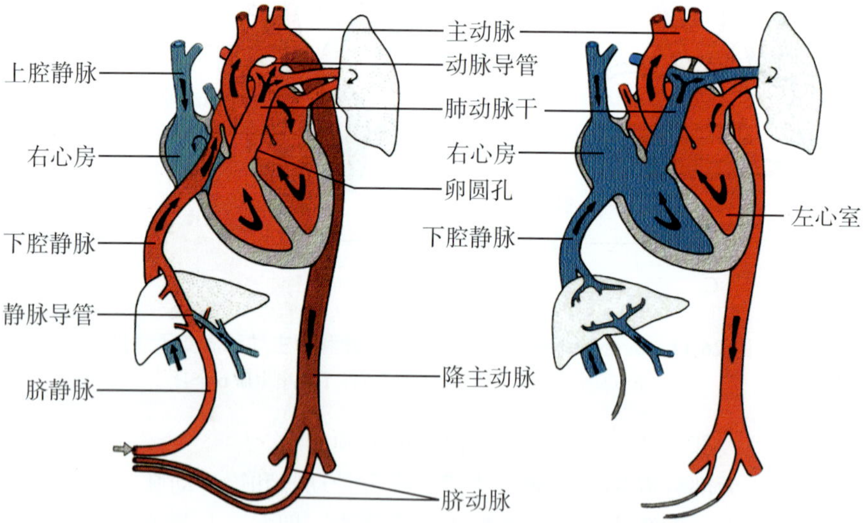

图 26-12 胎儿血液循环和出生后血液循环变化示意图

（二）胎儿出生后血液循环的变化

胎儿出生后，胎盘血液循环中断，新生儿肺开始呼吸活动，血液循环发生了一系列相应改变，主要变化如下：

1．脐静脉闭锁，成为由脐部至肝的肝圆韧带；脐动脉大部分闭锁成为脐外侧韧带，仅近侧段保留为膀胱上动脉。

2．肝的静脉导管闭锁成为静脉韧带。

3．出生后脐静脉闭锁，从下腔静脉注入右心房的血液减少，右心房压力降低，同时肺开始呼吸，大量血液由肺静脉回流入左心房，左心房压力增高，卵圆孔瓣紧贴于第Ⅱ房间隔，使卵圆孔关闭。出生后 1 年左右，卵圆孔瓣与第Ⅱ房间隔完全融合，形成卵圆窝。

4．出生后肺开始呼吸，动脉导管因平滑肌收缩达到功能闭锁，出生后 2 ～ 3 个月由于内膜增生，动脉导管完全闭锁，成为动脉韧带（arterial ligament）。

五、心血管系统的常见先天畸形

由于心血管系统的发生较为复杂，因而先天畸形的发生也较多见，最常见的有以下几种：

（一）房间隔缺损

最常见的房间隔缺损（atrial septal defect）为卵圆孔未闭（patent foramen ovale），可因下列原因产生：

1．第Ⅰ房间隔在形成第Ⅱ房间孔时过度吸收，导致卵圆孔瓣过小，不能完全遮盖卵圆孔。

2．卵圆孔瓣上有穿孔。

3．第Ⅱ房间隔发育不全，形成的卵圆孔过大，第Ⅰ房间隔形成的卵圆孔瓣不能完全关闭卵圆孔。

4．第Ⅰ房间隔过度吸收，同时第Ⅱ房间隔又形成大的卵圆孔（图 26-13）。

此外，心内膜垫发育不全，第Ⅰ房间隔不能与其融合，也可造成房间隔缺损。

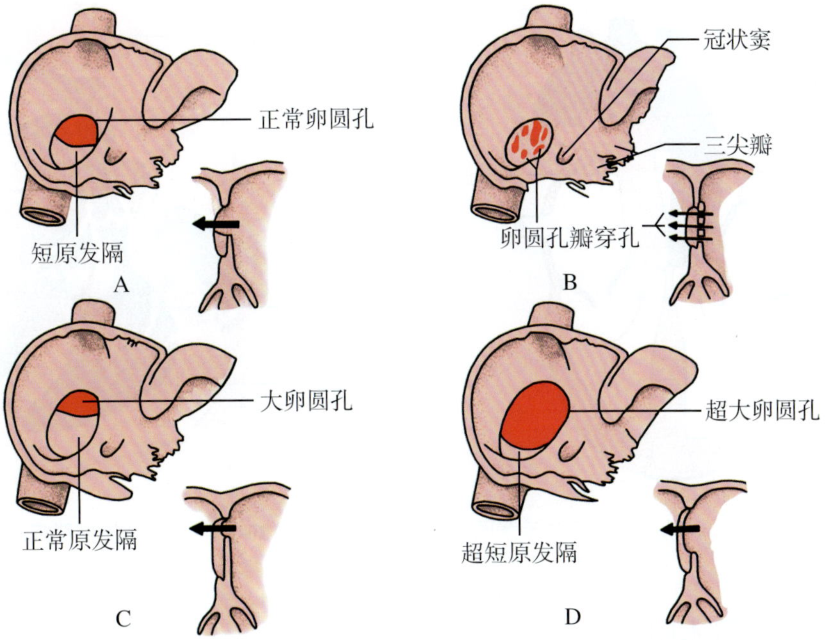

图 26-13　人胚房间隔缺损（右面观）示意图

（二）室间隔缺损

室间隔缺损（ventricular septal defect）分为室间隔膜部缺损和室间隔肌部缺损两种情况。以室间隔膜部缺损较为常见，是由于心内膜垫或心球嵴发育不良，在室间隔膜部形成时不能与室间隔肌部融合所致。室间隔肌部缺损较为少见，是由于室间隔肌部形成时心肌膜组织过度吸收所致，过度吸收形成的孔可见于室间隔任何部位，使左、右心室相通。

（三）动脉干和心球分隔异常

1．主动脉和肺动脉错位　主动脉和肺动脉错位主要是由于动脉干和心球分隔时，形成的主动脉肺动脉隔不呈螺旋方向走行，而呈直行，导致主动脉和肺动脉干相互错位，主动脉位于肺动脉干的前面，从右心室发出，肺动脉干则从左心室发出，常伴有室间隔缺损或动脉导管未闭，使肺循环和体循环之间出现直接交通（图 26-14）。

2．主动脉狭窄或肺动脉狭窄　由于主动脉肺动脉隔偏位，使动脉干和心球分隔不均等，造成一侧动脉粗大，另一侧动脉狭小，即主动脉或肺动脉狭窄。偏位的主动脉肺动脉隔常不能与室间隔正确融合，导致室间隔缺损，较大的主动脉或肺动脉干骑跨在缺损部。

3．永存动脉干　永存动脉干（persistent truncus arteriosus）是由于主动脉肺动脉隔未能正常发生，导致动脉干不能分隔形成升主动脉和肺动脉干。其表现为单一的动脉干骑跨在左、右心室之上，常伴发室间隔缺损。左、右心室血液均可进入动脉干，肺动脉直接与动脉干相连，因此入肺血量增加，可导致肺动脉高压。同时体循环血液的含氧量低，患儿表现为发绀、心力衰竭，多在 1 岁内死亡。

4．法洛四联症　法洛四联症（tetralogy of Fallot）包括肺动脉狭窄、主动脉骑跨、室间隔膜部缺损和右心室肥大（图 26-15）。这种畸形发生的主要原因是动脉干分隔不均，致使肺动脉狭窄和室间隔缺损，粗大的主动脉向右侧偏移，骑跨在室间隔缺损处。肺动脉狭窄造成右心室压力增高，引起右心室代偿性肥大。

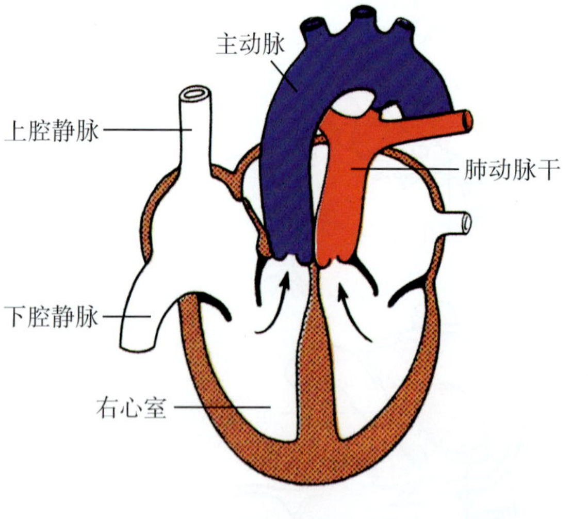

图 26-14　人胚主动脉和肺动脉分隔异常示意图

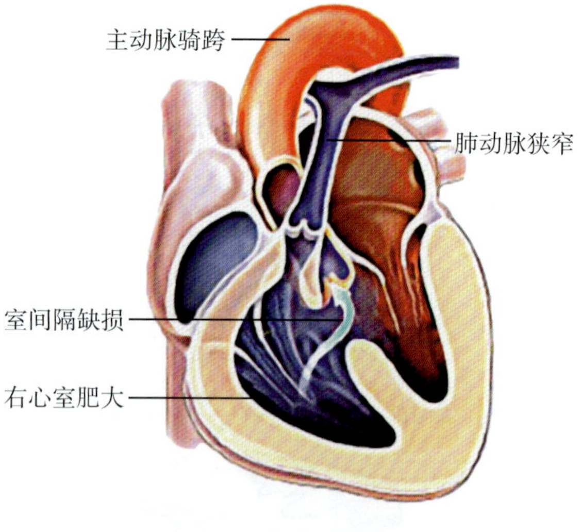

图 26-15　人胚法洛四联症示意图

（四）动脉导管未闭

动脉导管未闭（patent ductus arteriosus）畸形多见于女性。发生的原因可能是出生后的动脉导管壁肌组织不能收缩，使肺动脉和主动脉保持相通。主动脉的血液分流入肺动脉，肺循环血量增加，体循环血量减少，引起肺动脉高压、右心室肥大等，影响患儿生长发育。

SUMMARY

The cardiovascular system of the embryo begins to function by the end of the third week. Mesenchymal cells derived from the splanchnic mesoderm and the extraembryonic mesoderm of the yolk sac, the connecting stalk, and the chorion proliferate. They form isolated cell clusters. Spaces appear within these isolated clusters and soon develop into endothelial tubes that join to form the primitive vascular system. Primitive blood cells develop mainly from blood islands on the yolk sac.

The splanchnic mesoderm cells in the cardiogenic area aggregate and arrange themselves side by side to form two longitudinal cellular strands called cardiogenic cords. These cords become canalized to form two thin-walled endothelial heart tubes，which fuse into a single endothelial heart tube as lateral embryonic folding occurs. The primordium of the primitive heart is composed of four chambers: the bulbus cordis, ventricle, atrium and sinus venosus. The cranial end of the truncus arteriosus enlarges to form the aortic sac.

The heart becomes partitioned into four chambers between the fourth and seventh weeks. Because partitioning of the primitive heart results from complex processes, deviation from the normal pattern at any time may produce one or more congenital heart defects. Atrial septal and ventricular septal defects are relatively common.

Because the lungs are nonfunctional during prenatal life, the fetal cardiovascular system is structurally designed so that the blood is oxygenated in the placenta and largely bypasses the lungs. The postnatal circulatory pattern is gradually established after birth. Failure of these changes in the circulatory system to occur after birth results in two of the most common congenital abnormalities of the heart and great vessels: patent foramen ovale and patent ductus arteriosus.

第二生心区与胚胎心的发育

20 世纪 70 年代，有学者提出胚胎心成袢后动脉干仍在增长，其心肌来源于生心区以外的区域。21 世纪初对鸡胚、小鼠胚胎的研究结果证实了第二生心区（second heart field）的存在，即原始心管背侧的中胚层间充质。因此，传统意义上的生心区被称为第一生心区（first heart field）。第二生心区这一概念的提出对理解右心室双流出道（double outlet right ventricle）、法洛四联症（tetralogy of Fallot）等先天性心脏病的发病机制具有重要意义。

现有研究表明，第二生心区前体细胞可以分化为心球、动脉干的心肌细胞，也可以分化为大动脉根部管壁的平滑肌细胞。心神经嵴（cardiac neural crest）是指耳板中部至第 3 体节的与胚胎心发育密切相关的神经嵴，通过调节信号分子，心神经嵴可以促进第二生心区形成心球与动脉干。去除心神经嵴，第二生心区前体细胞向心肌细胞的分化受到抑制，因此形成的心球与动脉干较短。

思考题

1．试述原始心血管系统的发生特点及组成。
2．简述原始心房的分隔过程及房间隔缺损的常见原因。
3．简述原始心室的分隔过程及室间隔缺损的常见原因。
4．简述心球和动脉干的分隔过程及常见畸形的原因。
5．胎儿血液循环有何特点？出生后有哪些变化？

（杨艳萍）

第27章 神经系统的发生

神经系统起源于胚盘中轴外胚层的神经外胚层区域。神经外胚层形成神经管和神经嵴。神经管主要分化为中枢神经系统、神经垂体和松果体等；神经嵴主要分化为周围神经系统和肾上腺髓质等。

一、神经管和神经嵴的发生

人胚发育至第 18 天时，在脊索诱导下，胚盘中轴外胚层细胞增殖为神经板；神经板沿其长轴凹陷形成神经沟；神经沟两侧的隆起称为神经褶，其进一步发育，两侧神经褶融合形成神经管。神经管是中枢神经系统的原基。

在神经管形成过程中，神经褶边缘的一些神经外胚层细胞随神经管的形成而下陷，在神经管背外侧形成左右两条纵行的细胞索，称为神经嵴（图 27-1）。

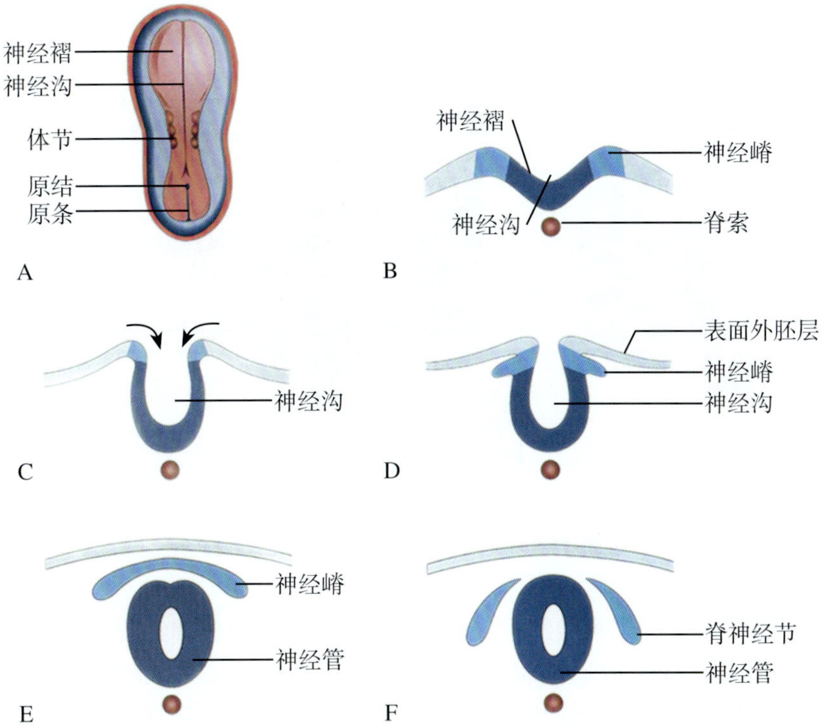

图 27-1　神经管和神经嵴的发生示意图

二、中枢神经系统的发生

（一）神经组织的发生

神经管形成后，管壁由单层柱状上皮变为假复层柱状上皮，称为神经上皮（neuroepithelium）。神经管外周的基膜较厚，称为外界膜；管壁内表面也有一层膜，称为内界膜，所有的细胞均固定在内界膜上。神经上皮细胞不断分裂增殖，部分细胞迁移至神经上皮的外周，成为成神经细胞（neuroblast）；之后，神经上皮细胞又分化出成神经胶质细胞（glioblast），也迁至神经上皮的外周。于是，在神经上皮的外周由成神经细胞和成神经胶质细胞构成一层新的细胞层，称为套层（mantle layer）。原来的神经上皮停止分化，变成一层立方形或矮柱状细胞，称为室管膜层（ependymal layer）。套层的成神经细胞起初为圆球形，但很快长出突起，并逐渐增长，伸至套层外周，形成一层新的结构，称为边缘层（marginal layer）（图 27-2）。随着成神经细胞的分化，套层中的成胶质细胞分化为成星形胶质细胞和成少突胶质细胞，并有部分细胞进入边缘层。至此，神经管管壁由内向外分为 3 层：室管膜层（神经上皮层）、套层和边缘层。成神经细胞属于分裂后细胞，一般不再分裂增殖，起初为圆形，称为无极成神经细胞，以后发出两个突起，成为双极成神经细胞。双极成神经细胞朝向神经管腔一侧的突起退化消失，而伸向边缘层的突起迅速增长，形成原始轴突，成为单极成神经细胞。单极成神经细胞的细胞体又发出若干短突起，形成原始树突，成为多极成神经细胞（图 27-2，图 27-3）。多极成神经细胞进一步发育分化为各种神经元。

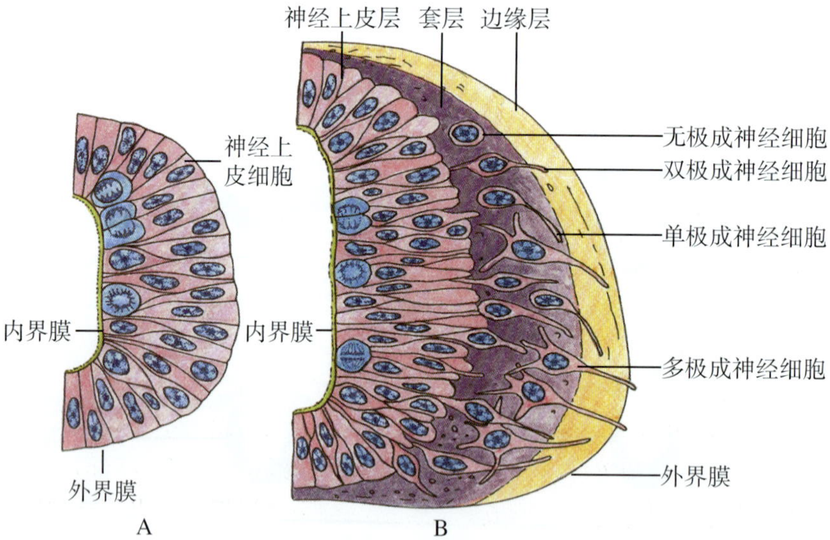

图 27-2　神经管上皮的早期分化示意图

神经联系

神经胶质细胞的发生晚于神经细胞，其发生过程是：先由成神经胶质细胞分化为各类胶质细胞的前体细胞，即成星形胶质细胞（astroblast）和成少突胶质细胞（oligodendroblast）；然后，成星形胶质细胞分化为原浆性和纤维性星形胶质细胞；成少突胶质细胞分化为少突胶质细胞。小胶质细胞的起源尚有争议，有人认为它们来源于血液中的单核细胞，也有人认为它们来源于神经管周围的间充质细胞（图 27-3）。神经胶质细胞始终保持分裂增殖能力。

（二）脊髓的发生

神经管的下段分化为脊髓，管腔演化为脊髓中央管。随着胚胎的发育，神经管的两侧壁增

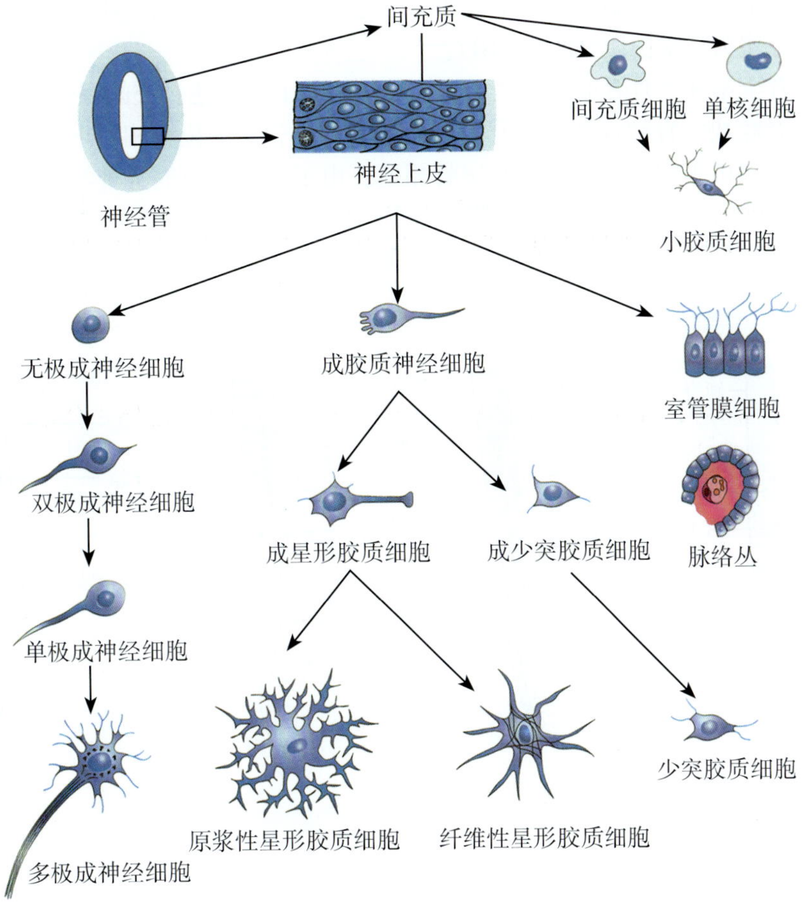

图 27-3　神经管上皮细胞的分化示意图

殖较快，从内向外形成了 3 层结构，即室管膜层（神经上皮层）、套层（中间层）和边缘层。但背侧和腹侧壁仍为一层细胞，分别称为顶板和底板。

神经管侧壁的背、腹侧部，由于套层中成神经细胞和成神经胶质细胞的迅速增殖，在腹侧部形成左右两个基板（basal plate），背侧部形成左右两个翼板（alar plate）。由于基板和翼板的增厚，在两板之间的神经管内表面出现了左右两条纵沟，称为界沟（sulcus limitans）；神经管的顶壁和底壁则变薄、变窄，分别形成顶板（roof plate）和底板（floor plate）（图 27-4A）。由于成神经细胞和成神经胶质细胞继续增多，左右两基板之间出现一条纵沟，称为前正中裂，位于脊髓的腹侧正中；而左右两翼板增大向内侧推移并在中线愈合，愈合处形成一个隔膜，称为后正中隔；基板分化为运动神经元，形成脊髓灰质的前角，翼板分化出感觉神经元，形成脊髓

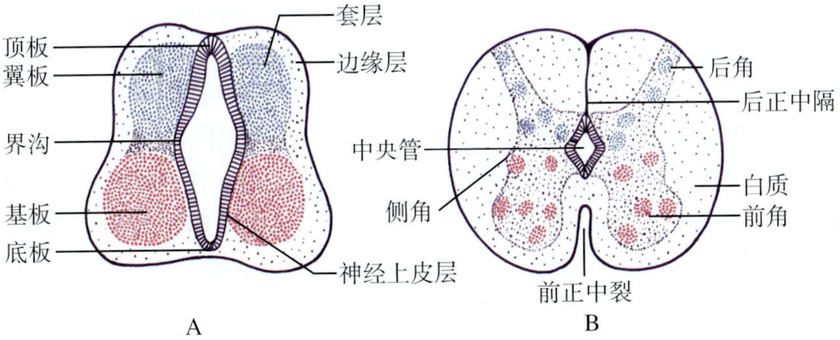

图 27-4　脊髓形态发生示意图

灰质的后角；若干成神经细胞聚集于基板和翼板之间形成脊髓灰质的侧角，分化为内脏运动神经元；边缘层分化为脊髓白质（图 27-4B）。

人胚胎发育至第 3 个月之前，脊髓与脊柱等长，其下端可达脊柱的尾骨；第 3 个月后，由于脊柱增长比脊髓快，脊柱逐渐超越脊髓向尾端延伸，脊髓的位置相对上移。至胎儿出生前，脊髓下端与第 3 腰椎平齐，仅以终丝与尾骨相连。由于节段分布的脊神经均在胚胎早期形成，并从相应节段的椎间孔穿出，当脊髓位置相对上移后，脊髓颈段以下的脊神经根便越来越向尾侧斜行，腰、骶和尾段的脊神经根则在椎管内垂直下行，与终丝共同组成马尾（图 27-5）。

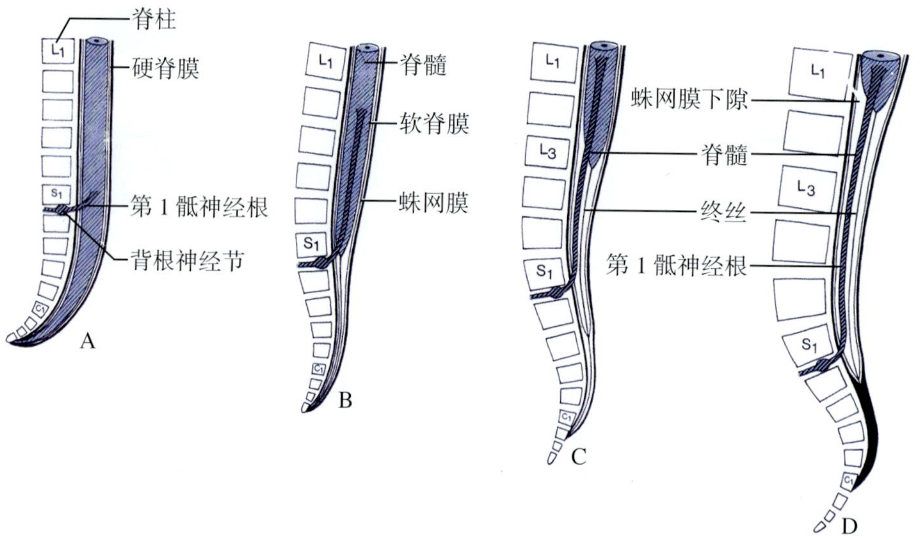

图 27-5 脊髓发育与脊柱的关系生示意图

A. 第 3 个月；B. 第 5 个月；C. 新生儿；D. 成人

（三）脑的发生

人胚发育第 4 周末，神经管头段形成 3 个膨大的脑泡（brain vesicle），由前向后依次为前脑泡、中脑泡和菱脑泡。至人胚发育第 5 周时，前脑泡的头端向两侧膨大，形成左右两个端脑（telencephalon），以后演变为大脑两半球，而前脑泡的尾端则形成间脑；中脑泡演变为中脑；菱脑泡演变为头侧的后脑（metencephalon）和尾侧的末脑（myelencephalon）。继而，后脑又演变为脑桥和小脑，末脑演变为延髓（图 27-6）。在脑泡演变的同时，其内的腔演变为各部位的脑室。其中，前脑泡演变为左右两个侧脑室和间脑中的第三脑室；中脑泡的腔演变为狭窄的中脑导水管（mesencephalic aqueduct）；菱脑泡的腔演变为第四脑室。

脑壁的演化与脊髓相似。由于套层的增厚，使其侧壁分成了背侧的翼板和腹侧的基板。端脑和间脑的侧壁大部分形成翼板，基板甚小（图 27-4）。人大脑的发生重演了种系发生过程，海马齿状回是最早出现的皮质，即原（古）皮质（archicortex）。梨状皮质相当于旧皮质。旧皮质出现不久，端脑套层中的大部分细胞都迁至表层分化为神经细胞，形成大脑皮质，即新皮质（neocortex）；小部分细胞聚集成团，形成神经核；边缘层分化为大脑白质。

中脑、后脑和末脑中的套层细胞多聚集成团或细胞柱，形成各种神经核。翼板中的神经核多为感觉中继核，基板中的神经核多为运动核。小脑是由后脑两侧翼板的背侧部分对称性增厚发育而成的，其套层的成神经细胞迁移到边缘层表面形成小脑皮质的分子层、浦肯野细胞层、颗粒层；边缘层发育成小脑白质。当人胚胎发育至 3 个月时形成小脑半球和蚓部，7 月龄胎儿具有成年小脑的形态。

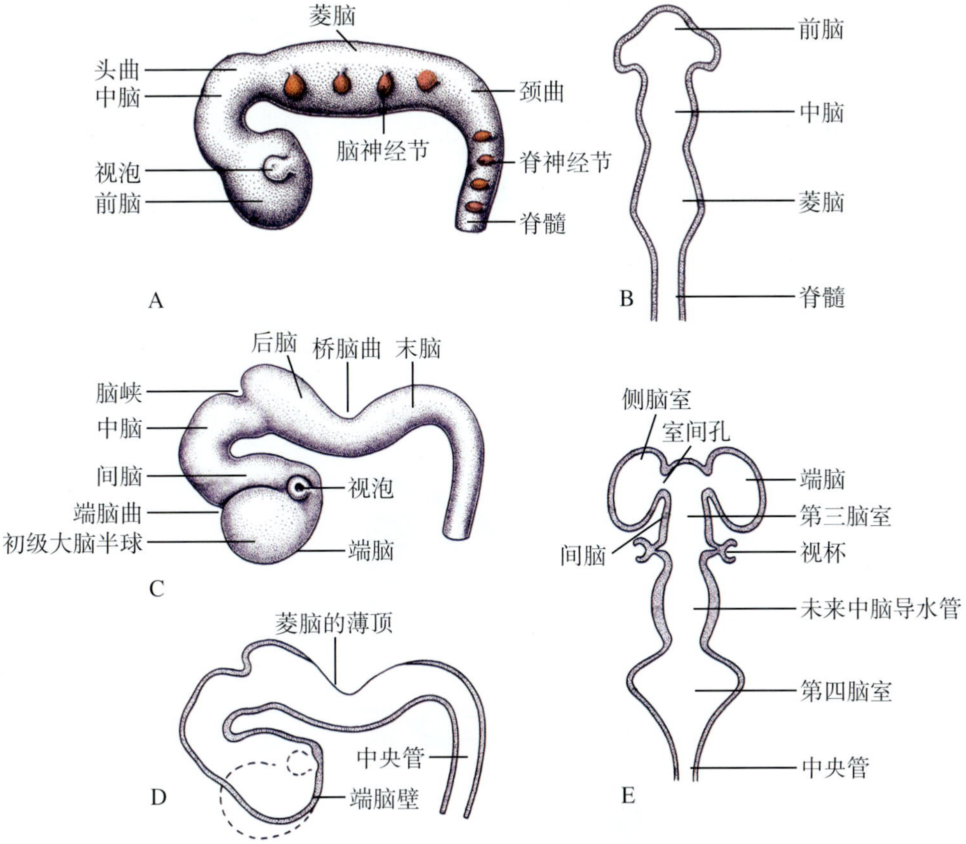

图 27-6　脑泡及脊髓的发生与演变

A．第 4 周人胚 3 个脑泡及部分脊髓的侧面观；B．第 4 周脑泡及部分脊髓的冠状切面观；C．第 6 周人胚脑泡侧面观；D．第 6 周人胚脑泡及部分脊髓冠状切面观；E．第 6 周脑泡及部分脊髓腔

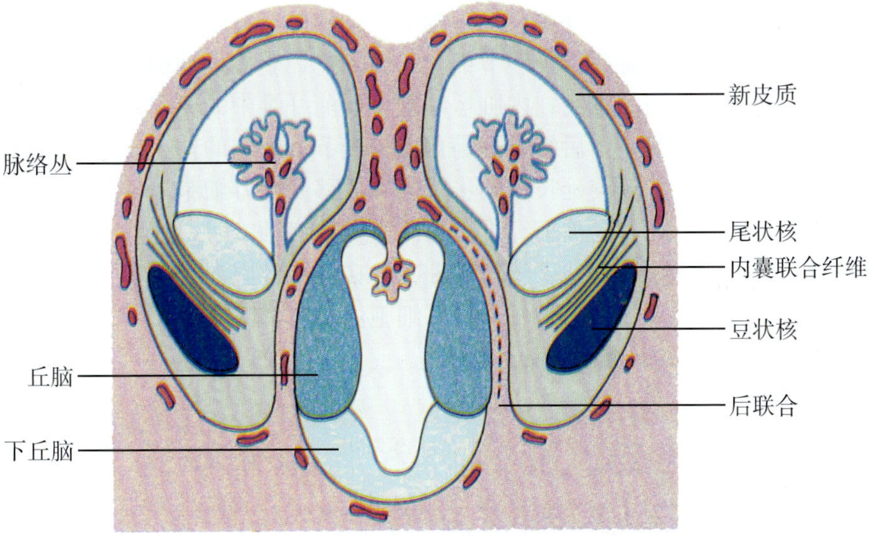

图 27-7　10 周人胚胎大脑和间脑横切面示意图

三、周围神经系统的发生

（一）神经节的发生

神经节起源于神经嵴。神经嵴细胞向两侧迁移，分列于神经管的背外侧，并聚集成细胞团，分化为脑神经节和脊神经节，这些神经节均属感觉神经节；胸段神经嵴的部分细胞迁至背主动脉的背外侧，形成两列节段性排列的神经节，即交感神经节；副交感神经节的起源尚有争议，有人认为来自神经管，也有人认为来自脑神经节中的成神经细胞。神经嵴细胞先分化为成神经细胞和卫星细胞；成神经细胞再分化为神经节细胞；卫星细胞则包绕在神经节细胞的细胞体周围（图 27-8）。

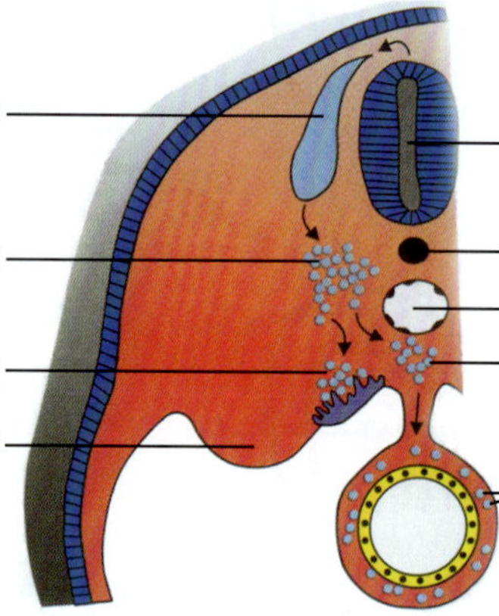

图 27-8 交感神经节的发生示意图

（二）周围神经的发生

周围神经由感觉神经纤维和运动神经纤维构成，构成神经纤维的是神经细胞的突起和施万细胞。感觉神经纤维中的突起是感觉神经节细胞的周围突；躯体运动神经纤维中的突起是脑干及脊髓灰质前角运动神经细胞的轴突；内脏运动神经节前纤维中的突起是脑干内脏运动核和脊髓灰质侧角中神经细胞的轴突，节后纤维则是自主神经节节细胞的轴突。施万细胞也由神经嵴细胞分化而成，并随神经元的轴突延长而同步增殖和迁移。施万细胞与轴突相贴处凹陷，形成一条深沟，轴突陷入沟内。在有髓神经纤维，当沟完全包绕轴突时，施万细胞与轴突之间形成扁平的轴突系膜，此系膜不断增长并反复包绕轴突，在轴突外周形成由多层施万细胞的细胞膜所包绕而成的髓鞘。在无髓神经纤维，一个施万细胞可以与多条轴突相贴，并形成多条深沟包绕轴突，但不形成髓鞘。

四、垂体、松果体和肾上腺的发生

（一）垂体的发生

垂体包括腺垂体和神经垂体，由口凹的表面外胚层和脑泡的神经外胚层共同发育而成。人胚发育第 4 周，原始口凹顶部的外胚层上皮在间脑底壁向外突形成囊状突起，即拉特克囊（Rathke pouch）；随后，间脑底部的神经外胚层向拉特克囊方向凹陷形成漏斗状的神经垂体芽

(neurohypophyseal bud)(图 27-9)。人胚发育第 6 周时，拉特克囊和神经垂体芽逐渐增长并相互接近。至人胚发育第 9 周时，拉特克囊前壁分化为远侧部，后壁分化为中间叶，神经垂体芽分化为神经垂体。

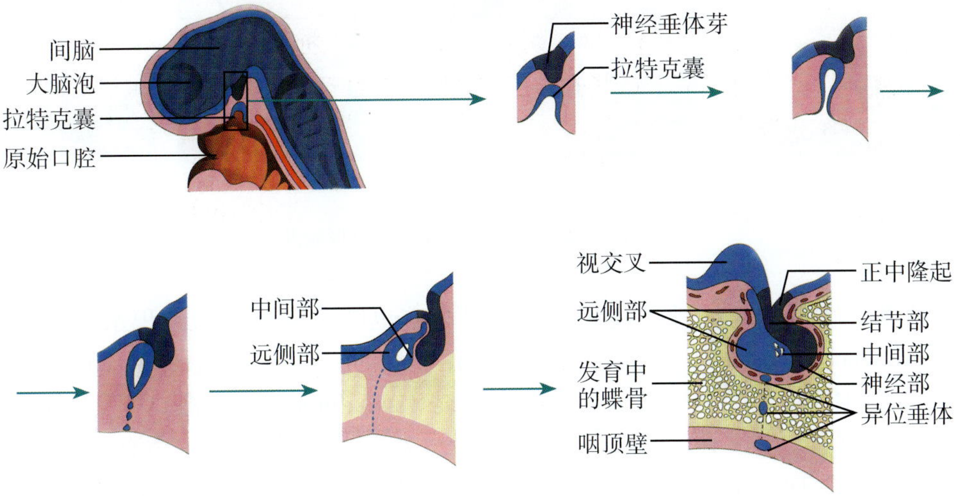

图 27-9　垂体的发生示意图

(二) 松果体的发生

人胚发育第 7 周，间脑顶部向背侧突出一个囊，其囊壁细胞增生，囊腔消失，形成一个实质性的松果体器官。人胚胎发育 5 个月后，由神经上皮分化出神经胶质细胞和松果体细胞。但胚胎早期以松果体细胞为主。

(三) 肾上腺的发生

肾上腺的髓质来自外胚层，皮质来自脏壁中胚层。肾上腺皮质发生早，在人胚发育至第 3 ~ 4 周时，肠系膜根部与发育中的生殖腺嵴之间的中胚层表面上皮增生，并移向深部的间充质，在人胚发育第 5 周时分化为肾上腺的胎儿皮质 (fetal cortex)。以后不久，表面上皮细胞第二次增生，并进入间充质，围绕在胎儿皮质周围，成为永久皮质 (permanent cortex)。胎儿皮质在出生后很快退化。永久皮质在胎儿后期开始分化，到胎儿出生时可见球状带和束状带，到出生后 3 岁时才出现网状带。

肾上腺的髓质发生较晚，约在人胚发育第 6 周时，神经嵴的细胞迁移并进入胎儿皮质下方，绝大部分分化成髓质的嗜铬细胞，极少数分化成交感神经节细胞 (图 27-8)。在胎儿出生后 12 ~ 18 月龄时，髓质发育完善。

五、神经系统的常见先天畸形

1. 神经管缺陷　神经管缺陷 (neural tube defects，NTDs) 是由于神经管闭合不全所引起的一类先天畸形，主要表现是胎儿的脑和脊髓发育异常，并常伴有颅骨和脊柱的结构异常 (图 27-10)。

正常情况下，人胚发育第 4 周末，前、后神经孔应完全闭合。若前神经孔未闭，就会形成无脑畸形 (anencephaly)；无脑畸形常伴有颅顶骨发育不全，称为露脑 (exencephaly)；由于胎儿的颅骨发育不全，也可出现脑膜膨出和脑膜脑膨出 (meningoencephalocele)，多

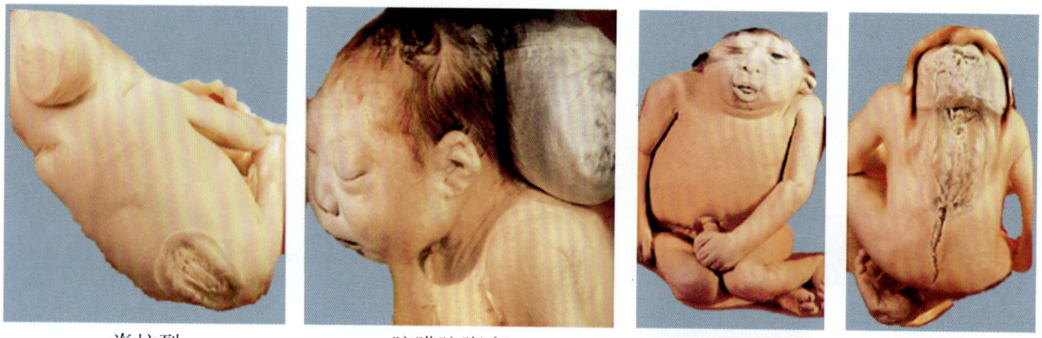

图 27-10 神经系统的几种先天畸形胎儿

发生于其枕部，缺口常与枕骨大孔相连；如果脑室也随之膨出，称为积水性脑膜脑膨出（meningohydroencephalocele）。如果后神经孔未闭，就会形成脊髓裂（myeloschisis），使神经组织直接暴露于体表，并常伴有相应节段的脊柱裂（spina bifida）。脊柱裂可发生于脊柱的各段，但常见于腰骶部。轻度脊柱裂只有少数几个椎弓未在背侧中线愈合，留有一小的裂隙，脊髓、脊膜和神经根均正常，称为隐性脊柱裂（spina bifida occulta），患者局部皮肤表面常有一小撮毛发，多无任何症状。中度的脊柱裂比较多见，在患处常形成一个大小不等的皮肤囊袋，如果囊袋中只有脊膜和脑脊液，称为脊膜膨出（meningocele）；如果囊袋中既有脊膜和脑脊液，又有脊髓和神经根，则称为脊髓脊膜膨出（meningomyelocele）。严重的脊柱裂为大范围的椎弓未发育，伴有脊髓裂，表面皮肤裂开，神经组织暴露（图 27-11）。

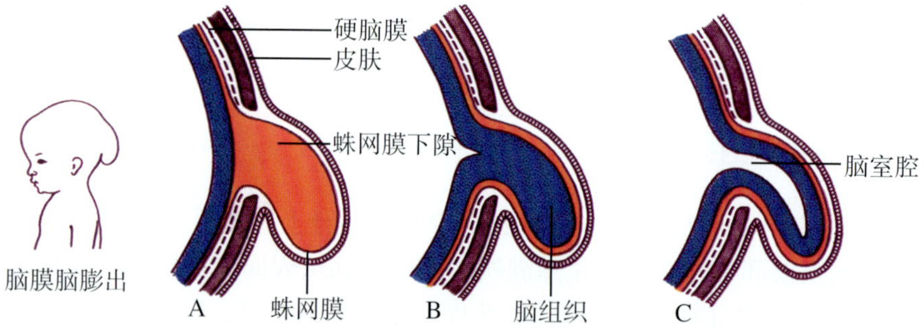

图 27-11 几种脑部先天畸形示意图

A. 脑膜膨出；B. 脑膜脑膨出；C. 积水性脑膜脑膨出

2. 脑积水 脑积水（hydrocephalus）是一种颅内脑脊液异常增多的先天畸形，多由脑室系统发育障碍、脑脊液生成和吸收失去平衡所致，以中脑导水管和室间孔狭窄或闭锁最常见。

SUMMARY

The nervous system is of ectodermal origin in the midline of the cranial-caudal axis and first appears as the neural plate. After the edges of plate become folded, the neural folds approach each other at the midline and fuse into the neural tube. The central nervous system then forms a tubular structure with a broad cephalic portion, the brain, and a long caudal portion, the spinal cord. The cells at the crest of each neural fold separate to form groups of cells called the neural crest, which forms the peripheral nervous system.

The spinal cord forms the caudal end of the CNS and is characterized by the basal plate, containing the motor neurons, the alar plate，for the sensory neurons, and floor and roof plates, which connect the two sides.

The brain forms the cranial part of the CNS and originally consists of three brain vesicles: the rhombencephalon, the mesencephalon, and the diencephalons. The rhombencephalon consists of both the myelencephalon and the metencephalon. The mesencephalon is the most primitive brain vesicle and resembles most the spinal cord with its basal motor and alar sensory plates. The diencephalon, the posterior portion of the forebrain, consist of a thin roof plate and a thick alar plate. The telencephalon, the most rostral region of the brain vesicles, consists of two lateral outpocketings, which form the cerebral hemispheres.

与神经生长相关的蛋白质

神经细胞黏附分子（neural cell adhesion molecules，NCAMs）广泛存在于发育中的或成熟的神经系统，可通过自身携带的糖分子结构多唾液酸减弱与相邻的其他细胞黏附分子之间的黏附性来介导细胞之间的黏附，从而参与控制神经元发育的一系列过程，包括细胞的迁移、神经突起的生长、选择性的轴突成束、对靶的识别和突触的可塑性。近年来发现的轴突成束蛋白Ⅱ（fasciclin Ⅱ，Fas Ⅱ），也是神经细胞黏附分子家族的一员，它主要分布在胚胎中枢神经的轴突和周围神经的运动神经元中，Fas Ⅱ可作为一种诱导分子控制特定的轴突选择性成束。

另一类调控神经元发育的蛋白质是同源盒蛋白。它是指脊椎动物中含同源盒结构的基因（即同源盒基因）所编码的蛋白质。它们是与神经突起定向生长有关的家族性的主控发育基因。目前，同源盒基因有 *Hox*、*Pax* 和 *Lim* 等几大类。其中 *Hox* 同源盒基因主要表达在脊髓；*Pax* 为配对盒基因，*Pax* 基因的早期表达与神经系统发育中空间和时间的局限性有密切关系；*Lim* 同源盒基因家族的成员多达十多种，它们绝大多数在特定的神经元亚群中表达，参与特定神经元的发育，如 *Lhx4* 和 *Lhx3* 可共同参与调控运动神经元的发育、轴突寻路及特异性连接的形成。考虑到神经的再生往往是个体发育的重演，故推测同源盒蛋白可能在神经再生中也起作用。

思考题

1．试述神经组织的发生。
2．简述脑、脊髓的发生和畸形的形成。
3．简述垂体、松果体和肾上腺的发生。

（贾书花　李陈莉）

第28章 眼和耳的发生

一、眼的发生

眼的发生具有于多个组织来源：前脑的神经外胚层形成视网膜、虹膜层后部和视神经；头部的表面外胚层形成晶状体和角膜前上皮；前脑神经外胚层与头部表面外胚层之间的中胚层形成纤维和血管层；神经嵴细胞从神经嵴迁移进入间充质，形成脉络膜、巩膜和角膜内皮。

（一）眼球的发生

1．视泡和晶状体泡的发生 人胚发育第 22 天，随着视沟的形成，视泡开始发育。至人胚发育第 4 周，当神经管前端闭合成前脑时，前脑泡向外膨出左右一对囊泡，称为视泡（optic vesicle）。视泡腔与脑室相通，视泡远端膨大，贴近表面外胚层，继而内陷形成双层杯状结构，称为视杯（optic cup）。视泡近端变细，称为视柄（optic stalk），与前脑分化成的间脑相连。与此同时，表面外胚层在视泡的诱导下增厚，形成晶状体板（lens placode）。随后晶状体板内陷入视杯内，且渐与表面外胚层脱离，形成晶状体泡（lens vesicle）（图 28-1）。眼的各部分就是由视杯、视柄、晶状体泡和它们周围的间充质分化形成的。

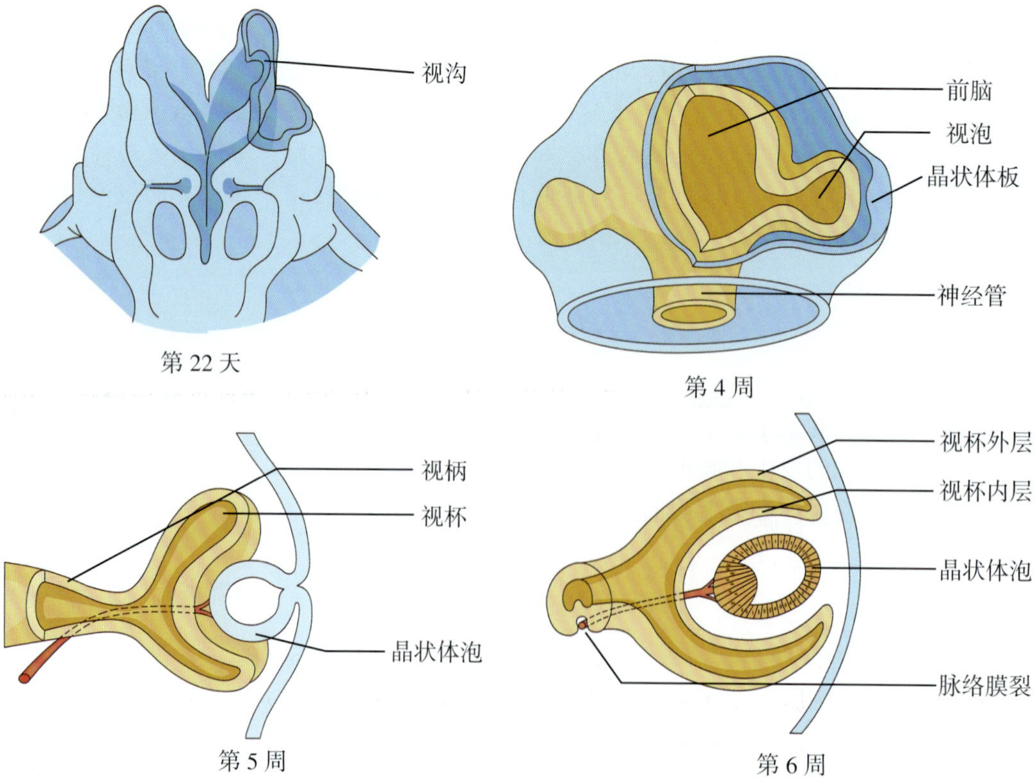

图 28-1 眼的发生示意图Ⅰ

A．第 22 天；B．第 4 周；C．第 5 周；D．第 6 周

2．视网膜和视神经的发生　视网膜由视杯内、外两层共同分化而成。视杯外层分化为单层立方形的色素上皮层。视杯内层增厚，先后分化出节细胞、视锥细胞、无长突细胞、水平细胞、视杆细胞和双极细胞。视杯内、外两层之间的视泡腔逐渐变窄，直至两层直接相贴，构成视网膜视部。但在视杯的边缘部，内层并不增厚，与外层分化的色素上皮相贴，并延伸至晶状体泡与角膜之间的间充质内，形成视网膜盲部，即睫状体与虹膜的上皮。

人胚发育第 5 ~ 6 周，视杯与视柄的底部向内凹陷，形成一条纵沟，称为脉络膜裂（choroid fissure）（图 28-1）。脉络膜裂内除含间充质外，还有玻璃体动、静脉，为玻璃体和晶状体的发育提供营养。玻璃体动脉还发出分支营养视网膜（图 28-2）。脉络膜裂于人胚发育第 7 周封闭，玻璃体动、静脉穿经玻璃体的一段退化，并遗留一个残迹，称为玻璃体管。玻璃体动、静脉的近侧段则成为视网膜中央动、静脉。视柄与视杯相连，也分内、外两层。随着视网膜的分化发育，逐渐增多的节细胞轴突向视柄内层聚集，使视柄内层逐渐增厚，并与外层融合。视柄内、外层的外胚层细胞演变为星形胶质细胞和少突胶质细胞，并与节细胞轴突混杂在一起。于是，视柄演变为视神经。

3．晶状体的发生　晶状体由来源于表面外胚层的晶状体泡演变而成（图 28-1）。最初晶状体泡由单层上皮组成。晶状体泡的前壁细胞呈立方形，分化为晶状体上皮；后壁细胞呈高柱状，并逐渐向前壁方向伸长，形成初级晶状体纤维。晶状体泡腔逐渐缩小，直到消失，使晶状体泡演变为实体结构（图 28-2）。此后，晶状体赤道区的上皮细胞不断增生、变长，形成次级晶状体纤维，原有的初级晶状体纤维及其细胞核逐渐退化形成晶状体核。新的晶状体纤维逐层添加到晶状体核的周围，晶状体核及晶状体逐渐增大。此过程持续终生，但随年龄的增长而速度减慢。

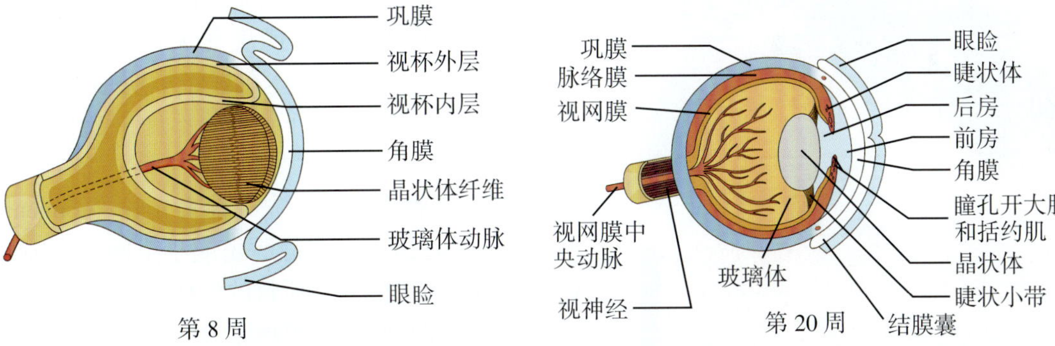

图 28-2　眼的发生示意图 Ⅱ

A．第 8 周；B．第 20 周

4．角膜、虹膜和眼房的发生　在晶状体泡的诱导下，其前方的表面外胚层分化为角膜上皮，角膜上皮后面的间充质分化为角膜其余各层。位于晶状体前面的视杯边缘部的间充质形成虹膜基质，其周边部厚，中央部薄，封闭视杯口，称为瞳孔膜（pupillary membrane）。视杯两层上皮的前缘部分形成虹膜上皮层，与虹膜基质共同发育成虹膜。在晶状体泡与角膜上皮之间充填的间充质内出现一个腔隙，即前房。虹膜与睫状体形成后，虹膜、睫状体与晶状体之间形成后房。出生前瞳孔膜被吸收，前、后房经瞳孔相连通。

5．血管膜和巩膜的发生　人胚发育第 6 ~ 7 周时，视杯周围的间充质分为内、外两层。内层富含血管和色素细胞，分化成眼球壁的血管膜。血管膜的大部分贴在视网膜外面，即为脉络膜。贴在视杯口边缘部的间充质则分化为虹膜基质和睫状体的主体。视杯周围间充质的外层较致密，分化为巩膜（图 28-2）。脉络膜和巩膜分别与视神经周围的软脑膜和硬脑膜相连续。

（二）眼睑和泪腺的发生

人胚发育第 7 周时，眼球前方与角膜上皮毗邻的表面外胚层形成上、下两个皱褶，分别发育成上、下眼睑。反折到眼睑内表面的体表外胚层分化为复层柱状的结膜上皮，与角膜上皮相延续。眼睑外面的表面外胚层分化为表皮。皱褶内的间充质则分化为眼睑的其他结构。人胚胎发育第 10 周时，上、下眼睑的边缘互相融合（图 28-2），至第 7 个月或第 8 个月时重新分开。上眼睑外侧部表面外胚层上皮下陷至间充质内，分化为腺泡和导管而形成泪腺。泪腺于胎儿出生后 6 周分泌泪液。

（三）眼的主要先天畸形

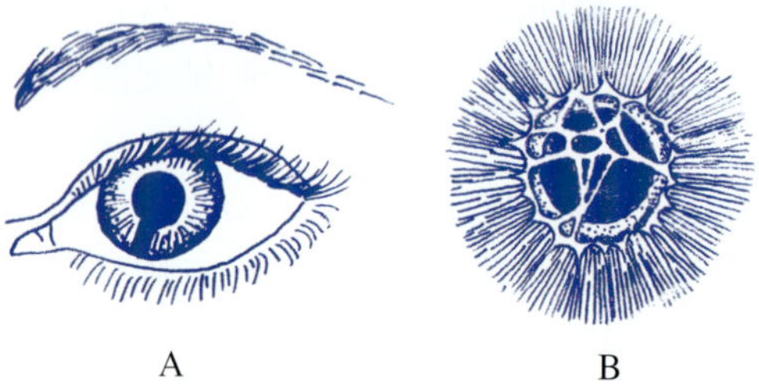

图 28-3 虹膜裂及瞳孔膜存留示意图

A．虹膜裂；B．部分瞳孔膜存留

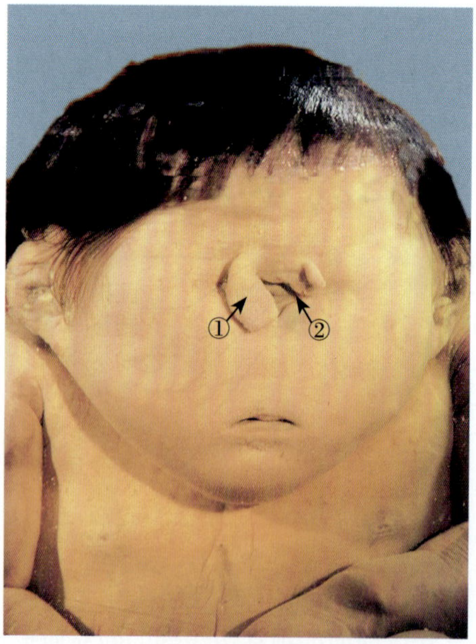

图 28-4 独眼、管状鼻畸形像

①管状鼻；②独眼

1．虹膜裂 虹膜裂（coloboma of iris，coloboma iridis）又称为虹膜缺损。是由于视柄下方的脉络膜裂未完全闭合，造成虹膜下方缺损（图 28-3），致使圆形的瞳孔呈梨形或钥匙孔样。严重者常伴有眼的其他异常。

2．瞳孔膜存留 瞳孔膜存留（persistent pupillary membrane）是由于瞳孔膜未能完全退化消失的现象。在晶状体前方的瞳孔处存留薄膜或蛛网状细丝，轻度存留通常不影响视力和瞳孔活动（图 28-3）。

3．先天性白内障 先天性白内障（congenital cataract）是晶状体的透明度先天性异常的现象。多为遗传性，也可因母体在妊娠早期感染风疹病毒、母体甲状腺功能低下、营养不良和维生素缺乏等引起。

4．先天性青光眼 先天性青光眼（congenital glaucoma）是由于巩膜静脉窦或小梁网发育障碍，使房角结构先天性异常所致的疾病。患儿房水排出受阻，导致眼压增高、眼球胀大、角膜突出。

5．无眼 无眼（anophthalmia）是由于视杯原基没有发生或已发生但未能继续发育所致的所有眼组织结构缺失。常伴有严重的颅脑异常。

6．独眼 独眼（cyclopia）由左右眼原基融合或两侧眼向内侧过度迁移至一个眼眶所致的单个眼。位于颜面正中，多伴有鼻缺失和脑畸形（图 28-4）。

7．先天性视网膜剥离 先天性视网膜剥离（congenital detachment of retina）是由于视杯内、外两层上皮发育不同步，视网膜色素上皮层与视细胞层未直接相贴，视网膜内间隙完全或部分存留所致的畸形。

8．无晶状体 无晶状体（aphakia）是晶状体先天缺失现象。因晶状体板或晶状体泡没发生所致，常伴有小眼球或角膜异常。

二、耳的发生

耳是平衡和听觉器官，由内耳、中耳和外耳构成。

（一）耳的发生

1. 内耳的发生　人胚发育第 4 周初，菱脑两侧的表面外胚层在菱脑诱导下增厚，形成听板（otic placode）；继之向下方间充质内陷，形成听窝（otic pit）；最后听窝闭合，并与表面外胚层分离，形成囊状的听泡（otic vesicle）（图 28-5）。听泡初为梨形，以后向背腹方向延伸增大，形成背侧的前庭囊和腹侧的耳蜗囊，并在背端内侧长出一个小囊管，为内淋巴管。前庭囊形成 3 个膜半规管和椭圆囊的上皮；耳蜗囊形成球囊和膜蜗管的上皮。这样，听泡及其周围的间充质便演变为内耳膜迷路（图 28-5，图 28-6）。人胚胎发育第 3 个月时，膜迷路周围的间充质分化成一个软骨性囊，包绕膜迷路。约在人胚胎发育第 5 个月时，软骨性囊骨化，成为骨迷路。于是膜迷路被套在骨迷路内，靠近膜迷路的中胚层退化，形成外淋巴间隙，内含外淋巴。

2. 中耳的发生　人胚胎发育第 9 周时，第 1 咽囊向背外侧扩伸，远侧盲端膨大成咽鼓管隐窝，近侧段形成咽鼓管。咽鼓管隐窝上方的间充质形成 3 个听小骨原基。人胚胎发育第 6 个月时，3 个听小骨原基先后骨化成为 3 块听小骨，分别为锤骨、砧骨和镫骨。与此同时，咽鼓管隐窝远侧段扩大形成原始鼓室，听小骨周围的结缔组织被吸收而形成腔隙，与原始鼓室共同形成鼓室，听小骨位于其内。

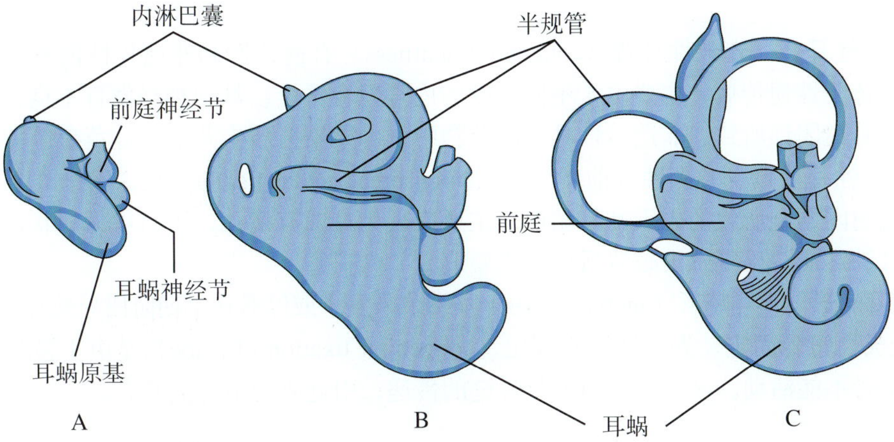

图 28-5　内耳的发生示意图

A．人胚发育约 36 天；B．人胚发育约 42 天；C．人胚发育约 50 天

咽鼓管隐窝顶部的内胚层与第 1 鳃沟底部的外胚层相对分别形成鼓膜内、外上皮，两者间的间充质形成鼓膜内的结缔组织（图 28-6）。

3. 外耳的发生　外耳道由第 1 鳃沟发育形成。人胚发育第 5 周，第 1 鳃沟向内深陷，形成漏斗状管道，以后演变成外耳道外侧段。管道的底部外胚层细胞增生形成一上皮细胞板，称为外耳道栓（meatal plug）。人胚胎发育第 7 个月时，外耳道栓内部细胞退化吸收，形成管腔，成为外耳道内侧段（图 28-6）。

人胚发育第 6 周时，第 1 鳃沟周围的间充质增生，形成 6 个结节状隆起，称为耳丘（auricular hillock），以后耳丘围绕外耳道口，演变成耳郭。

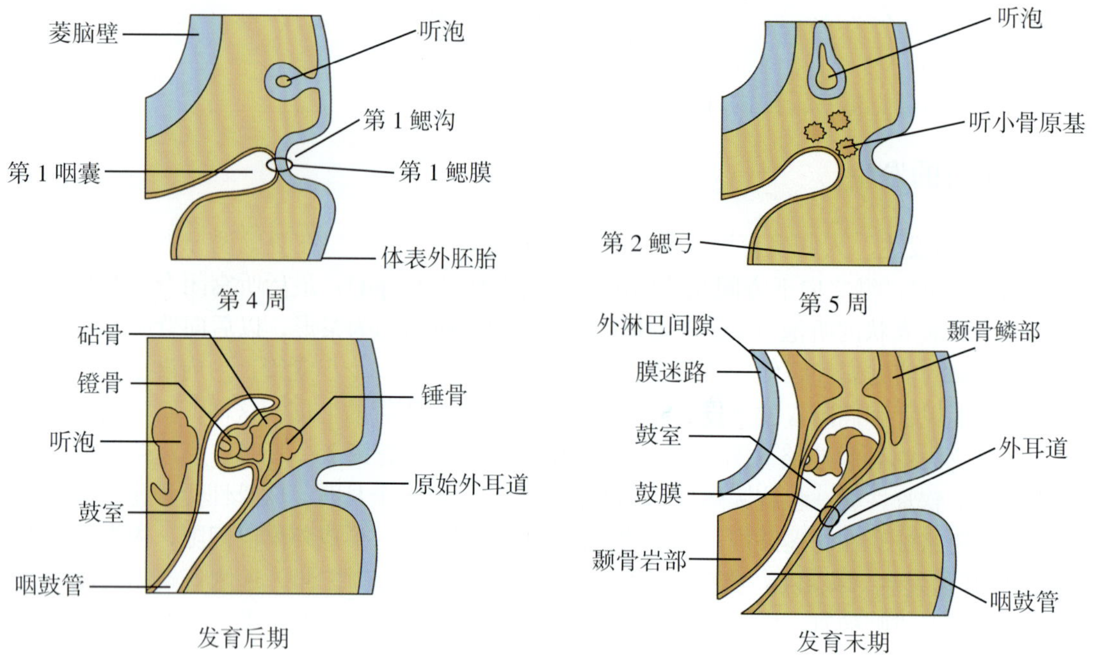

图 28-6 耳的发生示意图

（二）耳的主要先天畸形

1．先天性耳聋 先天性耳聋（congenital deafness）有遗传性和非遗传性两种。遗传性耳聋属常染色体隐性遗传病，主要由于不同程度的内耳发育不全、耳蜗神经发育不良、听小骨发育缺陷与外耳道闭锁所致。非遗传性耳聋与药物中毒、感染、新生儿溶血性黄疸等因素有关。

2．先天性耳前瘘 先天性耳前瘘（congenital preauricular fistula）是由 6 个耳丘融合不良或第 1 鳃沟封闭不全所致的先天性耳畸形。主要表现为耳前有瘘孔，平时可无症状，继发感染时则局部红肿疼痛，反复感染破溃后可形成瘢痕。

3．无耳畸形 无耳畸形（anotia）是由于耳结节未发生或停滞在早期阶段导致耳郭未发生。

4．先天性镫骨固定 先天性镫骨固定（congenital fixation of stape）是由于镫骨底发育异常所致的镫骨不能活动。该异常中断了听骨链的传递，引起听力下降或耳聋。

SUMMARY

The eye develops from the neural tube, the epidermis, and the periocular mesenchyme, which receives contributions from both the neural crest and mesoderm lineages. First, there is an outpocketing of the neural tube called optic vesicles. The optic vesicles come into contact with the epidermis and induce the epidermis. The epidermis thickens to form the lens placode.

The lens differentiates and invaginates until it pinches off from the epidermis. The lens acts as an inducer back to the optic vesicle to transform it into the optic cup and back to the epidermis to transform it into the cornea. The optic cup then delaminates into two layers: the neural retina and the retinal pigment epithelium. The periocular mesenchyme migrates in during the formation of the optic cup and is critical for the induction of the retinal pigment epithelium and the optic nerve. The mesenchyme contributes to the cornea, iris, ciliary body, sclera and blood vessels of the eye.

The ear consists of three parts: the external ear, the middle ear, and the internal ear. The first pharyngeal pouch and cleft elongate until they come together. Together with the surrounding tissues of arches 1 and 2, they form the structures of the middle and outer ear. The structures of the inner ear are formed by the otic placodes, thickenings of the surface ectoderm which develop at the dorsal tip of the first pharyngeal cleft and invaginate below the surface to form otic vesicles.

Pax6 基因与眼发育

Pax 基因家族的共同特点为含有同源框基因配对盒，该结构首先发现于果蝇体节基因。脊椎动物的 *Pax* 基因现有 9 组，分别命名为 *Pax1* ~ *Pax9*，其中 *Pax6* 为眼发育中最主要的调节基因之一。它在多种动物中同源，且表达方式高度保守，与遗传性眼病关系密切。在眼发育过程中的虹膜形成期，*Pax6* 已经明显表达于视杯边缘，此外也出现于视茎、视杯内层、晶状体及表面覆盖的表面外胚层。研究表明，*Pax6* 基因不仅与虹膜发育有关，同时也与晶状体形成后期、角膜及神经视网膜形成等密切相关。果蝇中也存在 *Pax6* 同源基因，并在眼发育中起关键作用。与人类无虹膜症、鼠小眼畸形类似，果蝇的该基因异常可导致无眼畸形。

思考题

1．试述视泡的来源及演变。

2．试述胚胎耳结构的演变。

3．试述眼与耳发育过程中常见的先天畸形。

4．【案例分析】一个婴儿在一次例行体检中，医生发现该患儿虹膜的下半部分有裂隙。请问：该患儿可能患有何种与眼的胚胎发生相关的疾病？这种缺陷的胚胎学依据是什么？为什么婴儿对强光敏感？

5．试从角膜的胚胎发生角度解释表面外胚层是通过什么诱导事件被诱导形成角膜上皮的。

6．为什么新生儿的听力通常不像出生几个月后那么敏锐？

（吴　岩　萨仁高娃）

第29章 先天畸形和预防

畸形（malformation）是指器官或组织的体积、形态、部位或结构的异常或缺陷。先天畸形（congenital malformation）是指胎儿出生后外表或内脏具有解剖学上形态结构的异常，不包括显微镜下细微结构或生化代谢异常。研究先天畸形的科学称为畸形学（teratology），它是胚胎学的一个重要分支。先天畸形与出生缺陷（birth defect）涵义不同，出生缺陷或先天异常（congenital anomaly）是指胚胎或胎儿在发育过程中发生的结构、功能、代谢、行为等方面的异常，主要包括先天畸形、先天代谢性疾病、功能性障碍如先天性耳聋、智力低下等。

一、先天畸形的发生概况和分类

（一）先天畸形的发生概况

据世界卫生组织（World Health Organization，WHO）对16个国家的调查报告，严重畸形和轻微畸形的发生率分别为0.46%、1.27%。我国近年报道的婴儿先天畸形发生率为8.78‰～25.52‰。据美国March of Dimes出生缺陷基金会的报道，美国每年有12万以上的出生缺陷患儿，最常见的出生缺陷是心脏缺陷、唇裂、腭裂、Down综合征和脊柱裂。全世界每年约有800万儿童出生时患有某种严重的遗传性或非遗传性因素有关的出生缺陷，占出生儿童总数的6%。另外，还有许多儿童出生时患有母亲受孕后发生的严重出生缺陷，包括由于暴露于环境因素（致畸因子），如酒精、风疹病毒、梅毒和碘缺乏症等所引起的出生缺陷。全世界每年至少有330万5岁以下儿童死于出生缺陷，320万存活儿童终生残疾。

据原卫生部发布的《中国出生缺陷防治报告（2012）》显示，我国出生缺陷发生率为5.6%左右，每年新增出生缺陷病例约90万例，其中出生时临床明显可见的出生缺陷病例约有25万例。出生缺陷在全国婴儿死因中的构成比顺位由2000年的第4位上升至2011年的第2位，达到19.1%。2010年我国医院监测显示，前5位的出生缺陷种类分别是先天性心脏病、多指（趾）、唇裂、先天性脑积水和神经管缺陷，这些缺陷占全部缺陷的49.1%。

（二）先天畸形的分类

先天畸形是一种非常泛指的专业术语，涉及基础科学和生物医学等，很难纳入任何一个命名分类系统。

1．病因学分类 按照发生的原因，先天畸形可分为遗传因素、环境因素、原因未明三大类。环境因素引起的先天畸形又进一步按不同病因（致畸因素）分为药物和环境化学物、微生物感染、电离辐射、母体疾病引起的先天畸形。

2．胚胎学和病理学分类 从胚胎发育和病理学角度，先天畸形分为九类：①发育不全，指发育失败或未能发育，如肾发育不良、无眼畸形等；②发育不良，指发育过早停止，如腭裂畸形、幼稚子宫等；③增生，即发育过度，如多指（趾）畸形等；④骨骼发育异常，如短（缺）

肢畸形等；⑤遗传结构残留，因退化失败所致，如主动脉导管未闭、肛门闭锁等；⑥未分隔或管道未形成，如并指（趾）畸形、食管闭锁等；⑦神经管闭合不全，如脊柱裂等；⑧非典型分化，如骶尾畸胎瘤、神经胚细胞瘤等；⑨附件，即器官形成多个发生中心或器官发生异位，如多乳头和输尿管异位畸形等。

根据先天畸形的胚胎发生过程，先天畸形分为以下几种类型：①整胚发育障碍；②胚胎局部发育畸形；③器官或器官局部畸形；④组织分化不良性畸形；⑤发育过度性畸形；⑥吸收不全性畸形；⑦超数和异位发生性畸形；⑧发育滞留性畸形；⑨重复畸形；⑩寄生畸形。

3. 按畸形的形成方式分类　先天畸形的形成方式有以下几种：①胚胎组织形成不良，即在遗传和环境致畸因素的影响下，使胚胎本身有内在缺陷，因而造成组织器官形成不良，产生畸形。可单发或多发。②变形，即胚胎本身原无缺陷，各组织、器官早期发育原本正常，只是由于受到外来机械力作用，使原来正常发育的组织、器官受压变形，出现畸形。③胚胎组织或胎儿的发育过程中受到外来作用的阻断，造成畸形。

4. 世界卫生组织分类　在临床应用和医学统计中，需要一种使用方便、界定明确、世界统一的畸形分类方法。2010 年 WHO 颁布的《疾病和相关健康问题的国际统计学分类》第 10 版（International Statistical Classification of Diseases and Related Health Problems，10th Revision，ICD-10 Version：2010）用字母数字方式对各种畸形进行编码，将先天畸形、变形和染色体异常归为 Q00 ~ Q99，共分 11 大类。而将先天性代谢障碍（先天性苯丙酮尿症、先天性甲状腺功能减退症等）归类为 E00 ~ E90，将腹股沟疝、脐疝、畸胎瘤、地中海贫血、血管瘤和淋巴管瘤等分别归类为各器官系统疾病进行编码。世界各国对先天畸形的调查统计多采用这种分类方法，并根据本国的具体情况略加修改补充。目前我国的出生缺陷监测也以此为基础。在《中国人群出生缺陷监测方案（试行）》中，共监测 44 种出生缺陷（表 29-1）。其中 12 种先天畸形是世界各国常规监测的对象，是国际学术和资料交流中的代表性畸形。

表29-1　我国监测的主要出生缺陷

畸形名称	ICD-10编码	畸形名称	ICD-10编码
神经系统先天畸形		**生殖器官先天畸形**	
无脑畸形和类似畸形*	Q00	睾丸未降	Q53
脑膨出	Q01	尿道下裂*	Q54
小头畸形	Q02	性别不清和假两性同体（两性畸形）	Q56
先天性脑积水*	Q03	**泌尿系统的其他先天畸形**	
脊柱裂*	Q05	膀胱外翻	Q64.1
眼、耳、面和颈部先天畸形		**肌肉骨骼系统先天畸形和变形**	
无眼、小眼和巨眼	Q11	马蹄内翻足	Q66.0
先天性白内障	Q12.0	多指（趾）	Q69
先天性无（耳）郭	Q16.0	并指（趾）	Q70
副耳	Q17.0	上肢短缺缺陷*	Q71
小耳	Q17.2	下肢短缺缺陷*	Q72
循环系统先天畸形		先天性膈疝	Q79.0
室间隔缺如	Q21.0	脐膨出	Q79.2
房间隔缺如	Q21.1	腹裂	Q79.3
法洛四联症	Q21.3	**其他先天畸形**	

续表

畸形名称	ICD-10编码	畸形名称	ICD-10编码
左心发育不全综合征	Q23.4	联体双胎	Q89.4
动脉导管未闭	Q25.0	**染色体异常，他处未分类的**	
动脉的其他先天异常（大血管错位）	Q25.4	Down 综合征*	Q90
肺动脉狭窄	Q25.6	Edwards 综合征和 Patau 综合征	Q91
唇裂和腭裂		**血管瘤和淋巴管瘤，任何部位**	D18
腭裂*	Q35	**地中海贫血**	D56
唇裂*	Q36	**其他先天异常**	
腭裂伴有唇裂*	Q37	腹股沟疝	K40
消化系统的其他先天畸形		脐疝	K42
食管狭窄或闭锁*	Q39.0，Q39.1，Q39.3	骶尾部畸胎瘤	O33.7
直肠肛门闭锁或狭窄*	Q42.0，Q42.1，Q42.2，Q42.3	先天性苯丙酮尿症	E70.0
		伴弥漫性甲状腺肿的先天性甲状腺功能减退症	E03.0
		无甲状腺肿的先天性甲状腺功能减退症	E03.1

* 为国际常规监测的 12 种先天畸形

二、先天畸形的发生原因

先天畸形的发生原因有遗传因素、环境因素及两者的相互作用。Wilson（1972）综合分析了 5 次国际出生缺陷讨论会的资料，发现遗传因素引起的出生缺陷占 25%，环境因素占 10%，遗传因素与环境因素相互作用或原因不明者占 65%（图 29-1）。

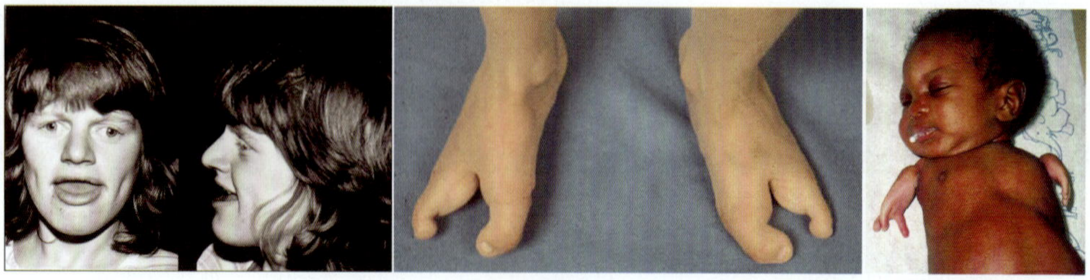

图 29-1 A．安格尔曼综合征；B．龙虾爪状畸形；C．由药物沙利度胺引起的短肢畸形

（引自：Langman's Medical Embryology. 11th edition）

（一）遗传因素与先天畸形

遗传因素引起的先天畸形包括染色体畸变和基因突变。

1．染色体畸变 染色体畸变（chromosome aberration）又分为染色体数目异常和染色体结构异常两种类型。染色体数目异常包括染色体数目减少和增多。染色体数目减少可引起的畸形常见于单体型。常染色体的单体型胚胎几乎不能成活，性染色体的单体型胚胎成活率只有 3%，如先天性卵巢发育不全，即特纳综合征（Turner syndrome，45,XO）。染色体数目增多可引起的畸形常见于三体型（trisomy），如 21 号染色体三体型可引起先天愚型（Down syndrome），性染色体的三体型（47,XXY）可引起先天性睾丸发育不全（Klinefelter syndrome）。染色体结构畸变也可以引起畸形，如 5 号染色体短臂末端断裂缺失则引起猫叫综合征（cat's cry syndrome）。

2．基因突变　基因突变（gene mutation）指 DNA 分子碱基组成或排列顺序的改变，而染色体外形无异常。基因突变主要是造成代谢性遗传病如苯丙酮尿症等，少数可造成畸形如软骨发育不全、多囊肾、睾丸女性化综合征等。

（二）环境因素与先天畸形

影响胚胎发育的环境因素包括 3 个层次，即母体周围的外环境因素、母体的内环境因素和胚体周围的微环境因素。外环境中的致畸因子有的直接作用于胚胎，有的则通过改变内环境和（或）微环境而间接作用于胚胎。凡能引起先天畸形的环境因素统称为致畸因子（teratogen），主要包括生物致畸因子、物理致畸因子、化学致畸因子、药物性致畸因子及其他致畸因子。

1．生物致畸因子　目前已确定对人类胚胎有致畸作用的生物因子有风疹病毒、巨细胞病毒、单纯疱疹病毒、弓形虫、梅毒螺旋体、乙肝病毒等，如风疹病毒可引起心脏畸形、先天性白内障等。艾滋病病毒对胎儿的危害已引起人们的关注。

2．物理致畸因子　目前已确定的有各种射线、高温、机械性压迫和损伤等。微波对人类的致畸作用尚未被证实。

3．化学致畸因子　在工业“三废”、农药、食品添加剂和防腐剂中，均含有一些具有致畸作用的化学物质，主要包括某些多环芳烃化合物、某些亚硝基化合物、某些烷基和苯类化合物、某些含磷的农药，以及铅、砷、镉、汞等元素。

4．药物性致畸因子　自 20 世纪 60 年代发生“反应停”（通用名为沙立度胺）事件后，医疗药物的致畸作用开始被普遍重视并深入研究，药物的致畸性检测开始被列入药物的安全性检测项目中。目前已确定的致畸性药物包括抗肿瘤药物、抗惊厥药物、抗生素、抗凝血药物、激素等种类的药物。抗肿瘤药物如甲氨蝶呤可引起无脑畸形、小头及四肢畸形；某些抗生素也有致畸作用，如大剂量应用链霉素可引起先天性耳聋；抗凝血药物如香豆素可引起胎儿鼻发育异常等。

5．其他致畸因子　酗酒、大量吸烟、缺氧、营养不良等均有致畸作用。吸烟引起胎儿先天畸形主要是由于尼古丁使胎盘血管收缩，胎儿缺血，一氧化碳进入胎儿血液，使胎儿缺氧。吸烟不仅引起胎儿先天畸形，严重时可导致胎儿死亡和流产。

（三）环境因素与遗传因素在致畸中的相互作用

环境因素与遗传因素的相互作用致畸，不仅表现在环境致畸因子通过引起染色体畸变和基因突变而导致先天畸形，而且表现在胚胎的遗传特性上，即基因型决定和影响胚胎对致畸因子的易感程度。对致畸因子易感程度的种间差异是很好的例证，如可的松对小白鼠有明显的致腭裂作用，但对猪、猴等则几乎无致畸作用。人类和灵长类动物对沙利度胺非常敏感，可引起肢体畸形，但沙利度胺对其他哺乳动物几乎无致畸作用。在环境因素与遗传因素相互作用引起的先天畸形中，衡量遗传因素所起作用的指标称为遗传度。某种畸形的遗传度越高，表明遗传因素在该畸形发生中的作用越大。如腭裂的遗传度为 76%，无脑儿与脊柱裂为 60%，先天性心脏病为 35%。

三、先天畸形的预防

如何预防或减少先天畸形的发生，是关系到提高人类素质的一件大事。按世界卫生组织的要求，应实行三级预防工作。

1．第一级预防——防止先天畸形的发生 去除病因是最重要的，也是首要的工作。孕妇应尽量避免接触各种环境致畸因素，如大剂量 X 射线照射、风疹病毒感染、应用致畸性药物等，同时孕妇应戒除不良生活习惯，如吸烟、饮酒。此外，还应积极开展夫妇双方的家族性遗传病和出生缺陷调查、生育咨询等，尤其是对高龄孕妇和高危险度家庭应特别加强预防和生育指导。同时，应积极开展对育龄夫妇的生殖与生育健康教育，注重应用各种预防措施，如临床试验表明，孕前 3 个月和妊娠 3 个月每天服 0.4mg 叶酸可减少神经管缺陷的发生。

2．第二级预防——早发现、早诊断、早治疗，减少先天畸形儿的出生 病因常是多因素的，并组成病因链，孕妇应注意早防治。发育中的胚胎受到致畸作用后，是否发生畸形和发生什么样的畸形，不仅取决于致畸因子的性质和胚胎的遗传特性，还取决于胚胎受到致畸因子作用时所处的发育阶段。受到致畸作用最易发生畸形的发育阶段，称为致畸敏感期（susceptible period）。

受精后 1 ~ 2 周，人胚受到致畸作用后易发生损害，但较少发生畸形。因为，此时的胚胎细胞分化程度极低，如果致畸作用强，胚早期即死亡；如果致畸作用弱，少数细胞受损死亡，多数细胞可以代偿调整。人胚发育第 3 ~ 8 周，此期胚胎细胞增殖、分化活跃，胚体形态发生复杂变化，最易受到致畸因子的干扰而发生器官形态结构畸形。所以胚期是最易发生先天畸形的致畸敏感期。由于胚胎各器官的分化发生时间不同，其致畸敏感期也不同（图 29-2）。风疹病毒的致畸敏感期为受精后第 1 个月，畸形发生率为 50%；第 2 个月，便降为 22%；第 3 个月，只有 6% ~ 8%。“反应停”的致畸敏感期为受精后 21 ~ 40 天。

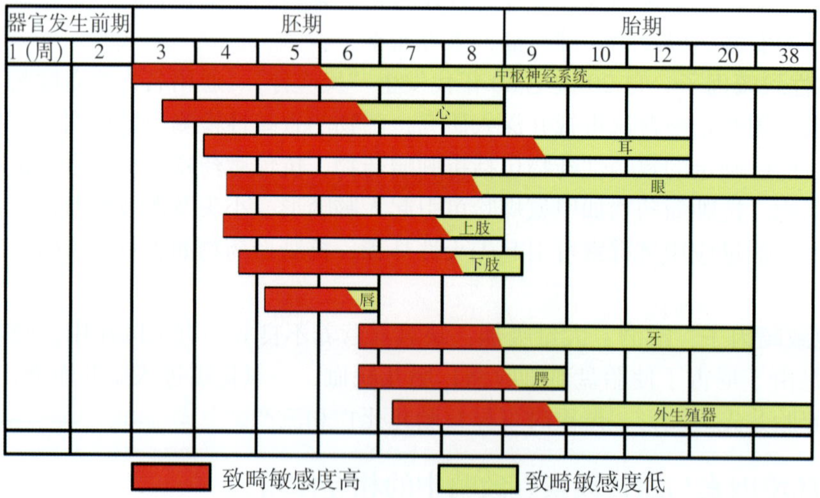

图 29-2 人胚胎主要器官的致畸敏感期

人胎儿期是胚胎发育最长的一个时期，自人胚胎发育第 9 周起直至分娩。此期胎儿生长发育快，各器官进行组织分化和功能建立，受致畸作用后也会发生先天畸形，但多属组织结构和功能缺陷，一般不出现器官形态畸形。所以，胎儿期不是致畸敏感期。

如果说一级预防是防止畸形的发生，二级预防则是防止严重畸形儿的出生，是一级预防的重要补充。二级预防的内容一方面是积极开展孕期监测，包括 B 超、胎儿镜、羊水和绒毛膜检查等，力争对包括先天畸形在内的各种出生缺陷早发现、早诊断。另一方面对某些轻度异常发育胎儿积极开展宫内治疗，如采用胎儿外科手术可治疗脑积水、肾积水、轻度脊柱裂等；对有严重发育畸形的胎儿可考虑终止妊娠，以减少严重畸形儿的出生。

3．第三级预防——减少痛苦，延长生命，对先天畸形儿积极进行治疗　有些出生缺陷可以用外科手术加以治疗，如唇裂、脊柱裂、肛门闭锁等；有些代谢性疾病，如苯丙酮尿症，可以对新生儿进行筛查工作，以便及时发现和治疗，及早治疗也可以收到很好的效果。而先天智力低下、无眼、耳聋等，应设法使其得到妥善教养，减少痛苦，延长生命。

SUMMARY

Congenital malformation is defined as "structure defects" present at birth. Many factors may interact with the differentiating and growing embryo. A variety of agents are known to produce congenital malformations in approximately 2-3 percent of all live born infants. These factors include autosomal abnormalities such as trisomy 21（Down syndrome), sex chromosome abnormalities, and other genetic mutations. In addition, viruses（such as rubella and cytomegalovirus), radiation, drugs（such as thalidomide), cigarettes and alcohol, hormones, and maternal diabetes can contribute to birth defects. In the case of radiation and chemical factors, the malformation produced depends on the stage of gestation and organ differentiation during which the agent was present. In this respect, most major malformations are produced during the embryonic period of development.

Although a large number of congenital malformations have been described and attributed to specific factors, little is known about how an agent actually produces a defect or how a defect may be prevented or reversed. Therefore, the medical approach to this problem is postnatal repair or early detection（via amniocentesis, alpha-fetoprotein, or ultrasound techniques）and subsequent termination of those embryos found to be severely afflicted.

先天畸形检测的新进展

思考题

1．试述环境因素与遗传因素在致畸中的相互作用。
2．举例说明哪些环境因素对人类有致畸作用。
3．试述三级预防工作中各级预防工作的主要内容。

（李　冉　岳黎敏）

中英文专业词汇索引

C

D

H

J

K

N

P

Q

T

W

X

Y

主要参考文献

1. 成令忠，钟翠平，蔡文琴．现代组织学．3版．上海：上海科学技术文献出版社，2003.
2. 刘斌，高英茂．人体胚胎学．北京：人民卫生出版社，1996.
3. 成令忠，王一飞，钟翠平．组织胚胎学——人体发育和功能组织学．上海：上海科学技术文献出版社，2003.
4. 成令忠．组织学与胚胎学．3版．北京：人民卫生出版社，1994.
5. 成令忠，冯京生，冯子强，等．组织学彩色图鉴．北京：人民卫生出版社，2000.
6. 高英茂．组织学与胚胎学．8版．北京：人民卫生出版社，2013.
7. 刘斌．组织学与胚胎学．北京：北京大学医学出版社，2005.
8. 石玉秀．组织学与胚胎学．2版．北京：高等教育出版社，2013.
9. 邹仲之，李继承．组织学与胚胎学．7版．北京：人民卫生出版社，2008.
10. 徐晨．组织学与胚胎学．北京：高等教育出版社，2009.
11. 唐军民，张雷．组织学与胚胎学．3版．北京：北京大学医学出版社，2013.
12. 唐军民，李英，卫兰．组织学与胚胎学彩色图谱．2版．北京：北京大学医学出版社，2012.
13. 史小林，翁静，梁元晶，等译．Gartner LP，Hiatt JL 主编．组织学彩色图谱．北京：化学工业出版社，2008.
14. 赵荧，唐军民．形态学实验技术．北京：北京大学医学出版社，2008.
15. 李继承．组织学与胚胎学实验技术．北京：人民卫生出版社，2010.
16. Drake RL，Vogl W，Mitchell AWM．格氏解剖学（教学版）（Anatomy for Students）影印版．北京：北京大学医学出版社，2006.
17. 谭玉珍，唐军民．英汉组织学与胚胎学词典．上海：复旦大学出版社，2005.
18. 窦肇华，张远强，郭顺根．免疫细胞学与疾病．北京：中国医药科技出版社，2004.
19. 杨琳，高英茂，主译．Williams 著．格氏解剖学．38版．沈阳：辽宁教育出版社，1999.
20. 谷华运．中国人胚胎发育时序与畸形预防．上海：上海医科大学出版社，1993.
21. Netter FH. Atlas of Human Anatomy. 5th ed. Philadelphia：Saunders/Elsevier，2010.
22. Sadler TW. Langman's Medical Embryology. 11th ed. Baltimore：Lippincott Williams & Wilkins，2009.
23. Moore KL，Persaud TVN. The Developing Human-Clinically Oriented Embryology. 8th ed. Philadelphia：Saunders/Elsevier，2008.
24. Ovalle WK，Nahirney PC. Netter's Essential Histology. Philadelphia：Saunders/Elsevier，2008.
25. Gartner LP，Hiatt JL. Color Textbook of Histology. Philadelphia：Saunders/Elsevier，

2007.
26. Gartner LP. Color Atlas of Histology. Baltimore：Lippincott Williams & Wilkins，2006.
27. Junqueira LC，Carneiro J. Basic Histology—Text and Atlas. 11th ed. Philadephia：The McGraw-Hill Co. Inc.，2005.
28. Cochard LR. Netter's Atlas of Human Embryology. Philadelphia：Saunders/Elsevier，2002.
29. Larsen WJ，Sherman LS，Potter SS，et al. Human Embryology. London：Churchill Livingstone，2001.
30. Kerr JB. Atlas of Functional Histology. Barcelona：Mosby International Limited，1999.
31. Amenta PS. Histology：From Normal Microanatomy to Pathology. Padua：Piccin，1997.
32. Ross MH，Romrell LJ. Histology：A Text and Atlas. 3rd ed，Baltimore：Williams & Wilkins，1995.
33. Fawcett DW. A Textbook of Histology. 12th ed. New York：Chapman & Hall，1994.
34. Cormack DH. Ham's Histology. 9th ed. Philadelphia：Appleton and Lange，1989.
35. Generser F. Texbook of Histology. Philadelphia：W. B. Saunders，1986.

